シリーズ
医療の行動科学

監修 山田冨美雄

MEDICAL
BEHAVIORAL
SCIENCE

II

医療行動科学のための
カレント・トピックス

津田 彰 編集

北大路書房

監修のことば

　20世紀は科学が飛躍的に進歩した時代であった。宇宙や生命の起源といった創造主しか知らない神の聖地にまで科学のメスを入れ，宗教心にかかわる精神現象を科学の手で操作しようとした。おかげで科学に裏付けられた技術は進み，社会生活の基盤となる高度な文明の利器の大衆化が実現され，暮らしはおおむね豊かになった。日本においてもしかり。そして21世紀に入り，この繁栄を謳歌している。

　しかし何か不安である。ふえ続ける人口は食糧危機を予測させる。駆逐したはずの疫病が復活し，効いていた抗生物質が無効になる。エイズなどの新しい病気が広がり，過労やストレスによる病気や自殺は絶えない。人類の適応しているこの地球環境が悪化している。今世紀に開発された科学技術が環境破壊の元凶ともなっている。人の心からやさしさが薄れ，人類共通の価値観が変化する。

　医療への不安はより確実な根拠をもつ。21世紀最初の25年のうちに，65歳以上の高齢者人口は全人口の1/4を上回り，寝たきり老人などの要介護者が圧倒的にふえると予測されているからである。介護するのは誰か，医療費はどこから捻出するのかばかりが議論され，人間らしい生き方や死生観はなかなか議論の対象にならないことも不安をあおる。

　こうして今，日本の医療制度そのものが変わろうとしている。限られた資金を高額な治療にだけ投じることはできない。早期治療，予防教育，健康指導へと支出の重点は移る。病院での医療から，在宅療養とデイケアを含めた地域医療へと医療の場が移る。終末期の患者も，延命医療よりウェルネスや尊厳を重視したホスピス医療を求めはじめた。これら一連の医療システムの変化の波は，たんに財政学者ばかりではなく，幸せとは何かを問う文明批評家からも後押しされている。後もどりがあってはならない。科学という人類最強の知恵と，その結果として手に入れた技術体系を生かしながら，私たちは次の時代に向けて最善をつくすべきなのである。

　このような状況のなかで，現在医療に携わっている人々は，今，何をなすべきなのか。医師や看護師などの医療者は，21世紀の医療をどのような新しいシステムにつくり替えたいと考えているのか。大切なことは，こうした問題解決の出口を，公共性をもった明瞭な論理に従って探し出すことであろう。すなわち，人類共通の資産である「科学」という知識・技術体系を，どれほどこの問題解決に役立てるかが重要なのである。

　これから医療者になろうとする若き学徒や，これからの医療を支える若手とよばれる人々こそ，こうした問題をより真剣に受けとめてほしい。幅広く資料を集め，いろいろな立場の専門家の主張に耳を傾け，そして議論してほしい。そしてできれば，人間の行動についての科学技術体系である「行動科学」を，重要な視座としてほしい。行動科学が，医療に携わる人々に共通の基礎科学になってほしいのである。

　健康を維持・促進しようとする人間の行動に焦点を当てた行動科学こそが，人類にとって心地よい医療システムを模索するための共通素材といえよう。「シリーズ医療の行動科学」は，こうした理念のもとに編まれた。21世紀最初の20年間に活躍するであろう若手心理学者を中心に執筆を依頼した。

　このシリーズを読まれた若き医療の担い手が，Ａ４判の特異な出で立ちの本シリーズに感銘し，続編執筆の労をとられるように期待して企画した次第である。

2002年　7月

監修　大阪府立看護大学　山田冨美雄

はじめに

　本書は，看護・医療・福祉系大学ならびにカレッジ，専門学校で開講されている「心理学」あるいは「行動科学」「人間関係学」「人間生活学」などの標準テキストとして公刊されている「シリーズ医療の行動科学I巻：医療行動科学のためのミニマム・サイコロジー」の続巻である。本シリーズの監修者であり，前巻を編集した山田冨美雄氏の狙い通り，前巻は全国各地の多数の医療教育機関において，大勢の教育担当者から好評を博し，テキストとして採択されている。それはひとえに，幅広い視野をもつ心理学のなかから，医療者にとって役立つ内容だけを厳選しているからにほかならない。

　本書はそのような前巻の趣旨を引き継いで，今まさに，保健医療の現場で求められている行動科学的なテーマを厳選したテキストである。

　比類のないスピードで変化している医療の現場にあって，21世紀の生命と健康を守る医療者の育成はどのようにして行ったらよいだろうか。全人的医療は，医学教育の改革からともいわれている。そのような医学教育改善方策のなかで，その重要性と必要性が強調されているのが，医療の行動科学である。医療行動科学は，心身両面に対してアプローチすることを基本理念とし，そのための方法論に熟知しており，科学技術の進歩と時代の要請に見合った専門医療職としての科目の下地としての中心的役割を担っている。とりわけ，社会から求められている患者とのコミュニケーションや安全性の確保などを学ぶためには，行動科学の成果をもとに科学的に人間教育を行う必要がある。さらに，知識を詰め込むことを中心に行われてきたこれまでの教育方法から，生涯にわたり自ら課題を探究し，問題を解決していく能力を身につけられるような，行動科学的なライフスキル教育に積極的に転換することが求められている。

　本書は，上記で指摘されている種々の課題や提言をふまえて，患者本位の全人的な保健医療をするという心をもち，それが態度に表れ，患者とは共感的態度で接することができる医療者を育成するための医療の行動科学の考え方と方法を網羅することを心がけた。Part 1 では，全人的医療の展開にとって必要不可欠な視点と方法論を3つの章で学ぶ。4つの章から構成された Part 2 では，セルフケアの支援のための考え方と具体的なスキルを修得する。Part 3 では，患者を中心とする専門性に基づいた職種横断的なチーム医療の展開について，5つの章で学ぶ。Part 4 は4つの章から成っているが，21世紀における医療の行動科学として注目されているカレント・トピックスを取り上げて，時代の要請に適った保健医療の実践と保健医療者の育成に向けての具体的な戦略について学ぶ。

　前巻は，医療の行動科学の中心を担う心理学のミニマムエッセンスの記述であったが，本書は今まさに医療の行動科学が保健医療の領域で緊急に取り組むことが求められている課題と対応について，そして将来の展望や期待について記述した。前巻における心理学の学びを基にして，本書では，これらの心理学的知識と技能が保健医療現場では実際にどのように応用されているのか，現実的問題への対応が学べるように教育効果を高めるための配慮をした。したがって，前巻と本書は相補的なものである。2冊をセットのテキストとして補完的に大いに活用していただければ幸いである。

　本書の構成と体裁は，前巻を基本的に踏襲した。すなわち，1つの章は4つの節から原則的に構成され，節は3つから4つの項から成り立つように，そして1節は見開き1ページに収まるように記述した。このため，本文に網羅できない内容や本文の理解を助けるための関連する発展的事項については，すべて本文の下方のスペースに原則1ページにつき1つのコラムとして掲載した。また講義だけに満足できない学生のために，1章につき2つの実習課題を設定した。講義にメリハリをつけるために，大いに活用されたい。

　以上16章の執筆者は，いずれも医療・福祉・心理系大学で心理学や行動科学を担当している，あるいは保健医療の現場に実際に身を置いている先生たちである。これからの保健医療の担い手を育成し，医療者と協働している先生方であるからこそ，じつに臨場感あふれる記述と切実な問題提起が行われ，その方策が示されている。また，コラムの執筆にあたっては，じつににぎやかに，大勢の保健医療者の方々と将来の保健医療者をめざす院生諸君にもお願いした。執筆者が多岐にわたり，用語の統一性や不必要な内容の重複，またわかりにくい点も多々あるかもしれない。それは，すべて編者の責任である。忌憚のないコメントをちょうだいしたい。

最後に，本書の執筆を快く承諾し，早々と原稿を提出していただいた先生には非常に長くお待たせしてしまった。とくに本書の完成を心待ちにしていながら，ついに目にすることなく最近突然逝去された山内隆久先生には申し訳ないことをしたという思いがある。改めて，共同執筆者である奥様の山内桂子先生にお悔やみを申し上げるとともに，お詫び申し上げます。

　編集作業が遅々として進まず，作業をいく度となく中断させた編者を叱咤激励し，本書の完成まで忍耐強く見守り，導いてくれた北大路書房編集部の田中美由紀さんには感謝いたします。彼女の協力なしには，本書は実現しなかったといっても過言ではない。おかげで，21世紀の医療の中核を担うべき医療の行動科学にふさわしいすばらしい誌面をつくっていただいた。この本は，編者の保健医療教育のなかから生まれたものであり，その主人公である医療専門職を志す学生諸君に捧げます。

　　　2002年　7月

　　　　　　　　　　　　　　　　　　　　　　　Ⅱ巻編集　　久留米大学文学部　津田　彰

シリーズ　医療の行動科学　II
医療行動科学のためのカレント・トピックス
目　次

監修のことば
II巻はじめに

part 1：全人的医療の展開

1章　患者とのコミュニケーション …………………2

1節　医療者と患者のコミュニケーション　2
1. コミュニケーションとは　2
2. 医療の場におけるコミュニケーション　2
3. コミュニケーションの種類と機能　2

2節　患者の訴え：その聴き方と応え方　4
1. 医療者に望ましい態度・望ましくない態度　4
2. コミュニケーション技法　4

3節　患者と家族への援助　6
1. 患者への援助　6
2. 家族の反応　7
3. 家族とのコミュニケーション　7

4節　患者間の関係　8
1. 小集団におけるコミュニケーション　8
2. 集団としての患者　8
3. ヘルパー・セラピー原則　8
4. セルフヘルプ・グループの特徴　8

実習1　ピア・カウンセリング実習　10
実習2　患者の満足度調査　11

- ●コラム―1　もてる医師，人気のある看護師　2
- ●コラム―2　医のなかの心　3
- ●コラム―3　精神保健福祉センターにおける電話相談：関係の構造の特徴と意義　4
- ●コラム―4　患者の訴え　5
- ●コラム―5　家族看護学　6
- ●コラム―6　よりよい闘病生活を願って　7
- ●コラム―7　患者理解　8
- ●コラム―8　人間関係のルール　9

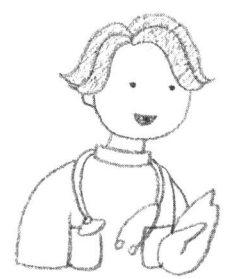

2章　病気と性格・行動パターン ………………12

1節　タイプA行動パターンと心臓疾患　12
1. 古代ギリシア時代以来の見方　12
2. タイプA行動パターン　12
3. タイプA行動パターンの危険性　13
4. タイプA行動パターンの修正　13

2節　がん性格（タイプC行動パターン）　14
1. がんと性格　14
2. ストレスとタイプC行動パターン　14
3. タイプC行動パターンの修正　15

3節　うつ病親和性傾向　16
1. うつ病　16
2. うつ病の病前性格　16
3. うつ病患者の思考パターン　16
4. うつ病の認知の歪み　17

4節　突然死・過労死のリスクファクター　18
1. 突然死・過労死　18
2. 突然死・過労死とストレス　18
3. ストレスフルな環境　19

実習3　自律神経系機能の評価：心理生理学的アプローチ　20
実習4　あなたはどの病気にかかる？：主観的病気罹患性を測定する　21

- ●コラム―9　イライラ・セカセカする人はご用心　12
- ●コラム―10　怒りのセルフ・コントロール　13
- ●コラム―11　がん性格：ありのままの自分を生きるためには？　14
- ●コラム―12　心身症と性格特性：失われた感情と体感　15
- ●コラム―13　机上のタイムマシン（CAVE）　16
- ●コラム―14　臨床情報処理心理学の誕生　17
- ●コラム―15　産業カウンセラーの役割と業務　18
- ●コラム―16　過労死・突然死の動物モデル　19

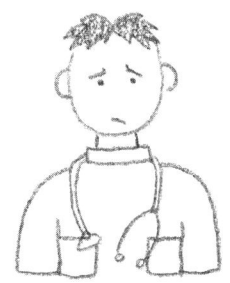

3章　クオリティ・オブ・ライフ …… 22

1節　量から質へ　22
1. QOLと社会のニーズ　22
2. QOLの歴史　22
3. QOLの定義　23

2節　QOL尺度の構成要素　24
1. QOL測定の目的　24
2. 包括的QOL尺度の構成要素　24
3. 保健医療分野のQOL尺度の構成要素　24

3節　がん患者のQOL尺度　26
1. がん患者のQOL質問紙　26
2. QOL尺度開発の特性　27

4節　QOL尺度開発の手順　28
1. がん患者QOL尺度の開発の手順　28
2. QOL測定の意義　29

実習 5　小児喘息児のQOL調査　30
実習 6　療養環境のデザイン　31

- ●コラム−17　well-beingとwellness　22
- ●コラム−18　患者が自室の鍵を管理する精神病院　23
- ●コラム−19　心臓病リハビリテーション患者のQOL　24
- ●コラム−20　老年者とユーモア　25
- ●コラム−21　がん患者のQOL　26
- ●コラム−22　がんを告知されて　27
- ●コラム−23　死の告知と不安　28
- ●コラム−24　注目される新しい職種：PSW，MSW　29

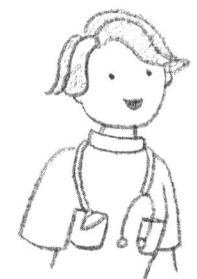

part 2：セルフケアの支援　33

4章　セルフケア学習 …… 34

1節　セルフケアとは何か　34
1. セルフケアの概念　34
2. セルフケア行動とコントロール能力　34
3. 自己実現とQOL　34
4. クライエントの主体化と健康　35

2節　セルフケア能力と発達課題　36
1. 適応システムとしての人間　36
2. 生涯発達の各段階における発達課題　36
3. セルフケアのための能力　37
4. セルフケアの代償的役割　37

3節　セルフケア学習　38
1. コンプライアンスからセルフケアへ　38
2. セルフケア学習への転換　38
3. セルフケアのクライエント教育から健康学習へ　38
4. 学習援助モデル　39

4節　セルフヘルプ・グループ　40
1. セルフヘルプ・グループとは　40
2. セルフヘルプ・グループの機能　40
3. セルフヘルプ・グループの展開　40
4. セルフヘルプ・グループの社会的役割　41

実習 7　生活習慣病の予防・治療のための健康づくりへのアプローチ　42
実習 8　価値の序列　43

- ●コラム−25　健康日本21　34
- ●コラム−26　遅刻・欠席日数からみた中学生の学校ストレス　35
- ●コラム−27　know your bodyプログラム　36
- ●コラム−28　中途障害者のセルフケア　37
- ●コラム−29　ライフスキル教育の実践　38
- ●コラム−30　乳がん患者のコーピング　39
- ●コラム−31　精神科のソーシャル・スキル・トレーニング　40
- ●コラム−32　高齢者在宅看護のネットワーク　41

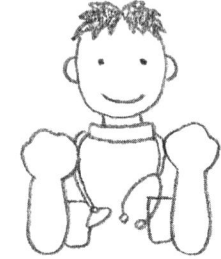

5章　ライフスタイルと健康 …… 44

1節　今日的健康観とライフスタイル　44
1. 現代社会とライフスタイル・ストレス　44
2. ライフスタイルと健康のかかわり　44
3. ライフスタイルの概念　44
4. ライフスタイルと身体的健康度　44
5. ライフスタイルと精神的健康度　45

2節　ライフスタイルと染色体遺伝子変異　46
1. 遺伝的健康の意味するもの　46
2. ストレスと染色体変異　46
3. ライフスタイルと染色体変異　47
4. ストレスとDNA遺伝子変異　47

- ●コラム−33　健康概念はいくつあるの？　44
- ●コラム−34　脳の活動を唾液で調べる　45
- ●コラム−35　ウンコが出るってすばらしい　46
- ●コラム−36　脳と免疫系のクロストーク　47
- ●コラム−37　ナチュラルキラー細胞の測定　48
- ●コラム−38　活性酸素の脅威　49
- ●コラム−39　自己実現って何だろう　50
- ●コラム−40　長寿者から学ぶ長生きの秘訣　51

3節 ライフスタイルとストレス，がん免疫力 48
 1 ストレス耐性因子としてのライフスタイル 48
 2 ライフスタイルとストレス 48
 3 ストレスと唾液中コルチゾール 48
 4 ライフスタイル・ストレスとNK細胞活性・LAK細胞活性 49
 5 震災ストレスとPTSD・NK細胞活性 49
4節 自己実現と健康 50
 1 クオリティ・オブ・ライフ 50
 2 働きがいと生活満足度 50
 3 勤労者のライフスタイル，ヒューマン・サポートとQOL 50
 4 高齢者のライフスタイルとQOL 51
実習9 健康のイメージ：図解KJ法 52
実習10 ウーロン茶の効用 53

6章 健康行動の変容と健康心理カウンセリング …… 54

1節 健康行動とは 54
 1 健康行動の定義 54
 2 健康行動の分類 54
 3 健康行動のアセスメント 55
2節 健康行動のモデル 56
 1 健康行動の影響要因 56
 2 健康行動モデル 56
3節 健康行動の変容 58
 1 健康行動の変容を阻害する危険因子 58
 2 健康行動の変容とパーソナル・コントロール 58
 3 行動変容へのはたらきかけ 59
4節 健康心理カウンセリング 60
 1 健康心理カウンセリングとは 60
 2 健康心理カウンセリングの方法 60
 3 健康心理カウンセラーに求められること 61
実習11 挑戦・ダイエット 62
実習12 住民を対象とした健康支援 63

- コラム―41 健康行動の国際比較 54
- コラム―42 基本健康診査は国民の健康増進に役立っているのか 55
- コラム―43 交通違反と交通事故との関係：ドライバー・ストレスの調査から明らかになったこと 56
- コラム―44 頭ではわかっているのに，人はなぜ望ましい健康行動がとれないのか 57
- コラム―45 オプティミストはなぜ健康か？ 58
- コラム―46 プリシード／プロシード・モデル 59
- コラム―47 トータル・ヘルス・プロモーションの展開 60
- コラム―48 健康心理カウンセラーの仕事と目的 61

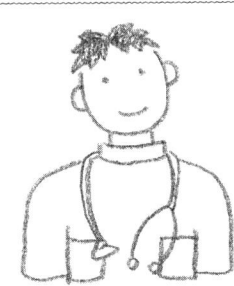

7章 障害受容 …… 64

1節 障害とリハビリテーション 64
 1 障害とは 64
 2 リハビリテーションとは 64
 3 リハビリテーションにおける心理・社会的問題 65
2節 障害受容 66
 1 障害受容の理論 66
 2 ソーシャル・サポートの役割 66
 3 家族における障害受容 67
 4 「障害の受容」と「障害への適応」 67
3節 障害児の養育・療育 68
 1 保育専門機関と福祉施策について 68
 2 障害児における人間関係の発達的特徴 68
 3 親・家族のストレスと障害受容 69
4節 障害者の支援について 70
 1 障害者支援の基本的な考え方 70
 2 障害者支援の実際 70
 3 ノーマライゼーション 71
実習13 手話によるコミュニケーション 72
実習14 スポーツ障害のリハビリテーションプログラムの実践 73

- コラム―49 障害者と健常者の関係 64
- コラム―50 生きる喜びを絵筆にこめて 65
- コラム―51 子どもは神様からの贈り物 66
- コラム―52 校区を切られることは，地域や家族のきずなも切れること 67
- コラム―53 障害児を抱える母親への音楽療法の現場での支援 68
- コラム―54 社会的弱者の支援 70
- コラム―55 バリアフリーの社会 71

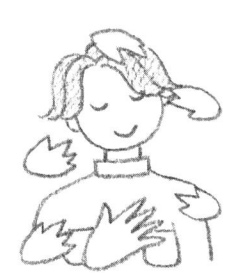

part 3：チーム医療の展開

8章　医療者としての適性 …………………… 76
1節　科学的態度　76
1. 医療者とは　76
2. 高学歴化する医療職種　76
3. 要請される科学的態度　77

2節　過剰適応と不適応　78
1. 不適応の好例「リアリティショック」　78
2. 対費用効果　78
3. 過剰適応　79

3節　技術依存能力と問題解決能力　80
1. チーム医療　80
2. 専門的技術の熟練　80
3. 問題解決能力　81

4節　健康行動推進者　82
1. ヘルス・プロモーション　82
2. 予防医学の種類　83
3. ヘルス・プロモーションの担当者　83

[実習] 15　論理的思考訓練：正確な原因帰属を行う　84
[実習] 16　医療者のための自己成長ワークショップ　85

- コラム—56　医療者の使命とは　76
- コラム—57　医療者の教育・育成：臨床の現場から　79
- コラム—58　医療者の教育・育成：教育の現場から　80
- コラム—59　話し上手な人のパーソナリティとは？　81
- コラム—60　ケアの心をはぐくむ看護教育　82

9章　医療者の仕事とストレス …………………… 86
1節　さまざまな保健医療の職種とストレス　86
1. 保健医療における多様な専門職　86
2. 職種，職域とストレス　86

2節　保健医療従事者のストレスとバーンアウト　88
1. ストレスとバーンアウト　88
2. バーンアウトの症状　88
3. バーンアウトの測定　89

3節　保健医療従事者の性格・人間関係とストレス　90
1. バーンアウトになりやすい性格は　90
2. バーンアウト得点と性格検査　90
3. 保健医療従事者の人間関係　91

4節　就労形態とストレス　92
1. 就労形態の実態　92
2. 夜勤が心身に与える影響　92
3. 少しでもよい勤務体制を確立するために　93

[実習] 17　バーンアウト調査　94
[実習] 18　自律神経機能のアセスメント　95

- コラム—61　チームとしての医療　86
- コラム—62　心のケア　87
- コラム—63　高齢化社会における保健師のはたらき　88
- コラム—64　理学療法士・作業療法士のストレス　89
- コラム—65　看護師とストレス　90
- コラム—66　「女らしさ」と心の病　91
- コラム—67　医療行動の負担をはかる：人間工学的なアプローチ　92

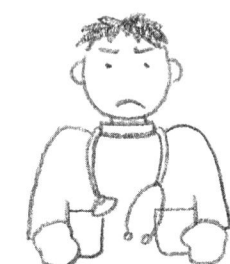

10章　保健医療場面におけるジェンダー …………………… 96
1節　福祉職，保健医療職における「女性化」　96
1. 専門職の条件とは　96
2. なぜ「女性化」が起きるのか　96
3. 「女性化」する福祉社会への男性の進出　97

2節　多重な役割従事と役割間の流出関係　98
1. 職場と家庭での多重な役割従事　98
2. 専門職女性の家事負担　98
3. 日米の家事比較　99

3節　夫婦関係の不全　100
1. アルコール依存症の夫と，妻の共依存　100
2. なぜ女性は共依存になりがちなのか　100
3. アダルトチルドレン　100
4. 機能不全家族　101
5. 医療従事者の共依存　101

- コラム—68　超高齢化社会を支えるホームヘルパー　96
- コラム—69　福祉労働は女性の仕事か？　97
- コラム—70　健康にこだわるのは男らしくない？　98
- コラム—71　男性性，女性性の生涯発達　99
- コラム—72　アダルトチルドレン（AC）からの回復　100
- コラム—73　不妊カップルのストレス　101
- コラム—74　大学のセクシュアル・ハラスメント対策　102
- コラム—75　アメリカ社会におけるジェンダー意識　103

4節　職場のセクシュアル・ハラスメント　*102*
　　　　1　男女処遇格差　*102*
　　　　2　セクシュアル・ハラスメントとジェンダー・ハラスメント　*102*
　　　　3　男性へのジェンダー・ハラスメント　*103*
　　　　4　セクハラは元から絶たねばならない　*103*
　実習　19　アサーティブ・トレーニング　*104*
　実習　20　ロールプレイ　*105*

11章　心理学的アプローチによる医療事故防止　……………*106*
　　1節　医療事故のとらえ方　*106*
　　　　1　医療業務の特徴　*106*
　　　　2　事故防止の視点　*107*
　　2節　事故予防のアプローチ　*108*
　　　　1　エラーとルール違反　*108*
　　　　2　集団におけるエラーとルール違反　*108*
　　　　3　機器の改善　*109*
　　3節　事故後のアプローチ　*110*
　　　　1　説明　*110*
　　　　2　事故調査　*110*
　　　　3　謝罪　*111*
　　4節　安全，安心な医療と心理学の貢献　*112*
　　　　1　組織改善のアプローチ　*112*
　　　　2　患者・家族，医療者へのサポート　*112*
　　　　3　医療事故防止の研究課題　*113*
　実習　21　人はどのようにエラーを起こすのか　*114*
　実習　22　療育場面における理学療法：その医療事故と対策　*115*

- コラム—76　ハーバード大学の医学教育　*106*
- コラム—77　ダナ・ファーバー事件と報道　*107*
- コラム—78　リスクマネジメント：北里大学病院の事例から　*108*
- コラム—79　人間工学からみた医療の安全　*109*
- コラム—80　安全衛生活動と事故防止：産業医科大学の事例から　*110*
- コラム—81　安全な医療と看護教育　*111*
- コラム—82　航空における安全の研究から：安全の確保とコミュニケーション　*112*
- コラム—83　インシデントレポートの効用と課題　*113*

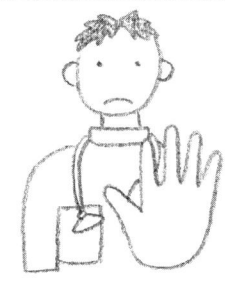

12章　医療者教育　……………*116*
　　1節　現代の医療教育の課題　*116*
　　　　1　期待される医療者像　*116*
　　　　2　医療者教育の課題　*117*
　　2節　ヘルス・プロモーション　*118*
　　　　1　疾病構造の変化　*118*
　　　　2　ヘルス・プロモーションとは　*118*
　　　　3　ライフスタイルと健康との関連　*118*
　　　　4　ヘルス・プロモーションの方略　*119*
　　3節　行動科学的コミュニケーション　*120*
　　　　1　患者中心・患者本位のコミュニケーション　*120*
　　　　2　意思決定を支えるコミュニケーション　*120*
　　　　3　健康的な生活者のモデルとしての医療者　*121*
　　4節　実習不安　*122*
　　　　1　実習の意義　*122*
　　　　2　実習不安とは　*122*
　　　　3　実習不安の軽減に向けての方略　*122*
　実習　23　看護学生の生活改善講座　*124*
　実習　24　カウンセラーのためのスーパービジョン教育　*125*

- コラム—84　新人心理士奮戦記　*116*
- コラム—85　臨床心理士をめざして　*117*
- コラム—86　看護学生の喫煙　*118*
- コラム—87　否定的自己陳述と肯定的自己陳述　*119*
- コラム—88　施設体験学習の感想レポートから　*120*
- コラム—89　臨床実習担当教員のストレス　*121*
- コラム—90　看護学生の現代気質について　*122*
- コラム—91　テスト不安　*123*

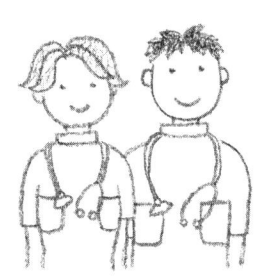

part 4：21世紀における医療の行動科学：カレント・トピックス

13章　社会の変化と家族の変容 ……………………128
- 1節　社会の変化と現代生活。心理　128
  1. 成熟社会における自己価値観　128
  2. 情報化社会と対人関係　128
  3. 自己決定とメンタルサポート　129
- 2節　子どもの問題　130
  1. 新たな視点：学習や行動障害の生物学的基盤　130
  2. 行動制御の問題　130
  3. 子どもの抑うつ　131
- 3節　変化する家族の形態　132
  1. 「家」の概念の変遷　132
  2. 少子化がもたらすもの　133
  3. 今後の家族の多様化　133
- 4節　超高齢化がもたらす問題　134
  1. 高齢者の孤独と自殺　134
  2. 回想法の効用　134
  3. 高齢者と家族のメンタルヘルスのために　134
  4. 幼老共生の試み　135
- 実習25　いのちの電話相談養成プログラム　136
- 実習26　エンパワーメント教育の実践プログラム　137

- ●コラム-92　子育てとアサーティブ・トレーニング　128
- ●コラム-93　保健室登校　129
- ●コラム-94　子育てまっ最中　130
- ●コラム-95　お父さんの出番ですよ：高校生のストレス　131
- ●コラム-96　父親の崩壊　132
- ●コラム-97　大学生の視点からみた家族　133
- ●コラム-98　新ゴールドプラン　134
- ●コラム-99　介護保険制度の発足　135

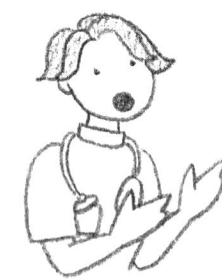

14章　癒しと代替医療 ……………………………138
- 1節　『癒し』の時代　138
  1. 「癒し」とは　138
  2. 治療と癒し　138
  3. 「癒しのわざ」の再認識　139
- 2節　『癒し』としての代替医療　140
  1. 「病は気から」の科学的検討　140
  2. 代替医療の定義とその内容　140
  3. 身体的・精神的・社会的・霊的健康と代替医療　141
- 3節　『代替医療』の現状。未来および課題　143
  1. 代替医療の到来とその背景　143
  2. 日米の代替医療の現状　144
  3. 代替医療の未来と課題　145
- 実習27　子どものためのストレス・マネジメント　146
- 実習28　トライ！　今どき人気の民間療法　147

- ●コラム-100　書いて表現する癒し　138
- ●コラム-101　「香森の館」創業について　139
- ●コラム-102　自己開示による健康増進　140
- ●コラム-103　笑いによる健康づくり　141
- ●コラム-104　「自力本願」・「他力本願」　142
- ●コラム-105　音楽療法　143
- ●コラム-106　リラクセーションで癒されるのか　144
- ●コラム-107　高齢者の恋愛はどうみられているか？　145

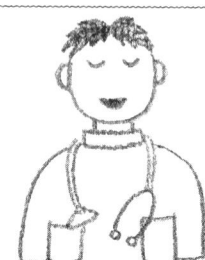

15章　災害等の特殊な状況における支援ネットワーク ……148
- 1節　外傷後ストレス障害（PTSD）とは　148
  1. 戦争とPTSD　148
  2. PTSDの現代性　149
- 2節　人為災害とPTSD　150
  1. 人為災害の種類　150
  2. 人為災害時のメンタルヘルス　150
- 3節　阪神・淡路大震災における救援活動　152
  1. 救援活動に参加するまで　152
  2. 連携　153
  3. 救援チームとして参加した成果　153
- 4節　大阪における母体搬送での看護連携ネットワーク　154
- 実習29　消防士におけるPTSDスクリーニングの実際　156
- 実習30　PTSDの評価面接　157

- ●コラム-108　犯罪被害者支援活動における臨床心理士の役割　148
- ●コラム-109　ストレス・マネジメント・プログラムのメタ分析　149
- ●コラム-110　高齢者虐待のネットワーク：被害者にも加害者にも支援を　150
- ●コラム-111　広範囲な児童虐待防止のためのネットワークを地域レベルで！　151
- ●コラム-112　救急医療のネットワーク：被災地病院の体験から　152
- ●コラム-113　大阪府における産婦人科診療相互援助システム　154
- ●コラム-114　ふえている産後の抑うつ　155

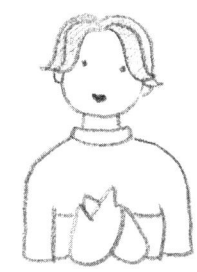

16章 医療看護場面における研究と倫理的問題 ……………158
1節 科学的研究における倫理的配慮 158
1 研究対象となった人の権利擁護 158
2 研究参加者の安全性 158
3 研究参加者のプライバシーの保護 159
2節 インフォームド・コンセント 160
1 インフォームド・コンセントの基本的な考え方 160
2 臨床試験とインフォームド・コンセントの実際 160
3 研究許可手続き 161
4 データ収集後に行う研究についての説明 161
3節 医療看護場面における介入 162
1 心臓病患者に対するストレス・マネジメント 162
2 禁煙に対する介入プログラム 163
4節 評価研究とクリティカル・シンキング 164
1 評価研究 164
2 クリティカル・シンキング 164
3 医療看護場面のクリティカル・シンキング 164
実習 31 リビング・ウィルの作成 166
実習 32 死にゆく人への援助：ロールプレイ 167

- ●コラム－115 人間を対象とした研究の倫理綱領 158
- ●コラム－116 もしがん関連遺伝子をもっていることがわかったら 159
- ●コラム－117 死の判定はどの時点？ 160
- ●コラム－118 スパゲッティ症候群 161
- ●コラム－119 ホスピス・ケアから緩和ケアへ 162
- ●コラム－120 科学（サイエンス）・技術・アート 163
- ●コラム－121 日本人の死生観 164

文　献 168

索　引 177

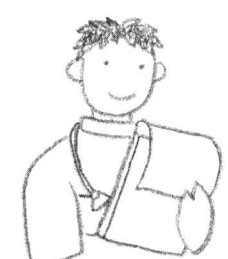

Part 1

全人的医療の展開

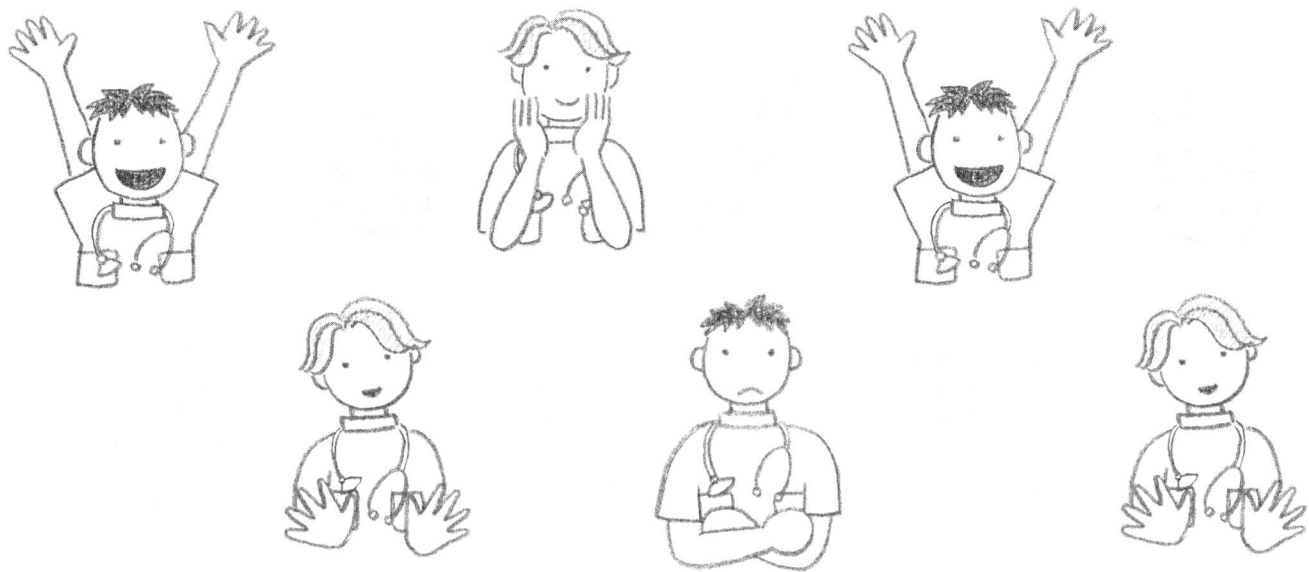

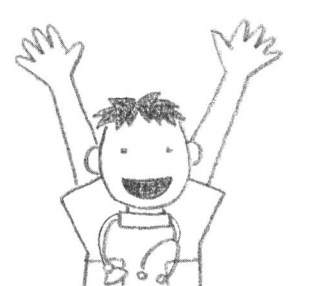

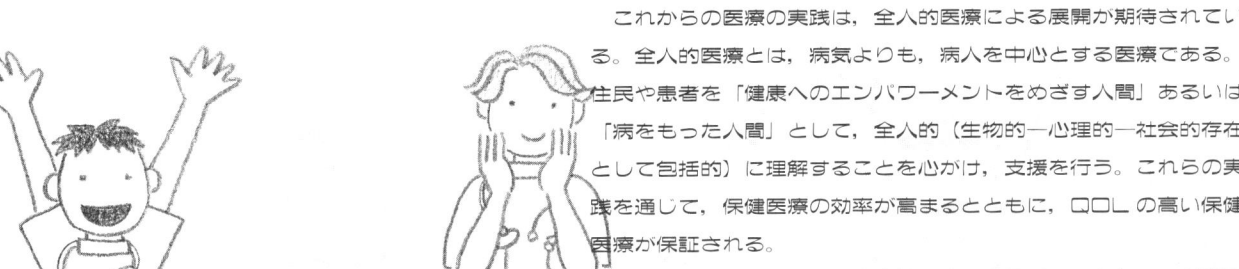

　これからの医療の実践は，全人的医療による展開が期待されている。全人的医療とは，病気よりも，病人を中心とする医療である。住民や患者を「健康へのエンパワーメントをめざす人間」あるいは「病をもった人間」として，全人的（生物的―心理的―社会的存在として包括的）に理解することを心がけ，支援を行う。これらの実践を通じて，保健医療の効率が高まるとともに，QOL の高い保健医療が保証される。

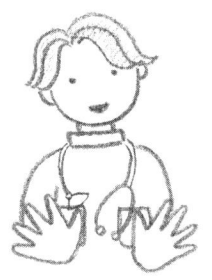

　そこで，Part 1 では，全人的医療を展開するにあたって必要不可欠な視点と方法論について習得する。1 章の「患者とのコミュニケーション」では，医療者と患者ならびにその家族との良好なコミュニケーションが医療の質を左右する重要な過程であることを学ぶ。2 章の「病気と性格・行動パターン」では，患者理解のためのキー概念であるパーソナリティについて，そのアセスメントと行動変容の支援について学ぶ。3 章の「クオリティ・オブ・ライフ」（QOL）では，がん患者の QOL 評価に関する説明を詳細に行うことで，治療の効果を患者の視点から判定する QOL の評価の重要性について学ぶ。

1章 患者とのコミュニケーション

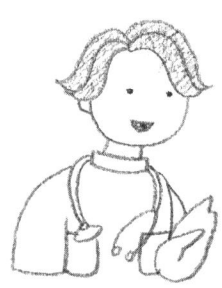

医療者として患者と接するときに、コミュニケーションがうまくとれるときと、とれないときがあるのはなぜだろうか。患者の訴えを正確に引き出して、患者と円滑な関係を築くにはどうすればよいのか。
ここでは、医療者として不可欠とされる人間関係の技術であるコミュニケーションについて説明する。

1節 医療者と患者のコミュニケーション

医療は、患者とのコミュニケーションなしには成り立たない。ここでは、コミュニケーションの種類と、その機能について説明する。

1 コミュニケーションとは

コミュニケーションとは、「共通のものを分かち合う」という意味のラテン語 communicare からきたことばであり、送り手と受け手がメッセージを分かち合うことをいう。人と人とのコミュニケーションは、言語・文字その他の視覚・聴覚・触覚に訴えるさまざまなものを媒介として、相互に交流し合うプロセスである。

2 医療の場におけるコミュニケーション

医療活動の大部分は、患者との相互作用が占めている。患者は自分の疾病について満足のいく情報と、人間味あふれた触れ合いをもつというニーズを、医療者との日々のコミュニケーションに期待している。医療者と患者との援助関係は、お互いどうしで決めた健康志向の目標を達成するために、医療者と患者が相互作用をもつことに合意した場合に生じる専門職業的関係といわれている（Byrne & Thompson, 1978）。このような関係を構築するために、医療者は患者と円滑なコミュニケーションをとることが求められている。

3 コミュニケーションの種類と機能

コミュニケーションを構成する要素のなかで、メッセージを伝達する方法には、言語的方法（言語的コミュニケーション）と非言語的方法（非言語的コミュニケーション）の2つがある。

(1) 言語的コミュニケーション

言語的コミュニケーションとは、言語を介するコミュニケーションのことで、事実や具体的なことがらを正確に伝達する場合には、他の方法と比べてより効果的である。しかし、同じことばがすべての人に同じ意味で解釈されるとは限らない。また、同じことばでも状況や立場が異なると違ったように解釈される場合がある。たとえば「注射」と聞いたときに、点滴注射と受けとめたり、静脈注射や筋肉注射と受けとめたりする人があるであろう。また言語の理解という意味では、人間の知的な認識力の発達に密接に関連している。患者と言語レベルでコミュニケーションをとる場合は、患者の知的発達レベル、認識力の障害の有無、程度などを考慮し、専門用語を避け、社会一般に通じることばに置き換えるように配慮することが必要である。

(2) 非言語的コミュニケーション

非言語的コミュニケーションとは、言語以外の非言

COLUMN　もてる医師，人気のある看護師

もてる医師：「今までに、素敵と思った医師に出会ったことがある?」と看護師をしている友人に聞いた。「あるよ」ととてもうれしそうに彼女たちは話し出した。「〇〇科の医師で看護師にも患者にも人気があった。腕もいいんだけど、診察のときふんぞりかえってなくて、暖かみを感じる人だった」と言う。

私も以前、脳外科に勤務していたとき、とても素敵でみんなにもてる医師に出会った。患者の意識がある・ないにかかわらず、腰をおり目線を合わせ声をかける。きちんとしたことば遣い、自然に私も同じ姿勢で立っていた。患者が大切にされていると感じた。

精神科に勤務するようになってからも素敵な医師との出会いがあった。行ったり来たりする患者の話をきちんと受けとめ、認め、いっしょに笑い、時にはたしなめ、ちょっぴり怒りそうになった患者にはユーモアで切り返し、患者と同じくらい私も診察が楽しみだった。そして何よりもうれしかったのは、診察後の満足そうな患者の表情が見られることだった。

人気のある看護師：患者に人気のある看護師ってどんな看護師だろう。患者一人ひとりに、どんな看護師がいい看護師だと思っているのかを聞いてみた。

- 基本的にやさしい人
- 頼んだことをきちんとやってくれる人
- 良い悪いを目の前ではっきり言って後のない人
- 親身になってゆっくり話を聞いてくれる人
- ユーモアのある人
- 笑顔のいい人

患者は自分のことばできちんと話してくれた。看護師の人間性を問われているような気がした。

もてる医師、人気のある看護師の両方に共通していえることは、人と接する場面において、本気でその人と対面していることだと思う。そしてプロとしてこの道を選んだ以上、相手に安心感、信頼感を与えられる人間関係を築くことが必要であると考える。

語的手段を介して行われるコミュニケーションのことで,通常は無意識のうちに行われる。メッセージを伝達する手段としては,表情,身振り,姿勢,身体的接触,ことばの音調などがある。非言語的コミュニケーションは人と人とのコミュニケーションの基礎を成す部分でもある。

　非言語的コミュニケーションには,①言語的コミュニケーションを補助する,②言語的コミュニケーションの代理をする,③感情の表現をする,④コミュニケーションする者どうしの関係を明示する,⑤会話の流れを調整する,といった機能がある(稲岡,1986)。

非言語的メッセージ

① 言語的コミュニケーションの補助:非言語的メッセージは,言語の奥に潜んでいる意味を理解するための手がかりとなる。「痛みがとれました」ということばを明るい音調でさわやかな表情とともに伝えることは,言語と非言語的行動が一致しており相補的な表現となっている。逆に,言語と矛盾した非言語的行動をとることで,ことばの裏に隠されている真のメッセージを伝えることができる。また,あることばをくり返して強調したり声を強めることによって,それが重要であることを判断することができる。

② 言語的コミュニケーションの代理:緊張した雰囲気の手術室では,大きな声で会話を交わすことが不適切な場合がある。このようなときは,目と目を合わせたり,手を握ったりといった非言語的手段で患者とコミュニケーションをすることが有効である。

感情の表現

③ 感情の表現:人は非言語的行動を通して,怒り,恐れ,悲しみ,絶望,敵意,喜び,安らぎ,愛などの感情を表現する。医療者の前で落ち着かない動作をくり返す患者は,内面の不安や緊張を伝えている。

④ コミュニケーションする者どうしの関係を明示:非言語的なメッセージは,コミュニケーションをとる者どうしの人間関係を表示する。地位の差に関する関係を示すメッセージは,時として職員のユニフォームに表れる。服装,髪型などの外見には,その人の社会的立場,地位などが反映される。支配に関する関係も,非言語的メッセージで示されることがある。医療者が患者の隣に座れば協同の気持ちが示されるが,対面して座ればそれとは異なった意味を暗示している。ホール(Hall, 1966)は,個人が他者との間にとる空間的距離を密接距離,個体距離,社会距離,公衆距離の4相に区分した。人は,親密な間柄ではかなり接近した密接距離でかかわり合うが,個人的な関心や関係について相互に話し合うふつうの会話は個体距離で行われる。一般の社会生活でとられるのは個体距離よりも遠い社会距離で,より公共的で多数の人を相手とする講演や講義などの場合はさらに遠い公衆距離に相手をおくことになる。このように,二者間の外見や座る位置,距離のとり方が二者の関係を如実に伝えることがある。

空間的距離

⑤ 会話の流れを調整:会話をしているときに,自分が話したいのか,聞きたいのか,くり返しを要求しているのか,急がせたいのか,などのメッセージを,目の動きや動作・態度で伝えることができる。また,沈黙や間の効果を利用して会話に慎重さを加えることができる。

医のなかの心

　医療は,巫人やメディシンマンが,祈り(呪術)によって,人の体から悪霊を取り去ろうとしていた時代から,経験によって酒や草根木皮を使って病を癒すことになってきた時代を経て,現在では,つい50年前には想像すらもできなかった科学技術の発展に支えられて,人々を多くの病気から効率よく解放することができると信じられるようになってきた。しかしながら,太古の時代から医療の場には,治療するものと治療を受けるものがあり,治療を受ける側の人にはその人自身にしかわからない悩み,痛みをもっているということにはまったく変わりない。最近では,とくに電脳的診断法・医療機器の進歩によって医療はますます細分化し,専門化が進み,患者の訴える身体の情報はより細密に,そしてより客観的に得られるようになっている。大きな病院,とくに医学教育を施す唯一の場である大学病院の多くでは,地域の医師によって紹介された患者のみを診察する専門医の集団となってしまい,そこの医師は最新のコンピュータ機器や臨床検査室からのデータによって病を診断し,この時代の先端的な治療を施している。

　こんなことはまったくないとは思ってはいるけれど,そこにいる若い医師のなかでは患者の治療は,ある種の機械を修理しているのだと感じているのではないだろうか。患者の訴えを十分聞くこともせず,聴診,触診なども,おざなりで,患者の心にふれ,信頼感を得ることができると思っているのであろうか。この時代にこそ,患者に対しては強い立場にある医師が先端的な知識を理解し,それを縦横に行使できる人になるだけではなく,患者の痛み,悩みを自分のものとしてともに感じられる人であることが必要と思われる。

　この感受性は,今の入試制度では医学部入学試験合格者に対する医学教育のなかでは部分的に補うことはできるにせよ,医師となるときに得させることはできないと思う。この感受性は,入試年齢に達する18年間における家庭におけるよい教育のもとに,受験関係以外の文学書の読書,あるいは宗教的雰囲気により培われるものではなかろうか。人としての悩み,他人に対する慈愛も感じることなく,医科系大学入試合格のみを目標とし,さらに医学教育では知識のみを与えられて卒業した医師が,医の実践のなかに悩みをもつ人との連帯感を見いだせるであろうか。その点からも医科系大学,あるいは医学部の入試は,他学部のそれとは異なった独自の選抜入試があるべきだと思う。

COLUMN-2

2節 患者の訴え：その聴き方と応え方

医療者として患者と接するときに，望ましいとされる態度がある。ここでは患者の訴えに対するさまざまな態度と，患者とコミュニケーションを行う際に用いられるおもな技法について説明する。

1 医療者に望ましい態度・望ましくない態度

ポーター（Porter, 1950）は，医療者と患者の間に成立する関係には，評価的，解釈的，調査的，支持的，理解的態度の5つがあると述べている。柏木（1980）は，これに逃避的態度を加えて6つの態度を示した。

① 逃避的態度（avoiding attitude）：自分にとって苦手な人やうるさい人を無意識に避けようとする態度。患者が「私，もうだめなんじゃないでしょうか」とたずねたときに，「そんなことを聞かれても困ります。先生に聞いてください」と逃げる態度。患者からの心理的距離が生じ，関係は崩れていく。医療者には不適切な態度。

② 評価的態度（evaluative attitude）：患者の考え方や感じ方，態度などについて，適・不適や善悪をこちらで判断・評価してそれを患者に伝える態度。前述の患者の問いに「そんな弱音を吐いたらだめですよ，もっとがんばらないと」と安易な励ましをする態度。患者にとって医療者は，自分の価値観を押しつけて自分を理解しようとしない説教者となる。

③ 解釈的態度（interpretive attitude）：因果関係を説明する態度で，患者のことばを一方的に解釈する態度。前述の患者の問いに「最近食欲がないからそんな気持ちになるのでしょう」と勝手な解釈を押しつける態度。この態度は上下関係をつくる。実際とは異なる解釈を押しつけられて，患者は不快になる。

④ 調査的態度（probing attitude）：情報を集めるため患者にいろいろ話してほしいと要求する態度。前述の患者の問いに「なぜそんな気持ちになるのですか」と質問する態度。情報を集めるには有効な方法。

⑤ 支持的態度（supportive attitude）：患者のもつさまざまな気持ちを当然と受けとめて支持する態度。前述の患者の問いに「長い闘病生活だから，そういう気持ちになるのも無理ないですね」と患者の気持ちを支持する温かい同情的態度。

⑥ 理解的態度（understanding attitude）：患者の心，感情，ものの見方，考え方などをこちらが正しく理解しているかを，患者に返して確かめようとする態度。前述の患者の問いに「どうも，もう治らないんじゃないかなと，そんな気がするんですね」と相手のことばの中にある意味を歪めず正しく受けとっていこうとする態度。受容的対応，共感的対応ともいう。医療者が理解的態度をとることで，患者は安心感をもち自分の気持ちを話しやすくなる。また自分の気持ちを理解してくれる人がいるので，自分の気持ちと向き合っていくことができるようになる。

2 コミュニケーション技法

患者とコミュニケーションを行っていくときに用いられる技法には次のようなものがある。

(1) 質問

主として2つの種類の質問がある。質問するときは，

COLUMN 3　精神保健福祉センターにおける電話相談：関係の構造の特徴と意義

精神保健活動における電話相談には多様なタイプがある。その代表的なものに，民間ボランティア団体が主催する「いのちの電話」や全国の精神保健福祉センターの「心の健康づくり推進事業」の一環として開設された行政機関が実施する「こころの電話」などがある。これらの電話相談では基本的に「かけ手の主導性，匿名性，関係の1回性」を原則としている。

1回性の原則：電話相談の場合は，後にも先にも1回のみのかけ手（コーラー）もあれば，いわゆる常連さんといわれるかけ手からの相談も多い。「いのちの電話」のように毎回相談員が変わることを原則としているところでは，いわゆる常連さんといわれるかけ手でも同じ相談員に出合うことはめったにないが，たまたま出合ったとしても，相談員は原則として一つひとつの電話をみな1回限りのものとして，かけ手の話に全神経を集中して真剣に聞こうとする。

一方，「こころの電話」では各機関のシステムによるが，専属の電話相談員（2～5人）が担当しており，いわゆる常連さんといわれるかけ手に対して，ある時期「継続」と判断されると，電話での継続的なかかわりが可能となる。しかし，継続としての電話相談は，電話相談の特質・特性，面接構造のあいまいさ（表1-A）などからきわめて頼りない構造で，相談員が背負う不安定性や困難性はたいへんなものである。電話相談独自の相談を「継続」として援助していく場合，相談員の力量・機関のシステム・1回性の原則などに関して，電話相談員は常に役割や限界設定を明確化して対応することが重要である。

※表1-A　電話相談の特質

電話の特質	電話の特性	電話相談の面接構造のあいまいさ
誰でもどこからでもかけられる ・即時性 ・随時性 ・便利性	親密性 魔術性 機械性 音声のみの情報 匿名性	・予期したり準備することが困難 ・かけ手に対する配慮や共感的な姿勢を伝える難しさ ・相談員が一定したかかわりの姿勢をとることが保ちにくい ・かけ手に支配される傾向にあり，相談員が巻き込まれやすい

患者に意図を明確に伝えておく。

閉じた形式の質問
① 閉じた形式の質問（closed question）：「はい」「いいえ」で答えを要求する質問。時間はかからないが、心理・社会的な情報を得ることは難しい。

開かれた質問
② 開かれた質問（open-ended question）：状況に応じて自由に答えられる質問。「いかがですか」「どうなさいましたか」など。患者の考えや感情を知るのに有効である。患者からより多くの情報や説明が得られるが、時間がかかる。

(2) 沈黙

沈黙には、相手に対する拒否的感情、話すこと自体に対する拒否的感情、戸惑いの沈黙、是認や忠告を求めている沈黙、何か新しく一歩前進できそうで考え込んでいる沈黙など、いろいろな意味がある（太湯, 1996）。沈黙は患者からさらに答えをうながすために使われる。沈黙は医療者と患者の双方が考えや理解をまとめるのに役に立つ。

(3) 言い直し

患者の話をくり返したり、言い換えること。「明日の手術のことを考えると眠れない」と患者が言ったときに、「手術のことが心配なのですね」と、医療者の個人的感情や考えを付け加えずに、患者が表現したおもな内容を、別のことばで言い換える方法。これは、患者が意図したメッセージが医療者に正確に伝わったかどうかを確認する機会となる。また患者にとっては、客観的に自分の考えを聞く機会となり、自分自身の考えや感情をもう一度考察する機会となる。

(4) 反映

患者のことばの背後にある感情や態度を明らかにして、ことばで表すこと。医療者は患者の気持ちを映す鏡の役目をする。たとえば患者が悲しそうなようすになったことに気づいたら「つらいんですね」と感情を込めて対応し、相手に反映させる。これは患者のことばの中に絡まっている感情を患者が知覚するのを助ける。使用に際しては、医療者自身が感情についての幅広い語彙をもつ必要がある。

(5) 正当化

患者の感情を認め、その気持ちが妥当であることを伝えること。これは、患者と同一化することではない。医療者は中立の立場に立ち、患者が批判する相手とも明確に一線を画すことが必要である。

(6) 明確化

漠然とした会話を、特定の事項に焦点を絞った会話に移すときに用いる。患者に具体的な説明（「だれが」関係し、「何の」問題で、「いつ」、「どこで」それが起きたのか）や例をあげるよう求めたり、患者にとって重要と思われるポイントに話題をとどめ、その話題についてより深く展開する方法などがある。

(7) 解釈

患者の心配事に対して、医療者の立場から説明すること。経験についての新しい見解や視点を患者に提供する。ブラマー（Brammer, 1973）は、解釈技法の使用について、次のような指針を提案している。

① 患者の「基本メッセージ」を探す。
② それを患者に「言い換える」。
③ 患者のメッセージの意味に関する「自分の理解」を付け加える。
④ 「簡単なことば」を用いて、「患者のレベル」に合わせる。
⑤ 「自分の考えを仮に」提示していることを示唆することばとともに、自分の考えを「伝える」。
⑥ 自分の解釈に対する患者の「反応」を求める。
⑦ 面接者の目的は、自分自身を解釈するよう「相手に教える」こと。

COLUMN 患者の訴え

入院・手術を余儀なくされたとき、多くの人はよい医者に診てもらい、最善の治療を受け、一日も早く治りたいと願い、誰よりもやさしく丁寧に扱ってほしいと思うだろう。

実際に入院すると、ほとんどのことは看護の方々の手を借りなければならないので、医者や看護スタッフに気を遣ってしまう。そのうえ、集団生活までこなさなければならないので入院生活が強いストレスとなり、患者の療養生活そのものが辛く苦しいものになってしまうこともあり得る。

インフォームド・コンセントも現在ではごくあたりまえのこととなってきた。インフォームド・コンセントは十分な説明に基づく合意のことである。医者や医療スタッフが丁寧にそして十分説明したつもりでも、専門知識のない患者やその家族は医者や医療スタッフの考えているように理解できているとは限らない。患者やその家族は不安や絶望のなかにいる。短い時間で専門用語を使った説明ではなかなか理解しにくいのではないだろうか。たとえば、専門的な説明のあとで「いっしょにがんばって治していこう」とか「できる限りのことはしますから安心してくださいね」などということばかけをしてもらえるだけで、患者やその家族はどれだけ安心し治療への勇気が湧いてくることか！ ほんのちょっとした心遣い、ことばかけは、良薬と同じくらいの効果があることを知ってもらいたい。

医者や医療スタッフにとっては、一人の患者は受け持っている多くの患者のなかの一人である。けれども、患者やその家族にとってはかけがえのない自分、家族であること、そして不安のなかにいることを忘れないでもらいたい。何度も同じ質問をしたり、無理とわかっているお願いをしたりするだろう。けれどもうるさがったり無視しないでほしい。病人は楽になりたくて、早く治りたくて必死だ。そのことをわかってほしい。

日本では医師を「お医者さま」とよぶ習慣がある。気をつけないと援助する―援助されるという上下関係がつくられてしまう危険性がある。医者と医療スタッフが患者と対等に信頼関係のある交流ができれば、治療にもよい効果が出るのではないだろうか。そのためには、患者やその家族も「お任せ医療」にしないで、積極的に治療に参加するべきことはいうまでもない。

3節 患者と家族への援助

患者と家族への援助の原則は共通している。家族は患者を支える一員として重要な存在である。医療者は患者のみならず家族の心理をも理解したうえで、援助を行っていくことが求められる。

1 患者への援助

医療の場では、まず共感的理解者として、よい患者―医療者関係の成立をはかることが必要となる。そのうえで、患者の抱える問題点を明らかにし、患者とともにありながら、状況に応じて適切な援助方法を選択し、援助を実践することになる。その具体的方法には以下のようなものがある（木戸，1983；柏木，1992）。

(1) 共感的理解者になる

患者との直接的な心の触れ合いによって、心情をともにし、共感的に理解する。

① 患者のことばに耳を傾ける（傾聴）：その人自身に個人的な関心をもちながら耳を傾けていく。
② 感情に焦点を当てる：患者の気持ちがわかるということを具体的に伝える。感情を表すことばを会話の中にできるだけ情を込めて挿入する。

(2) 言語化のすすめ

患者のもつさまざまな悩み、不安、心配を、ことばに出して表現することで不安や緊張が和らぐ。

① 人間関係（ラポール）をつくる：患者が医療者を信頼し、気安く自由に話せる関係、雰囲気をつくりだす。批判をしたり、解釈をしたり、評価をしたりせずに、理解的態度をとっていくことが基本である。
② うまく話題を転換する：話題が自然に問題点に近づくために、うまく話題を転換していく。患者が避けたいような気持ちや不安なようすを示したときは、別の話題に変え、患者の不安を軽減してから再び問題点に近づくような会話の進め方をする。
③ 明確化を援助する：患者の考えがまとまっていないようすが感じられる場合に、「……という感じなのですね」と言って、明確化を助ける。

(3) 説明

患者の知識不足や誤解、独断、医療者への不信などが不安の要因となっている場合は、積極的に説明を試みて疑念や誤解を解くことが必要である。

① 患者がなぜ、何を知りたいかを把握する：医療者が必要だと思う説明と、患者が知りたいと思う説明は必ずしも一致していない場合がある。
② なぜ、何を伝えようとしているかを伝える：伝えることの範囲と程度を個別に検討する。
③ 理解が得られたかどうかを確かめる：説明後の患者の理解の程度やその確かさについて見極める。

(4) 説得

患者自身で決めかねる問題がある場合、時に説得が必要となるが、けっして押しつけになってはいけない。

① よく聴き、問題の核心をとらえておく。
② 理解しやすいことば、表現を用いる。
③ 具体的に話す：具体的な事実をあげて説明する。
④ 短期の見通しと長期の見通しを分けて考える。
⑤ 表現、伝達のしかたを工夫する：比喩やたとえ話をうまく使うとよくわかってもらえる場合が多い。

(5) 励まし，支持

COLUMN-5 家族看護学

家族看護学は、1970年代ごろから北米を中心に、家族そのものを看護の対象とする新しい学問として、母子看護や精神看護の領域から発展してきた。わが国では、家族看護の歴史はまだ浅く、理論の構築や援助技術の確立は十分ではないが、少子高齢化の進展のなかで老親の扶養、老老介護、共働き家庭の育児など、家族の健康維持機能はますます弱まり、家族看護の必要性が増大している。そして、あらゆる、家族の健康問題（急性期・慢性期・ターミナル）、看護場面（施設や在宅）、各家族周期（新婚期から老年期）のなかで、家族看護学の考え方が取り入れられようとしている。

これまでも看護において家族が取り扱われることはあった。しかし、それは主として家族を患者の背景や資源とするものであった。患者の介護者としての家族の資源的なアセスメントも必要ではあるが、ここでいう家族看護は、予防的、支持的あるいは治療の目的で看護する際に、家族という集団を看護の対象とし、家族集団を統合してとらえ、そのなかにはたらく力動的な関係を重視して看護介入をするものである。

家族看護学が、家族という集団をひとつのケアの対象として取り扱う理由には次のようなものがあげられる。①家族に病人が発生すれば、家族員は経済的・肉体的・精神的影響を受けるが、逆に病人（拒食症、家庭内暴力など）の問題発生に家族内の相互関係、家族員の問題が関係していることがある。②家族に焦点をあてた健康促進や健康教育などの提供は、不適切な環境やライフスタイルがもたらす危険性を防止し、家族全体の健康維持機能を高める。③一人の家族員の健康問題から、他の家族員の病気やリスクを発見することができる。

近年、時代や社会の変化によって、家族の形態や機能のあり方が多様化し、血縁関係がない共同体であっても情緒的親密さの結びつきで家族と認識するなど、ひと言で家族を定義するのは難しくなっている。家族に対する価値観も家よりも個を重視する家族観が育つなど、一家族内でも世代間の相違が出てきている。家族看護を行う場合、看護者と家族の間で価値が異なれば、双方に葛藤や緊張を生じるだけでなく、家族の主体性を削ぐことにもなりかねない。そこで、看護者としてまず大切なことは、自らの家族観にとらわれず、家族の多様性を認め、その家族が有する価値観を理解し受け入れることである。

① 共感的であること：情を込める，心を込めることが大切で，安易な励ましは避ける。
② 支持する：励ましは，患者の自律性をうながす直接的なはたらきかけである。患者が自律的に状況に対応しようとしているとき，その自発性と努力を認め，賞賛する。
③ 行動で裏づける：速やかな対応や心のこもった行為を行う。医療者の気持ちを表現するのに，肩をたたく，手を握るなどの行動，接触など，非言語的コミュニケーションを活用する。

2　家族の反応

家族の一員が病気になるということは，患者のみならず，その家族にもさまざまな影響を及ぼす。家族は，当事者ではないがゆえに客観的に受けとめられる面と，患者以上に動揺を示しやすい面とがある。患者の病気に対する家族の反応と，患者に対する家族の反応を表1-1に示す。

3　家族とのコミュニケーション

家族とのコミュニケーションは，原則的には患者のそれと変わりはない。柏木（1992）は，家族とコミュニケーションをとるうえでの注意点を以下のように述べている。

① 家族が最も心配していることを知ろうとする。
② 説明を分かち，共有する：一方的に医療者が家族に情報を提供するのではなく，ひとつの情報を家族と分かち合う，共有する。

表1-1　患者の病気に対する家族の反応と，患者に対する家族の反応

(1) 患者の病気に対する家族の反応
① 当惑：急性の発病などでは，突然の事態に動揺して冷静な判断ができず，当惑する。
② 否認：診断の結果や病名に対して疑いを持ち，認めようとしない。別の医師や病院の受診を勧めたりする。
③ 非難：外罰的には，患者の日常行動を発病と結びつけて批判したり，家族内の他の成員を非難したり，患者の職場の労働条件を非難したりする。内罰的には，自分の行動を患者の発病と結びつけて自責的になることがある。
④ 是認：当初の当惑を乗り越えて，多くの家族は患者の病気を受け入れる。
⑤ 希望：治癒が望めない場合でも家族は最期まで希望をもつ。現代医療に期待できないことを悟ると，民間療法を頼ったり超自然的な力に救済を求めたりする。
⑥ 抑うつ：抑うつ的になり，希望を失った無力状態に陥ることもある。それ以前の家族の生活状況や家族内関係，患者の役割と深く関連していることが多い。

(2) 患者に対する家族の反応
① 庇護：保護的に振る舞う。この態度の背景には，不安や罪責感を緩和する心理が働いている。
② 励まし：「元気を出してね」といった情動的な励ましと，「がんばって検査を受けて，きちんと治してもらいましょう」というように，患者の不安や懸念に対してくり返し説得を重ねて安堵させようとする理性的な励ましとがある。
③ 同調：患者に同情し，その心情に巻き込まれ，心理的に距離をとれなくなる。患者に対して保護的・依存的な生活態度をとってきた家族に多い。
④ 分離：長期療養で状態が安定した患者の家族は，患者が自律的に療養に心がけることを期待して見守る態度をとる（緊張のゆるんだ分離）。また末期患者の家族は，患者の苦痛・苦悩に強い関心を抱きながら，患者の自主性・自律性を尊重して静かに見守る態度をとる（張りつめた分離）。
⑤ 非難：発病の原因を患者のせいにして非難する。
⑥ 疎遠化：患者との間に心理的距離をおき，積極的な関心をはらおうとしなくなる。闘病が長期にわたり，家族の精神的・経済的負担が持続する場合に多い。

③ 専門用語を用いずにわかりやすいことばで話す。
④ 図を用いることは家族の理解を深める：患者の病状説明などの場合に，視覚的な情報を与える。
⑤ たとえ話は家族の理解を早める。
⑥ 説明後は家族の理解を確かめる：説明後に「いま何か質問とか注文はありませんか」と付け加える。
⑦ 短期の見通しと長期の見通しを分ける。
⑧ 最善を尽くすことを保証する。
⑨ 家族から説明を求められる前に説明する：家族は医療者に質問しづらいという面をもっている。
⑩ 非言語的なコミュニケーションを用いる：肩をたたくなどの身体的な接触などで医療者のケアの気持ちを表していく。

COLUMN　よりよい闘病生活を願って

子どもの具合が悪く，はっきりした病名を告げてもらえない親たちは不安なうえに，慣れない看病や院内生活等が始まる。不安と緊張は高まるばかりである。そして，愛しいわが子ががんだと判明すれば，精神的な落ち込みは計り知れない。「がん＝死」のイメージはいまだ強い。病名告知をためらう親は多い。また，地方によっては病気に対しての偏見も強く，孫かわいさにその矛先を母親に向ける祖父母は少なくない。それでなくても母親は，子どもを病気にさせてしまった自責の念にとらわれているので，ストレスはエスカレートするばかりである。子どもの発病によって家族にはさまざまな精神的苦痛が起こってくる。

核家族のきずな：患児（9歳）は女の子。脳腫瘍の手術の結果，全摘は不可能だった。付添看護は母親（34歳）。父親（36歳）は外食産業勤務のため，早朝に出勤。帰宅は毎日のように夜遅い。病院にも頻繁には来られない状況である。患児には1歳上の兄（小4）と2歳年下の双子の弟たち（小1）がいる。自宅近くに父親の親族がいるが，口は出すが手やお金は出さない人たちと見受けた。病名がこの人たちにわかったとき，「うちにはこんな血筋はない」と患児の祖父から言われ，母親は大きなショックを受けた。そのことばを機に絶縁状態になったが，その負担は小学4年生の兄が背負うことになった。父親は朝早く仕事に出かけるため，兄が弟たちを起こし，パンを焼いて食べさせ，学校に連れていく。学校から帰ってくると，洗濯物を入れてたたむ。母親は病院に寝泊まりしているが，日々往復3時間のマイカーで家に帰る。食事の準備等の家事を子どもと慌しく行っている。寸暇を惜しんで子どもたちとのスキンシップを心がけているが，ある時めずらしく兄がふさぎ込んでいたので，抱きしめわけを聞こうとしたら，3センチ大の円形脱毛症が後頭部にあるのが目に入った。愕然となった。背負っている苦労を計り知れず，申し訳ない気持ちで，兄を抱きしめたら涙が止まらなくなった。気がついたら皆声をあげて泣いていた。この時から，家族の団結はよりいっそう強まった。

私からの願いは，患児の痛みをほかの兄弟に知ってもらうことだった。現在，日曜・祭日になると，兄が弟たちを連れてJRで病院にやってくる。ベッドのまわりで家族の団欒がくり広げられるなか，そうっと母親に寄り添う兄の姿に子どもらしさを見た。家族で痛みを分かち合い，きずなはより確かなものになっていた。

4節 患者間の関係

医療の専門家が行う援助以外に，同じ疾患や障害をもつ患者どうしがお互いに助け合う集団として，セルフヘルプ・グループがある。ここでは集団としての患者について学習する。

1 小集団におけるコミュニケーション

病院の中では患者集団による社会が形成される。患者はお互いに情報交換や励まし合いを行ったり，競争をしたり，時には他人の病状を自分の病状であるかのごとく投影して不安になったり，悩んだりする。また誤った情報や噂話を他の患者に伝えて，その人の闘病意欲を低下させたりもする。このような患者間のコミュニケーションにおいては，お互いの患者がもつ情報の質と量が大きな影響を及ぼす。医療者は，患者のプライバシーの保護に配慮する一方で，誤った情報の修正とより正確な情報提供を行うことによって，患者間の関係から生じる摩擦を少なくすることができる。

2 集団としての患者

病気のつらさは，それを体験した当事者でないと，なかなか理解できないものである。同じような問題を抱えている患者どうしがグループを作り，体験を共有して助け合いながら，意図的かつ自主的に問題解決にあたるセルフヘルプ・グループがある。

リースマン（Riessman, 1985）によると，セルフヘルプ・グループは，①同じ問題，あるいはニーズをもつ人々から成り，グループメンバーは，お互いに助け合って自分たちの問題に立ち向かう，②メンバーがお互いに助け合う共同体であることによって，メンバーに社会的支援を与える，③情報，体験談，問題解決の方法などを教え合うことにより，メンバーの現実対処能力が高められる，と定義されている。セルフヘルプ・グループの種類は多様であるが，表1-2にあげるように，大きく3つに分けられる（高橋，2000）。

3 ヘルパー・セラピー原則

セルフヘルプ・グループには，他者を援助することによって，援助者の側に重要な利益がもたらされるという，「ヘルパー・セラピー原則（helper therapy principle）」という考え方がある。自分の経験を同じような経験をしている他者に語ることによって，自分の存在が相手にとって大きな意味をもち得たということにつながり，自分も高められていくということである。

医療の専門家が行う援助は，患者が被援助者という関係にあり，援助者に被援助者が援助を返していくということはほとんどない。しかしセルフヘルプ・グループでは，他の人を助けることによって自分自身を支えていくことが目標となっている（Farquharson, 1987）。

4 セルフヘルプ・グループの特徴

カッツ（Katz, 1993）はセルフヘルプ・グループに共通にみられる特徴として，認知の再構築，適応技術の学習，情緒的サポート，個人的な開示，社会化，いっしょに活動すること，エンパワーメント・自己信頼・自尊心をあげている。高橋（2000）はこれらをもとに，

COLUMN 1　患者理解

患者の気持ちを理解するには，自分が患者になってみるのがよいとよくいわれる。しかし，すべての医療系の学生がこのような幸運な（？）チャンスに恵まれるわけではない。そこで，教育の一部として実際に学生を1日附属病院に入院させ，入院生活を体験させるカリキュラムを取り入れた医学校もある。興味のある試みではあるが，わずか1～2日の入院生活で，患者の気持ちを理解した気になる危険性も考えなければなるまい。

患者の心理状態は複雑で，個人の性格に大きく左右される。自分が不治の病，あるいは難治性の疾患にかかった場合の反応は当惑，抑うつ，怒り，自己憐憫，非難，切望，受容，非受容などさまざまであり，それにより病者としての対人関係も異なる。だとすると，医師が患者になった場合も，さまざまに病気に反応するわけだから，自分の経験をもとにすべての患者の心理状態を理解しようとすると思わぬ誤解を招くことすらある。

私事を例に出すのは気が引けるが，医学部入学時の身体検査で慢性腎炎と診断され，在学中に数回の入院を経験していた私は，卒業に際し主治医から自分の病気とは関係のない科を専門分野として選ぶことを勧められた。そのときの主治医のことばを今でもはっきり覚えている。それは，「もし，自分が患者と同じ病気を患っていたら，患者の苦しさを自分自身に投影させてしまい，判断を誤ることがある」というものであった。

プロの医療職者としては，むしろ健康な身体と，誰にも左右されない強靭な意思が要求されるわけで，時としては患者の気持ちになってはできない決断をしなければならない。

医療者にとっての患者理解とは，単に患者の気持ちに応えることではない。患者理解には患者の心理状態だけではなく，患者の家族的・社会的背景，経済状態，罹病することによるそれらへの影響など，患者をとりまく周囲の環境すべてを理解することも含まれる。ありふれたいい方であるが，患者のことばに耳を傾け，謙虚な気持ちで患者との心の交流をはかり，何が患者にとって最善であるかを考えることが理解であろう。

そう考えると，自分が病気をし，入院したことは，患者のことばを素直に聞き，自分の経験に照らし合わせることができるだけ，決してむだではないと考える。

日本におけるセルフヘルプ・グループの要素として以下の7つを紹介している。

① 孤独感からの解放と連帯感：同病者の集まりに参加することで，自分だけがつらいという孤独感から解放され，仲間としての連帯感が生まれ，勇気がわいてくる。

② 自己開示と共感的理解：自己開示とは，個人的情報や思考，感情を他者に伝えることである。自己開示と共感的理解を通して患者は相互に心理的なサポートを行っている。

③ 先輩をモデルとして，自分の目標が見いだせる：グループに参加することで自分と他のメンバーを比較し，上手に適応している人や元気な人を身近なモデルとして自分の目標にしていく。

④ 症状管理や生活上の困難への対処法を学習する：病気の症状の管理や生活上の困難に対して，対処法を学習し体得することで，生活に適応していくうえでの大きな自信につながる。

⑤ 自分の体験を他者に役立てられる：病気や障害をもっていても，自分は人の役に立つことができるという気持ちをもてるようになる。自尊感情を高める。

⑥ 主体的に生きることのできる場をもてる：同じ病気や障害をもつ者どうしが集まっているので，障害をもっていることが特別なことではなく，患者は主体的に生きられる場となる。グループでは，個々のメンバーの意思や気持ちは当事者どうしの対等な関係のなかで大切にされる。

⑦ 命を守るために，よりよい医療や制度を求めて団結する：患者どうしが情報交換をするなかで，生活していくうえでの不便さや困難が，悩みを分かち合い，それが自分だけの問題ではないことを認識するようになる。このことから，医療保障制度や福祉などの改善を求めて団結してはたらきかけていく力となる。

これら7つの要素を通して患者の認知の再構築が行われ，自己信頼や自尊心が増大し，エンパワーメントが生じる。

表1-2 セルフヘルプ・グループの種類

＜ライフサイクル上の課題に関するもの＞
- 子育て中心の親のグループ
- 子どもを亡くした親の会（大空の会）
- 未亡人サポート・グループ（ウイドウ・サポート協会）
- 遺族会（青空の会）
- 認知症の人と家族の会　など

＜身体的な障害や疾病，難病などに関するもの＞
- 口唇・口蓋裂友の会
- 全国ろうあ連盟
- 全国難病団体連絡協議会
- 全国腎臓病協議会
- 日本糖尿病協会
- 日本肝臓病患者団体協議会
- がん患者およびその家族の会
- 日本オストミー協会
- 日本喉頭摘出者団体連合会
- 日本喘息患者連絡会　など

＜こころの健康に関するもの＞
- 全国精神障害者団体連合会
- アルコール依存者のグループ（全日本断酒連盟）
- 薬物依存者のグループ（ナラノン）
- アダルトチルドレン（日本アダルトチルドレン協会）
- 摂食障害者のグループ（NABA，やどかり）　など

COLUMN　人間関係のルール

医療者の仕事は，その専門的知識・技術を駆使しながらも常にさまざまな対人関係のなかで生かされている仕事といえるので，よい仕事をしていくためには人間関係をスムーズに行えることが重要になってくる。昨今，医療のあり方としてチーム医療や保健医療福祉の連携が主要な概念となってきており，また患者に対してもQOLをふまえた適切な援助が求められているため，これからの医療にはますます対人関係能力が要求される。

よい人間関係をつくっていくには種々の方法が考えられるが，まずコミュニケーション能力が問われ，その根底に必要なのは人間尊重の精神であり，豊かな心である。コミュニケーションには話す力と聴く力の両方の力が必要であり，とくにお互いに理解を深めるような人間関係を築くためには聴く力が大切である。また，この2つの力はその人の人間としての成熟度を表しているものである。しかしながら，私たちは誰一人として完全に完成した人間はいないので，自分の発した言葉や態度が時として相手を傷つけ，人間関係を壊してしまうこともある。各人が不完全な人間であることを自覚しながら，よりよい仕事を行っていくためには，自分の言いたいことを勝手に言うのではなく，言うべきことをきちんと言う姿勢が必要である。必要なことを，必要なときに，必要なだけ，必要な方法で伝えることである。このためには常に自分の言動をふり返り，親しい人たちの助言に耳を傾ける謙虚さと，自分のなかに専門職業人として，また社会人として揺るぎのない一貫した価値観をもっていることが大切であり，自分自身を客観的にみつめ，自分を知る努力が求められる。

次に人間関係を円滑にする方法として，よいマナーがある。よいマナーは相手にいやな思いをさせない気遣いや思いやりから生じるものである。また，よいマナーは自分自身の誇りにつながり，そのことがその人の品性となって表れ，接する人によい影響を与える。相手がいかなる態度であれよいマナーで接することは，よい人間関係をつくるだけでなく，自分磨きになり，洗練された社会人の態度を養うことになる。

円滑な人間関係を築くには，上手なコミュニケーションとよいマナーが大切である。そのことを常に意識して周囲の人に誠実に暖かく接する心をもち続けることが，医療者における人間関係のルールである。

実習 1　ピア・カウンセリング実習

　ピア・カウンセリングとは，仲間どうしでお互いに助け合うことである。仲間つまり同じ病気や悩み，苦しみを抱えた者どうしのカウンセリングのことである。
　日ごろ，私たちも困ったことや悩みごとがあったときに友人や仲間に話したり相談して，ほっとしたりすっきりした経験があると思う。このように私たちの日常生活に照らし合わせて考えるとピア・カウンセリングの重要性は理解しやすい。

目 的

　「精神病を抱えて生きることがどんなことなのか」「自分自身に何ができるか」を考える機会にすることを目的とする。

方 法

　精神障害者のセルフヘルプ・グループが主催するピア・カウンセリングセミナー「ピア・カウンセリングを学ぶ」のプログラム（表1-Ⅰ）の一部を体験する。

(1) 知り合おうタイム

　〈手順〉①隣に座った人とペアを組み，お互いの名前，好きなこと，得意なことを教えあう（ポイント：自分のよいところ，相手のよいところに視点を置いた話をする），②参加者の前でお互いに相手について知ったことを話す（ポイント：訂正したり加えたいことがあったら遠慮しないで話す）。〈全体のポイント〉①②についてのポイントがなぜ必要なのか考える。

(2) 自分自身に対する感情

　〈考察のポイント〉欲求不満がどのように生じ，それを私たちはどう対処しているのだろうか。この演習は，自分自身に対する感情を調べるのに役立つものである。自己認識は，欲求不満を対処する方法ばかりでなく，他人といっしょに行動する方法にまで影響を及ぼしている。〈方法〉以下の未完成な文章を読んでもらう（一部抜粋）。何を書くべきかを考えるのに多くの時間を使わず，心に最初に浮かんだものを書くよう求める。

1　私は_____のとき，自分自身に腹がたつ。
2　私は_____のとき，自分が一番好き。
3　私は_____のとき，恥ずかしいと思う。
4　私は_____のとき，自分を信じている。
5　失敗したとき，私は_____と感じる。
　　　　　　　　　　　　　　……（以下，省略）

考察のポイント

　ここで重要なことは，相手をどのくらい理解できたかということではなく，相手を理解しようとするときの過程，理解しようとするときに生じるお互いの関係，また彼らといっしょの時間を過ごす場所に着目することが必要である。

考 察

(1)　相手を理解しようと思うとき，相手を信頼し自分が何を考えているか，感じているかを伝えることから始まる。これは，お互いの立場を越えて一個人として，お互いを理解しようとする基本的な姿勢である。そこから生まれる理解は，ピア・カウンセリングの根底にある基本的な前提——生きていくうえでのほとんどの問題は，もし機会さえ与えられれば人は自ら解決できる力をもっている——ということが理解できるはずである。また，病気という一部分だけに焦点をあてた見方では，このような理解は生まれてこない。

(2)　私たちが患者と出会うのは，もちろんほとんどの場合病院である。しかし，同じ病気をもつ患者とほかの場所で出会ったら，その人をみる視点や印象も違ってくる。また，患者も病院とは違った側面をみせるだろう。つまり私たちが，精神病を抱えた人たちと出会う場所が，病院かそれともセミナーや講演会などでは，お互いが受ける印象やお互いをみる視点が違ってくる。つまり，病院の治療でみせる側面だけが患者のすべてではないということを知っておく必要がある。

※表1-Ⅰ　ピア・カウンセリングセミナー「ピア・カウンセリングを学ぶ」プログラム

	10:00～10:40	10:50～11:30	11:40～12:20	昼休み	13:15～14:00	14:15～15:00	15:15～16:00	
1日目	オリエンテーション (1) 知り合おうタイム	講師紹介 ～回復への道程 コンシューマーセンター設立経過	セルフヘルプモデル ～センターの活動を通して なぜコンシューマーセルフヘルプセンターが必要なのか		ピア・カウンセリングとは何か 自立（自己決定，自己選択，自己責任）を求めて共通の経験と関心の強み	分かち合う 自己（権利）主張の方法	今日のふりかえり，質疑	16:00～17:00（希望者は） 喫茶　梅苑へ
2日目	自分の自己主張のスタイルを知る 自己主張トレーニング いつものスタイル →これからやってみようスタイル	情報交換 もっと知りタイム	(2) 自分自身の感情	自分を訪ねる（自分を知る）－自己評価・認識と信頼	自伝を書く ～自分の転帰	自分に対する期待	今日のふりかえり，質疑	
3日目	ピア・カウンセリングをやってみる前に ～直面する（コンフロンテーション） 情報提供・認識の違い・強みと弱み 応援・行動を変える	情報交換と確認			ピア・カウンセリングをやってみる(1) 傾聴チェック 反映，間の取り方，私も型アドバイス	ピア・カウンセリングをやってみる(2)		17:00～19:00（希望者は）　講師と参加者の懇親会
4日目	権利擁護とは ピア・アドボケイト 危機介入	ピア・アドボケイトをやってみる トレーニングの成果をフルに発揮して実践前の最終確認 講師の辛口評価あり	質疑		セミナー全体のふりかえり ひとり一言	エンパワメントの確認 ～ふりかえりと明日へ 修了式　修了証書　授与，記念撮影 講師に感謝		

実習 2　患者の満足度調査

目的

医療の質を評価するには，医療提供者側，医療の受け手側，医療技術，効率性，経済性など，さまざまな側面がある。そのなかでも，医療の受け手である患者の満足度についての評価は，医療の質を追求するうえで最も基本となる部分であるといえる。そこで，患者の満足度を測定する基準づくりが必要となるのだが，ここでは，患者が入院生活に何を求めているのかを明らかにする方法を示す。

方法

(1) 対象者と面接の時期

退院が決定した患者は，これまでの入院生活をふり返る精神的ゆとりがあり，今後の看護や治療に自分の語ったことばが悪影響を及ぼすとは考えにくく，本音に近い結果が得られると考え，この時期に面接を行う。

(2) 面接方法

入院生活のなかでも主要な要素を含んでいると思われる，オレム（Orem, D.E.）の普遍的セルフケア・ニーズとヘンダーソン（Henderson, V.）の14の基本的看護の構成要素をもとに質問項目を作成する。すなわち，「食事」「睡眠」「排泄」「活動」「安全・安楽」「清潔」「時間の制約」「説明」「意思伝達」「疾患に関する円滑な検査，治療」「職員の対応」「職員との信頼関係」「同室の患者との人間関係」「ベッドの位置」の質問項目で半構成的な面接を行い，患者の求めている入院生活について語ってもらう。その際，患者の承諾を得て，テープレコーダーに会話を録音することが望ましく，できる限り患者の語ったことばをデータとする。

①パイロットスタディー

質問項目の内容が適切であるかどうかを確認するためと，面接者の面接のしかたについて注意すべき点を把握するために，本調査に入る前に数名に対して面接を行う。

②本調査

結果の整理

それぞれの項目について表現しているものを患者のことばを用いて分類する。どの項目にも含まれない要素を「その他」として分類し，そのなかでさらに内容を分類する（表1-Ⅱ）。

次に，同じ内容を表現しているものをひとまとめにしてネーミングし，そのことについて訴えた患者がど

※表1-Ⅱ　患者のことばの分類例

	食事	睡眠	排泄	……
患者A	はじめのうちはパンに牛乳がいいと思った。量はちょうどいいけど，味付けが薄くて，何が何だかわからない。	クーラーの音，点滴スタンドの音，巡視にびっくりする。	できるだけ自分だけの空間が欲しい。	

※表1-Ⅲ　ネーミングと発生頻度を示した例

食事	睡眠	排泄	……
・こんなものだと思っている（6人） ・いろいろと注文するのは贅沢である（5人）	・ずっと熟睡できなかった（2人） ・物音が気になった（1人）	・他患者の迷惑を考え遠慮する（3人）	

※表1-Ⅳ　患者側からの評価の項目の試作

1. 食事 　1）あなたの好みをできるだけ尊重するように努力がなされましたか？ 　2）看護師は，あなたの嗜好の調整を栄養部と行いましたか？ 2. 睡眠 　1）入院中，眠れたと感じますか？ 　2）看護師は，あなたの睡眠を妨げる要因を取り除く努力をしましたか？

のくらいいるかについても把握できるように発生頻度で示す（表1-Ⅲ）。

さらに，患者のことばから，入院生活に求めているものとしてあげられた要素を看護ケアの到達目標と考え，患者側からの評価の項目の作成を試みる（表1-Ⅳ）。

考察のポイント

抽出された内容を，患者が入院生活に求めているものとする。ただし，これはさまざまにある医療の質を構成する側面のひとつにすぎないことを，しっかりと押さえておくことが重要である。

面接を行うとき，研究者またはインタビューする人の主観が入り，面接者の態度やことば遣いなどで，被験者に影響を与える危険があるため，注意しなくてはならない。質問時には「〜についてはどうでしたか？」というように，質問に含まれる内容の幅が広い尋ね方が，患者は思っていることを語りやすいと思われる。

発展

作成した評価項目を用いて，実際に面接を行い，評価項目の内容をさらに修正していく。また，医療の質を評価するこのほかの側面，たとえば，医療者側の職務満足度や効率性，経済性などに関する評価の基準づくりを行い，あらゆる角度からの評価を行っていくことが次の課題となる。

2章 病気と性格・行動パターン

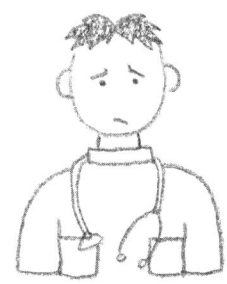

病気への感受性や，抵抗力，回復力には個体差がみられる。これはいったい何が原因なのだろうか。病気に対する個体差は遺伝的要素も含まれるが，ある病気においてはその人の性格が原因ではないかと考えられる。古くから多くの研究者たちがこの問題を解明しようとしてきた。

1節　タイプA行動パターンと心臓疾患

性格と病気の関係についての研究として最も有名なものは，タイプA行動パターンと冠状動脈性心疾患の関係について述べたものである。ここでは，過去の研究とともにタイプA行動パターンについて説明する。

1　古代ギリシア時代以来の見方

性格と病気についての研究は，古代ギリシア時代からさかんであった。医学の父ヒポクラテス（Hippokrates）は，宇宙の四原論に対応して血液・黒胆汁・黄胆汁・粘液の4種の体液を考え，この体液のアンバランスが心身の健康状態に作用するものと考えていた。後にガレノス（Galenos）は，この組み合わせにより多血質・憂うつ質・胆汁質・粘液質の気質（temparament）が出現すると考えた。この考えを体液病理説という。また，ドイツの精神医学者クレッチマー（Kretschmer, E.）は，臨床上の経験から体格と性格の関連に注目した。

古代ギリシア時代では，病気は生体内バランスによるものであると考えられていたが，近代医学においてこの考えは完全に否定されてきた。科学の発展にともない，感染症の原因として細菌，真菌，ウィルスが発見されて以来，医療は薬物などの化学療法が主となってきた。また最近の研究で知られているように，多くの疾患には遺伝的素因が認められている。しかし同じ遺伝的素因をもつ兄弟姉妹であっても，同じ病気にかかり同じ年齢で亡くなるということはない。また，化学療法を同じように施しても患者によって効果が異なるということは，単純に遺伝的素因だけでは説明できないことがらである。多くの研究者たちがこの問題に関心をいだき，患者の個人差に再び注目するようになった。

2　タイプA行動パターン

アメリカの循環器科専門医であったフリードマンとローゼンマン（Friedman & Rosenman, 1993）は，心筋梗塞や狭心症などの冠状動脈性心疾患（coronary artery disease：CAD）の患者として受診する人々の示す特徴的な行動パターンに注目し，タイプA行動パターン（type A behavior pattern）と命名した。タイプA行動パターンを示す患者たちの多くは，診察時でも，まるで次の行動にすぐにでも移ろうとするかのように椅子の前側に腰掛け，常にイライラしているようであった。

以下にタイプA行動パターンの特徴をまとめてみる。

① 高い目標指向
② 精力的活動

COLUMN-9　イライラ・セカセカする人はご用心

ご存じのようにタイプAは，その概念化の過程での詰めの甘さからいろいろと批判を受けることになった。その経緯に関しては，本文でもふれられることになると思うので詳細は譲るが，ようは，いわゆるタイプAというようなさまざまな特性の寄せ集めよりも，敵意という，よりピュアな特性を取り出してそれと心臓病の発症率を調べてみたほうがはっきりとした関係がわかるということである。これは，実際に心疾患の発症率を計算した結果だから否定するわけにはいかないのだが，それでも筆者などはあいかわらず昔ながらのタイプAの概念を捨てきれないと思うことがある。それは筆者の日常のなかで多くの知人や家族，同僚を観察し，時には自分自身のこともふり返ってみて，いわゆるタイプA的な立ち居ふるまいが目につくからである。この傾向は"イライラ""セカセカ"とでもいうべきもので，今日一日のことを思い出すだけでも，「会議を早く終わらせようと人をせかし話をさえぎる」者もいたし，それができず「貧乏ゆすり」をしてイライラを募らせている者もいた，というような具合に，いたるところで"イライラ""セカセカ"が目につくのである。もちろん，そうした人が心疾患を発症させているということはない。ただ，これらの人の多くが少なくとも一定の心理的ストレスの状態にあることは確かである。そして，そうした人の多くが何らかの意味でそのストレスのはけ口を求めており，時にはそれがまずい方向に向くと仲間や家族との人間関係をそこなっているようにも見えるのである。自分自身にもそういう経験はいくらでもあり，それはそれでけっこう苦しかったような気がする。そうした意味では心臓病にならなくてもタイプAは十分に不適応の危険因子といえるのであり，（これには異論もあろうが）全般的な不適応のひとつとしてタイプAを考える説もあってもよいのではないかと思う。

③ 高い競争意識
④ 他者からの高い評価を求める
⑤ 焦燥感や時間切迫感
⑥ 攻撃的

つまり、「常に時間に追われながら、何かを達成しようとして精力的に活動し、その成果について常に他者の高い評価を求めるため、ほとんどいつも根強いフラストレーションをいだいている。そのために他者に対し攻撃的になりがちな行動パターン」といえよう。また、タイプA行動パターンとは対照的に「高すぎる欲求や野心をもたず、時間に対する切迫感も焦燥感もなく、他者との競争に熱中することもない」行動特徴をタイプB行動パターン (type B behavior pattern) とよぶ。

フリードマンとローゼンマンの研究によると、タイプA行動パターンを示す者はタイプB行動パターンを示す者に比べて、血清コレステロール値と血清脂肪値が高く、前糖尿病状態にあり、血液凝固時間が短いことが明らかにされている。これらの特徴は冠状動脈性心疾患を引き起こす要因となる。そのため、A行動パターンを示すものはタイプB行動パターンより、2倍以上の心臓疾患の罹患率を示すと報告されている (Rosenman et al., 1975)。

3　タイプA行動パターンの危険性

タイプA行動パターンを示す人は、示さない人（タイプB行動パターン）よりも自らを危険にさらすような行動をとる傾向が強いことが知られている (Smith & Anderson, 1986)。タイプA行動パターンを示す人は、攻撃的で時間切迫感があり、目標達成志向が高い。つまり彼らはものごとをより早く完璧にこなし、他者よりも優位であろうとする生活を送っている。そのためタイプB行動パターンを示す人よりも、多くのストレスフルな出来事を体験しているのでストレス反応もふえる (Suls et al., 1979)。そのうえ、彼らは事を急ぐために、自身の身体的症状を過小評価する傾向がある。このようにタイプA行動パターンを示す人は自分で自分を追い詰めているといえる。

4　タイプA行動パターンの修正

タイプA行動パターンは家庭環境によって形成されると考えられている（山崎, 1995）。現在、子どものしつけにおいて、多くの親は子どもたちにたくさんのことを素早く上手にやりとげるような、タイプA行動パターンを求めている。その結果、子どもは大人になっても親にしつけられた行動パターンを示し続ける。そして自分が親になると、再び子どもに同じしつけをするようになる。

では子どものころから身についた行動パターンを修正することは可能であろうか。フリードマンとローゼンマン (1993) は、難しいが可能だとしている。それは彼らの患者の一部が、重篤な冠状動脈性心疾患を患ったにもかかわらず生き延びていることから証明できる。生き長らえた患者たちは、以前にはみられていたタイプA行動パターンが弱まり、タイプB行動パターンを多く示している。

怒りのセルフ・コントロール

「怒りが原因で病気にかかり、死にいたる」。ショッキングな内容だが、近年、心や感情がどのように身体に影響して疾患を引き起こすのかについて研究が進み、怒りや敵意の有害性が科学的に実証されてきている。たとえば、怒りや敵意と虚血性心疾患との関連性はその代表的なものである。その生物学的、心理社会的メカニズムとしてはおもに次のようなものがあげられている。

1) 怒りや敵意の強い人は、脳のセロトニン機能に減弱がみられ、闘争・逃走反応を起こす交感神経系が強い一方で、副交感神経による鎮静反応が弱いという生物学的メカニズムが観察される。その結果として健康に問題（アテローム硬化症や虚血性心疾患）が起きる。
2) 怒りや敵意の強い人は、暴飲暴食、喫煙など、健康を害する危険因子となる行動を習慣にする傾向にある。
3) 怒りや敵意の強い人は、結果的に他人を遠ざけるため、健康を増進しストレスの緩衝剤となるソーシャル・サポートを得られない傾向にある。

しかしながら、怒りや敵意を生じやすい性格は簡単に克服できるものではない。性格には生物学的素因も含まれているだろうし、変えるのは難しい。それでも怒りが生じたときに自分でそれを認識し、すぐにその感情を捨て去る方法を身につけることは可能である。

怒りや敵意、タイプA行動の研究で著名なウィリアムズ (Williams, 1993) はその著書 "ANGER KILLS" のなかで、怒りや敵意をセルフ・コントロールすることの重要性を説き、その方法を分類して解説しているので、いくつか代表的なものを取り上げ、その要点を紹介する。

1) 怒りを捨てていく方法―自己説得法：理性で考えながらその状況（怒り）をたいした脅威ではない、と思い直す方法。
2) 怒りをそらす方法―思考中断法：怒りが起きたときに「ストップ」と声を出してあるいは心の中で叫ぶことによって怒りを消し去り、生理学的反応の回路を断ち切る方法。
3) 効果的に行動する方法―主張法：怒りに正当な理由がある場合、その怒りを捨てずに合理的で客観的な理由に基づいて筋の通った主張や対応をする方法。
4) 人間関係を改善するための方法―共感法や寛容法：他人の目で物事を見たりあるがままの相手を受け入れることで他人との関係を改善し、怒りを誘う状況を減らす方法。
5) 肯定的な生き方をするための方法―ユーモア法：笑いを利用したり肯定的な見地をもつことにより人生に対する態度を改める方法で、怒りの原因よりも、おもに自分自身を変えることをねらっている。

ストレスが多い現代社会では怒れる人が非常に多い。病気にかかるリスクを減らして命を延ばすためだけではなく、自分なりに満足のいく人生を送るためにも怒りのセルフ・コントロールは大切である。

2節 がん性格（タイプC行動パターン）

日本においても1981年以来がんは死亡原因の第1位となっており，疾病対策のためには身体面だけでなく心理面からも対策を講じる必要がある。がんと関連した行動パターンについても多くの研究がなされている。ここでは，がん性格について説明する。

1 がんと性格

死に逝く過程で患者がたどる心理過程について，精神科医キューブラー・ロス（Kübler-Ross, E.）は，①否認と孤立化，②怒り，③取り引き，④抑うつ，⑤受容，の5つの段階を見いだしている。患者たちはこの5つの段階を行きつもどりつ，順序を変えたりしてたどっていき死と直面する。しかしある患者たちはとくに否認を主とした反応を示している。

この患者たちに注目したテモショックは調査を行い（Temoshok, 1985），彼らの特異な行動パターンをタイプC行動パターン（type cancer behavior pattern）と命名した。タイプC行動パターンは前節のタイプA行動パターンと逆の特徴を示し，がんの発症と進行に深く関与している。テモショックは150人以上のメラノーマ（悪性黒色腫）患者に対しインタビューを行った。その結果，とくに腫瘍が大きく予後の悪い患者のなかでタイプC行動パターンがめだってあらわれていた。テモショックはタイプC行動パターン特徴を以下のようにまとめている（Temoshok & Dreher, 1992）。

① 怒りを表出しない。また怒りを抱いた経験もない。
② その他のネガティブな感情，不安，恐れ，悲しみといった感情も表出せず，感情をいだいた経験もない。
③ 忍耐強く，控えめで，協力的で譲歩をいとわない。権力に対し従順である。
④ 自分を殺して他者に報いようとする自己犠牲的な行動をとる。

このような行動パターンを示すメラノーマ患者は自分の病気に対しても，怒りや悲しみといった感情を抑制し，家族や友人の心配をする。この自己犠牲的な行動パターンは，病気に対する免疫防御機構にも影響する。感情を抑制し続けると，コルチゾールが増加して免疫細胞の活性が低下するので，がん細胞が増殖しやすくなる。そのため極端なタイプC行動パターンはがんの発症率を高め，延命率も低いことが知られている。

また彼らは感染症や免疫のアンバランスから生じる自己免疫疾患になりやすい。AIDS（後天的自己免疫不全症候群：acquired immunodeficiency syndrome）患者においてもタイプC行動パターンとの関係が認められている（Solomon et al., 1987）。HIV（ヒト免疫不全ウィルス：human immunodeficiency virus）感染者であっても，タイプC行動パターンを示さない者はきわめて予後がよいが，タイプC行動パターン特徴を示す者は病気の進行を速める危険性がある。

2 ストレスとタイプC行動パターン

テモショックがインタビューをしたメラノーマ患者の示すタイプC行動パターンは，彼らががんにかかる以前から示されていた行動パターンであった。彼らは日常生活でのストレスに対してもタイプC行動パターンを示していた。彼らの示す対処方法として最も顕著な行動は否認である。彼らはストレスフルな状況に遭遇したとき，ストレッサー自体を否認したり，ストレッサーに対しいだく自分の感情を否認したりする。ス

COLUMN "がん性格：ありのままの自分を生きるためには？"

がん発生の心理的背景を探ろうとする研究には，ストレスの関与を指摘するものや，性格との関連を指摘するものがある。そもそも，がん細胞は正常な細胞が突然変異を起こし，ほかの細胞を異常な細胞に変え増殖していくものであるが，正常な場合にはナチュラルキラー（NK）細胞が，がん細胞を攻撃し撃退してくれる。ところが，ストレスが負荷された場合には，NK細胞の攻撃力（免疫機能）が抑制されてしまい，がんを発生させやすくしているというのである。

一方で，がんと関連性の強い性格要因を指摘する研究もある。冠状動脈性心疾患を発症させやすい行動パターン（仕事熱心，セカセカ，攻撃的）が「タイプA」性格とよばれ，それとは反対のリラックスして自信満々の性格が「タイプB」とよばれるのに対して，テモショック（Temoshok, L.）は，がんを発症させやすい性格傾向を指摘し，それを「タイプC」性格とよんだ（Cはcancer＝がん）。タイプCの人は，人のよい（愛想のよい）性格で，消極的で，怒りや恐れ，悲しみなどの不快な感情を表に出さないという。ただ，テモショック自身は，がんの再発者にタイプC性格が多いというデータから，性格そのものががんの原因になっているというのではなく，病気に直面したときの取り組み方，すなわち，がんを宣告されたときにもネガティブな感情を表に出さないことが経過を悪くし，がんの再発をもたらしている可能性を指摘した。

そのほかにも，調査15年後にがんを発生させた者には，家族との親密性がない者が多かったという知見や，抑うつ水準の高さががんの危険因子であるという報告もある。また，感情や行動を抑制しがちな内向型（Ⅰ型）は，活動的で情緒安定した外向型（Ⅱ型）に比べて，がんなどの生活習慣病発生の危険を高めるような生活習慣をもちやすく，調査の11年後には，Ⅰ型のがん発症率がⅡ型よりも有意に高いことを報告する研究もある。しかしながら，いずれの研究結果も，多くの事象が複雑に絡んでいるために明確な関連性を示していない。

ただ，これらの研究から示唆されることとして，ストレスに直面しても悲観し反芻することを避け，食生活などの基本的生活パターンだけは維持していくことや，自分なりのリラクセーションを適度に取り入れていける方略を身につけることが，がんに限らず健康を保つうえでは大切であるといえそうである。

トレスと対処行動についての第一人者であるラザラスは，否認には利点とともに代償もともなうことを示している。とくに病気に対する否認や回避は効果がないと述べている（Lazarus & Folkman, 1984）。

3 タイプC行動パターンの修正

ラザラスは，否認に限らずさまざまな対処行動のいずれもが良い悪いと判断されるべきではないとしている。しかしタイプC行動パターンを示す者は，できるだけその行動パターンを修正するほうが望ましい。ましてがんやその他の疾患を宣告されたとしたら，行動パターンを修正していかなければならない。そのためにはすべてのタイプC行動パターンを解消することが必要であるが，この行動パターンを身につけたのはその人の置かれてきた環境や状況からの影響が強い。その点を理解したうえで，彼らのもっていない新しい行動パターンを提示し，修正しなければならない。

タイプC行動パターンの変容

テモショックはタイプC行動パターンの変容技法として，

① 怒りを表現し積極的に対処できるようにすること
② 人間関係のなかで自己主張すること
③ 創造力の源を見つけだすこと
④ ファイティング・スピリットを養うこと

の4点をあげている。タイプC行動の変容技法には，第1に自己の要求や感情に気づき，第2にそれらの要求や感情に基づいて行動するという段階がある。

またタイプC行動パターンを示す者は，自分の感情に対し誤った考えをいだいており，そのため自分の感情を意識せず表出しないということがある。この点に注目し，認知療法の立場からは，自分の感情に意識を向け，ネガティブな感情をポジティブな感情にリフレームし，合理的で積極的な考えに置き換えることが必要と考えられる。

認知療法

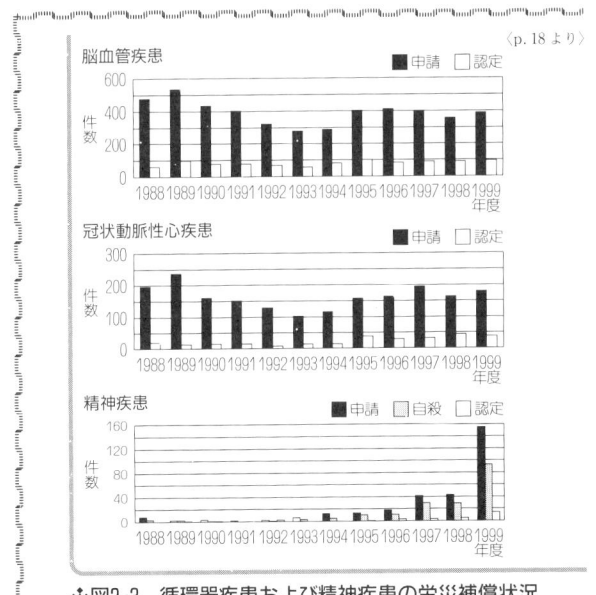

❖図2-3 循環器疾患および精神疾患の労災補償状況
（上畑，2001）

心身症と性格特性：失われた感情と体感

心身症の患者との面接において経験することであるが，患者が過去や現在のかなり深刻なあるいは悲しい出来事を語ってはいるが，その表情に苦悩やつらさがほとんど表出されてない場合がある。まだ解決されず心理的にも整理されていない問題であるにもかかわらず，逆に微笑を浮かべながら語っているような奇妙な印象をもつ経験をすることがある。また，悲しみやつらさといった受身的な状況や体験だけでなく，不満や怒りを感じているであろう生活上の出来事が克明に語られているにもかかわらず，感情的なことば，表情や態度がともなわれないなど，事実や経過は詳細に語っているが，それを傾聴していても，何か淡々としていて，その時どきに感じられたはずの感情や今ここで話していて誘発されるべき感情反応がほとんどみられないケースに出会うことがある。

このような感情が阻害されているようにみえる心身症患者について，シフネオス（Sifneos, 1973）は，自らの感情の表出をともなわず，その感情の認知も乏しい患者を失感情症（失言語症），アレキシサイミヤ（alexithymia）と名づけた。シフネオスの記述した失感情症の特徴は，想像力が乏しく心的な葛藤を言語化できないこと，情動を感じそれを言語化することが困難であること，事実関係を述べることはできるが，それにともなうべき感情を表出しないこと，医師や看護師，心理療法士などの医療スタッフや周囲の人々との交流が困難であることなどをあげている。失感情症の原因は，脳の新皮質と大脳辺縁系や視床下部との神経生理的な機能的解離であるというネーミア（Nemia, J. C.）の知性と情動が解離しているという仮説などがあるが，いまだにはっきりとした原因やメカニズムは特定され確立されていない。

心身症の患者にはこのような失感情表現という問題だけではなく，たとえば過重な労働や心的負担などで，疲労が蓄積し，ガス欠様状態になっている現実にまったく気づくことなくダウンして再発をくり返すタイプなどがあることから，こうした疲労や身体の調子などといった身体感覚を認知できないタイプについて，失体感症，アレキシソミア（alexisomia）という概念を池見酉次郎は追加した。失体感症の場合は，知性の活動と身体的な生命活動の解離が生じているといえる。知性と生命活動の解離は，特別な場合には戦闘中のショック死などにもみられるが，治療的には，気づきの能力の障害，あるいはその弁別能力の学習欠落ないし学習不足と考えるべきであろう。

3節 うつ病親和性傾向

アメリカでは5人に1人はうつ病を訴えているといわれている。日本においても、うつ病患者は増加している。ここでは、うつ病患者の特異的な行動パターンについて説明する。

1 うつ病

うつ病はこころの病気の代表的なもので、多くの人がかかる可能性をもっている。世界の人口のうち3〜5％がうつ病であるとの報告もある。日本においても、うつ病は大きな問題となっている（表2-1）。最近のわが国の自殺者総数は24,000〜25,000人で推移していたが、1998年には31,000人を超えた（厚生省・人口動態統計）。自殺にはさまざまな要因があるが、とくにうつ病が最も重要な要因であると考えられる。自殺にいたるほど重篤な症状ではなく、体がだるい、頭が痛いなどの身体症状が主となる軽症うつ病を訴える患者数も年々ふえている。うつ病のメカニズムを理解し、早期発見、早期治療が求められている。

2 うつ病の病前性格

現在、ますますうつ病は生物学的な疾患であると考えられている。神経化学的仮説であるが、覚醒系の神経伝達物質（ノルアドレナリン系）の過剰興奮、報酬系（ドーパミン系）の低下、制止系（セロトニン系）の相対的機能昂進によってうつ病の症状があらわれるとされている。この神経化学的仮説だけをみてみると、うつ病と性格には何ら関係がないかのようにとらわれてしまいがちである。

※表2-1　1996年患者調査結果の要約（厚生省, 2002より）

疾患名	受療率		患者数（千人）(受療率×年齢別人口の総和)		
	入院	外来	1984年	1996年	増減
精神分裂病			増加	416	721	305
	若年					
老年期痴呆	―		微増	46	91	45
		後期高齢				
気分障害			増加	97	433	336
（躁うつ病）| 中高年	中高年				
神経症			増加	260	466	206
		高齢層				
その他	―		微増	376	456	80
		青壮年のアルコール				
合計			増加	1195	2167	972
		〜40代				

「その他」には、国際疾病分類の精神および行動の障害にある疾患の上記以外の疾患が含まれる。
資料　厚生省精神保健福祉課調べ

しかし古くからうつ病と性格との関係について関心はもたれていた。最初に注目した研究者はクレッチマーである。彼は、躁うつ病者の性格類型として肥満型の体格との関連を述べている。また、下田（1941）は躁うつ病の病前性格として、熱中性、凝り性、徹底性、几帳面、強い責任感などの特徴をあげている。テレヘンバッハ（Tellenbach, 1976）も、うつ病の病前性格として、秩序を重んじ几帳面で完全主義的傾向の強いメランコリー親和型性格を指摘している。

3 うつ病患者の思考パターン

うつ病患者の示す非現実的で非論理的な思考パターン（表2-2）を観察し、ベック（Beck, 1963）は彼らには認知の歪みがあると報告している。

COLUMN 13　机上のタイムマシン（CAVE）

失敗や拒絶にもめげず生きていける人がいるのはなぜか。また、挫折にあうと長い間立ち直れずに暗い日々を送る人がいるのはなぜか。セリグマン（Seligman, 1991）は、悲観主義者が楽観主義者よりも簡単にあきらめ、人生のさまざまな場面で能力以下の成績しかあげられないと述べている。楽観主義か悲観主義かは、人々が自分たちに起こった不幸な出来事をどのように自分に説明するかといった説明スタイルによって決定される。この説明スタイルは子ども時代に発達するもので、永続性、普遍性、個人度の3つの面から質問紙によって得点化することができる。このころ身につけた楽観主義または悲観主義は基本的なもので、失敗も成功もこれらを通して考えられ、強固な思考習慣となる。

世界大恐慌を体験した人々がそれを乗り越えられるかどうかは、子ども時代の説明スタイルに起因するという講演を聞き、セリグマンは、大恐慌に打ちのめされることなく生き続けた人々は苦境を克服できるといった楽観的な説明スタイルを、また、立ち直れなかった人々は苦しいことはずっとそのままであるという悲観的な説明スタイルを身につけたのではないかと考えた。だが、その当時に説明スタイルの概念はなく、測定を行うのは不可能だったため、当時にもどらない限り、推測を確かめることはできなかった。

しかし、それを可能にするものが現れた。説明スタイルの逐語的内容分析（CAVE）を用いると質問紙を行っていなくても、説明スタイルの測定が可能となったのである。たとえば、あるフットボール選手が「向かい風だったので、ゴールをミスしてしまった」と言ったとする。風は永続的でないので永続性は1、向かい風が影響を与えるのはボールを蹴るときだけなので普遍性は1、風は選手のせいではないので個人度も1というように採点する。この選手の発言をすべて採点し、平均値を出すことにより説明スタイルを得ることができる。そして、この説明スタイルは質問紙により得られた結果とほぼ一致していた。

CAVEを用いることによって、記者会見、日記、心理療法の記録など膨大な範囲の資料から説明スタイルを測定できるようになった。つまりCAVEこそ、過去にもどって説明スタイルの測定を可能にするタイムマシンだったのである。

※表2-2 うつ病患者の思考パターン (坂野, 1995)

恣意的な推論	結論を支持する証拠がなくとも出来事を客観的に判断することなく、自分勝手に推論を行ってしまう傾向。
選択的抽象化	さまざまな出来事に目が行き届かず、自分に関係していると判断した事柄のみを選択的に抽象化して考え、経験全体をかのように概念化する傾向。また些細な事柄に焦点を合わせて自分の信念を正当化するとともに、その他の情報は無視してしまう傾向。
迷信的思考	独立した関連性のない出来事の間に何らかの因果関係を信じる傾向。
過度の一般化	些細な出来事を過度に一般化して考え、全てを1つの次元で考えたり、1つの孤立した出来事にもとづいて一般的なルールや結論を考え出したりする傾向。また、客観的には関係していない状況にその考え方を適用してしまう傾向。
誇張と矮小化	些細な出来事を大きく取り上げたり、大切な良い出来事を見落としたり、それが些細な出来事であるかのように判断する傾向。とりわけ自分にとって好ましくない出来事を誇張することが多い。
「すべし」思考	「……しなければならない」と考える傾向。
個人化	自分に無関係な出来事であってもそれが自分自身に直接関係しているかのような判断を行う傾向。
絶対的で二者択一的思考	「良いか悪いか」「完全か不完全か」あるいは「あれかこれか」といった二者択一的な思考を行う傾向。

認知的な構えがその人の健康に大きな影響を与えるという研究は数多くなされている。シェイアーとカーバー (Scheier & Carver, 1985) は LOT (the life orientation test) と健康チェックリストを実施した結果、楽観的性格傾向 (optimism) の強い者は弱い者に比べ健康状態が有意に高いと報告している。セリグマン (Seligman, 1990) は、悲観的な説明スタイルをもつ人は、楽観的な説明スタイルをもつ人よりも不健康で病気にかかりやすく、無気力に陥り希望を失いやすいと指摘している。日本でも戸ヶ崎と坂野 (1993) は、ものごとをポジティブに考えることのできる人は身体的・精神的な自覚症状は少なく、自己効力感 (セルフ・エフィカシー, self-efficacy) が高く失敗をおそれず、抑うつ傾向が低いという報告をしている。

一般的に、楽観的性格傾向は「ものごとがうまく進み、悪いことよりも良いことが生じるだろうという信念を一般的にもつ傾向」と定義されている。反対に楽観的性格傾向の弱い者、つまり悲観的性格傾向 (pessimism) は「物事がうまくはかどらず、悪い結果を予測する傾向」と定義されている (Scheier & Carver, 1985)。ベックは、うつ病発症の原因のひとつとして悲観的性格傾向をあげている。

4 うつ病の認知の歪み

うつ病患者の思考パターンの特徴として以下の要素があげられる。

① 自己に対する否定的な見方
② 自己をとりまく世界に対する否定的な見方
③ 将来に対する否定的な見方

これを認知の3要素という。とりわけうつ病患者において問題となる思考パターンは③の将来に対する絶望感である。これはしばしば自殺の原因としてあげられている。もちろんこれら認知の3要素はうつ病患者の特徴であって、病前性格として常に指摘される特徴ではない。うつ病患者の認知の歪みはある状況下で自動的に瞬時に生じている。これは状況に対する条件反応が形成されていることをあらわしている。またうつ病患者は根強い「すべし」思考をもっている。

うつ病患者の認知の歪みを是正するうえで求められていることは、彼らの自動思考 (automatic thinking) を言語化し、非合理的な思考を合理的なものに変換していくことである。加えて、社会的スキルを向上させ自己効力感の増大をはかることが必要である。

COLUMN-14 臨床情報処理心理学の誕生

1960年代の末から1970年代にかけて、人間を一種のコンピュータに類似した情報処理装置としてとらえて私たちの認知活動を説明しようとする情報処理心理学が生まれた。そこで用いられたモデルを情報処理モデルという。情報の取り入れ (入力)、処理、反応 (出力) によって認知活動を説明しようとする情報処理モデルは画期的であったが、1970年代初頭ではまだ、感情に関することは研究の対象外とされてきた。

しかし、1970年代後半から感情を研究対象に含める動きが始まった。しかも、臨床心理学が対象とした精神障害や不安障害の患者、個人の生活において悩みをもつ人々の心も情報処理モデルを用いて説明しようとする研究が新たに現れ、このような研究を臨床情報処理心理学という。この分野の役割は、①発症要因、②脆弱要因、③回復要因を明らかにしていくことと考えられ (Brewin, 1988)、臨床的被験者だけでなく、非臨床的被験者を用い、実験条件を高度に統制し、一般に使用される実験心理学的課題を用いて研究を行う (Dryden & Rentoul, 1991)。

たとえば、抑うつ患者はうれしい体験以上に悲しい体験を思い出すという臨床的知見は、私たちの内部では感情と記憶のネットワークがあり、悲しい感情が喚起されれば悲しい記憶がより活性化されるために生じる (Teasdale, 1988) という実験結果によって発症要因が説明される。また、しかも、このような情報処理モデルを用いた説明を基盤として、臨床に有効な介入方法や援助方法が示されてきた。たとえば、抑うつ思考のサイクルを断ち切るための方法として、積極的な課題解決ストラテジー、情報を与える治療教育、気晴らし法の有効性が示された (Teasdale, 1985)。

このように、従来の臨床心理学的アプローチのみならず、情報処理モデルを用いた説明を基盤とした介入や援助の幅が広がりつつある。ただし、現時点では心的活動がすべて、とくに主観的出来事が記号化可能か (御領ら, 1998)、コミュニケーションを反映した動的なモデルは可能かなど、今後の問題とされるところもあり、より臨床に近づいた説明をめざすことから、ますますこの分野は発展すると考えられ、さらなる研究が期待されている。

4節 突然死・過労死のリスクファクター

近年，働き盛りの中高年や退職後の高齢者の突然死・過労死が急増し，その予防策が求められている。ここでは，突然死・過労死の原因を解明し，リスクファクターについて説明する。

1 突然死・過労死

突然死とは，WHO（世界保険機構）の定義によると「瞬間死または急性症状発症後 24 時間の死亡で，非自然死（事故死など）を含まないもの」とされている。日本でも年間 10 万人以上が突然死している。

突然死の原因は大別すると，心臓疾患，脳血管疾患，原因不明の青・壮年急死症候群（ポックリ病），呼吸器疾患，消化器疾患に分類することができる。そのうち 60％は心臓疾患による突然死で，そのなかで最も多いのが急性心筋梗塞とされている（図 2-1）。突然死は就寝や入浴などの日常生活においても（図 2-2），またゴルフやランニングなどのスポーツ中にも起こりうる。最近では，交通事故とされていた死者の 5％強は突然死によるものだったとされている。

1988 年から過労死弁護団全国連絡会議が始めた「過労死 110 番」によると，過労死とは「仕事による過労・ストレスが原因のひとつとなって，脳・心臓疾患，呼吸器疾患，精神疾患などを発病し，死亡または重度の障害を残すにいたること」を意味する。過労死ということばは，脳血管疾患や循環器疾患の労災認定運動のなかで使用されるようになったもので，医学的に厳密なことばではない。しかし労働者が過酷な労働状況にさらされているという，現在の日本の抱える社会問題を示す用語である。国際的にも「KAROSHI (death from overwork)」として多くの研究報告がなされている。

また 1996 年に電通社員の自殺原因は仕事の過労であると東京地裁で判断されて以来，「過労死 110 番」へは過労自殺についての相談もふえている。厚生労働省の報告によると，近年労働災害における死傷者は年間約 57 万人を超えている。その数は年々減少傾向にあるが，脳血管疾患や心臓疾患，精神疾患で死亡し，厚生労働省において過労死と認定された件数は急増している（図 2-3, p.15）。突然死・過労死ともに，とくに 50〜60 歳代の働き盛りに，次いで高齢者に多い。高齢化社会といわれている現代の日本において，突然死・過労死への対策を講ずる必要が求められている。

2 突然死・過労死とストレス

グリーンら（Greene et al., 1972）は調査の結果，突然死の少なくとも 50％に心理，社会的要因が関係していると報告している。ライヒら（Reich et al., 1981）も致死的不整脈患者 117 人中 21％の 25 人に対

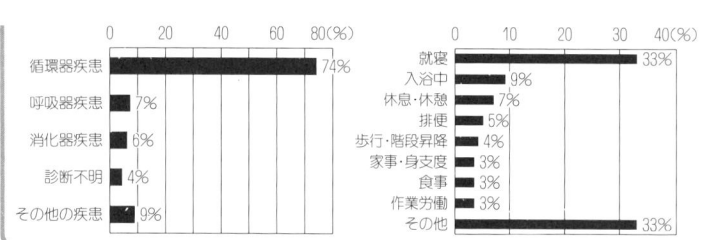

❖図2-1　突然死の死因
（厚生省，1995 より改変）

❖図2-2　死亡前の生活活動
（厚生省，1995 より改変）

COLUMN-15　産業カウンセラーの役割と業務

「産業カウンセラー」には，上級・中級・初級の 3 つがあり，初級に関しては毎年 1,500 人程度が試験にのぞむ。また，有資格者の職種も幅広く，勤務形態や業務内容についても，所属する企業によってさまざまである。

産業カウンセラー協会によると，産業カウンセラーの活動が期待されている領域は，①メンタルヘルス対策への援助，②キャリア開発の援助，③職場における人間関係開発への援助，の 3 つだとされている。これらは産業場面で従事するカウンセラーの大きな特徴だといえよう。

企業におけるカウンセラーの業務はカウンセリングだけではない。自己啓発をうながすような研修，予防の立場から行うメンタルヘルスの保持，増進をめざした研修など，より指導的な役割も求められる。

また，実際に悩みがあってもすぐに相談室を利用する人は少ない。まして，自社内の相談室ではいろいろな不安や危惧があるだろう。そのため，PR 活動も必要である。具体的な活動はさまざまであるが，研修をすることによって，またちょっとした雑談や声かけによって，カウンセラー自身も積極的に顔を知ってもらい，安心感を与えることが，気軽に相談できる雰囲気を徐々につくっていくのである。

そして，企業における産業カウンセラーの最も重要な役割は，ケースにかかわる関係者をつなぐリエゾン活動である。

職場でケースが発生した場合，そこには多くの関係者がかかわることになる。本人はもとより，職制（管理者等），人事・勤労担当者，担当保健師，外部医療機関（主治医），そして家族。こうした関係者にはそれぞれの立場があるが，それらをうまく連携させていくことがきわめて重要となると報告している（児島，1998）。

産業カウンセラーは個人を対象としていると同時に，企業という一組織もまた対象としていることを忘れてはならない。カウンセラーは，クライアント本人を援助するだけでなく，そのような個々の関係者の役割や立場を十分に理解したうえで，それを尊重することが大切である。

そういった心がけが会社全体へのラポールとなり，企業のカウンセラーとしてよりよい活動ができる基盤となるといえるだろう。

し急性ストレスを認めている。この結果をふまえ，ローン（Lown, 1990）は，致死的不整脈の条件に①虚血による心筋の不安定性，②強いストレスによる心理状態，③引き金となる出来事，の3つあげている。

つまり突然死・過労死を起こした人たちは，もともと死因となる疾患を抱えていたり，発症しやすい状態にあった人が，ストレスとなる出来事が引き金となって死にいたったと考えられる。

突然死・過労死の原因の多くは心臓疾患や脳血管疾患であり，その予防とは，具体的には心臓疾患や脳血管疾患の予防にほかならない。タイプA行動パターン特徴を示す人が冠状動脈性心疾患などの心臓疾患を引き起こしやすいということはすでに前節で述べたとおりである。タイプA行動パターンを示す人は精力的である。彼らは働きづめに働き，ストレスを自ら生産して，自分の心臓を痛めつけ突然に死にいたるのである。突然死・過労死の背景にタイプA行動パターンがあることは明白である。突然死・過労死を予防するにはタイプA行動パターンを修正することが求められている。

過労自殺 過労自殺のメカニズムも，心臓疾患や脳血管疾患による過労死と同じである。長時間労働による身体的・精神的拘束が長期間にわたってなされるというストレスフルな事態にさらされた結果，労働者はうつ病などの精神障害を示し自殺企図したものといえる（黒木，2000）。労働という名のもとでなされた過度な拘禁反応としてうつ病を呈した場合でも，すぐに自殺にいたることはない。過労自殺の予防として，うつ病の早期診断，また3節で述べたようにふだんからその人自身の認知の歪みを是正する試みが必要である。

3 ストレスフルな環境

突然死・過労死が最も多い壮年期の人々の大半はストレスフルな環境に身を置いている。その最たる環境は職場である。戦後の高度成長期を迎え，バブルがはじけた現在の日本の職場は目まぐるしく変化してきた。2000年度には政府の肝いりでIT化が推し進められるなど加速度的に変化していく職場環境に，働く人々は即座に適応することを求められている。コンピュータが職場に導入されるようになると，コンピュータ関連の仕事に従事する人々にさまざまなストレス反応がみられるようになった。

ブロード（Broad）は，コンピュータに過剰適応反応を示し感受性や共感性を失ったテクノ依存症や，反対にコンピュータ操作に自信がなく不適応反応を起こしたテクノ不安症といった心理的ストレス状態をテクノストレス（techno stress）と定義している。昨今ではインターネットなどの普及で，情報ストレスにさらされた情報疲労症候群（information fatingue syndrome）で健康を害している人が多い（河野，1999）。彼らは多量な情報の波に飲みこまれ疲弊している。河野は情報疲労症候群に陥りやすい行動パターンとして，凝り性で完璧主義，几帳面な性格，上昇志向が高く出世主義をあげている。突然死・過労死を予防するには，職場でのストレスを軽減することも求められている。

テクノ依存症
テクノ不安症
テクノストレス

過労死・突然死の動物モデル

複数の要因が介在すると思われる突然死の研究手段として，動物モデルが求められるところであるが，それには現在のところ理想的なモデルがあるわけではない。突然死に関する動物実験法としては，①動物に自然に発生した突然死を分析し，そこに存在するストレスの影響から，人間の突然死のメカニズムを類推する，②人間のストレスによる突然死において，突然死のメカニズムとして想定されるような状態を作成し，その機能的・形態的病態を検討するものとに大別できる。

ヒトの過労死や突然死の定義について，一致した見解は得られていないが，これらの定義に共通していえることは，過労が引き金になり，その結果として，身体的に破綻をきたし，致死的な疲憊状態に陥ったことなどである。現在，ヒトの過労死に対する適切な動物モデルが存在するか疑わしいが，ストレスに対する疲憊という点で，身体的なストレス要因が強く関与していることから，ヒトの過労死の動物モデルとしての要件を現在最もよく満たしていると考えられる実験系として，活動性ストレスによる過労死モデル動物が存在する（津田・田中，1991）。本モデル動物は，ラットを側室つきの回転かごで個別飼育し，給餌制限を加えると，走行運動量の異常な増加に続く行動的抑鬱とともに胃潰瘍などの重篤な身体症状を呈して，約10日間で死亡する（活動性ストレス・パラダイム）。この活動性ストレス・パラダイム状況下でみられるさまざまな行動学的，生理学的，免疫学的，内分泌学的，神経化学的所見は，過剰な労働負荷と情動ストレスから発症するとされる過労死の症状と原因，治療や予防などの規準に照らして共通する点が多い。とくに，本活動性ストレス・パラダイムは，従来の拘束や電撃ストレスなどの負荷では生じ得ないような多様で重篤な心身の変化を引き起こすことにより，過労死の動物モデルとして，過労症候群とその延長線上にある過労死の生理や病理，ストレスの末期段階の脳内過程などの解明に有望と目されている。

今後，活動性ストレスによる心・血管系への影響を探ることはもとより，高血圧症や心臓の機能異常などといった基礎疾患を潜在的に有する病態モデル動物を対象として，疲憊による過労死のメカニズムの解析が求められるところである。このような研究を通じて，過労死の悲劇を防ぐ手だてが見いだされるに違いない。

実習 3　自律神経系機能の評価：心理生理学的アプローチ

目的

　情動やストレスをはじめ，さまざまな心理事象は自律神経機能に大きな影響を及ぼしている。この関係を検討するために，心理生理学領域では多くの指標が用いられており，心拍の測度もそのひとつである。

　心拍のリズムは時に緩やかに時に速くなっている。薬物投与などで自律神経が遮断されると，こうした心拍のゆらぎは消失して一定のリズムを刻むようになる。つまり，心拍のゆらぎは自律神経に起因した現象であり，これを分析すると心拍調節にかかわる自律神経活動の諸相を知ることができる。通常の生理機能によって生じた心拍のゆらぎを心拍変動（heart rate variability：HRV）とよび，近年，医学のみならず心理学においてもHRVと自律神経の関係が注目されるようになってきた。

　ここでは，安静時の自律神経活動，とくに心臓迷走（副交感）神経活動の評価法として，心拍変動の分析法（呼吸性不整脈の測定とスペクトル分析）を紹介する。

方法および結果の整理

　仰臥位安静にて心電図と呼吸を5分程度記録する（測定前は飲食や喫煙を制限）。一般に，課題負荷を行う場合には座位で測定することが多い。HRVは迷走神経活動とは独立に呼吸状態に応じて変化してしまうので（Hayano et al., 1994），メトロノームなどを使って呼吸数を15回/分（0.25 Hz）に保つようにする。

　測定された心電図（および呼吸）は500 Hz程度のサンプリング比でデジタル化し，R波とR波の間隔（以下，R-R間隔）を順次計測していく。なお，コンピュータが利用できない場合は100 mm/s程度で紙記録された心電図からR-R間隔を手作業で計測する。

(1) 呼吸性不整脈の測定

　図2-IはR-R間隔の変化を示したものである（太線）。これに呼吸曲線を重ねると（細線），R-R間隔は呼気相で増大し吸気相で減少しているのがわかる。このように，呼吸にともなうHRVを呼吸性不整脈（respiratory sinus arrhythmia：RSA）とよぶ。各呼吸サイクルにおいて，R-R間隔最大値（呼気相）とR-R間隔最小値（吸気相）の差を求め，それらの平均値をRSA振幅とする（Grossman et al., 1990a）。RSA振幅は心臓迷走神経活動と高い相関関係にあり，その指標となることが示唆されている（Fouad et al., 1984）。

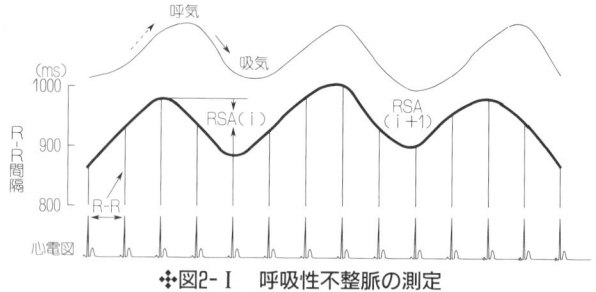

❖図2-I　呼吸性不整脈の測定

(2) スペクトル分析

　スペクトル分析とはある複雑な波形を個々の特徴的な波（変動成分）に分解する手法である。HRVは呼吸のほか，血圧にも影響を受けており，スペクトル分析を施すとこれらに起因した変動成分の周波数とパワー（変動幅）を表すことができる。分析法には高速フーリエ変換（FFT），最大エントロピー法（MEM），自己回帰（AR）モデルなどが知られている。

　図2-IIは，R-R間隔データ（4分間）をFFTにてスペクトル分析したものである（データはスプライン補間して1000 msごとの値に置き換えたもの）。0.04～0.15 Hz帯域（点線内）のLF（low frequency）成分は血圧10秒リズムに対応し，迷走・交感神経の両者に関連している（Pomeranz et al., 1985）。一方，0.25 Hz付近の呼吸帯域に出現するHF（high frequency）成分は迷走神経活動を反映している（Hayano et al., 1991）。

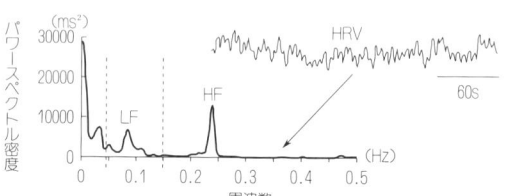

❖図2-II　心拍変動のスペクトル分析

考察および発展

　RSA振幅やHF成分のパワー（または振幅）は，ストレス課題（暗算，鏡映描写など）やリラクセーション（自律訓練法）における迷走神経活動の検討に有用である（Grossman, et al., 1990b；榊原，1992；Sakakibara et al., 1994）。一方，LF成分については一貫した知見は得られていない。

　HRV分析による心臓迷走神経活動の評価法は，上記のほかにも，不安，うつ，タイプAなどの人格特性に関する検討（Friedman et al., 1993；Krittayaphong et al., 1997；Kamada et al., 1992）や注意などの情報処理に関する検討（Richards & Casey, 1991）など，幅広いテーマに応用されている。

実習 4　あなたはどの病気にかかる？：主観的病気罹患性を測定する

目的

日常において，「うちの家系はがんの人がいないから私はがんにかからない」とか「私はお酒を飲むから肝臓病になるかもしれない」といったことが話題にのぼることがないだろうか。このようにある個人がある疾病に「かかりやすい」「かかりにくい」と考えることを主観的病気罹患性という。ここでは自分自身がどのような病気にかかりやすいと思っているかを調べてみよう。

方法

主観的病気罹患性についてワインシュタイン（Weinstein, 1980）による「主観的楽観性」の観点から調べてみることにする。表2-Ⅰにあげることがらについて，「これらの出来事が他の人の平均よりどの程度の確率で起こりやすいかについて考えてみよう。図2-Ⅲの例のように，自分が他の人と同じくらいの確率でこれらのことが起こりやすいと考えているとき0％とし，「他人より起こりやすい」を＋の方向，「他人より起こりにくい」を－の方向にとり，100％を最高とし，それぞれ何％くらいかを書き出してみよう。

考察のポイント

ワインシュタイン（Weinstein, 1980）が行った研究によると，表2-Ⅱのような結果が得られている。

これによると，多くの人がこれらの疾患について罹患率を過小評価しているといえる。たとえば，日本人における肺がんの罹患者数は5万人を超えている。しかしこの調査では「自分は他の人より30％以上肺がんにはかからない」と考えていることがわかる。このような傾向はその他の疾患についてもいえる。つまり，多くの人が「自分に限ってこのような病気にかかることはない」と考えているのがわかる。

ベッカーとメイマン（Becker & Maiman, 1975）の健康信念モデルでは，個人が健康行動をとる可能性は，自分がその病気にかかりやすいと思うかどうかという個人の疾病への感受性の認知と，その疾病に罹患するという結果の重篤性の認知，またある行動をとることによって疾病に罹患しないか，罹患しても軽くすむなどの利得があるかどうかの認知などと関係していると考えられている。また，レーベンサールとキャメロン（Leventhal & Cameron, 1987）によるモデルでは，行動を変化させる3つの段階が定義されている。

まず最初に，症状や原因，予想される結果の認知などを含む，健康に対する脅威の認知がなされる。次にその問題に対処するべく自分自身で行動計画を立てて，それを実行する段階があり，最後にその対処行動が評価され，不十分であれば，そこで行動計画の修正が行われるといわれている。

以上のモデルをみてわかるように，健康行動の実行には個人の病気に対する認知が強くかかわっている。つまり，このような「自分に限って……」という主観的病気罹患性の過小評価は，健康行動が目標とする予防行動促進の障害のひとつとなっていると考えられる。

先述した項目以外の疾病についても主観的病気罹患性を考えてみよう。そして，各疾病と自身の日常生活とのかかわりをもう一度考えてみよう。

❖表2-Ⅰ　未来のライフイベントに対する主観的楽観性
（Weinstein, 1980）

1　アルコール依存症になる	13　歯周病になる
2　自殺を試みる	14　魅力的でない仕事につく
3　結婚後数年で離婚する	15　車が欠陥車であることが分かる
4　40歳になる前に心臓発作が起こる	16　人生の選択を誤る
5　性病にかかる	17　つまずいて骨折する
6　仕事をくびになる	18　誰かに訴えられる
7　肺がんにかかる	19　車を盗まれる
8　不妊のため子どもができない	20　何者かに襲われる
9　大学を落第する	21　がんが進行する
10　心臓発作にかかる	22　数日間病気で寝込む
11　半年間仕事が見つからない	23　強盗に遭う
12　虫歯を抜かれる	24　交通事故で怪我をする

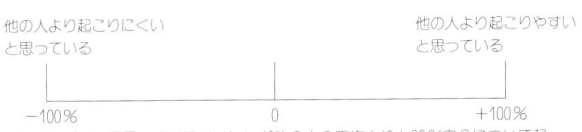

❖表2-Ⅱ　ワインシュタイン（Weinstein, 1980）による平均的な主観的楽観性

1	アルコール依存症になる	－58.3％
2	自殺を試みる	－55.9％
3	結婚後数年で離婚する	－48.7％
4	40歳になる前に心臓発作が起こる	－38.4％
5	性病にかかる	－37.4％
6	仕事をくびになる	－31.6％
7	肺がんにかかる	－31.5％
8	不妊のため子どもができない	－31.2％
9	大学を落第する	－30.8％
10	心臓発作にかかる	－23.3％
11	半年間仕事が見つからない	－14.4％
12	虫歯を抜かれる	－12.8％
13	歯周病になる	－12.4％
14	魅力的でない仕事につく	－11.6％
15	車が欠陥車であることが分かる	－10.0％
16	人生の選択を誤る	－8.8％
17	つまずいて骨折する	－8.3％
18	誰かに訴えられる	－7.9％
19	車を盗まれる	－7.3％
20	何者かに襲われる	－5.8％
21	がんが進行する	－4.4％
22	数日間病気で寝込む	－3.2％
23	強盗に遭う	＋2.8％
24	交通事故で怪我をする	＋12.9％

```
他の人より起こりにくい                    他の人より起こりやすい
と思っている                                と思っている
├─────────────┼─────────────┤
－100％              0              ＋100％
```
たとえばその項目のライフイベントが他の人の平均よりも30％自分について起こりやすいと思っていたら「＋30％」，他の人の平均よりも30％自分について起こりにくいと思っていたら「－30％」と記入する。

❖図2-Ⅲ　主観的楽観性の考え方（Weinstein, 1980）

3章 クオリティ・オブ・ライフ

クオリティ・オブ・ライフ (quality of life：QOL) ということばはよく使われる。QOLとは，個人が，生活に満足感や充足感をいだきながら，生活環境のよい程度を示している。保健医療分野で対象者のQOLを知るメリットは何か，どうすればQOLが測定できるのかを考えてみる。

1節 量から質へ

先進諸国の保健医療の目標はQOLの維持・向上である。そこで，QOLの概念が生まれた背景，QOLの定義をみてみよう。

1 QOLと社会のニーズ

第2次世界大戦以後，多くの国は，物質的な豊かさを目標に，GNPの増大をめざしていた。物質の大量生産とエネルギーや資源の大量消費により，国家は成長したが，環境破壊や教育の荒廃などにより，生活のゆとりや人間としての豊かさを失うこととなった。物質的な豊かさを手に入れた人々は，その点に気づき，生活のゆとりや豊かさを追求するようになった。そこで，「生活の質」というQOLの概念が登場した。つまり，QOLとは，個人の生活が物質的に豊かになった国の人が，精神的にも満足感や充足感を求めたのが始まりである。

量を追い求めていた時代の医療の現場では，生命も量とみなされ，1分・1秒でも長く生かすことを目的とする延命医療が最善の医療と考えられていた。たとえば，がんの終末期の患者は，自分ががんであることを知らず，治癒することを信じながら，抗がん剤などの治療を受け，スパゲッティ症候群状態で苦しみながら死を迎えていた（コラム118参照）。治療方針を決定するのは，家族や医療スタッフであり，患者の意思はほとんど反映されず，患者の精神的な満足感や充足感は二の次と考えられていた。

しかし，質を求めるようになった現在では，医療の目標がキュア (cure) からケア (care) へ移行したといわれている。たとえば，がんの終末期の患者に対して，延命だけでなく，個人の尊厳を重んじ，残された期間を意味あるものとして過ごすために，自分の死に方について考えるようになってきた。このように生命を「量」的にとらえる視点から，生命を「質」的にとらえる視点への価値の転換として，QOLの概念が導入された。

> スパゲッティ症候
> キュア
> ケア

2 QOLの歴史

QOLという用語は，医療の世界から生まれたものではなく，1964年に，当時のアメリカのジョンソン大統領が演説のなかで使用したのをきっかけに，その後の社会政策や保健医療政策のなかでさかんに用いられるようになったといわれている。日本では1980年代，つまり，高度経済成長を遂げ，バブル経済の時代に入ったころに注目されはじめた。この時期は，国民の生活は物質的に満たされ，より安い物よりも，高くても質を重視するブランド指向の時代と重なる。医療の分野

COLUMN 17　well-being と wellness

Aさんは72歳。5年前に脳梗塞を発症し，その後遺症で右半身麻痺の状態である。脳梗塞発作後，入院して機能訓練を受けたが歩行することができず，現在はある特別養護老人ホーム（以下，特養）に入所し，車いすでの生活を送っている。このAさんがいつも明るく元気なので秘訣について尋ねてみた。するとAさんは「私は病気したことに感謝している」と意外なことばが返ってきた。そして「病気したことでいろんな人と出会い，いろんな人から励まされました。病気しなかったらこんなに多くの人と交流がもてるような生活はしていなかったと思います。病気してすぐ右半身が麻痺して思うような生活ができず，人に迷惑ばかりかけるのでうつ気味でした。特養に来てから自分のできることをしてみたいと考えました。そこで，大阪にいる孫に手紙が書きたいと思い，左手で小学生のやる書き取りを練習しました。3か月後にミミズの這ったようなひらがなだけで初めて手紙を書きました。孫は驚いてすぐに励ましの手紙を送ってくれ，それから孫との文通が始まりました。ある会合で特養の園長が私のことを話されたようで，新聞社から取材に来られ記事になりました。そうするといろんな人から手紙が届きました。励ましの手紙だけではなく，同じような境遇の人たちから私の取り組みが励みになったという感謝の手紙が多くありました。私もその一つひとつに返事を書き，私の体験を綴りました。それ以来，私は一人じゃない，体は思うように動かせないので人の世話になっているような私だけど，人の役に立つことができると実感できたのです。そう思えると毎日が楽しくなったのです」と話された。私はなるほどと頷いてしまった。

心身に障害をもつと多く人が自分では何もできない，他人に迷惑ばかりかけ，役に立たない，生きるに値しない人間と感じ，うつ状態や引き込もりがちになる。このように自己評価が低下してしまい，同時にQOLも低下してしまう。Aさんも一時期このような傾向になっていた。しかし，同じAさんが今では明るく健康で，幸せに生きられている。このことから well-being と wellness になる条件について考えてみると，①今の自己を受け入れ，今の自分にできることに取り組むこと，②社会とのつながりをもち，所属感を得ること，③自分が役に立っていると実感し，貢献感がもてることが重要のようだ。また，よりwell-beingとwellnessになることがQOLの向上に結びつけられる。

に導入されたのは，リハビリテーション分野が最初だといわれている。それ以前のリハビリテーションの目標は，日常生活動作（ativities of daily living：ADL）の向上であった。しかし，ただたんにADLの向上だけをめざすのではなく，ADLの質を考えたQOLの向上へと目標を転換した。その後，医療の各分野でQOLという視点が積極的に導入されるようになる。

3　QOLの定義

英語のLifeという意味が，①命，生命，②生活，暮らし，③生涯，人生，一生，などといくつかの側面をもつことと，質ということばが個人の価値観にかかわるために，QOLの概念はあいまいといわれている。QOLを使用する人の立場やものの見方によって，「生命の質」「生活の質」「人生の質」と訳されていて，どれが正しく，どれがまちがいということではない。そのため，QOLの定義もさまざまである。表3-1は，種々のQOLの定義の一部である。これらの定義をみると，ウェル・ビーイング（well-being）や満足感（satisfaction）がQOLを表す用語として，しばしば使用されている。

これらのQOLに関する定義には，個人を対象にするか，個人と環境を対象にするかの2つに分けられる。たとえば，個人を対象にしたのは，ダーキー（Dalky, N.C.），ミシュエル（Mitichell, A.）であり，ウェル・ビーイングや満足感でQOLをとらえようとしている。また，個人と環境を対象にしているのはカトナ（Katona, G.），ベン（Benn, A.W.）などであり，個人の満足感や充実感と生活しやすい環境を視点にQOLをとらえようとしている（表3-1参照）。

また，QOLをとらえる視点として，主観的QOLと客観的QOLという考え方もある。主観的QOLとは，個人的主観からくる心理的な満足感や充足感を，客観的QOLは，個人をとりまく生活環境や個人の身体的能力などをそれぞれ示している。

つまり，QOLとは，個人が，生活に満足感や充足感をいだきながら，生活環境のよい程度（grade of goodness）を示している。世間的には社会的に高い地位の職業につき立派な家に住んでいても，生きがいがない生活や，人生に満足感がない人は，高いQOLの状態とはいえないであろう。

表3-1　QOL定義の例（荻原，1978；黒田，1992より抜粋）

研究者名（年）	定　　義
Dalky, N.C. 他 (1973)	個人の安寧（sense of well-being），生活上の満足・不満足（satisfaction or dissatisfaction with life），あるいは幸福感・不幸福感（happiness or unhappiness）
Mitchell, A. 他 (1973)	ある個人が一定期間にわたって自分自身のニーズについて全般的に認識したり察知したりする満足感
Katona, G. 他 (1975)	物質的な安寧のみならず，教育，レクレーションの機会，個人の安全，住宅，近隣関係などのような物事にかかわる満足感あるいは不満足の状態
Benn, A.W. 他 (1975)	人々を裕福にすると同時に，満足な生活を享受することの期待を極大にするような，社会システムの創造と維持
アメリカ環境保護庁 (1973)	人々（集団および個人）の安寧ならびに人々が生活している環境そのものの安寧
Smith, H.C. 他 (1983)	人生を価値あるものにさせる一律の満足のすべて
Wenger, N.K. (1984)	日常的な日課を達成する努力，生産的である能力，様々な社会的役割，知的な役割を果たす能力，以上のようなことを実施することから得られる満足
永田勝太朗 (1989)	身体的にも心理的にも社会的にも倫理的（実存的）にも満足できる状態
黒田裕子 (1990)	個人の主観的，心理的，意識的な生活の評価

COLUMN-18　患者が自室の鍵を管理する精神病院

「カチャ」という鍵音。閉鎖病棟に入院させられると，家族はやりきれない思いに押し潰され，患者の心的外傷も大きい。

従来の精神科は，閉鎖・隔離収容的なイメージが強かった。近年，精神病が軽症化し，精神科病棟のアメニティーの向上が求められている。また，ストレスの多い現代社会では，ストレスケア病棟の重要性が認識されるようになってきた。

当院では，1992年に「精神病の早期回復を図るためには，心に外傷を受けた人が安心してゆっくり休養できるようなアメニティー空間が必要である」との信念により，全開放精神科個室病棟68床（バス・トイレつき特別個室-3室，洗面台つき個室-2室，個室-59室，2人室-2室）を新築した。室料差額は，特別個室が1日2000円，洗面台つき個室1000円，ほかは1日400～600円と低額である。

当病棟は，自室の鍵を患者が自分自身で管理する。プライバシー保護のため，ホテルのように自分で内から鍵をかけることができるのである。これにより，それまでの喧噪とした大部屋での対人的ストレスが減少し，鍵を自己管理することで自立心が芽ばえ，他者からの押しつけではない，自ら病気を治そうという意識をもたらす。スタッフは，個室に入るときには必ずノックし，同意を得てから入る。個人の尊厳を大切にした応対は，患者の自尊心を高め，早期回復につながる。家族や知人にとっても，このような病棟への面会により，精神患者への偏見が是正されると思われる。

もちろん，環境などハード面の整備だけが患者に治療的となるわけではない。サービス提供者としての，私たち医療スタッフの相手の立場にたった心暖かな対応と，問題解決に向けての介入が重要である。そのためには，第六感までもフルに活用して相手の気持ちを理解し，患者の満足感や生きがいを引き出すことが必要となる。ともに悩み，泣いたり笑ったりしながら，今日も試行錯誤しているところである。

個室はホテルのように内側から鍵をかけられる。

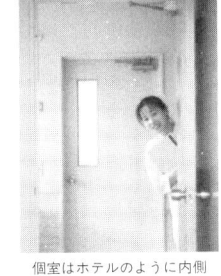

2節 QOL尺度の構成要素

包括的QOL尺度として世界保健機構のQOL尺度や36-Item Short-Form Health Surveyなどがある。保健医療分野では、病気の特性が患者のQOLに影響するので、疾患ごとのQOL尺度が必要である。QOL尺度の構成要素を知ることで、何を測定しているのかが明らかになる。

1　QOL測定の目的

個人がQOLを維持・向上させていくためには、生活に満足感や充足感をいだきながら、生活環境を充足しているかどうかを知る必要がある。そのため、QOLを測定する多くの尺度が開発されている。世界保健機構（WHO）のQOL尺度は代表的なものである。この尺度は、世界中のどんな人に対しても使用でき、包括的に個人の一般的なQOLを測定しようとしている。

QOLを測定して何が得られるのかが問題となる。たんに患者のQOLが低い・高いだけを議論しても意味はない。QOLを測定するメリットは、患者とのコミュニケーションを促進し、患者にとって重大な関心のある生活の側面を知り、それに基づいて患者の個別的な治療、ケアを計画し、実施できることである。つまり、患者の価値観や主観的な満足感のアセスメントを実施することで、患者中心の治療やケア計画を準備することができるのである。

2　包括的QOL尺度の構成要素

QOL尺度には、構成要素がある。たとえば、表3-2は、WHOのQOL尺度の構成要素である。すなわち、①身体的領域、②心理的領域、③自立のレベル、④社会的関係、⑤生活圏の環境、⑥精神性・宗教・信条の

※表3-2　WHOのQOL構成要素（世界保健機構・精神保健と薬物乱用予防部，1997）

1	身体的領域（physical domain） 活力と疲労/痛みと不快/睡眠と休養
2	心理的領域（psychological domain） ボディイメージ/否定的感情/肯定的感情/自己評価/思考，学習，記憶，集中
3	自立のレベル（level of independence） 移動能力/日常生活動作/医薬品と医療器械への依存/仕事の能力
4	社会的関係（social relations） 人間関係/ソーシャルサポート/性行為
5	生活圏の環境（environment） 金銭関係/安全と治安/保健医療福祉サービスの利用のしやすさ/居住環境/新しい情報と技術を得る機会/余暇活動への参加と機会/生活環境（公害，騒音，交通，天候）/交通機関
6	精神性，宗教，信条

6つの領域と、それに関係する下位項目から構成され、100の質問項目からなる。

最近では医療評価のアウトカム（結果）指標として、Medical Outcome Study 36-Item Short-Form Health Survey（MOS SF-36）が注目されている。SF-36は、健康な人でも、病気の人でも、同じ"ものさし"で機能状態や健康状態を測定できるといわれている。SF-36は、8つの健康概念を測定していて、①身体機能、②日常役割機能（身体）、③日常役割機能（精神）、④全体的健康観、⑤社会生活機能、⑥体の痛み、⑦活力、⑧心の健康で構成されている。

3　保健医療分野のQOL尺度の構成要素

保健医療分野では、病気の特性が患者のQOLに影響するので、病気の特性をふまえたうえで、QOLを測定しなければならない。そのため、心臓疾患，呼吸器

COLUMN 19　心臓病リハビリテーション患者のQOL

心臓病の多くはいくつかの危険因子が原因となり発症する。心臓病は、がん、脳卒中とともに三大成人病といわれていたが、1996（平成8）年12月の公衆衛生審議会において「生活習慣病」という新しい呼称が提唱された。「成人病」という概念が加齢に着目したものであり、年をとったらやむを得ない、という印象があるのに対し、「生活習慣病」は生活習慣を改善することにより、疾病の発症や進行が予防できるという考えを示したものである。ここではこの危険因子を有するもの、おもに虚血性心臓病発症者に積極的に運動療法、栄養指導を含めたリハビリテーションを行い、その前後でのQOLを調べた研究を概説する。

研究の要約：対象は高血圧や冠状動脈性心疾患を有する男女272人で、運動療法は個人の環境、運動能力に合わせてスポーツクラブでのトレーニング群、歩数計による歩行群に分けた。栄養指導は栄養士が食事調査を行い、問題点を把握し2～3か月ごとに指導を行った。評価は定期的に血圧測定、血液検査、運動負荷試験を行い、QOLや疲労度を客観的に評価できるQOL疲労緩和（fatigue relief）カウンセリングシートで調べた。この問診票は83項目からなり、QOLおよび疲労度の設問はランダムに配置され、各設問には1～4の素点が与えられている。この素点を基に重みづけによる再計算がなされ、一般人では、平均50％になるように作成されている。トレーニング群は、毎週定期的に通う人ほど運動耐容能が増加し、体重減少、血圧の有意な改善が認められた。歩行群でも1日7,500歩以上を歩く人で確実にデータの改善がみられた。指導の遵守度別にみると、守っている人は、QOLが有意に向上し、疲労度が有意に低下した。一方、少し守る人や守れない人たちは、QOLや疲労度に変化を認めなかった（表3-A）。

考察：心臓病のリハビリテーション患者のQOLや疲労度を当科が行ったリハビリシステムによる結果を通して概説した。遵守状況がよい人は、「生活習慣」が改善し、病態も改善、QOLの向上や疲労度の低下という好結果をもたらした。リハビリテーションに地道に取り組み、遵守状況がよい人は快適な日常生活が営まれることがQOLの評価から実証された。

※表3-A　指導遵守度別にみたQOL：疲労緩和の比較（足達ら，1994）

	QOL 前	QOL 後	有意確率	疲労緩和 前	疲労緩和 後	有意確率
守っている（n=70）	51.5(13.0)	54.7(11.7)	p<0.05	36.1(30.2)	30.2(18.9)	p<0.01
少し守る（n=122）	50.9(11.3)	50.8(12.5)	n.s.	37.3(19.2)	37.7(19.1)	n.s.
守れない（n=29）	47.1(11.1)	47.8(11.7)	n.s.	45.3(22.9)	45.5(23.5)	n.s.

対応のある検定による前後での比較　　　平均標準偏差

疾患，がん，糖尿病，関節炎，脳卒中，人工透析など，疾患ごとのQOL尺度が開発されている。

保健医療分野のQOL尺度として，フェランズとパワーズ（Ferrans & Powers, 1985）の人工透析患者を対象としたQOL尺度（Quality of Life Index：QLI），パディラ（Padilla et al., 1983）の結腸患者用のQOL尺度（Twenty-three QOL Index for Colostomy Patients），がん患者を対象としたものでは，シッパーら（Schipper et al., 1984）のがん患者用のQOL尺度（Functional Living Index-Cancer：FLI-C）やカノフスキー（Karnofsky & Burchenal, 1949）のパフォーマンス尺度（Karnofsky Performance Index：KPI）などがある。

シッパー（Schipper et al., 1984；Schipper, 1988, 1990）は，臨床研究で使用されてきたQOL尺度は次の4つの要素から構成されていると述べている。すなわち，①身体的・職業的機能，②心理状態，③社会的相互作用，④身体感覚，である。

① 身体的・職業的機能とは，ADLを測定することである。家庭での諸活動でも，労働での諸活動でもエネルギーを使う点では同じように評価する。たとえば，入浴，更衣，排泄，食事などについて自立度を質問することにより，ADLを評価する。

② 心理状態は，気分，感情，不安，抑うつ，怒り，恐れなどである。心理状態の測定は，精神疾患の有無を知ることが目的ではなく，患者の疾病や障害がもたらす心理状態の不具合を知ることである。たとえば，その疾患や障害に罹患していることで，どの程度抑うつ傾向にあるか，不安が強いかなどを評価する。

③ 社会的相互作用は，家族，友人，仕事の同僚，地域の仲間との有益な社会的かかわりを維持する能力に反映している。たとえば，ソーシャル・サポート・ネットワークのサイズや孤独感を測定することで，社会や他人とのかかわりを評価する。

④ 身体感覚とは，ADLを行う能力に影響する苦痛や吐き気，他の身体感覚である。

身体的・職業的機能，心理状態，社会的相互作用は独立の尺度として使用できるが，身体感覚は他の3要因に関係するので扱いに注意が必要である。たとえば，痛みは不安などに関係があることからもわかる。

保健医療分野では，QOLの定義や用語が異なっていても，文化，場所，時間を超えて，これら4つの要素を基本とし，そのうえに付加的に各疾患と特有の構成要素がある（図3-1）。

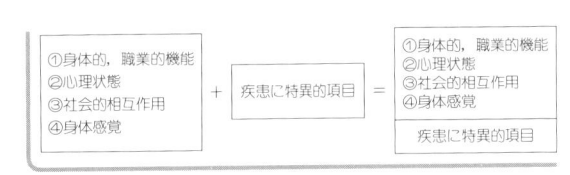

※図3-1 保健医療分野の構成要素

老年者とユーモア

ユーモアのセンスの発達変化：老年者に特有のユーモアのセンスや好みがあるであろうか。乳児期の「イナイイナイバー」などの急激な身体の動きを笑う，児童期・青年期の認知能力の修得にともなう「ワニの腹筋運動」などの不調和にユーモアをみつけるなどの発達変化はとらえられているが（McGhee, 1979），成人期・老年期のユーモアの好みや笑う対象に関してはいまだ明確にされていない。ただ老年者のユーモアのセンスの全般的な様態に関しての調査はいくつかみられる。

ユーモアのセンス尺度による老年者の調査：山田（1999）は25歳以上から65歳未満の各年代の男女1,242人に対するストレス・マネジメントの調査のなかで，2種のユーモアのセンス（上野ら，1992）の自己評価を求めている。ユーモアを価値あるものと受け入れる「ユーモアに対する価値観」は老年になるほど低下するが，ユーモアがわかるという「ユーモア感受性」は老年になっても維持されるものであった。

ユーモアのセンスと健康の関係：高下（1998）の50〜70歳代の男女240人を対象とする調査では，よく笑い他者をユーモアで笑わせる「ユーモアの対人関係性」，ユーモアや笑いを好む「ユーモアを肯定する態度」のユーモアのセンスのいずれも，高齢でもその水準は変わらなかった。また「ユーモアの対人関係性」だけが「心身の健康度」「生活満足度」と有意な関係にあった。老年者においては，日常よく笑い人を笑わせて好ましい人間関係をつくることが（図3-A），より健康であることに結びつくといえそうである。

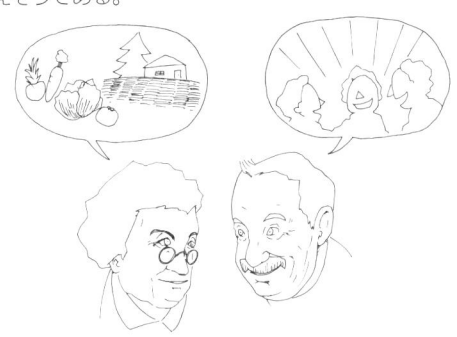

妻「あなた，家の菜園に次は何の種を植えましょうか？」
夫「そうだね，噂や喧嘩の種でも植えれば……」

※図3-A 老年夫婦のユーモアのある会話

3節 がん患者のQOL尺度

既存の尺度がない場合や目的に合わない場合、尺度を開発する必要がある。欧米で開発された尺度だから、文化的な違いなどからそのまま日本人にあてはめることができない場合が多い。そのため、独自のQOL尺度を開発する必要性が出てくる。

1 がん患者のQOL質問紙

①身体的・職業的機能、②心理状態、③社会的相互作用、④身体感覚の4つの構成要素と、⑤がんという疾患特有の項目をもつQOL尺度として、シッパー(Schipper et al., 1984；Schipper, 1988)のFunctional Living Index-Cancer (FLI-C)がある。FLI-Cは、図3-2で示すように22項目からなり、個々の質問は7段階のリッカート尺度である。患者は、自分自身の思いや感覚に最も近いと思われる1～7の数字の入った線上に印をつけるように指示される。得点が高いほど、QOLが高いことを表す。総合得点は、個々の質問の得点を合計することで求められる。

FLI-Cは、①身体的・職業的機能では、家事能力の程度、家事の充足感や満足感など、②心理状態では、機嫌のよい顔つき、不安、人生への失望、ストレス、気分、抑うつなど、③社会的相互作用では、友人と過ごしたいか、親しい人と過ごしたいかなど、④身体感覚では、吐き気の回数、痛みの日常生活への影響、不快感の程度、吐き気の日常生活への影響など、⑤疾患特有の項目では、治療への信頼、痛みや不快感とがんとの関係、生活上でのがんの問題、がんにより親しい人が離れたか、がんにより親しい人が問題を抱えたかなどの質問内容で構成されている。

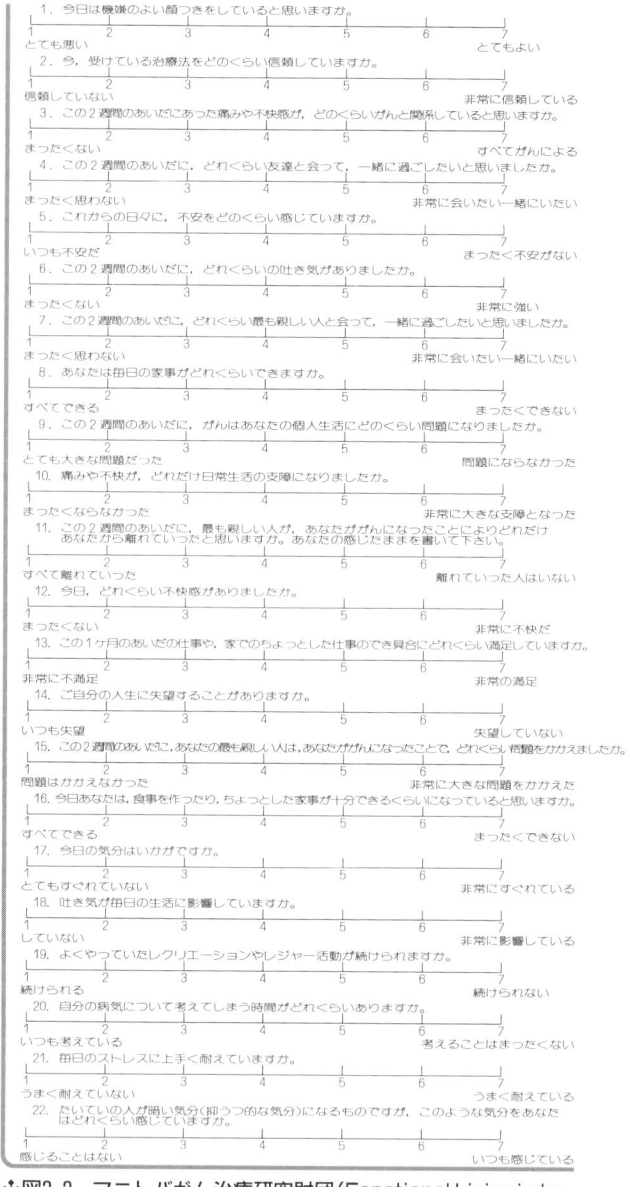

✣図3-2 マニトバがん治療研究財団(Fanctional Living index-Cancer：FLI-C)（シッパー, 1989）

COLUMN-21　がん患者のQOL

がん患者のQOLを低下させる諸要因：がんはめずらしい疾病ではないにもかかわらず、独特の意味合いをもっている。それゆえに、がんに罹患すると他の疾病以上にQOLが低下する場合が少なくない。がん患者のQOLを低下させる要因は多々あるが、ここでは特徴的な3点を取り上げる。

1) 治療の特殊性：代表的ながんの治療法は手術療法、化学療法、放射線治療などである。これらの治療により、脱毛や吐き気が生じたり、あるいは乳がん患者の乳房切除などのように身体の形態が変化することがある。また諸機能が低下して生活や仕事に支障をきたすことも少なくない。

2) 疼痛：がん患者で痛みを経験している割合は、がんと診断された時点で約30%、末期がんでは75%といわれている。痛みは身体的状況により生じるだけでなく、精神的な恐怖や不安のために痛みを感じることもある。医療者のなかには痛みの治療やモルヒネなどに対する誤解や偏見があり、疼痛コントロールがなされていない場合もある。

3) 死の恐怖：初期発見であれば治癒率は高いにもかかわらず、「がん＝死」というイメージをいだいている人は多い。また一度治癒しても、再発の恐怖がつきまとうこともある。この死の恐怖や不安は日常生活や将来展望に大きな影響を与える。

がん患者のQOLの向上：がんに罹患することにより、身体的苦痛のみならず、現在の生活や自己イメージ、さらに将来展望が崩れるということがQOLの低下につながっている。がん患者のQOL向上のためには、まず十分な医学的処置により、身体的な苦痛を軽減する対処がなされるべきであろう。また外出や外泊をしたり自宅治療を行うなど、可能な限り現在の生活に近い治療形態や、身体の形態変化を最小限にする治療法を選択することも心身両面の苦痛を緩和するうえで大切である。

一方、死の恐怖の軽減には、家族や周囲の人々からのソーシャル・サポートが大きな役割を果たす。このような温かい支えは患者が病気と闘い、精神状態を安定させるうえで重要である。また医療者からの適切な情報提供や、専門のカウンセラーなどによる心理的介入により恐怖や不安を軽減することもできよう。

いずれにせよ、治療による制限はあっても、いかにその人がその人らしく生きることができるか、というトータルケアを心がけていくことががん患者のQOLの向上につながるといえる。

2　QOL 尺度開発の特性

対象疾患の既存の尺度が使用できればよいが，既存の尺度がない場合や目的に合わない場合は，尺度を開発する必要がある。とくに，欧米においては多くの疾患ごとの尺度が開発されているが，欧米で開発された尺度を翻訳してそのまま使用すると，多くの場合は失敗する。文化的な違いなどから，そのまま日本人にあてはめることができない場合が多いのである。そこで，翻訳ではなく，日本独自の QOL 尺度を開発する必要性が出てくる。

シッパーは，QOL 尺度を開発するためには，次の7点に留意するのが望ましいとしている。

① ある疾患に特有なものを開発する。つまり，質問紙は，ある疾患の患者グループにおいて，その患者間での機能の状態の違いをみるために，疾患に特異的でなければならない。たとえば，がん患者の場合，患者がすでにがんに罹患している集団であり，がん患者の機能状態に焦点があてられる。

② QOL 指標は，機能的指向でなければならない。つまり，患者の日常生活活動や行動を測定する。

③ 患者自身が自己管理できるようにデザインされなければならない。つまり，聞き取り面接や専門家の介入を必要としてはならない。

④ QOL 質問紙は，誰にでも対象は拒まず，解釈しやすいものでなければならない。また，くり返して使用するために，継続性を保ち，途中で飽きないものでなければならない。

⑤ 患者や患者集団の QOL 尺度得点の変化を，数か月，数年間にわたって評価するため，質問紙は，くり返して使用できるようにデザインされなければならない。

⑥ すべての臨床的な重症度に通用することである。つまり，非常に重症な人と，非常に軽症な人でも，いずれの人にも通用するものでなければ，病期による比較ができないからである。

⑦ 質問紙のデザインは，信頼性と妥当性（表面妥当性，内容妥当性，構造妥当性，併存妥当性）を保証しなければならない。

上記のような QOL 尺度開発に不可欠な特性を考えたうえで，疾患に特有の尺度を開発していくことになる。アロンソン（Aaronson et al., 1988）は，各疾患に共通した基本項目を 15〜30 設定し，それに各疾患の特異項目を合わせて，QOL 尺度を作成している。

〈p.29 より〉

※表3-3　FLI-C の併存妥当性に対する因子得点の相関係数
（Schipper et al., 1984）

併存妥当性テスト	身体的・職業的機能因子		心理状態因子	
	慢性ケア病院	がんセンター病院	慢性ケア病院	がんセンター病院
カッツの日常生活活動	−0.228	−0.207	0.042	0.200
一般健康質問紙				
A. 身体兆候	−0.541	−0.606	−0.315	−0.346
B. 不安と不眠	−0.204	−0.224	−0.557	−0.543
C. 社会的機能不全	−0.649	−0.571	−0.279	−0.083
D. 重度の抑うつ	−0.263	−0.328	−0.556	−0.427
総計	−0.549	−0.572	−0.594	−0.469
ベックの抑うつ尺度	−0.567	−0.640	−0.517	−0.528
カノフスキーのパフォーマンス尺度	0.757	0.554	0.066	0.157
スピルバーガー不安尺度				
状態不安	−0.308	−0.326	−0.629	−0.588
特性不安	−0.296	−0.338	−0.735	−0.609
マックギルの痛み質問紙				
現在の痛み	−0.657	…	−0.067	…
痛みの程度	−0.555	…	−0.128	…

COLUMN-22　がんを告知されて

私は 1987 年 7 月にがんの右肺上葉摘出手術を受けた。その経過の概略は次のとおりである。

発症　1987 年 6 月 10 日
入院　6 月 20 日
手術　7 月 24 日
告知　8 月 5 日

がんの体験記によく出てくる，がん告知を受けたときの患者の気持ちの描写は，「目の前が真っ黒になった」という言い方か，「頭の中が真っ白になった」ということばが圧倒的に多い。「黒」と「白」で表現される心理は，極端な激しい印象を与えられたことの表象といえるのではないかと思う。しかし，私の場合は違った。比較的平静に受け取ったのである。その理由を私は次のように考えている。

私の入院した日から手術の日までを数えると，34 日である。この日数はがんの診断を確定するための検査の期間であった。この検査を，自分の病気は風邪だと思いこんで，がんの告知なしで受けたわけである。私はこの期間が，がんかもしれないという予期学習（教育）期間であったのだと思う。仕事からは離れ，時間はたっぷりあり，体も頭も使うことがない――こんな状況のなかで，病名がわからないまま（自分では風邪と思っているのだが），大仰な検査が説明もなく連日続く。そんなとき，ベッドの上で眠れない患者が考えることといえば，「もしかすると自分の病気は"あれ"かもしれない」ということよりほかにない。"あれ"というのを，明確なことばには絶対にしないままで……。

34 日という検査の期間，最初から告知されていた妻は地獄の 1 か月であったと，後に語った。私は何も知らない呑気そうな顔をして，しかし心の奥底では「がんではない，がんではない」と必死に否定する努力を続けていたのである。あとになって気づいたのだが，この期間に，私はいま，自分がどうしてもしておかなければならない仕事を箇条書きでメモし，それに優先順位の番号を振っていたのである。私は自分でも自覚なしに，死の覚悟を，少しずつ少しずつ準備していたのである。その学習期間があったために，私は告知を受けたときに，パニックに陥らなかったのではないかと思うのである。

4節 QOL尺度開発の手順

QOL尺度の開発過程は一朝一夕にはいかない。患者へのインタビューや文献検討，質問紙の作成，数段階の予備調査などの過程を経て開発される。それにより，誰が使用しても信頼性および妥当性が保証されるQOL尺度ができあがる。ここではがん患者のQOL尺度の手順を踏襲し，開発の実際を知る。

1 がん患者QOL尺度の開発の手順

シッパー（Schipper et al., 1984；Schipper, 1988）のFLI-Cの開発手順を例にしてQOL尺度の開発を考えてみる。

(1) ステップ1：文献検討と患者へのインタビュー

がん患者の機能状態について「関心領域」を定義するために医学，心理社会学，哲学分野での文献検討が行われた。また，がん患者に直接インタビューをして，患者のことばや観察から重要な要素が抽出された。これは質的研究といわれ，グラウンディッド・セオリーや内容分析法などを用いて行うことができる。患者のことばや観察は，明らかにしたいことに直接結びつくので役に立つ。質的分析方法に慣れていない者は，分析方法に詳しいスーパーバイザーの力を借りて分析する必要がある。

（欄外）質的研究

(2) ステップ2：構成要素の規定

文献検討や患者へのインタビューから，患者の「関心領域」が定義された。これが，①身体的・職業的機能，②心理状態，③社会的相互作用，④身体感覚，⑤がん，という疾患特有の項目であった。患者へのインタビューから抽出した質問項目は，表面妥当性を保証することにもなる。

(3) ステップ3：検討会の設立

がん患者に対しての「関心領域」を適切に表した質問紙を作成するために，尺度開発検討会が設立された。これはがん患者にかかわる多方面からの意見や考えを知るためである。検討会のメンバーは，がん患者男女各1人，家族2人，医師2人，統計学者1人，腫瘍専門看護師1人，心理学者1人，保健師1人，宗教家1人であり，この検討会で質問項目が選択・吟味された。

(4) ステップ4：質問項目の吟味

検討会は，文献検討や患者へのインタビューから，最初約250の質問が検討会メンバーにより提出され，92質問項目ができた。ひとつの質問項目の作成に関しては，検討会メンバーの意見を聞きながら，最終的に最も聞きたいことにあてはまるような妥当な質問項目が作成された。回答形式は，全体の質問の回答分布がかたよらないように考える。FLI-Cでは，7段階のリッカート尺度が用いられたが，ほかに5段階，3段階の形式がある。日本人の場合は，中間反応（ふつうやどちらでもない）にかたよる傾向にあることを考慮して回答形式を選択することが望まれる。

(5) ステップ5：予備調査

① 第1版アンケート調査　マニトバがん治療研究所の外来患者175人を対象として，第1版の予備調査が行われた。この予備調査において，回答分布が極端にかたよったもの，回答できない項目，理解しにくい項目が除外された。その結果，42項目に絞られた。

② 第2版アンケート調査　マニトバがん治療研究所の入院患者と外来患者312人に対し，42の質問項目

COLUMN 23　死の告知と不安

死や告知の問題を考えるとき，忘れてはならないもののひとつに日本の文化や国民性がある。日ごろ，臨床において病状や余命の説明を受ける患者や家族とのかかわりを通して感じていることを，国民性や倫理的側面を考慮しながら考えてみたい。

日本人にとっての「死」の告知とは：坂田ら（1998）は，「日本人は自己の存在を他者との関係性のなかで確かめており，死は個人の問題とともにその家族や地域社会の人々の問題としてもとらえなければならない」と述べている。このような背景が反映してか，臨床において告知を考えるとき，患者の意向を汲むより先に家族との話し合いにより，告知する・しないが決定してしまうこともある。そこで家族が患者への告知を拒否すれば，患者へは真実が伝えられないことになる。この時点で，倫理的原則のひとつである「誠実」な態度（真実を告げる）を疎外することにもなる。しかし，日本人が美徳にするともいわれるあいまいさ，すなわち，死が近いのかもしれないがそうではないかもしれないという状況が，ともすれば時に患者のストレスを軽減しているとも考えられる。医療者は患者にとって最良の状況を求めて，家族を含めたチーム全体が情報を共有できるよう配慮し，伝える内容を国民性を踏まえながらディスカッションしたうえで，支援体制を整えていくことが大切であると思われる。

死への不安をいだく患者の状況と支援：多大な苦痛をともなう痛みをはじめ，変化や増悪の一途をたどる病状に，患者は迫りくる死への不安を余儀なくされるであろう。その不安の表出方法は多様であり，悲しみだったり怒りだったりする。またけっしてことばだけで表現するわけではなく，痛みの増大やうつ傾向など，あらゆるサインで表出される。医療者に求められるものは，患者がいだく不安を表す小さなサインを見逃さない感性と，苦痛に寄り添える姿勢であると考える。実際は医療者側もどう近づけばよいかわからず，患者から足が遠のいてしまうこともあり得る。患者と向き合うためには，そばにいることで生まれる心と心のつながりの必要性を認識し，自己の死生観，看護観をしっかりもって接することが大切であると考える。

からなる第2版予備調査が行われた。質問項目をさらに精選するために，因子分析が行われた。因子の抽出は，主成分分析法が用いられ，固有値が1以上の5因子について，バリマックス回転によって軸の直交化が行われた。各因子への負荷量の大きい20の質問項目が最終段階に残った。

③　**第3版アンケート調査**　マニトバがん治療研究所とエリザベス女王慢性ケア病院の外来患者175人に対し，20の質問項目からなる第3版予備調査が行われた。この予備調査では，併存妥当性が検討された。

④　**第4版アンケート調査**　異なる集団での併存妥当性，因子構造の安定性を測定するためにW.Wクロスがんセンターの入院患者と外来患者175人に対して，第4版予備調査が行われた。また，同集団に対して信頼性を測定するために，3週間後再テストが行われた。この過程を経て，質問項目に修正が加えられ，最終的に22の質問項目が精選された。

⑹　**ステップ6：併存妥当性の検討**

　併存妥当性とは構成概念の妥当性の一種である。構成概念をある尺度とほかの尺度で測定した場合，2つの尺度の相関係数が高ければ，併存妥当性があるという。FLI-C開発過程では，カッツのADL指標（Katz Activities of Daily Living Index），カルノフスキーのパフォーマンス・インデックス（Karnofsky Performance Index），マックギル-メルザックの痛み質問紙（McGill-Melzack Pain Questionnaire），スピルバーガーの状態—特性不安尺度（Spielberger State and Trait Anxiety Inventory），ベックの抑うつ尺度

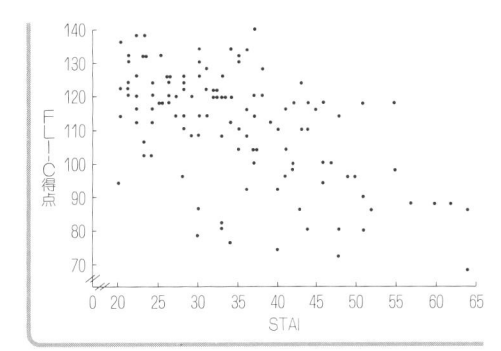

❖図3-3　FLI-C得点とSTAI得点の相関図
(Schipper et al., 1984)

（Beck Depression Scale），精神健康調査表（General Health Questionnaire）が併存妥当性テストとして使用された。FLI-C得点とSTAI得点の相関図を図3-3に示した。また，FLI-Cの身体・職業的機能因子，心理状態因子と，各質問紙の相関係数を表3-3（p.27）に示した。

2　QOL測定の意義

　シッパーは，がん患者にFLI-Cを測定する意義を次のように示唆している。たとえば，がん患者に対し放射線療法と薬物療法の2種類の治療方法があり，それらの効果も副作用も類似している場合，どちらを選択したらよいか。この場合，QOLの測定は，治療方法を選択する判断材料として補助的情報を提供することになる。つまり，同じ効果で同じ副作用である治療法ならば，患者にとってQOLが高く示されるほうを選択したほうがよいといえる。

注目される新しい職種：PSW，MSW

　最近，保健医療分野で社会福祉援助活動に従事するソーシャル・ワーカーの医療ソーシャル・ワーカー（MSW）と精神保健福祉領域のソーシャル・ワーカー（PSW）が注目されている。

　PSWは，1997年の精神保健福祉法制定に基づき，国家資格となった。この国家試験に合格した者が「精神保健福祉士」と名乗ることができる。一方，MSWは専門職としての資格制度が確立されておらず，保健医療分野に位置づくための条件整備が進んでいないのが現状である。わが国におけるこの分野のソーシャル・ワークはおもに大正期ごろに始まったといわれている。

　両者はともに社会福祉学を学問的・実践的な基礎とし，さらに保健医療の知識が加わり，社会福祉の知識や実践をより豊かなものにしている。業務内容には多少の違いがあるが，生活上のさまざまな困難や問題を抱える患者やその家族に対して相談・援助業務を行っている。その際，「生活」に焦点をあて，その人がその人らしく，よりよく生きられる生活の実現をめざす。生活者の立場に立ち，要望や意向，自己決定を尊重し，その実現に向けての援助を行う。その人のもつ力を引き出したり，高めたりするはたらきかけであって，決して専門家としての意見や考えを一方的に押しつけるようなことがあってはならない。

　また，業務を遂行する際には，さまざまな保健医療専門職とチームを組むことになる。そこでは他職種の専門性を理解しながら，それらの専門職と対等な関係で福祉領域の専門性を発揮する。チーム内で，業務独占の職種の場合はその役割や業務内容は明らかであるが，PSWやMSWの場合のそれはわかりづらいところがある。歴史の浅い職種だけに，自らの専門性について広めることが必要であろう。それにより，ソーシャル・ワーカーの専門性の理解がチーム内に，社会に広がる。それが今度は，自らの専門性を磨くことにもつながると思われる。

　保健・医療，そして福祉にまたがる領域で人々の基本的人権を守り，権利回復をはかる過程を利用者とともに進めることのできるPSW，MSWの果たす役割は大きい。今後は，社会福祉の専門職としての資質の向上がより求められるであろう。

　また，福祉専門職の国家資格である社会福祉士との兼ね合いのなかで，保健医療分野における資格のあり方の検討が必要であると考える。

実習 5　小児喘息児の QOL 調査

目　的

喘息などの慢性疾患とともに生きている子どもたちは，自分の病気をどのように認知し，どのようなことをストレスと感じ，どのような日常生活を送っているのかを調べてみよう。

方　法

(1) 対象者

　8歳～11歳の小児喘息児 130 人

(2) 質問紙

　日常生活（戸外，室内での遊び，学校のようすなど）や症状（発作，頭痛や腹痛の程度など）に関する 38 項目からなる Childhood Asthma Questionnaire (CAQ) (Christie, et al., 1993) を使用する。

(3) 手続き

(1) データの収集：喘息サマーキャンプ参加時や外来受診時に，面接または自己記入を求める。

(2) データの分析：主因子法バリマックス回転による因子分析。

結果の整理

(1) 因子分析結果に基づいて，因子を抽出する。

(2) QOL 得点間の相関分析を行う。

(3) QOL 得点に及ぼす喘息症状の偏回帰分析を行う。

(4) 親による症状の認識と患児の性差との関連性について，分散分析を行う。

考察のポイント

(1) 英国版と因子構造が一致する信頼性の高い日本版 CAQ 尺度が作成できたかどうか。

(2) QOL レベルは，発作の程度や症状に対する感情，学校の欠席日数などと関連しているかどうか。

(3) QOL レベルには，性差が認められるかどうか。

(4) 親による症状の認識は，男児と女児で違いがあるかどうか。

参考までに，第 27 回日本心身医学会九州地方会（熊本）で報告した津田・津田（1998）の結果（表 3-Ⅰ～表 3-Ⅳ）を示す。

表3-Ⅰ　小児喘息の QOL 尺度（CAQ）の因子分析(1)

第1因子　活動的な生活の質（寄与率11.24％）　　（α係数＝0.79）

項　目	因子負荷量
寒いときに，外で遊びますか	0.74
クラスのお友だちと外で遊んでいるとき，どんな気持ちですか	0.67
寒いときに，外で遊んでいると，どんな気持ちですか	0.65
体育をしているとき，どんな気持ちですか	0.63
クラスの友だちと外で遊びますか	0.61
晴れて暖かいときに，外で遊びますか	0.59
休み時間に走ったりしているときに，どんな気持ちですか	0.58
晴れて暖かいときに，外で遊んでいると，どんな気持ちですか	0.55
テレビを見ているときに，どんな気持ちですか	0.51

表3-Ⅱ　小児喘息の QOL 尺度（CAQ）の因子分析(2)

第2因子　症状の重症度（寄与率9.75％）　　（α係数＝0.78）

項　目	因子負荷量
この頃，喘息の発作がありますか	0.87
この頃，胸が苦しくなったり，ゼイゼイすることがありますか	0.80
この頃，せきがでますか	0.76
夜中，喘息で目が覚めてしまうことがありますか	0.72
この頃，せきが出たり，風邪をひいたりしたことがありますか	0.48
吸入器がいるときがありますか	0.46
この頃，起こった喘息発作のひどさは，どのくらいですか	−0.39
喘息で学校を休んだことがありますか	0.37

表3-Ⅲ　小児喘息の QOL 尺度（CAQ）の因子分析(3)

第3因子　症状に対する感情（寄与率8.44％）　　（α係数＝0.75）

項　目	因子負荷量
喘息で目が覚めたとき，どんな気持ちですか	0.77
喘息の発作が起きたとき，どんな気持ちですか	0.68
喘息の発作について，どう思いますか	0.67
せきが出ると，どんな感じがしますか	0.57
喘息で学校を休むとき，どんな感じがしますか	0.54
ゼイゼイしているとき，吸入器がなかったら，どんな感じですか	0.50
胸が苦しくなったとき，どんな気持ちになりますか	0.45

表3-Ⅳ　小児 QOL 関連要因間の相関分析

	症状に対する感情	症状の重症度	年齢	夜間の発作頻度	発作の程度	発作のコントロール	他の症状	学校の欠席日数	家族の睡眠への影響
活動的な生活の質	0.13	−0.09	0.06	0.08	−0.20*	0.04	−0.30*	−0.26**	−0.13
症状に対する感情	−	−0.20*	−0.01	0.05	−0.20*	−0.08	0.12	0.08	0.07
症状の重症度		−	−0.14	0.57**	0.28**	−0.31**	0.31**	0.25**	0.15
年　齢			−	−0.03	−0.04	0.11	−0.16	−0.06	−0.06
夜間の発作頻度				−	0.31**	−0.32**	0.11	0.35**	0.21*
発作の程度					−	−0.21	0.03	0.27**	0.38**
発作のコントロール						−	−0.06	−0.02*	0.25**
他の症状							−	0.23**	0.07
学校の欠席日数								−	0.05
家族の睡眠への影響									−

$n=126$, *$p<.05$, **$p<.01$

実習 6　療養環境のデザイン

目的

いまや療養の場は，病院での管理された環境から，個々人の疾病特性や生活背景に応じた対応が求められる在宅へと変化し始めている。このような移行においては，旧来の救命を中心とする医療施設での画一的な療養環境のみでなく，療養者の欲求に応じた環境デザイン上の配慮が必要とされる。ここでは今後の療養環境づくりに向けて，どのような環境デザイン上の創造と工夫が必要であるかについて学びを深めてもらいたい。

方法

みなさんが実際に実習などでかかわった療養の場を事例として，以下の項目に沿って評価してみよう。

(1) 面積基準は満たしているか？

医療法によって療養の場に必要とされる一応の病室面積基準は，表3-Vのように定められている。ナイチンゲール（Nightingale, F.）は，『病院覚え書』のなかで患者一人あたりに必要な広さを，ベッド間隔によって提案し，その距離を1.5mと述べている。現行の医療法に定められている1ベッドあたり4.3㎡の値から，必要とされるベッド間隔を求めると，最低では50cmあれば満たされることになる。ナイチンゲールが提案したベッド間隔値を満たすような基準は，老人保健施設の基準値でやっと満たされることになる。

※表3-V　医療法による病室面積基準（厚生省，1995）

区分	一般病院	特定機能病院	療養型病床群	老人保健施設
必要施設	病室 手術室 診察室 臨床検査室 処置室 エックス線装置 調剤室 消毒施設 給食施設 暖房施設 洗濯施設 汚物処理施設 その他	左記の施設のほかに 集中治療室 化学・細菌・病理検査室 研究室 講義室 図書室 無菌室 医薬品情報管理室	左記の施設のほかに 機能訓練室（40㎡以上） 食堂（1㎡以上/人） 談話室 浴室	療養室 診察室 機能訓練室 談話室 食堂・浴室 レクリエーションルーム 洗面所 サービスステーション 調理室 洗濯室 汚物処理室 デイルーム トイレ
患者1人あたりの病室面積	4.3㎡	4.3㎡	6.4㎡	8.0㎡

(2) 生活の場としての療養環境は？

まず，療養者の生活空間の確保と環境の整備が行われているかをチェックしてみよう。療養者の自立度が高い場合には，日常生活欲求も高く，生活行動範囲も広いことから，ベッドまわりのみにこだわることのない，活動空間全般にわたる環境調整が必要である。一方で，日常生活を看護者や介護者にゆだねている場合には，ベッドまわりに限定した行動空間の工夫（排泄や食事など，さまざまな日常生活行為が行われる）や，細かいデザイン上の配慮（安全，安楽，安心，および安らぎの環境づくりなど）が求められる。

(3) 作業の場としての療養環境は？

療養環境は，療養者の生活の場としての環境調整はもちろんだが，療養者の世話を支援する看護者や介護者の作業の場でもあることを忘れてはならない。表3-VIはベッドまわりの生活援助の際に必要な作業域をベッド間隔によって示したものである。これらの値からしてもナイチンゲールが提案した値は妥当なものといえる。

※表3-VI　ベッドまわりでの必要作業領域（川口，1998）

輸液	30cm，最大でも60cm
腹部包帯交換	包交車を使うと90cm
膀胱洗浄	60cm，ワゴンを含むと90cm
救急蘇生	90〜120cm（ベッド両側）
清拭	60cm，清拭車使用で90〜120cm
洗髪	30cm
ベッドメーキング	60cm（ベッド両側）
排泄介助	60cm，便器を見込むと90〜120cm
エックス線撮影	60cm，装置・技師の動き込み180cm
車椅子移乗	近づけるのに90cm，行動範囲150cm
ストレッチャー移乗	横付けに60cm，行動範囲120cm

(4) プライバシーやテリトリー意識への配慮

病院の多床室では，とくに重要な問題である。他人どうしがひとつの空間で生活する場合には，お互いの人間関係の良し悪しも，このような社会心理的な要因に影響を与えるものである。十分な人間関係の調整もまた環境調整のひとつといえる。

考察のポイント

療養環境をデザインしていくうえで必要な4つの基本的視点を示した。その他，療養環境のデザインに必要な要素として病者の心の理解が重要である。つまりナイチンゲールのことばを借りるならば，環境調整とは人間が本来もっている自然治癒力にはたらきかけることが重要となる。そのためには，療養者の欲求やストレスの状況を十分に把握したうえでの環境調整が，療養の場の環境デザインを行っていくうえでの基本となる。

Part 2

セルフケアの支援

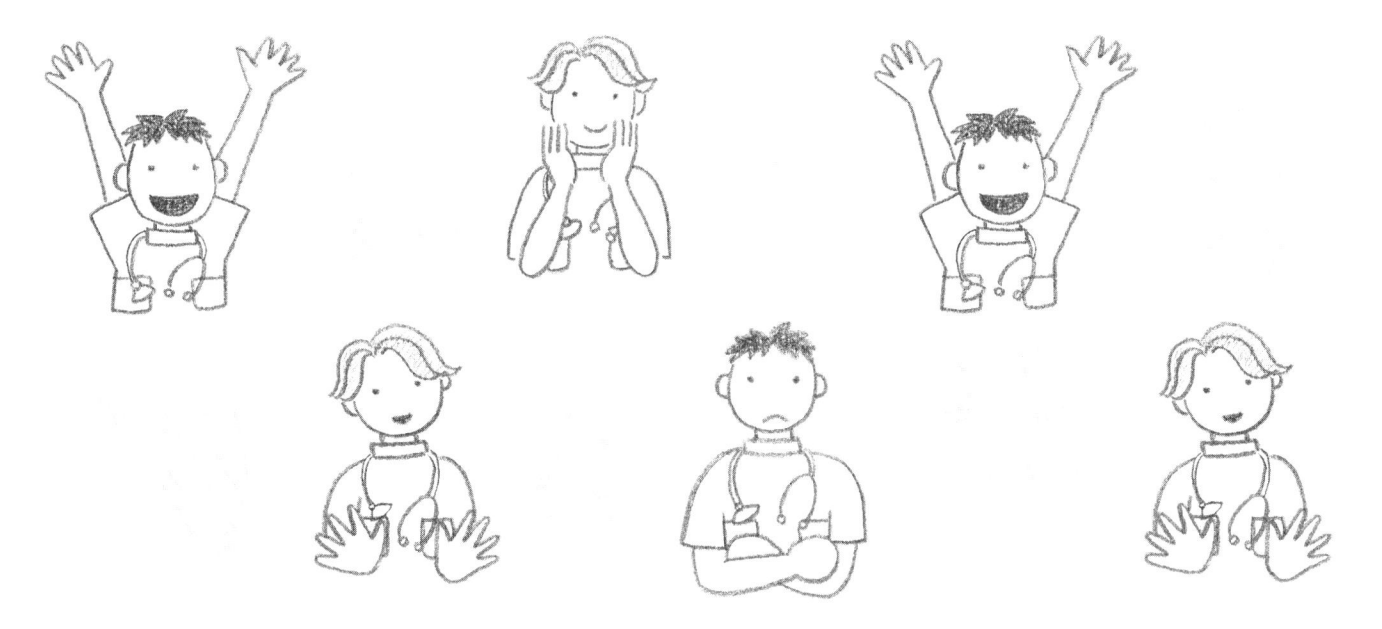

　高齢社会を迎えた今日，個人のライフスタイルとストレスに関連した生活習慣病や事故・病気などによる障害がクローズアップされている。すなわち，「医療者の指示通りにしていれば病気が治る」という時代ではなくなり，治療のためには，患者が自分の病気を自覚し，適切な行動を起こし，あるいは行動を変えることが必要な時代となった。あるいはまた，個人個人の生活そのものを再構築する生活再建に対する総合的アプローチが必要となっている。

　そこで，Part 2では，4章の「セルフケア学習」において，従来のお任せ型医療から患者が自ら参加し，セルフケアをうながすための支援について学ぶ。5章の「ライフスタイルと健康」では，健康が私たちの日常の暮らし方・生き方，ストレスの程度いかんによって左右されていることを学ぶ。6章の「健康行動の変容と健康心理カウンセリング」では，なぜ望ましい健康行動を人はとれないのか，その思いを受容しながら健康支援を行うことの大切さについて学ぶ。7章の「障害受容」では，障害者が求める自立性といった人間本来の生き方を支援するための方法を知る。

4章 セルフケア学習

人間は、自己の生命と健康やウェル・ビーイング（well-being）を維持するために、自分で行動できる力を有している。高齢化社会においては、個々人が健やかで自立した生活を維持し、人生を豊かに過ごすために、これらの力を最大限発揮することが求められている。このことが、社会の活力を生み、ひいては、疾病構造の変化にともなって高騰を続ける医療費の抑制にもつながるだろう。

1節 セルフケアとは何か

セルフケア（self-care）は、自分自身が、自分の力で、自分のために、自分の全体を使って実施するケアであり、自分の健康問題に主体的に対処していく積極的役割の反映である（西田, 1995）。

1 セルフケアの概念

人間は成長発達の過程のなかで、生涯発達段階に応じた発達課題（ライフタスク）に直面する。各段階においてそれらの課題を達成しながら、人間性をはぐくみ、より健康な人間となるためのセルフケアの方法を学んでいく（Erikson, 1950）。このことは、人が身体的・心理的・社会的存在として、自らの健康問題に主体的に対処するとともに、自らの行動を自発的にコントロールできるようになることの重要性を示唆している。

セルフケアの概念は、オレム（Orem, 1985）によれば、「自己決定に基づく自己コントロールによって、自分の健康は自分で主体的に管理していくという、個人の決断と責任」として、定義づけられる。彼女は、生命および健康を確保するために、あるいは疾病や障害から回復するために、セルフケア行動の必要性を強調した。

2 セルフケア行動とコントロール能力

セルフケア行動は、人間の健康にとって基本的なものであり、その人の年齢、性別、健康状態、文化にかかわりなく、生命や健康、安寧を維持するために、個人が自分自身のために積極的に活動するものである。人間はもともと自助能力をもち、自立欲求と依存欲求がともに絡み合って、時には他者のサポートを受けながら自分を保っている（野嶋, 2000）。

人間がよりよく生活するということは、いかに自己の統制（コントロール）がとれているかということと関連する。それは、自分の意思決定の範囲が拡大され、その人らしい生活が維持できるということでもある。そして、生活が自立しているということは、生活そのものに主体的にかかわれているということであり、その人に生きているということを実感させるパーソナル・コントロールの自覚でもある（津田, 1994）。

これらの営みを通じて、生命過程を維持し、疾病や障害を予防し、より幸せな成長を遂げていく。このためには、個人のセルフケア行動に対する学習された能力の発揮が不可欠となる。

3 自己実現とQOL

マズロー（Maslow, 1962）によれば、人は潜在的に自己実現する能力を有している。欲求の諸段階を一つひとつ満たしていくことで精神的健康や幸福感が得ら

COLUMN 25 ｜ 健康日本21

基本理念：「健康日本21」は、21世紀において日本に住む一人ひとりの健康を実現するための国民健康づくり運動である。その基本には、一人ひとりが健康づくりを行うという個人の健康づくりの側面と、それを支援する社会的なしくみを整えるという社会的な側面とがある。これは、健康を脅かす可能性のある個人の生活習慣を念頭に置いた計画であるといえる。健康日本21では、このような考えに基づいて、さまざまな健康指標について数値目標を設定し、この目標をめざして取り組みを行っている。この方法は、目標志向型の健康増進施策として、欧米で実績のあるものであり、単なる理念の提示や計画だけにならないように、計画の実施および結果の評価が行われる。わが国では、目標志向型の健康増進施策が行われるのは初めてであり、今後の具体的な計画の立案と実施、およびその評価が十分に行われるかどうかが重要であると考えられる。

個別の目標：「健康日本21」では、健康にかかわる領域として、栄養・食生活、身体活動・運動、休養・心の健康づくり、歯科、たばこ、アルコール、糖尿病、循環器病、がんという9領域があげられている。そして、各領域ごとに、目標があげられている。たとえば、栄養・食生活の領域では、成人男性の肥満者の増加傾向を止めるということや、20代女性における「やせ」の増加傾向をとめる、といった目標があげられている。休養・心の健康づくりの領域についてみると、健康日本21では、心の健康を情緒的、知的、社会的、人間的という4つの健康の側面からとらえている。すなわち、情緒的健康とは、自分の感情に気づいて上手に表現できること、知的健康とは、さまざまな状況や課題に対応して能力を発揮し現実的な解決ができること、社会的健康とは、他の人や社会との間に建設的な関係をもつことであり、さらに、人間的健康として、自分自身の人生の目的や意義を見いだし、主体的に自分自身の人生を選択するという、より人間的な側面があげられる。このような側面すべてを総合的に充実させることをめざすために、「健康日本21」では、ストレス対策を中心に、生活習慣の修正に有効な行動科学を重視し、自分の健康を自分が守るというセルフケアの実現をめざしている。このために、ストレスを感じている人の割合を減少させること、睡眠によって休養がとれていない人の割合を減少させること、自殺者の減少などの目標があげられている。

れ，自己実現の感覚に近づくとともに，より洗練された欲求構造に組み変えられる（図4-1）。しかし，自己実現の道を歩むかどうかは，その人の意思と勇気に依存する。

そこで，健康提供の専門家（health provider）としては，人々が社会のなかで自立して，自分らしく，いきいきと他者と支え合って生活できるように，行動変容のための学習をうながすことが重要となる。その場合，その人のQOLを尊重したケアを実践するとともに，教育的にかかわることが望まれる。

QOL

3章でも述べたように，QOLは，"生活の質"とか"生命の質"について言及した概念で，いろいろな要素から構成されている（図4-2）。従来，治療効果をクライエントの身体症状から説明してきたが，それだけでなく心理的な状態，社会関係，生活機能といった諸側面にも目を向けて，総合的に評価する必要がある。また，専門家の視点だけでなく，クライエント自身の気持ちや認知を重視する。

病をただたんに，マイナスのものととらえずに，その意味するものをより肯定的なものへと転化し，自己実現をめざすための契機にしようという，積極的な理

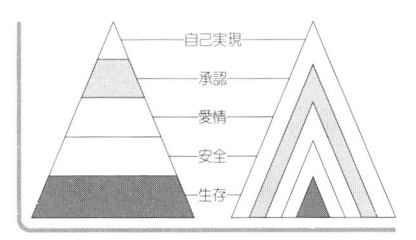

❖図4-1 マズローの欲求階層図式とその修正版
（宮本，1996）

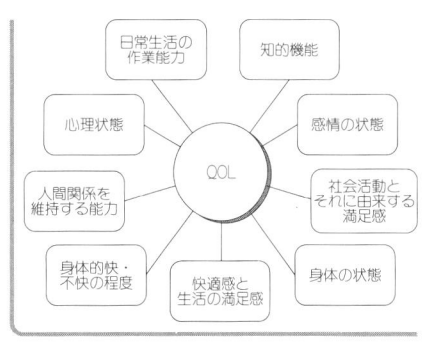

❖図4-2 QOLの構成要素

解のしかたである（中川・宗像，1989）。QOLは，その人が自らの人生や生活の喜びを享受し，生きがいをもって有意義な一生を送れるかどうかに強い影響を与えることが知られている（萩原・三上，1996）。

4　クライエントの主体化と健康

QOLを高めながら現在の健康状態（たとえ，病気や障害があっても）をよりよく生きるということは，健康状態の悪化に対して医療の力をたんに求めるというよりも，たとえば自然治癒力を高めるなど病気を治すことに自主的に取り組んだり，当事者の生命力や人生を切り開いていく潜在的能力を引き出す試みである。

健康か不健康かにかかわらず，今の状態からさらにより健康であり続け，健康寿命を延長させるうえでも，個人のセルフケア能力を高めることの意義は大きく，セルフケア能力を支えるコミュニケーション能力と生活技術（ライフスキル）の学習が必要となる（JKYB研究会，1996）。

セルフケア能力
コミュニケーション能力
ライフスキル

遅刻・欠席日数からみた中学生の学校ストレス

「遅刻」＝「怠学」!?：遅刻・欠席は学校生活において日常的にみられる行動である。その理由はさまざまではあるが，遅刻の場合は時間管理のまずさ，夜型の生活といった基本的生活習慣の欠如と考えられることが一般的であり，時には怠学とみなされることもある。そこで遅刻者の減少のため遅刻指導の徹底をはかる学校も多く，遅刻の減少しない生徒に対しペナルティが課せられることもある。しかし，なかには不登校の前兆行動としての遅刻・欠席もあることを忘れてはならない。

遅刻・欠席日数は学校ストレスの指標となるか：「遅刻が多いのは問題」であることは以前からわかっていたことであるが，ではいったいどの程度の遅刻からが問題なのであろうか。

永冨ら（2001）は，中学生を対象に学校ストレッサー（岡安ら，1992a）とストレス反応（岡安，1992b）を測定し，4～12月における遅刻・欠席日数との関連性を調査した。その結果，遅刻が30日以上の生徒はそれ以下の生徒より「先生との関係」ストレッサーの経験頻度・嫌悪性がともに高く，さまざまなストレス反応を表出しやすい傾向にあった。また遅刻が10日以上の生徒も無遅刻の生徒よりストレスが高い傾向にあった。欠席については，最もストレッサーを多く経験し，高いストレス反応を示しているのは欠席が10～29日の生徒であった。

以上の結果から，10日以上の遅刻・欠席が生徒の高いストレス状態を予測する指標となり得ることが示唆された。

基準に固執しない対応を：不登校における「欠席30日以上」という定義は，30日以上の生徒にばかり目が向けられてしまう危険性を同時にもつ。しかし，わずか月1～2日程度の遅刻・欠席でもその裏に問題が潜んでいる可能性を常に考えて，生徒の日常生活に注意をする必要性が示された。遅刻や欠席を誘発している要因を発見し，その解決・減少に努めることが，結果として問題行動の予防となるのではないだろうか。

また，不登校においては教師や両親などの対応により引き起こされる二次的増幅過程も生徒にとって深刻な癒しがたい傷を与えている（森田，1991）。遅刻の多い生徒ほど教師に対するストレスが高かったが，遅刻行動そのものへの規制・管理よりも生徒の学校生活の適応感を高めることが重要であり，そのためには教師と生徒の間に信頼関係を築くことが必要となるのではないだろうか（三木・上地，2000）。

2節 セルフケア能力と発達課題

私たちは、たとえ何らかの病気や障害を有していても、その状況にうまく適応して、肯定的な自己概念を保持しながらセルフ・コントロールできれば、自らの日常生活を自らの力で営むことができる。

1 適応システムとしての人間

ナースの実践家、看護学者であり、シスターの聖職にもあるロイ（Roy, 1986）は、人間をひとつの適応システムと考える。すなわち人間は、生命を維持し、生活を営みながら成長・発達するために、入力された刺激や適応レベルに反応して、完全さと統合性を維持しようと全人的に反応する。

変化する内的・外的環境に反応するために、認知能力や情動のコントロール、過去の経験や学習にともなう対処機制をはたらかせ、身体的ならびに心理社会的に毎日の機能と役割を果たす。その結果として、自己の適応状態が決定されるとともに、そのときの状態で、よりQOLを向上させていくための方策を学ぶ。

2 生涯発達の各段階における発達課題

発達課題は、幼年期、少年期、青年期、壮年期、老年期の段階において、その段階に固有のものとして、あるいは一生を通じてくり返し現れる（Havighurst, 1953）。たとえば、歩行や言語の学習、基本的な生活習慣の習得や性格の形成などは、その段階に達成しておかなければ、次の段階に悪影響を及ぼす。あるいは、人と交わる学習や価値判断の学習などは、一生を通じてくり返し現れる課題である。

※表4-1 生涯発達における発達課題と健康到達目標，健康を損なう事柄（津田，1992）

	人生課題 （心理社会的危機）	健康到達目標 （身体的・心理的・社会的）	健康を損なう事柄
小児期 乳児期	信頼 vs 不信	好ましい家庭環境のもとで育てられ母性の豊かな愛情が注がれる。またその基盤としての母性が保護される。	スキンシップ不足による将来の児の精神的発育の阻害
幼児期	自律 vs 疑惑	社会的生活に適応できる基本的生活習慣を身につける。	母子間、父子間の愛情関係の欠落、家庭崩壊、言語発達の遅れ
児童期前期	自発性 vs 罪悪感	健康的なライフスタイルの基礎として、食生活、運動、レクリエーションについて、学校、家庭のそれぞれの場において、健康的な行動様式の確立を図る。	偏食、栄養過剰、運動不足、睡眠不足、生活リズムの乱れ
児童期後期	勤勉 vs 劣等感	健全な読書習慣を身につけ、近視等の予防を図る。	仮性近視、眼精疲労（不十分な照明、読書不良姿勢、TVの見すぎ、TVゲームのしすぎ等）
青年期 思春期	独立 vs 依存	心と身体の釣り合いのとれた成長と発達を図る。	情緒障害、家庭内暴力、交通事故、精神障害、難病の罹患
青年期前期	同一性 vs 役割の拡散	次代の社会人として、相当な社会的責任を担うことを自覚する。	喫煙の習慣、薬物等の常習的服用、若年妊娠と初回流産
成人期 青年期後期	親密性 vs 孤独感	身体的活力が最高である状態をより長く保ち、知的、精神的、社会的機能を十分に伸ばす。	暴飲暴食、過度の飲酒、喫煙、慢性的睡眠不足、運動不足、健康の意義についての無知
中年期	生殖性 vs 自己本位	高血圧症、心臓病、がん、糖尿病などの生活習慣病が好発してくることに備え、適切な間隔で定期的に検診を受け、早期発見・早期治療を図る。	体力の衰え、疲労回復能力の衰え、職場・家庭環境から受けるストレスによる健康阻害
老年期 初老期	責任・役割の増大 vs "空の巣"の危機	経済的にも精神的にも自立を保ち、経済的、対人的、身体的不安に打ち勝つ。	生きがいの喪失、心身機能の低下（初老期うつ病、ノイローゼ、生活習慣病などの罹患）
高齢期	完全性 vs 絶望	健やかに天寿をまっとうするために、生活機能の低下を防ぎ、老化の進行を抑え、地域社会とのつながりを保ち、死と対決できるようにする。	喪失体験、死の不安、老後の生き方、老年性痴呆、人間的尊厳の喪失

COLUMN-27　know your body プログラム

健康教育の目的とカリキュラム内容：子どもを対象とした健康増進プログラムとして、アメリカ健康財団が開発した「自分の身体を知ろう（know your body：KYB）」がある。KYBプログラムは、現在および将来の身体的、精神的、社会的幸福を目的としており、その特徴は、実証的で総合的なことである。内容としては、学校を中心とする教育活動だけではなく、健康診断や子どもたちをとりまく環境諸要因や社会的介入の評価、家庭や社会での活動、健康教育を行う推進者の育成など、さまざまな活動と健康教育カリキュラムがある。このカリキュラムでは、食生活・栄養、心身の発達、安全教育、環境保健、運動、社会的・情緒的健康、歯科衛生、喫煙・薬物の防止教育、疾病予防、消費者保健など、多くの領域が取り上げられている。わが国でもこのKYBプログラムの日本版を開発し、普及することをめざして、日本know your body（JKYB）研究会が活動を行っている。JKYB研究会では、これまで喫煙防止プログラムを開発しており、食生活やエイズ教育などの領域においてもプログラム開発を行っている。また、これらのプログラムを普及させるために現職の教員を対象にした学習者参加型のワークショップも定期的に開催している。

健康教育とライフスキル：KYBプログラムでは、生活習慣病を主とする疾患との関連性を考慮してライフスタイルを構成するさまざまなテーマが選ばれており、これらについて科学的で適切な知識や健康的で肯定的な態度、実現するための能力の育成をめざしている。したがって、健康的なライフスタイルの基礎となる能力として、前述のカリキュラムの前にライフスキルを形成するプログラムがおかれている。このライフスキルとは、「複合化した現代社会において生きていくために必要な心理社会的能力」と定義されており、KYBプログラムでは5つのスキルが取り上げられている。それらは、セルフ・エスティームの維持、意思決定、目標設定、ストレス・マネジメント、コミュニケーション・スキルである。このようなライフスキルを高める健康教育プログラムを実施することは、青少年にみられる薬物乱用や若年妊娠、学業不振、暴力、不登校などの問題行動に対応することを意味するだけではなく、より一般的にも質の高い人生を送るための心理社会的な基礎能力を形成することを意味している。

個人が生涯を通じて学ばなければならない発達課題は，各発達段階で生じ，それを達成することで，個人に幸福がもたらされる。社会とかかわりながら，乳児期から老年期までの発達課題を達成させながら，人間としての生きる力を新しく身につけていく（Erikson，1950）。

表4-1に，生涯発達の視点からみた健康問題とセルフケア行動によるコーピングを要約している。私たちは，心と身体の発達に応じたライフステージ（人生の段階）において，それぞれの段階に特徴的な心理社会的危機に直面し，それらのかかわりのなかで，健康の到達目標を達成しようとする（津田，1992）。

3　セルフケアのための能力

人間は，健康障害の有無にかかわらず，社会生活を営み，発達し続けるために共通の身体的・心理的・社会的なセルフケアの能力を有している。しかしながら，小児や高齢者，あるいは心身の障害によってセルフケア能力が不足している個人などでは，その不足分を補うために，セルフケア行動が発現される。行動を起こすための主要なニーズ（要件）は，次の3つである（図4-3）。

① 普遍的セルフケア・ニーズ：生命過程を維持するために，人間の構造と機能の統合性を保ち，安寧を得るためのもので，すべての人間に必要とされる共通のニーズである。
② 発達的セルフケア・ニーズ：出生してから死にいたるまでのライフサイクルを通して，人間の成長発達過程に基づいた発達課題を達成させるニーズである。
③ 健康逸脱に対するセルフケア・ニーズ：基本的な生命過程や発達過程は，遺伝的および体質的欠損，ならびに正常な構造的・機能的統合性と安寧からの逸脱によっても脅かされる。

4　セルフケアの代償的役割

個人のセルフケア能力とセルフケア・ニーズはさまざまであり，これらのニーズへの代償的役割をとるための方策が要求される（金子，1999）。

たとえば，何らかの障害を受けた人の生活が自立していく過程では，援助者との依存と自立の関係のなかで，全代償から一部代償，支持的・教育的かかわりに移行していく。クライエントは，この過程を通じて，機能喪失の状態を受容しつつ，新しい生活行動を学習するとともに，自らの日常生活を可能な範囲で自らの力で営むことが目標となる。このためには，障害の程度に応じた生活上のくふうも重要である（渡辺・本田，2001）。

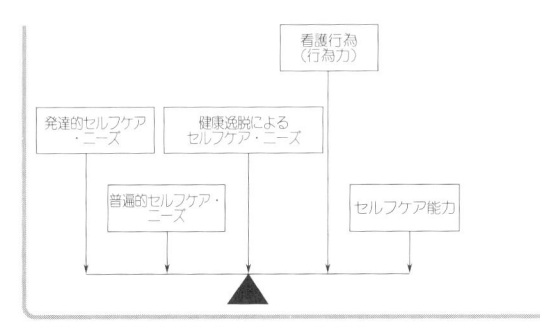

❖図4-3　オレムのセルフケア・モデル（Cavanagh, 1991）

中途障害者のセルフケア

リハビリテーション医学・医療活動はその目的によって次の3つに大きく分けられる。
1）予防的リハビリテーション
2）回復的リハビリテーション
3）維持的リハビリテーション

このうち中途障害者がおもに経験するリハビリテーションは，回復的リハビリテーションと維持的リハビリテーションである。

ふつう頭で考えると，回復的リハビリテーションを十分に行っていったんあるレベルまで回復してしまえば，リハビリテーションは「卒業」であり，その後は必要ない，と思いがちである。しかしそれは実は自分たち健康な人間の状態を障害をもった人にまで投影したものであって，現実は決してそうではない。中途障害者は，能力障害（disability），社会的不利（handicap）と日々向き合いながら生活をしているのである。

そう考えてくると，リハビリテーション医学を「障害の医学」といい，リハビリテーションを「障害の克服」と考えるのは，やはりまだ一面的であったといわざるを得ない。

リハビリテーションとは障害というマイナスを極力減らすことであると考えられやすいが，マイナスを百パーセントなくすことができたとしてもゼロにしかならない。しかもなかなかゼロにはできず，マイナスが少なくはなりはしたがまだ残っているというのがふつうであろう。

ところで，障害にはもうひとつ，手にとっては見られないが，決して見逃してはならないものがある。それは患者・障害者本人の心のなか（主観の世界）にある苦しみ・悩みといったものである。それがどうして「障害」となるかといえば，障害の定義に答えがあるであろう。すなわち，障害とは「疾患によって起こった生活上の困難・不自由・不利益」であるから，客観的であると主観的であるとを問わず，生活上の困難や悩みとなるものはすべて「障害」である。そして障害者の心のなかに起こる苦しみは，内面的な生活そのものの苦しみにほかならず，それは場合によっては外面的な（客観的な）障害よりもはるかにつらい，苦しいものとなり得るのである。

最後に，中途障害者は日々の生活をよりよくするためにあらゆる努力をし，社会との接点を探しながら生きているのであり，決して後ろ向きの姿勢ではないといえる。

3節 セルフケア学習

生涯発達のあらゆる段階と健康のあらゆるレベルにおいて，セルフケア行動が期待されるが，個々人によって，セルフケア・ニーズとそれらを補う能力は異なる。したがって，その支援も個別的となり，教育と学習も異なる。

1 コンプライアンスからセルフケアへ

セルフケア行動は，日常的な健康習慣のみならず健康の維持増進，病気対処行動，慢性疾患管理行動など，広範囲に及ぶ（図6-1, p.54参照）。たとえば，慢性疾患を有するクライエントでは，自らの生活態度や習慣を改めなくてはならない。これまでは，クライエントの受療行動に対して，クライエントが医療者の決定にどの程度従って治療を受けるかというコンプライアンス（治療順守）の問題に焦点が当てられていた。

しかし現在では，自己決定を重視し，クライエントが積極的に治療方針の決定に参加し，自らの決定に従って治療を実行する，あるいは実行しないこと（アドヒアランス）に支援の方向が転換している。すなわち，自己決定に基づく自己コントロールによって，自分の健康は自分で主体的に管理していくことをめざす（宗像，1992）。

2 セルフケア学習への転換

生活改善を中心とした生活習慣変容のために，クライエントが学習の主体者としてセルフケアを学ぶ意義が論じられている（富野，2000）。クライエントには自律性があり，自己決定権がある。そこで，健康提供の専門家はクライエントのそのような意思を尊重して支援する。

その場合，クライエントが自覚するニーズの優先度に基づいて目標が設定される。その結果を最終的に引き受けるのはクライエントであることから，クライエント自身が決定する意義は大きい。クライエント自身が行動を修正し，健康状態の改善に向かえるようにはたらきかける（Kelly, 1997）。

3 セルフケアのクライエント教育から健康学習へ

セルフケアの実践に対して，従来，クライエント教育が中心であった。医療専門家の一方的判断に基づいて，クライエントにとって何がよいかを考え，クライエントがそれに従うように教育した。このような指導モデルは診断的であり，目標達成に向けて叱咤激励することとなり，教育効果は即効性があるが，クライエントは受け身で学習意欲が阻害されやすい（宮原，1994）。

クライエントの立場からみた健康状態の改善は，専門家の価値観と必ずしも一致するとは限らない。慢性疾患や障害を有する場合ほど，健康のレベルよりQOLに高い価値を求めたり，社会活動における満足感の有無を問うため，両者の評価は大きく異なる（新井，1999）。

一方，セルフケアの健康学習では，クライエントが自分のニーズを認識し，自分で目標を決定するという点で異なる。そして，自分の健康に関する自己管理能力，すなわち，問題意識と結びついて継続的に実践することのできる力を，主体的な学習により身につける

COLUMN 29 — ライフスキル教育の実践

ライフスキルは，WHOが提唱する人間の行動に共通する「スキル（技能）」であり，WHO（1994）は以下の5対，計10項目をコモン（共通）スキルとして定義している。①自己認知（自己意識）スキルと他者共感（共感性）スキル，②効果的コミュニケーション・スキルと対人関係スキル，③創造的思考スキルと批判的思考スキル，④情動への対処スキルとストレスへの対処スキル，⑤意思決定スキルと問題解決スキル。

これらコモン（共通）スキルの上位概念として自己実現スキルと共生スキルの2つがあり，これを統合するQOLスキル（クオリティ・オブ・ライフを高めるスキル）が位置づけられる。すなわち，ライフスキルとは文字どおり「生きるための技能」であるが，単に「生きるためのハウツー」ではなく，日常生活のなかで生じる種々の問題や要求に対して建設的にかつ効果的に対処するのに必要な能力，技能であり，その意味でライフスキルはライフ（生活，生命，人生）の質（QOL）を高める機能をもつものである。

WHO（1994）がライフスキル教育の重要性を提唱して以来，おもに学校教育の場で少しずつではあるが実践の報告がなされるようになってきている。現在の学校教育において必要とされる「生きる力」の育成や，平成14年度から本格的に実施される「総合的学習」の取り組みとの関連を考えると非常に興味深い。

ライフスキル教育の実践は以下の6領域にみることができる。①喫煙防止教育や性教育に代表される「保健」の授業，②「家庭科」における指導，③「徳目からライフスキルへ」をスローガンとする道徳教育，④グループ・エンカウンターを活用する対人関係スキル教育，⑤「生き方の教育」の積極的生徒指導の一環としての取り組み，⑥「総合的学習」の目的を「生きる力を身につける学習」としてライフスキルを重視。

これらの実践で共通しているのは，その実際の教育場面（たとえば，授業）のなかで，ロールプレイや討論，児童・生徒自らの発見的探索などを積極的に取り入れている点である。授業を受けた結果，「知識」としてのライフスキルが身につくことを志向するのではなく，その授業自体が児童・生徒のライフスキルを発揮し，高めていく場として設定されるのである。

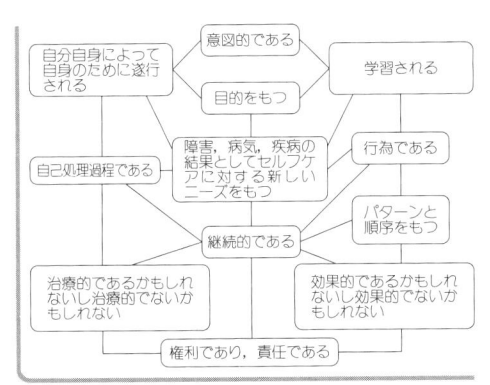

❖図4-4 セルフケアの健康学習 (Dennis, 1997)

（松下，1990）。

健康学習　健康学習は，人々の主体的な健康問題の発見と健康問題の解決という2つの課題の循環により発展する。図4-4に，セルフケアに基づく健康学習の構造を模式的に示したが，自己管理能力と主体的に事態を受けとめ問題解決をはかる能力が必要となる（Dennis, 1997）。

クライエントへの健康教育と比較したとき，クライエント健康学習の特徴を下記に列挙する（宮本，1996）。

① クライエントに対する接し方が診断的でなく，共感的である。
② コミュニケーションの主体がクライエント側にある。
③ 教育者は，話し上手であるよりも，聞き上手である必要がある。
④ クライエント―医療保健提供者相互の教育機能を重視する。

従来の医療モデルに根ざした医療者側の目標に従わせる教育ではなく，あくまでも学習者の目標とすべく医療従事者側の発想の転換が急務となっている（新井ら，1997）。

4　学習援助モデル

セルフケアの学習援助モデルでは，健康によい行動をクライエントが自発的にとれるように，クライエントの主体的な学習への援助が目標となる（日比野ら，1999）。その前提として，次の4点が強調されている。

① 健康問題の解決が目標ではなく手段と考える。
② クライエントから多くのことが学ばれることを認識する。
③ クライエントとの相互作用を重視する。
④ 当面の目標は問題解決よりも，クライエントの自己管理能力の育成をめざす。

クライエントが健康上の問題を自ら認識する力と，それを主体的に解決する力を獲得するために，健康提供の専門家にはますます，自分の現状に対するクライエントの思いを受容・共感する能力が要求されている。傾聴と共感という支持的対応が，クライエントの努力を肯定的に引き出すことになり，行動を修正し，セルフケアが習得される手がかりとなる（Aldrich, 1999）。支持的対応

また，セルフケアに影響する因子と行動変化のアセスメントを行いながら，そのクライエントの状況や変容ステージに応じたアプローチをしていく（津田・津田，2000）。　変容ステージ

COLUMN　乳がん患者のコーピング

乳がんの告知とストレス：乳がんの治療，おもに手術にあたっては，乳房が表在臓器であるという特殊性からほぼ全例にがんの告知を行う。したがって自分の疾患を死と結びつけて考える傾向にあり，転移しているのではないか，再発や予後はどうかなど，恐怖感をもつ患者が多い。とくに告知された直後には，乳房喪失といった美容面より死への脅威が強い。また手術への不安，術後の機能障害や社会復帰など，将来に関する情報の欠如もストレスとなっている。

乳がん患者の手術前コーピング：最も多くの患者にみられる「お任せ」は，直面するストレスを自分で解決できず他者の力を借りて問題解決をはかる行動である。また告知を受けることによって，情報を収集したり，自分の気持ちを表出して他者の共感を得て，乳がんを肯定的に受け入れることができている。

※表4-A　乳がん患者の手術前ストレス

ストレス	人数(%)
転移・予後（死）	48(88.9%)
手術（術式，時間）	36(66.7%)
乳房喪失	33(61.1%)
社会復帰が可能か	33(61.1%)
機能障害	30(55.6%)
家族	30(55.6%)
術後の疼痛	28(51.9%)
治療費用	21(38.9%)
麻酔	18(33.3%)
孤独感	6(11.1%)

（社会保険久留米第一病院：対象54人，複数回答）

※表4-B　乳がん患者の手術前コーピング行動

コーピング行動	人数(%)
覚悟ができたので医師に任せよう。任せるほかにしかたない。まな板の上の鯉の心境。	50(92.6%)
乳がんの手術体験者から情報を得る。医師・看護婦に病気や手術について質問をする。	40(74.1%)
手術してがんばるしかない。手術が最良の手段と考える。体験者の元気な状態を見て勇気を出す。	32(59.3%)
早く手術をして元気になろう。術前訓練（呼吸訓練など）を計画的に実施して手術にむかう。	28(51.9%)
肉親・看護婦・同室者に励ましてもらう。気持ちを聞いてもらう。手術がうまくいくよう祈る。	44(81.5%)
テレビ鑑賞・身体を動かすことなどで気を紛らす。外出・外泊をして気分をかえる。	36(66.7%)
病気を認めたくない。病気・手術について誰とも話したくない。	10(18.5%)
何もしたくない。何もしないで寝る。	1(1.9%)

（社会保険久留米第一病院：対象54人，複数回答）

4節 セルフヘルプ・グループ

近年,セルフケアの重要性が高まるにつれて,セルフケアをより効果的に実践していくためのセルフヘルプ・グループのアプローチが注目されている(1章4節参照)。

1 セルフヘルプ・グループとは

セルフヘルプ・グループ セルフヘルプ(self-help)・グループは,病気や障害をもつ人々が,自助力を高めるために,ボランティアや専門家などの協力を得ながら,自分たちが中心になって自分たちのための**ケア・プログラム**を実施する集団をさす(久保・石川,1998)。

その主要な目的は,相互援助を通じてメンバー各人の問題を改善し,より効果的な生き方を求めていくところにある。メンバーの関心と知識,不断の努力と技能の学習が活動を生み,支えていくことである。わが国では,糖尿病友の会,脳卒中患者の会,断酒会,難病患者や精神障害者など,さまざまな患者会が自主的に運営されている。

2 セルフヘルプ・グループの機能

セルフヘルプ・グループでは,お互いが援助者―被援助者の関係となり,参加者の主体性や意思,希望が最大限尊重される。参加者が,そのサービスを消費する人でもあり,提供者でもある。援助者役割をとることによって,「援助する者こそ,いっそう援助される(自己が高められる)」という効果がはたらき,自分の問題をよりよく理解できるようになったり,「自分も役に立っている」という自尊感情が回復できたりする(小田ら,1999)。

グループのダイナミックスが大いに活用されることで,参加者は孤独感や孤立感から解放され,自己有用感や存在感が満たされ,自分の居場所と役割が回復する。また,セルフヘルプ・グループでは,メンバーの準拠集団が形成される。このことによって,メンバーの行動や意識が強く影響力され,社会的相互学習によるモデリングが容易にグループ内で行われ,行動変容がうながされる。

さらに,当事者側からの発想が主であることにより,問題のとらえ方や知識と技術のニーズがより実際的であり,その活用も実用的である。このことより,その人の生き方に即した妥当な援助が行われやすいということや,ケアへの費用負担や時間的制約が少なくてすむとも報告されている(山崎・三田,1995)。

3 セルフヘルプ・グループの展開

現在,社会のいろいろな生活の場において,病気や障害を有する人々が,自助力を高めるために,ボランティアや専門家の協力を得ながら,グループとなって自分たちのセルフケア活動を展開している。

多くの実践活動を通して,セルフヘルプ・グループ非参加者に比べ参加者のほうで,心理面(抑うつ度,不安・心配,人生満足度,自尊感情,効力感)で望ましい結果が得られている(岡,1999)。また,問題行動,配偶者や子どもとの関係,対人関係,社会的役割遂行,生活調整や生活適応などといった側面においても,参加度や関与の度合いの強さに応じて,改善されること

COLUMN 31: 精神科のソーシャル・スキル・トレーニング

ソーシャル・スキル・トレーニング(social skills training:SST)とは,1970年代にアメリカのUCLAのリバーマン(Liberman,R.P.)らによって体系化された認知行動療法のひとつである。近年,精神科リハビリテーションの分野で注目されており,わが国では「社会生活技能訓練」と訳され,1988年のリバーマン来日によって急速に普及している。

精神障害者は,しばしば社会生活のさまざまな状況において適切な認知ができず,対処技能が低下しているため,生活上の障害となることが多い。その点に着目し,低下している技能を学習する機会を設け,構造化されたグループ場面で練習し,訓練による獲得をめざすのがSSTである。

精神疾患のなかで,最も数が多いとされる統合失調症(精神分裂病)に対してSSTの有効性は,生物学的な脆弱性を基盤としてさらに心理社会的ストレスが重なり合った結果とする「ストレス脆弱性モデル」に基づいているといわれる。つまり,SSTの導入により,社会生活での多種多様なストレスに対して,本人の有効な対処技能を強化することによって,症状の再発や悪化を防ぎ,生活の質を向上させようというものである。

SSTの実施モデルは,一人ひとりの希望する練習課題を設定し,学習する基本訓練モデルのほか,服薬自己管理,症状自己管理,基本会話,余暇時間利用,問題解決法などの課題領域を設定し,学習するモジュール別訓練モデルがある。そのなかで,基本訓練モデルがSSTの基礎となるものであり,精神科の病院のみならず,精神保健福祉センター,保健所,社会復帰施設,小規模共同作業所などでの活動のなかで幅広く展開されている(図4-A)。

開会のことば
新しい参加者,見学者の紹介
SSTの目的とルールの確認
前回の宿題の報告
今回の課題,目標を設定し,ロールプレイを行う
　場面を作り,登場人物選び
　(いつ,どこで,誰と,何を)
　いつものやり方で
　褒める―よかった点を探し出す
　　(正のフィードバック)
　さらによくなるやり方をいっしょに考える
　モデリング
　再演する(うながしやアドバイス)
　褒める―よくなった点を探し出す
　　(正のフィードバック)
宿題の設定
閉会のことば

図4-A 基本訓練モデルの流れ

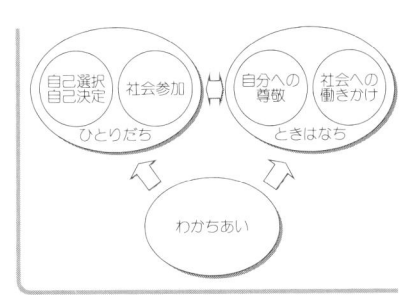

❖図4-5 セルフヘルプ・グループの3つのはたらき
(岡, 1999)

[図の内容: 自己選択・自己決定／社会参加 → ひとりだち／自分への尊敬／社会への働きかけ → ときはなち／わかちあい]

がわかっている。図4-5に，セルフヘルプ・グループのはたらきを図式化した。

4 セルフヘルプ・グループの社会的役割

セルフヘルプ・グループでは，療養生活や社会生活に関するさまざまな情報交換や便宜をクライアントどうしで行う。たとえば，自分たちのもつ健康問題の特殊性のために社会的に孤立し，阻害されて不利益が生じている事態を専門家の協力による自主的な調査研究をもって究明する。そして，その結果を世論や行政に反映していくことによって，障害やそれまでの経験を生かすことのできる社会づくりを最終的な目標としている（小田ら，1999）。

アメリカやカナダでは，市民団体，婦人団体，消費者団体と協力し，世論や行政へはたらきかけるなどの社会運動が盛んである。たとえば，難治性疾患患者とその家族が自主的に展開している社会運動としての患者運動がある。対外的活動として，患者家族のニーズに応えてくれる保健・医療・福祉サービスを要求するソーシャル・アクションを議会と行政機関にはたらきかけている。また，対内的には，専門医をはじめ各分野の保健・医療・福祉従事者の協力を得て，セルフケア改善のための情報提供，相談活動やセルフヘルプ・クラブ活動の交流などを行っている。

セルフヘルプ・グループによるアプローチは，専門家によるサービスの欠陥を補い，かつて家族や近隣社会が担ってきた援助機能を補完するとともに，社会的弱者へのサービスに拡大していく潜在力を有している。これに加えて，専門家や専門機関と患者・障害者・家族等の非専門家との間にある主従，上下関係にも強い影響を与えており，対等の関係，フレンドシップやパートナーシップの関係へと変化させる力となっている（新井，1999）。

21世紀の時代，セルフヘルプの思想と運動がますます広がることで，社会的ならびに政治的変化が期待されているが，一方ではしかし，個人の責任や努力を一面的に，あるいは過度に強調する危険性も孕んでいる（久保・石川 1998）。

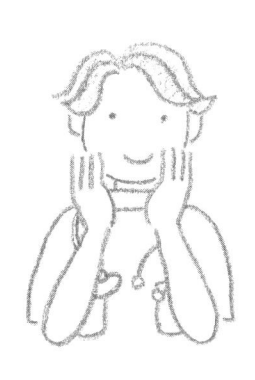

高齢者在宅看護のネットワーク

在宅看護の始期：2000年4月にスタートした介護保険制度は，要介護者等への訪問看護を，介護保険対象のサービスとして位置づけている。

高齢者への訪問看護のきっかけは，大きく2つに区分できる。ひとつは，医療機関からの退院後も引き続き医学的管理や看護が必要な場合，もうひとつは，在宅での生活を続けるうちに看護が必要となる場合である。

在宅看護と自立支援：退院後に看護を必要とする場合，多くは要介護状態にあり，医療・看護が必要であると同時に介護保険による福祉サービスの利用者であることが考えられる。脳卒中後遺症のケースでは，入院前と退院後とでは日常生活動作（activities of daily living：ADL）も異なり，自宅でありながら生活様式がまったく違ってくる。在宅生活にもどるためには，医療・看護によるサポートと身体介護の確保が不可欠である。こうしたケースでは，訪問看護とホームヘルパーや通所介護（デイ・サービス），通所リハビリテーションなどの複数のサービスが協働し，在宅生活へのスムーズな移行と，そこでの「自立的な」生活の取り戻しが共通の目標となる。

また，入院を経ないで訪問看護が必要となるケースは，たとえば通院が困難な程度にADLが低下したり，通院だけではケアができない生活面でのサポートが必要となるような場合である。ADLは比較的高いものの，適切な看護が行われなければ疾病の進行，ADL低下，要介護状態への進行のおそれがある。ここでは保健師等と「予防」を目標とした協働が求められる。

在宅看護のネットワーク：在宅看護では，医療機関内のチーム・ケアとは異なる職種との連携や協働が求められる。介護保険のもとでは，介護支援専門員（ケア・マネージャー）が調整役となって利用者一人ひとりのチームを組むことになる。訪問看護師は，ホームヘルパーや通所サービスのスタッフ，かかりつけ医らとともに，利用者に対する共通認識，ケアの目標，役割分担などを明確にしながら看護にあたる。利用者の生活の場である「自宅」が活動の場となるからこそ，生活に密着したケアを担ってきた福祉の専門職との新たな関係づくりが求められているのである。

実習 7 生活習慣病の予防・治療のための健康づくりへのアプローチ

目的

生活習慣病を根本的に予防・治療するには生活習慣を健康的に変容するしかない。ところが、「わかっていても実行できない」人が実際には多く、生活習慣の変容を支援する効果的な方法を開発することは重要な課題である。生活習慣変容のアプローチを体験し、自分自身がどう変容したかを評価してみよう。

方法

(1) 目標設定

3か月後に達成できそうな目標を設定する。目標は、2割増しの努力で達成可能な程度とし、できる限り数値で示した具体的なものが好ましい。

(2) 健康行動を阻害する因子と対処法を考える

健康行動変容を阻害する因子をあげ、それに対処するための具体的方法について考え、書き出す。

(3) セルフ・モニタリング

図4-Iに示したようなカレンダー式の記録表を作成し、運動面については1日歩数、および有酸素運動（ウォーキング、自転車こぎなど）の実施時間を記入し、食事面については、主食、野菜、たんぱく質の摂取をチェックし、間食や飲酒量を書き出す。体重や血圧を落とす必要がある人は、合わせて記入するとよい。また、宴会などのイベントがあれば書く。

(4) 自己効力感のテスト

アプローチの前後に自己効力感のテストを行い、運動、食生活、健康管理について点数化する。

結果の整理

(1) グラフ化

1日歩数、有酸素運動の実施時間、体重など、開始時からの推移をグラフ化する。自己効力感についても、各項目に分けグラフ化する。

(2) 阻害因子の克服状況

1か月ごとに阻害因子への対処がどれくらいできたかを書き出してみる。

(3) 目標の達成状況

1か月ごとに目標に対する達成度を自己評価してみる。

考察のポイント

(1) 自己分析

毎週、記録を見直し自己分析してみる。たとえば、休日は歩数が少ないとか、意外に間食をたくさん食べているなどの発見がないであろうか。

(2) 他者からの分析

仲間と記録を見せあい、行動変容に向けどうがんばっているのかを話し合ったり、励ましあうとよい。また、専門家に記録を見てもらう。自分では気づかなかったことを指摘してもらえるかもしれない。

(3) 総括

3か月経過したところで、自己効力感の変化について検討するとともに、目標の達成感、阻害因子がどれくらい克服できたかについて評価してみる。自分の運動や食行動がどう変容したのかを書き出し、できれば専門家から評価してもらうとよい。

発展

例数をふやし、データを蓄積する。肥満者だけを選び、このアプローチが体重の低下に有効なのかについて検討したり、糖尿病や高血圧などの疾患をもっている人では、関連する医学データに成果が現れているかについて分析してみる。また、開始時に自己効力感が高い群と低い群に分け、効果を比較してみよう。

日付	9月7日		
体重	56.8 kg			←できるだけ定時・同じ服装での体重
歩数	9,406 歩			←朝から晩までの1日の歩数
運動	歩 45分			←10分以上続けたウォーキングの1日合計時間
	他 水中歩行30分		
	エアロビクス50分			ウォーキング以外の運動や予定など
ほか	血圧 145/92		
	他 歓迎会		
	朝	昼	夕
主食	○	○	○	←ご飯、パン、めん、イモなど
野菜	×	×	○	←野菜
魚、肉卵大豆	×	○	○	←魚、肉、卵、大豆など
間食	草餅1、リンゴ半分			←三食の食事以外に飲食したもの
酒	ビール大2、日本酒2合			例）果物、お菓子、ジュース、お酒など

❖図4-I　ライフスタイル記録票の例

実習 8 *価値の序列*

目的
あなたの一番大事なもの（What is important for you?）について考え，それを話題に，グループ間でお互いの価値観についてディスカッションする。

方法
(1) 自分の価値観を確かめる。「朝起きてから，夜寝るまでの1日を思い浮かべたとき，なくては困る大切なもの」を5つ列挙する。
(2) 「自分の家，近隣，学校，地域を思い浮かべたとき，なくては困る大切なもの」を5つ列挙する。
(3) 「自分の県，国，アジア，さらに広く世界まで思い浮かべたとき，なくては困る大切なもの」を5つ列挙する。

結果の整理
それぞれどのようなものが列挙されたか，カテゴリーに分けて集計する。

考察のポイント(1)
(1) この作業から感じたこと，考え始めたことについて述べる。
(2) 他人の価値観を聞いて，その人をより深く理解する。
(3) さまざまな価値観のあることを知る。

発展
(1) 下記に列挙する8つの価値について，次のルールに従って，グループ決定する。
　項目：自己実現・名声・富・正義・健康・愛・奉仕・楽しみ
　ルール：多数決や説得ではなく，全員の納得による順位を決める。決定は出せない，決定することはナンセンスだということを認めない。制限時間を35分とする。
(2) ディベートを行う。
　1位とした項目に応じて，グループを分け，グループ間でなぜ，それが大事なのか，ディスカッションする。考えられるすべての理屈を提示し，説得あるようにプレゼンテーションする。
　補足意見の提示，徹底討論の展開，反論への反論，討論の継続を行う。フロアーからの質疑への応答を行う。

考察のポイント(2)
(1) 各グループが，それぞれの項目についてどのような定義づけによって順位をつけたのかを知る。
(2) なぜ，自分たちはこのような順位になったのか，自己主張する。
(3) 価値観を変えることの難しさを知る。
(4) 出会いを感じ，心と心の交わりを体験し，感動を覚えたとき，人は新しい人生を歩み始めることに気づく。

筆者の「健康心理学」の授業で行われた結果の例を参考までに示す。
　1位：愛，2位：健康，3位：自己実現，4位：楽しみ，5位：正義，6位：奉仕，7位：富，8位：名声

筆者は実習のあとに，がんの緩和ケアで有名な福岡亀山栄光病院（福岡県志免町）の外来待合室に掲げられている，次のような詩をいつも朗読することにしている。

　大事をなそうと思って，力を与えてほしいと神に求めたのに，慎み深く従順であるようにと弱さを授かった。
　より偉大なことができるようにと，健康を求めたのに，より良きことができるようにと病弱を与えられた。
　幸せになろうとして，富を求めたのに，賢明であるようにと貧困を授かった。
　世の人々の賞賛を得ようと，権力を求めたのに，神の前にひざまつくようにと弱さを授かった。
　人生を享楽しようと，あらゆるものを求めたのに，あらゆることを喜べるようにと生命を授かった。
　求めたものは，一つとして与えられなかったが，願いはすべて聞きとげられた。
　神の意にそわぬ者であるにもかかわらず，心の中の言い表せない祈りはすべて叶えられた。
　私はあらゆる人生の中で，もっとも祝福されたのだ。

この詩は，作者不詳ということだが，おそらく余命いくばくもないがん患者が自分の人生をふり返って，感謝の気持ちをありのままに綴ったものと推察できる。

5章 ライフスタイルと健康

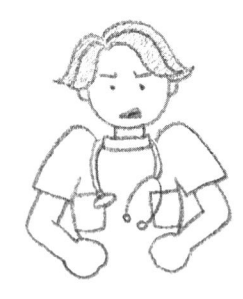

ここ半世紀，わが国の疾病・死亡構造は，大きく変貌した。結核などの感染症は，エイズなど一部を除きほぼ克服され，がん，循環器疾患，肝疾患など生活習慣病が健康破綻の大半を占めるようになった。疾病志向から健康志向への転換期にある現在，遺伝素因とライフスタイルが交絡して発症する生活習慣病やストレス病の一次予防として，ライフスタイル評価が重要視されている。ここでは，ライフスタイルと心身の健康との関係に関する理論と実証研究について解説する。

1節 今日的健康観とライフスタイル

社会経済変革期の多様なストレスと健康・疾病構造の変化をふまえ，ライフスタイル科学研究のアプローチのしかたを理解し，疾病発症予知と健康増進の具体的方法を学ぶ。

1 現代社会とライフスタイル・ストレス

今や，健康・疾病構造は大きく変化し，生活習慣病が大半となっている。一方，高度情報化・管理化社会や少子高齢化社会の到来，国際標準化，雇用不安などの社会現象は，従来のライフスタイルやワークスタイルの変容を余儀なくしている。そのため，児童虐待，不登校，過労死・過労自殺，PTSD，テクノストレス，シックハウス症候群などさまざまなストレス問題が発生し，神経症・心身症などストレス病への対策が課題となっている。またアメリカ同時多発テロのような衝撃的なストレス危機への対応も必要な時代となってきた。このように，医学・医療の現場では，ライフスタイルが深くかかわる生活習慣病やストレス病の対策が求められている（Morimoto et al., 1995；丸山・森本, 2002a, 2002b）。

2 ライフスタイルと健康のかかわり

生活習慣病は慢性疾患であり，いったん発症すると完治することが困難な場合も多い。また，心身症も，その発症機序として生活習慣の歪みが強く関与している。したがって，これらの予防には，二次予防（早期発見，早期治療）よりも一次予防（健康増進）が重要となる（森本, 1991；丸山・森本, 1996a）。

健康的なライフスタイルやサポートによって健康を増進し，生活や人生の充実感（QOL）を高めていくことこそ人々の願いではないだろうか？

3 ライフスタイルの概念

ウェーバー（Weber, M.）によって概念づけられたライフスタイルは，現在では，日常生活習慣を表すほか，より抽象化された個人の生き方や健康意識，人生観までも表現する用語として用いられている。

4 ライフスタイルと身体的健康度

ベロックとブレスロー（Belloc & Breslow, 1972）は，アラメダ郡の住民を対象にした追跡調査で，7つの健康習慣が，身体的健康度・死亡率と強く関連していることを見いだした（表5-1）。また，7つの健康習慣より算出した健康習慣指数（health practice index：HPI）によってライフスタイルを包括的にとらえた（図5-1）。

COLUMN 33 — 健康概念はいくつあるの？

これまでに，さまざまな健康概念が提唱されてきた。以下に簡単な説明を加えながら健康概念の内容を解説する。世界的に認知を受けている健康概念としては，身体的にも精神的にも社会的にもwell-beingな状態としたWHOモデルはあまりにも有名である。しかしながら，この定義では健康の具体的内容が不明瞭かつ抽象的であるとの問題点もある。この規定以降，以下のような定義が行われてきた。

まず，多くの人に最もわかりやすい健康概念として，病気や障害でないといった形でとらえる臨床モデルがある。このモデルは，近代西洋医学的な視点での健康観であり，健康は病気のない状態ととらえられ，病気から逃れること，そのためには病気にならないような行動が期待される。このような健康観は，古い健康観，禁忌の健康観ともよばれている。次には，状態がよいとか気分がよいといった形でとらえる主観モデルがある。高橋（1993）は，健康にはランクがあり，そのランクを「心地よさ」なる健康尺度で評価し得るとし，それを「新しい健康観」として提唱した。社会学者のパーソンズ（Parsons, T.）は，家族や職業における役割を遂行できることを基準とした役割遂行モデルを提唱した。また，病理学者のデュボス（Dubos, R.）は，環境に適応できることを基準とした適応モデルを提唱した。そのほかには，心理学者マズロー（Maslow, A. H.）による，すこやかな生き方や自己実現を基準とした幸福論モデルなどが代表的なものである。

このように健康概念にはさまざまなとらえ方があるが，多々納（1999）は今日の健康の考え方にみられる基本的特徴を以下のように要約している。①疾病と健康を別個の概念としてみなす傾向にあること，②人の健康を，より統合的・包括的な生活概念からとらえようとする考え方に移行しつつあること，③個々人の役割や適応にかかわる心身の積極的な状態や能力を基礎とする見方に変化していること，④「いかに生きるか」などの主観的要素も加え，生活内容とその状況的・環境的諸要因の全体を包括した総合的・多元的な視点が重視されつつあること，などを指摘している。

5章 ライフスタイルと健康

※表5-1 7つの健康習慣
1 適正な睡眠時間（7～8時間）をとる
2 喫煙をしない
3 適正体重を維持する
4 過度の飲酒をしない
5 定期的にかなり激しいスポーツをする
6 朝食を毎日食べる
7 間食をしない

※表5-2 8つの健康習慣とライフスタイルの分類（森本ら，1986）
8つの生活習慣をいくつ守っているかによりライフスタイルの良否を分類した。

8つの健康習慣
1 喫煙をしない
2 過度の飲酒をしない
3 毎日朝食を食べる
4 毎日平均7～8時間眠る
5 毎日平均9時間以下の労働にとどめる
6 身体運動スポーツを定期的に行う
7 栄養バランスを考えて食事する
8 自覚的ストレス量が多くない

ライフスタイルの分類

守っている生活習慣数	ライフスタイル
0～4	不良
5～6	中庸
7～8	良好

わが国においても，森本と星（1986）は東京都民を対象に健康習慣と身体的健康度を測定し，これらの間に関連性のあることを示した。この調査から，森本ら（1986）は，日本人に有用な8つの健康習慣（表5-2）を抽出した。

こうしたライフスタイル評価により，将来の疾病発症を予知することが可能である。（表5-3）。たとえば，消化性潰瘍では，毎日の生活が不規則であること，喫煙，ストレスの多いことなどが大きな危険度を示している（森本，1994）。

※表5-3 ライフスタイル，性別，年齢の主要疾患発生に関する相対危険度（多重ロジスティック分析）（森本，1994）

要因	危険因子	消化性潰瘍	循環器疾患	肝臓疾患	糖尿病	腰痛
生活の規則性	不規則	3.3(2.0～5.6)*		3.2(2.0～4.5)**		
趣味	なし					
多忙感	あり					
運動★	週1回未満			2.3(1.0～5.4)*		
飲酒★	毎日飲む					
喫煙★	吸っている	4.4(2.3～8.4)**	5.8(2.9～11.0)**			
睡眠★	9時間以上					
	6時間以下					
食事の規則性	不規則					
栄養バランス★	考えない				4.0(1.2～10.4)*	
朝食	食べない					
コーヒー，紅茶など	日5回以上					3.3(1.2～9.1)*
労働時間★	10時間以上					
自覚的ストレス量★	多い	3.8(1.6～5.8)**	1.9(1.0～3.4)*			
生活満足度	少ない					
間食	毎日する			3.0(2.2～4.4)**		
塩分摂取量	制限しない		4.0(2.1～7.9)*			
HPI★	悪い(0～4)	2.6(1.4～3.9)*	2.0(1.0～3.5)*			
性別	男性	3.4(2.0～4.8)*				
年齢	35歳以上	3.9(2.1～6.0)*	4.8(3.7～6.1)*	10.2(3.2～32.7)*	3.9(3.2～5.7)*	1.4(1.0～2.0)*
6年間の新規発生数（追跡2,853人）		45人	41人	34人	18人	18人

★HPI関連項目　* $p<0.05$　** $p<0.01$

5 ライフスタイルと精神的健康度

SDSスコアによる抑うつ度を精神的健康度の指標として，ストレス構造モデルを考え，パス解析を行った。その結果，ライフスタイルのよいグループほど抑うつ度が低い傾向がみられた（図5-2，丸山・森本，1991）。

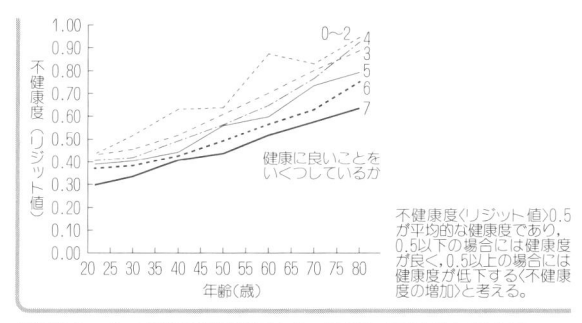

❖図5-1 7つの健康習慣をいくつ実行しているかによる健康度への影響（Belloc & Breslow, 1972）

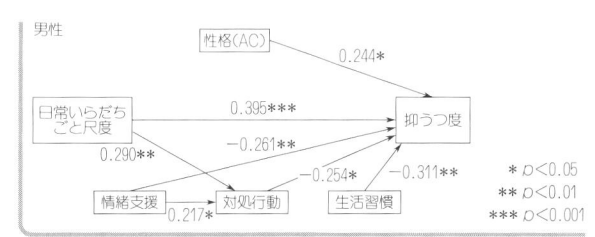

❖図5-2 抑うつ度をストレス反応としたパス解析結果（丸山・森本，1991）

脳の活動を唾液で調べる

脳の活動を反映している神経伝達物質のひとつであるノルアドレナリンはヒトの情動機能と深く関連している。ノルアドレナリンの代謝産物である3-methoxy-4-hydroxyphenylglycol（MHPG）は，中枢ノルアドレナリン作動神経活動を知るための数少ない指標となる。MHPGは，血液や尿を試料として不安障害やうつ病などの臨床検査やストレス研究の生理指標として測定されている。しかしながら，人の場合は採血が必要なことから実証的報告数が少ない。さらに，血液の採取は被験者に負担を与えるだけでなく，医療従事者でなければ採血することができないなどの問題がある。そこで，生体侵襲が少なくてすみ，しかも誰でも簡便に採取できるという利点をもった唾液を試料として，MHPGを測定することが注目されている。筆者らは，唾液からMHPGを分析の特異性にすぐれたGC-MSを用いることで定量化に成功した。そして被験者から唾液と血液を採取し，それぞれのMHPGを定量したところ，高い正の相関が認められたので，唾液MHPGがノルアドレナリンの活動性を反映する指標であることを示唆した（Yajima et al., 2001）。

唾液MHPGを指標として扱った研究では，不安患者と健常者の唾液MHPGを比べると不安患者のほうが高値を示し，また不安患者は薬物治療を行い症状が改善することでMHPGの値が健常者と同水準になった。この結果は，唾液MHPGが不安症状の客観的評価になることを示唆している（Yamada et al., 2000）。健常者を対象として，日常生活場面で唾液を採取し，同時に気分に関する質問紙に回答を求めたところ，不安や抑うつなどのネガティブな気分に比例して唾液MHPGが高値を示した。この結果は，健常者でも不安状態になることで唾液MHPGが上昇することを示唆している（矢島ら，2000）。実験室場面でメンタルストレス・テストを施行することで心臓血管系の反応や緊張が高まることに加えて唾液MHPGの上昇を観察することができた（図5-A）。この結果は，ストレスを受けることで緊張や不安が高まることに比例して脳のノルアドレナリン作動神経活動が亢進することを示唆している。

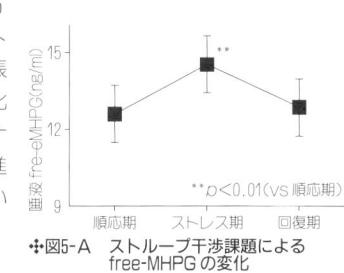

❖図5-A ストループ干渉課題によるfree-MHPGの変化

2節 ライフスタイルと染色体遺伝子変異

生体に負荷された不良なライフスタイルはさまざまな生体反応を引き起こすが，染色体遺伝子に及ぼす影響は最も重要なもののひとつである。

1 遺伝的健康の意味するもの

次世代に，いかに，よりよい健康状態を遺伝子のレベルで残せるかは大きな課題である。多くの疾病は，遺伝素因と環境要因が複雑に絡み合って発生する。疾病予防，健康増進上，遺伝的要因は無視できない。最近のがん遺伝子研究から明らかにされているように，環境有害因子による染色体DNA（図5-3）の微小変化からがんが発生するのみならず，動脈硬化も血管壁のDNAが変化して発生してくるとの説が有力になってきた。また，有害因子への曝露によって，非特異的な全身的老化が早まることも，後天的な遺伝子の変化によって説明できるという説も有力である。したがって，従来考えられていたよりも，遺伝因子と環境因子は密接に絡み合って生活習慣病の発症に寄与していることが明らかになってきた。たとえば，生活習慣病として大きな問題になっている高血圧や糖尿病などは，親から受け継いだ先天的な遺伝素因によって，ある程度発症が左右されることが知られている（森本，1997）。

2 ストレスと染色体変異

人体は成人で約60兆個の細胞から構成されている。これら体細胞は，さまざまな変異原物質の影響を受けて，日夜，染色体遺伝子の変異を生じている。宇宙線や，医療放射線などの電離放射線，焼け焦げや食品添加物，あるいは煙草やアルコール代謝物のアルデヒドなど，環境中の変異原発がん物質は知られているだけでも数千種ある。また，最近では，酸素も染色体DNAに障害を与える原因物質であることが知られてきた。筆者ら（Morimoto & Wolff, 1980 ; Morimoto, 1990）は，末梢血リンパ球を用いて，染色体遺伝子障害の変異を測定している。

企業の従業員ならびに東京都民数百人を対象に，主観的ストレス量を含むライフスタイルと末梢血リンパ球染色体変異（姉妹染色分体交換，sister chromatid exchange : SCE）頻度との関連性を定量的に検討した。その結果，主観的ストレス量の多い者ほど，有意に染色体変異の多いことが明らかとなった。

さらに，染色体構造異常をもつ細胞が分裂した際に生ずる小核形成（一部の遺伝子が分裂に際し，核の外に放出されてしまう染色体変異）の頻度を，同様にライフスタイルとの関係で測定したところ，主観的ストレス感の強い者ほどリンパ球中に小核を形成している割合が有意に高かった。

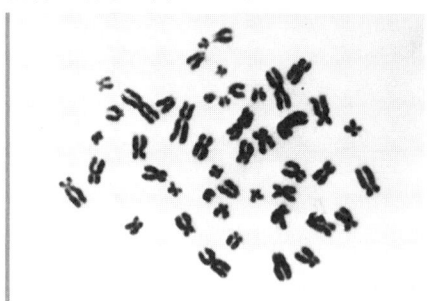

✤図5-3 ヒト染色体

COLUMN 35 ウンコが出るってすばらしい

養護学校に勤務していた私は，きよたかを担任して，すぐに家庭訪問に出かけた。するとお母さんが，「先生，きよたかはなかなかウンコが出ないんですよ。それで急に学校で出ることもあります。迷惑をかけるかもしれませんが，よろしくお願いします」と言った。私は，すぐそばにいたきよたかに，「きよたか，バナナやいもをたくさん食べないといかんよ」と言った。するとお母さんが，すかさず，「先生，きよたかは生まれたとき内蔵ぐちゃぐちゃでね。3歳ぐらいでやっと歩けるようになったんです。ふつうの人が飲んだら，1週間ぐらい下痢が続くような強い薬を飲んでもなかなか出ないんです」と返された。

そのことばを聞いて，私は，恥ずかしくなってしまった。「ウンコが出ない。繊維質の食べ物をあまり食べていない」という一般的なことしか考えきれなかった。また，自分の体験してきた「枠内」でしか，きよたかを見てなかったんだと痛感した。

きよたかは，毎日のように学校でトイレに入る。30分〜1時間座ってもなかなかウンコが出ない。暑い日には汗びっしょりになりながら便器に座っている。

その日は，ここ4〜5日ウンコが出ていない日だった。汗びっしょりのきよたかは，ウンコがなかなか出ないので泣きながらウーンウーンと唸っている。1時間ぐらいたって，やっと少し出たらしく，ボディランゲージでちょっとだけ出たことを教えてくれた。ちょっと出た嬉しさとまだまだおなかが痛く，複雑な顔をしている。

次の日もトイレに入っている。しばらくして，ニコニコして飛び跳ねながら私のところへやってきた。体じゅうで「たくさん出た」と言ってきた。私も急いでトイレに行って，便器をのぞくと，ベチョベチョで緑のウンコが，いっぱい出ていた。

私は，このウンコを見て，ぜんぜん汚いなどとは思わず，きよたかといっしょになって跳び上がって喜び，「ウンコが出るって，すばらしい」と感じた瞬間だった。

3 ライフスタイルと染色体変異

喫煙は不健康なライフスタイルの典型である。喫煙集団と非喫煙集団の末梢血リンパ球染色体変異を比較した研究の多くは、喫煙者集団からのリンパ球染色体変異が非喫煙者集団のそれと比べて有意に高い事実を報告している。間接喫煙のリンパ球SCEに及ぼす影響についても検討した。マイトマイシンC（MMC）を添加して培養したところ、誘発されるSCE頻度は、間接喫煙者の平均値は喫煙者と等しく、非喫煙者よりも有意に高かった。

筆者らは、個々人の末梢血リンパ球を培養してライフスタイルとSCEの頻度との関連性を調査した。各個人ごとに自然発生SCE頻度と、MMCの一定量による誘発SCE頻度を検討したところ、ライフスタイルの良好な群ほど有意にSCE頻度が低いことが明らかとなった（図5-4）。

さらに、末梢血リンパ球における小核形成頻度を指標に、ライフスタイルの影響を検討した。HPIで分けた3群のリンパ球における小核頻度をみたところ、とくにライフスタイルの不良群は有意に高い小核頻度を有していた（図5-5）。個々のライフスタイルのリンパ球小核頻度への寄与を解析したところ、SCE誘発に大きく関与する喫煙、飲酒、ストレス感とは異なり、運動習慣、喫煙および睡眠時間が重要な寄与を示すことが明らかとなった（森本、1994）。

4 ストレスとDNA遺伝子変異

生体にストレスが負荷された場合、血中の酸素濃度が一過性に急上昇した際、血中には反応性の高い酸素分子が多量に発生することがよく知られている。これら反応性の高い酸素分子種（活性酸素）は、反応性の高い水酸化物となり、過酸化水素を経て反応性の高い水酸基に変化し、遺伝子そのものであるDNAに障害を与える。生体はこのような有害な活性酸素をいち早く消去する酵素をもっている。その代表が、スーパーオキシドジスムターゼ（SOD）である。

筆者（森本、1997）は、個人個人の人体細胞中のDNAに活性酸素により生じた8-ヒドロキシグアニンの量を測定した。主観的ストレス量とリンパ球染色体DNA中生じた8-ヒドロキシグアニンの量は有意な変動をみせなかったが、血中に生成された活性酸素をうち消す赤血球中SOD活性は主観的ストレス量の多い者ほど高かった。

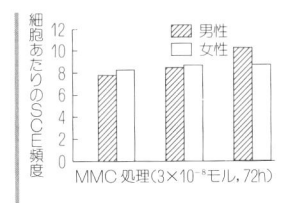

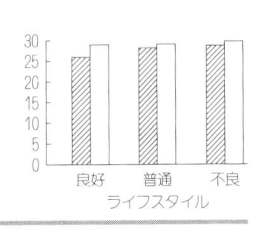

✤図5-4 ライフスタイルとSCE頻度（森本、1994）

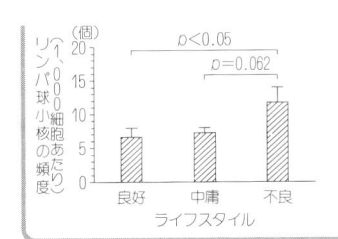

✤図5-5 ライフスタイルとリンパ球染色体変異（森本、1994）

COLUMN 脳と免疫系のクロストーク

生物はアメーバ等の単細胞生物からヒトにいたるまで、刻々と変化する外部環境や刺激に対してその恒常性を維持し適応的に対処する存在だと規定される。外的刺激に対する適応的な行動には脳・神経系が対応し、細菌等の侵襲に対する内部環境の維持には免疫系が対応している。すなわち脳と免疫系は局在が同定できるか否かの違いはあるにしろ、どちらも外部刺激に対する反応により適応的に生体の恒常性を維持するという点で両者は類似した機能系である。脳科学と免疫学はそれぞれ独立して発展してきたが、近年両機能が密接に関連し相互に影響し合っていることが明らかになり、心理免疫学や神経免疫学として大きく発展している。古くは池見（1963）らによる研究で、漆に対して接触皮膚炎を示す人に暗示を与えることにより漆に対する過敏反応が消失する事実が報告されている。また配偶者との離別は最も大きなストレスといわれているが、配偶者との離別はマイトゲンに対する反応性の低下やナチュラルキラー（NK）細胞、ヘルパーT細胞の比率の低下など、免疫系の機能低下をきたすという数多くの報告がある。動物実験でも免疫抑制剤を無条件刺激とし、サッカリンを条件刺激として条件づけを行った場合、免疫抑制作用をもたないサッカリンのみで免疫抑制作用が起こる。ラットに回避不可能な電撃ストレスを与えるとマイトゲンに対する反応性の低下やNK細胞活性低下が認められるが、回避可能な電撃ストレスを与えられたラットではこの低下が認められない。このことはストレス刺激自体ではなくストレスに対する認知が免疫機能に影響を与えることを示唆している。外部からの感覚情報は視床に入り、大脳皮質、連合野、辺縁系に伝えられ情動をともなう情報として認識され、直接免疫機能に影響を与え、あるいは一部の感覚情報は視床から視床下部、下垂体、副腎等の内分泌系を介して免疫機能に影響を与える。

以前は脳にリンパ球がないことや、脳血液関門により蛋白質や細胞の侵入が防がれていることから、脳は免疫学的には聖域といわれていたが、脳組織の移植で拒絶反応が認められることや、さまざまなサイトカインが脳で産生されていることが明らかになり、免疫応答反応が脳の生理機能に影響を与えていることが示唆される。実際、免疫応答反応の過程で産生されるサイトカイン類は、免疫機能の活性化を目的としてガンや免疫機能不全の治療薬として使用されているが、時に傾眠、うつ状態、錯乱などの中枢神経症状が出現する（広川、1993）。

3節 ライフスタイルとストレス，がん免疫力

ストレスに強いライフスタイルや，がん免疫力を高めるライフスタイルが明らかになってきた。ここでは，ライフスタイル，ストレス，がん免疫力の相互関係について学ぶ。

1 ストレス耐性因子としてのライフスタイル

ストレス要因を減少させるには限界があり，ストレス耐性を高めることが課題となっている。筆者ら（森本ら，1995；丸山・森本，1999，Nakayama et al., 2000）は，ストレス耐性因子として良好なライフスタイルがストレス軽減因子であることを定量的に明らかにしてきた。

2 ライフスタイルとストレス

筆者（森本，1997）は，ライフスタイルと主観的ストレス感の関係を検討した。その結果，主観的ストレス感の強い者ほど不良なライフスタイルが有意に多か

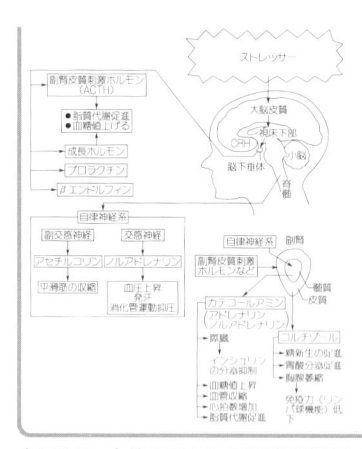

❖図5-6 人体のストレス反応系概要（森本，1997）

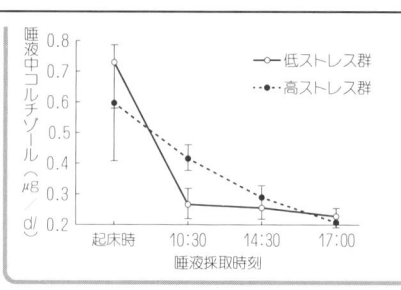

❖図5-7 ストレッサー負荷によるコルチゾールレベルの変化（丸山・森本，2002a）

った。

また，一般的健康評価尺度（General Health Questionnaire：GHQ）28項目版を用い，ライフスタイルの良好な人はGHQ28得点が有意に低く，精神的健康状態が良好であることを示した。

3 ストレスと唾液中コルチゾール

近年，精神神経免疫学（psycho-neuro-immunology：PNI）分野の研究が著しい発展を遂げている。社会心理的なストレッサー負荷に対する反応として脳内分泌系が，末梢・中枢神経系にも多大の影響を及ぼし，その結果，免疫力を含むさまざまな生体防御機能が大きく変動する事実が明らかになってきた。人体のストレス反応系の概要を図5-6に示した。

コルチゾールは，種々のリンパ球機能を低下させる。筆者らは内分泌学的な指標として，唾液中コルチゾールレベルを簡便かつ感度よく測定する方法を開発している。コルチゾールは日内変動を示し，起床時に最も高く，活動開始後は徐々に低下するが，ストレッサーが負荷された場合，上昇傾向を示す。筆者ら（丸山・森本，2002a）の測定結果では，高ストレス群は日中も有意に高い唾液中レベルを示した（図5-7）。

COLUMN-37 ナチュラルキラー細胞の測定

ナチュラルキラー（NK）細胞は腫瘍やウイルスに感染した細胞と結合し，破壊する能力をもつ細胞として知られている。NK細胞は初期の発がん防御を担っていると考えられ，具体的にはがん化した細胞に接着しその細胞膜を溶かす酵素を放出した後，蛋白質やDNAを切断する酵素類（フラグメンチン）を細胞内に注入し，がん細胞を死滅させるというプロセスを踏む。

NK細胞の測定には質的および量的側面を測る2つの方法がある。質的にはNK細胞がどれだけがん細胞を破壊する能力があるか（NK細胞活性）を測る。量的には末梢血中の単位体積（細胞数／mm³）あたりにNK細胞がどれだけ存在するか（NK細胞数）を測定する。具体的な測定方法を以下に示す。NK細胞活性は，増殖させた白血病患者由来のがん細胞を放射性物質のクロム51で標識する一方，測定対象者のNK細胞を含む部分を遠心処理により取り出した後，両者を培養液中で混合し，一定時間後にどれだけのがん細胞が破壊されたかを調べる。破壊された細胞が多ければ多いほど培養液中に放出されたクロム51の放射能のカウントが高くなるというしくみである。NK細胞数は，NK細胞だけを標識するモノクローナル抗体によってNK細胞の全リンパ球中に占める割合を自動細胞解析装置（フローサイトメーター）で測定し，単位体積あたりのリンパ球数を乗することによって求める。

このNK細胞は種々のストレスや生活習慣の影響を受けると考えられている。一般に，ストレスや不適切な生活習慣によってNK細胞活性は低下し，細胞数は減少する。たとえば，ある工場に勤務する電機技術職の若年労働者113人を対象に職業性ストレス（KarasekのJCQ）とリンパ球分画数を測定したところ，図5-Bに示したように，仕事の要求度（仕事の忙しさ，仕事量にかかわる種々のストレス要因）が高ければ高いほど，中等度のNK細胞活性を示すCD57＋CD16＋NK細胞数が減少することが判明した（Nakata et al., 2000）。ガン免疫力を考えるうえで，仕事のストレスは重要な要因のひとつといえる。

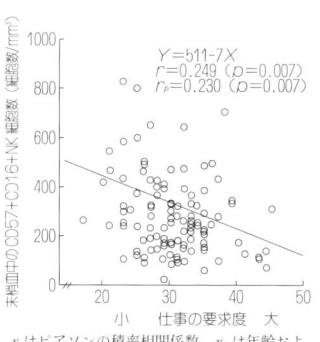

$Y = 511 - 7X$
$r = 0.249\ (p=0.007)$
$r_p = 0.230\ (p=0.007)$

rはピアソンの積率相関係数，r_pは年齢および1日喫煙本数を調整した偏相関係数。

❖図5-B 仕事の要求度とCD57＋CD16＋NK細胞数との関係

4 ライフスタイル・ストレスとNK細胞活性・LAK細胞活性

感染や初期の発がん防御を担っているリンパ球のナチュラルキラー(NK)細胞活性が注目されている。NK細胞活性を低下させるライフスタイル要因として、喫煙、大量飲酒、不良な栄養バランス、睡眠不足、騒音や受験ストレスなどがある。逆にNK細胞活性を上昇させるのは、適度な運動、笑い・ユーモア、適温の入浴などである。職域集団で測定したところ、ライフスタイル良好群のNK細胞活性は不良群よりも有意に上昇していた（図5-8、Kusaka et al., 1992）。

リンフォカインアクチベイティッドキラー(LAK)細胞活性については、非喫煙者群において、タイプA高スコア群のLAK活性値の有意な低下が認められた(Inoue et al., 1996a, 1996b)。

5 震災ストレスとPTSD・NK細胞活性

阪神・淡路大震災の人的・物的被害は甚大で、外傷後ストレス障害(post traumatic stress disorder: PTSD)をはじめ、多くのメンタルケアを必要とする被災者を生んだ。とくに高震度地域被災者の被害は甚大で、震災関連ライフイベントの増加により精神的健康度の著しい低下が認められた(Kwon et al., 2001; Maruyama et al., 2001)。

淡路島北部被災者を対象とした調査では、PTSD得点とライフスタイル変化を組み合わせ、4群でコルチゾール値を比較した。その結果、コルチゾール値は、PTSD得点が高く、ライフスタイル悪化群で最も高かった（図5-9、Fukuda et al., 1999, 2000）。

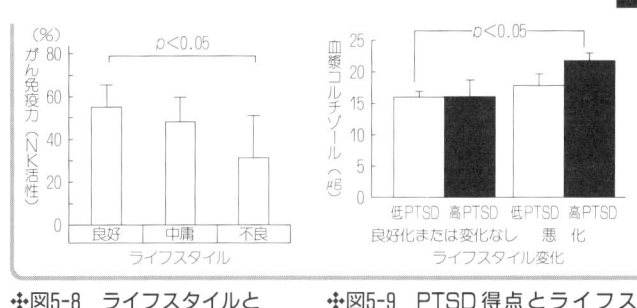

❖図5-8 ライフスタイルとがん免疫力 (Kusaka et al., 1992)

❖図5-9 PTSD得点とライフスタイル変化別にみた血漿コルチゾールレベル (Fukuda et al., 1999, 2000)

筆者ら(森本ら、1997; Maruyama et al., 1999)は、被災者を対象に、精神的健康状態とNK細胞活性でみた免疫機能との関連性についても検討を行った。居住地震度別に対象者を分類し、NK細胞活性をみたところ、震度3以下地域の人の活性値が最も高く、震度6～7地域の人の活性値が低い傾向が示された。

また、PTSD得点が高い人のほうが得点が低い人に比べ、NK細胞活性値が有意に低い結果が得られた（図5-10）。さらにライフスタイルが良好で、かつPTSD得点の低い群の人の活性がほかの群と比べ有意に高かった(Inoue-Sakurai et al., 2000; Morimoto et al., 2001)。今後、災害時における心のケア介入技法として、欧米などで比較的確立されているCISM (critical incident stress management)の導入が注目される。

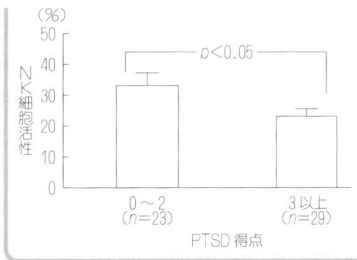

❖図5-10 PTSDとNK細胞活性 (Inoue-Sakurai et al., 2000)

外傷後ストレス障害の傾向が強い人(PTSDスコアが高い人)は、傾向の弱い人に比べて、NK細胞活性が低かった。
注）DSM-IVの診断基準を参考に19項目からなるPTSD質問票を作成した。各項目に対して、あてはまる場合を1点、あてはまらない場合を0点として、合計点をPTSDスコアとした。

活性酸素の脅威

ヒトをはじめ、地上の動物はエネルギーを産生するために酸素を必要とする。その量は、ヒトで1日に約500リットルといわれている。生体に欠くことのできないこの酸素のうち、数パーセントが活性酸素になると考えられている。活性酸素にはスーパーオキシド、ヒドロキシラジカル、過酸化水素、HClOなどがある。

活性酸素は、生体に害を及ぼす悪玉だけではなく、白血球内で細菌を死滅させるなどの有効な作用がある。しかしながら、活性酸素の害がことさら強調される理由は、活性酸素が遺伝子である核酸に対して破壊的に作用し遺伝子変異を起こしやすいことや、過剰な活性酸素が生体内で炎症を起こし症状を悪化させるなど、各種の疾患で活性酸素の関与が考えられているからである。たとえば、脳出血のあとに生ずる脳浮腫は、脳虚血後の再灌流によって組織に酸素が運ばれると同時に、多量の活性酸素が生ずることが原因であるといわれており、未熟児網膜症も多量の酸素投与による活性酸素がその発症に関与している。

最近、血管内皮細胞における活性酸素の弊害が解明されてきた。血管内皮細胞では、血管を弛緩させて組織への血流を保持し、体血圧を低下させる一酸化窒素(NO)を産生するが、その役割は重要であり、ノーベル賞の対象にもなった生理活性物質である。このNOが生じたときに、活性酸素が同時に存在すると、NOは瞬時に反応して、パーオキシナイトライトとなり生理活性は消失する。その結果、血管は弛緩作用を失い、収縮し組織への血流は低下し、体血圧は上昇することになる。高血圧の人でもこのような細胞レベルにおけるNO-活性酸素のバランス不均衡が考えられている。

しかし、このような生体に害を及ぼす物質に対しては、必ず生体防御機構が存在する。活性酸素はラジカルの一種であるが、ラジカルを捕獲する物質がラジカルスカベンジャーとよばれるものであり、それには、ビタミンE、ビタミンC、尿酸、βカロチンなどがある。さらにはスーパーオキシドに対しては、スーパーオキシドジスムターゼ(SOD)という酸素が強力な消去剤としての役割を果たしている。

ラジカルスカベンジャーを生体内に多く保持することは、いってみれば機械に錆をつけさせないようなものであり、長寿のためにもよい。SODや尿酸は体内で産生されるが、それ以外は食品としてとる必要があり、バランスのよい食事を心がけたい。

4節 自己実現と健康

新しい健康概念は個の主体性と自己実現の観点から健康を総合的にとらえ，より高いQOLをめざした健康観を包含している。このような主観的健康観の重要性について学ぶ。

1 クオリティ・オブ・ライフ

健康の概念

人類の歴史上，健康の概念が明確になったのは，比較的新しいことである。医学の目的は，自分らしい生き方を望み，その実現に向かって努力する人間一人ひとりによりよい健康状況を提供することにある。

世界保健機関（WHO）が，健康を身体的，精神的，社会的に何ら不都合のない状態と規定したことは著名であるが，さらに，現在では，客観的な健康，主観的な健康の分類がよく行われる。前者の健康指標としては，医科学的な臨床検査値や，心理学的な客観的指標があげられる。後者の健康指標としては，生活満足度

生活満足度

や，いわゆるクオリティ・オブ・ライフ（QOL）評価尺度が用いられるようになってきた（3章参照）。

個の主体性と自己実現の観点から，健康を総合的に概念化する試みを始めている（図5-11）。もちろん，この概念には，内的環境としてのライフスタイルも含んでいる（森本，1991）。

2 働きがいと生活満足度

人は80年の短い一生のなかで，さまざまな葛藤の人生を通じて高い自己実現を達成しようとする。その一方で，そのプロセスとして，日常生活において高いQOLを得ることも重要である（丸山・森本，1995）。

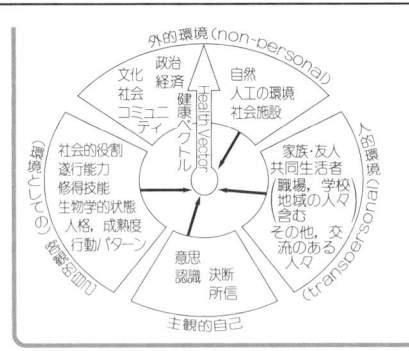

❖図5-11 個の主体的な健康状況がその環境で支えられていることを概念化したヘルス・サポート・モデル
（今中・森本，1985）

筆者ら（丸山・森本，1990，1997；丸山ら，1991）は生活満足度や働きがいを評価するために，企業従業員を対象にストレス様態との関連を探ってみた。その結果，主観的ストレス感の強いものほど，不満と回答した者の割合が有意に高かった。また，ラザラス（Lazarus, R. S.）らの提案するデイリー・ハッスルズ（日常の苛立ち事）尺度得点の高い群ほど働きがい度・生活満足度とも有意に低下していることが明らかとなった。

デイリー・ハッスル

3 勤労者のライフスタイル，ヒューマン・サポートとQOL

労働者のストレスを適正に保ち，高い勤労意欲を保持増進しながら，良好な雇用環境を創出していくことは重要な課題である。筆者ら（森本，1991；森本・丸山，1992；森本ら，1992；Nakayama et al.，1997；丸山・森本，1998）は，これまでに健康の保持増進のためには，ライフスタイルやワークスタイルの改善が必要であることを定量的に明らかにしてきた。たとえば，長時間労働はストレスの増大やQOLの低下を招くが，QOLの低下はストレスの増大に比べわずかであっ

COLUMN-39　自己実現って何だろう

自己実現ということばを聞くとすぐ思い起こすのはマズロー（Maslow, A. H.）の欲求階層の図ではないだろうか。①生理的欲求，②安全欲求，③所属・愛情の欲求，④尊敬欲求，⑤自己実現の欲求である。低次の欲求からより高次への欲求へと段階的に階層構造に分けられている。自己実現は最も高い最上位に位置している。

人間として自分の才能や潜在能力を最大限に発揮しようとすることが自己実現であるととらえ，自分なりの自己実現を求めてやまない女性の文を紹介したい。

「3人の子どもをもつ母親として，家にいて，一番かわいい盛りの子どもの世話をすることは当然のことだと思っていた。母と子の蜜月が意外に短かく，気づいたときにはあっけなく終わりを迎えることも予想していた。とはいえ，日常生活では幼な子を抱えイライラしたり腹を立てたりすることもたくさんあった。そんな時，この子育ての時期を自分自身の充電の期間と考え，子育てにも役に立ち，知識欲を満たし，子どもと離れた別の世界をもつことを決断して大学の通信教育を受けることにした。長男が小学校に入学したばかりのときだった。10年計画の先の見えない出発だった。9年かかって卒業を迎えたとき，一番心に残ったのは学長の祝辞であった。

それは『自立と自己実現』の話であった。よき師，よき友，よき書物との出会いと，それらとの対話を通して自己をみつめることの大切さ，知的感情を磨き豊かな人間性をはぐくみ，自分で判断できる人間になることが自立の第一歩であることなど，生きたことばで生命の躍動感をともなって心に迫った感動は今でも忘れることはない。」

自分を大切にし，自分のよさに気づき，最大限に自分の能力，個性を発揮し，他人からの指示や強制ではなく自らの人生を自由にデザインし選んだ道を実践してゆくこと，そしてそれが社会に受け入れられ生かされたときの至福の充実感と満足感が自己実現そのものではないだろうか。

自己実現のためには自分をみつめ，自分らしさを知ること，常に研鑽を積み，自らを高める努力を怠らないことはいうまでもないことである。学んだことを生かし社会に還元する，そのくり返しが人生ではないだろうか。

※表5-4 職務満足度に対する職場ストレスおよび関連要因の重回帰分析（丸山・森本，1999）

要因	職務満足度
職場ストレス（高い）	-0.112**
ライフスタイル（良好）	0.138***
職場サポート（多い）	0.447***
年齢（高い）	0.137**
学歴（高い）	0.033
婚姻状態（既婚）	-0.028
職務（非現業）	0.145**
職位（管理職）	0.080*
アレキシサイミア	0.101**
タイプA	-0.004
R^2	0.396

* $p<0.05$　** $p<0.01$　*** $p<0.001$

た。これはワーカーホリックで過剰適応しやすい日本の労働者の特性を反映したものと考えられた（Maruyama & Morimoto, 1996）。

さらに，勤労者のQOLを高めるストレス耐性因子を検討するため，ある企業従業員を対象にカラセック（Karasek, 1979）の職場ストレス質問票(Job Content Questionnaire：JCQ)を用いた調査を実施した。重回帰分析を行った結果，職場ストレスを強く感じている人の職務満足度は低下していたが，良好なライフスタイルや職場のサポートの多い人は職務満足度の高いことが示された（表5-4，丸山・森本，1999）。永田(1998)らが推奨する「積極的傾聴法」やEAP (employee assistance program) の活用も必要である。

4　高齢者のライフスタイルとQOL

ここ4半世紀の間に，わが国は人類史上例をみない高齢化社会に突入する。高齢者にとってぼけや寝たきりの長寿や延命であることよりも，質的評価すなわちQOLが問題となる。そこで，愛知県B町在住の60歳以上の住民2,500人を対象に，ロートン（Lawton, 1975）のモラール尺度をQOL指標として用い，ライフスタイル要因等の関連性を検討した（丸山・森本，1996b）。パス解析の結果，男女ともとくに，ライフスタイルの改善，人間関係の充実，良好な経済状態，身体的活動性，社会的活動性の高いことがモラール向上につながることが示唆された（図5-12）。

ライフスタイル教育や心のケアについてはその評価が重要で，QOLやEBM（evidence-based medicine）などの考えを取り入れた包括的な指標の開発と実証が求められている。ストレス時代における心身の健康づくりは，サイエンスとアートの両側面からの詳細が重要である。

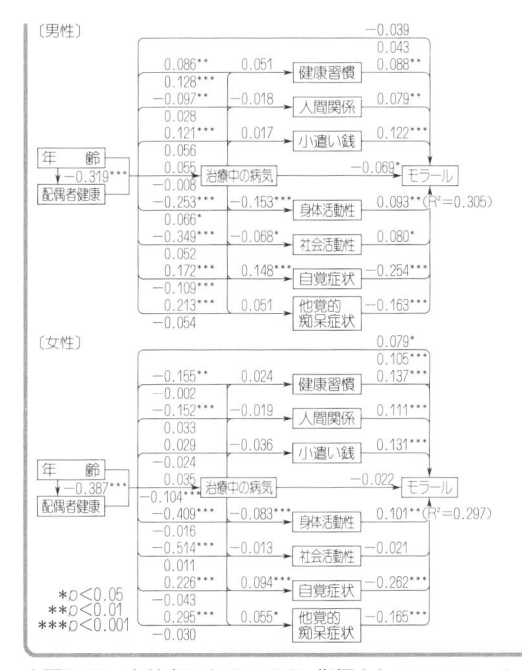

✤図5-12　高齢者におけるQOL指標としてのモラールと関連要因とのパス解析結果（ベータ係数）
（丸山・森本，1996b）

長寿者から学ぶ長生きの秘訣

最近,科学の進歩によって日常の生活は便利になると同時に，生活水準も向上し，健康に関する情報がマスメディアを通じて，迅速かつ広範囲に伝達されるようになった。しかし，正確なものばかりではなく，誤った知識や健康法が商業化のベースで横行するようにもなった。健やかな生活を営む長寿者を対象とした調査・研究をみると，生命の長短には，その人のこれまでの食や住を含めた生活環境，身体活動状況，人間関係が強く影響しているようである。ここでは，紙面に制約があるので運動と栄養のことについて述べてみたい。

現代の日常生活における身体活動をみると，移動する際には乗り物，家事をするには電化製品といった便利な道具に頼りきっているため，身体活動の省力化は進み，心肺機能や各種骨格筋の低下が著しい。身体は，程よく使用すれば健全に維持されるが，酷使すれば障害を招き，逆に使用せず安静状態を長く継続すると身体機能は低下する。長寿者の日常行動テンポは，決して速くはないがこまめによく動いていたようである。そこで，先人を見習い，各人の年齢，体力に応じた身体活動を確保する必要がある。

栄養のバランスを考える場合は，まずは生命維持に不可欠な栄養素の摂取バランス。次に，各人の身体活動水準に応じたエネルギー量の摂取。すなわち，食事による摂取エネルギー量と身体活動による消費エネルギー量とのバランスを考慮すべきである。先人たちの食卓には現代のような豊富な食品は並んではいなかったはずで，まして現代のような科学的情報や教育もなかった。が，バランスのとれた食生活を実践していたと思われる。

現代は消費エネルギーの減少による余剰エネルギーがもたらす肥満，高脂血症，動脈硬化，心筋梗塞やガンなど，生活習慣病の急増がみられる。世界の傾向として経済が豊かになるにつれて，食事内容に変化がみられ，動物性たんぱく質，脂肪，砂糖が増加し，逆に炭水化物（でんぷんと繊維）が減少しているという報告がある。ある著者によると，豊かな生活がもたらしたものは豊かな食事ではなく，料理に割かれた時間の短い食事，料理の知識がなくてもつくれる食事であると述べている。このまま，文明の利器の恩恵にあずかる生活を営んでいけば，文明国は共通して自滅の方向へ突き進んでいくのではないか。ここでもう一度，長寿者の声に耳を傾け，身辺の見直しをはかるべきであろう。

実習 9　健康のイメージ：図解 KJ 法

目的

健康のイメージは，人によってさまざま異なることが広く知られている。KJ 法（川喜田，1967）に従って，健康のイメージを図解するとともに，それを文章化してみよう。

方法

1 グループ，5〜7 人程度で作業を行うが，KJ 法の次の基本ルールを確認しておく。①質より量を求める。②自由奔放である。③批判をしない。

(1) カードづくりの段階

グループ全員で，「健康」ということばから連想されるもの（イメージ）あるいは健康な人間像，健康の条件などを一定サイズのカード（7×3cm）に，少なくとも 1 人 15 個を目安に書き留める。適切で簡潔な表現を心がけ，1 枚 1 項目を記入する。

(2) グループ編成の段階

(1) カード広げ

メンバー各人がカードを持ち寄り，ラベルをテーブルに広げ，カード全体を眺め，意見の概要を知る。

(2) カード集め（小グループ化）

親近性のあるカードを集める（グループ化）。ここでは，目安としては，4〜5 枚の似ているカードを小グループとしてまとめる。もちろん，どこにも属さないユニークなカードはそのままにする。

(3) 小見出しづくり

グループ化されたカードを眺め，そのグループが語りかけてくるものを色の異なるカードに 1 行見出しで書き，グループの上に置く。15 のグループがあれば，15 枚の小見出しができる。

(4) 小見出しのグループ化（中グループ化）と中見出しの作成

小見出しをテーブルに並べ，親近性のある小見出しどうしをまとめ，中グループを作成する。中グループそれぞれについて，違った色のカードに前と同じ要領で 1 行見出しを書き，グループの上に置く。

(5) 中見出しのグループ化（大グループ化）と大見出しの作成

中見出しをテーブルに並べ，3 つ以内のグループにまとめる。これにまた，違う色のカードで見出しをつける。

(3) A 型図解法

最後にまとめられた大見出しを空間に配置する。小見出し以上のカードを，一目で全体構造がわかるように，また小見出し，中見出し，大見出しどうしがどういう意味で関係があるかなど，論理的に納得がいくように配置のしかたを検討する。

(4) B 型文章化

図解をふまえて，見出し間の結びつきの性質を文章にして，叙述し解釈することで，主題をめぐって出された意見や知恵をまとめあげる。

考察のポイント

(1) 健康に関する種々の見解を概観することで，健康観の多様性に気づくとともに，それらを体系的に把握する視点が求められる。

(2) 健康を「人間生活」のレベルにまで拡大して考えることで，自己実現とよばれる健康観にまで考察を深める。

(3) すなわち，健康が身体的能力であると同時に，社会的・個人的資源であり，QOL（quality of life）の重要な要素であることについて，健康と人生とはどのような関連があるのかについて論じる。

図 5-Ⅰは，筆者の「人間生活学」の授業における実践例である。

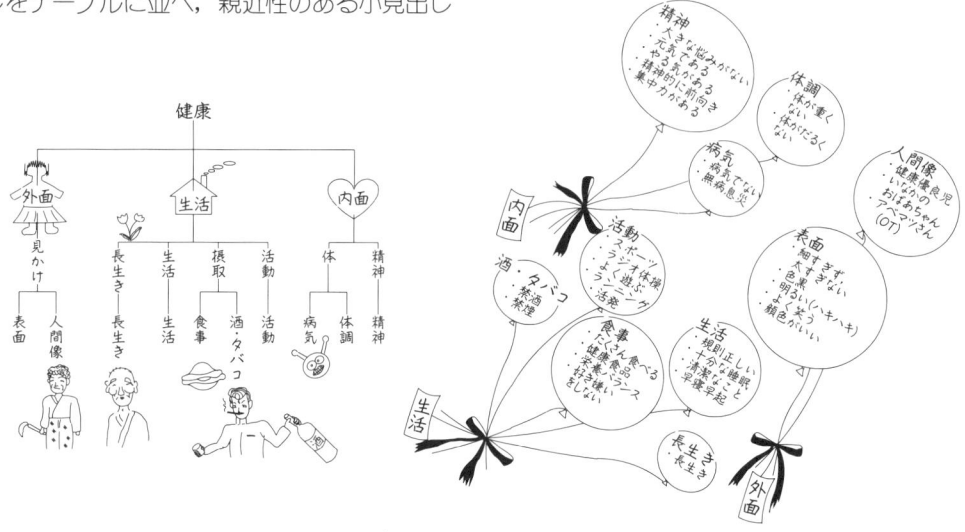

❖図 5-Ⅰ　KJ 法実践例

実習 10　ウーロン茶の効用

目 的

近年，茶の生理活性に関する研究が数多く行われており，そのなかでもカフェインやポリフェノール等が主要な成分であるウーロン茶は，習慣的に飲用することで抗酸化作用，抗肥満作用および脂質代謝促進作用などの健康効果があることが明らかにされている。しかしながら，ウーロン茶の効果については生理的作用に関する研究が中心で，心理的ストレスに及ぼす影響についての研究はほとんど行われていない。そこで本実習では，同一被験者に2日間連続でウーロン茶と水を飲用させて，実験室場面でのメンタルストレス・テストを負荷した際の，ストレス・テストの作業成績，主観的ストレス反応，心臓血管系ストレス反応およびfree-MHPG濃度を測定し，ウーロン茶の抗ストレス効果について検討する。

仮 説

(1) ウーロン茶飲用条件は水飲用条件に比べ，メンタルストレス・テストの作業成績が高くなる。
(2) ウーロン茶を飲用することで，心理生物学的ストレス反応を緩和することができる。

方 法

(1) 被験者

自由志願した健康な者が対象。なお被験者は非喫煙者，コーヒーの摂取が1日4杯以下，何らかの治療薬を常時服用していない者。また実験開始前2時間の食事の摂取および12時間のアルコールの摂取を禁じる。

(2) 手続き

被験者の実験室入室後，各飲料水のいずれかを摂取してもらい，気分の質問紙へ記入を求めると同時に，唾液の採取を行う。90分後実験室に再度入室し，同一飲料水の残りを摂取してもらう。逆手手首に血圧と脈拍を自動連続測定するためのカフを装着し，15分間の順応期を設定する。9分間のメンタルストレス・テストを施行し，15分間の回復期を設定し，実験を終了する。また，メンタルストレス・テスト前後と回復期終了後に唾液の採取とストレス状態質問紙（津田ら，2000）への記入を求める（図5-Ⅱ）。

(3) メンタルストレス・テスト

コンピュータによって表示した線分長判断テスト（line length judgment task）を用いる。この課題は，フリッカー効果のかかった5cm長の二重線をコンピュータの画面を通して表示し，基準線として記憶させる。その後，基準線もしくは，基準線より20％長い二重線のいずれかが比較刺激として呈示される経時弁別を課す。比較刺激は1秒間に1回の割合で9分間にわたり，合計540試行くり返す。

(4) 唾液の採取

フィルター（cotton wool swab）を口内に3分間挿入し，唾液が吸着したフィルターを唾液採取専用スピッツに入れる。

(5) 結果の分析

(1) 主観的ストレス反応性：ストレス状態質問紙（津田ら，2000）を用いて測定された，個人の気分や思考スタイルなどを含むさまざまな主観的認知反応の変化を分析する。
(2) 心臓血管系ストレス反応：順応期の後半3分間の平均値を基準値とする。メンタルストレス・テスト施行中は3分ごとの平均値，回復期は最初の3分間と最後の3分間の平均値を求め，代表値として分析する。
(3) free-MHPG濃度の測定：唾液から抽出し，120℃で20分間加熱誘導体化し，ガスクロマトグラフィーを用いて定量する。
(4) 作業成績の評価：メンタルストレス・テストの正解数，反応数，正解率を算出する。

以上をウーロン茶飲用条件と水飲用条件で比較検討する。また，作業成績と心理生物学的反応性の結果については，分散分析（ANOVA）を適用する。多重比較の検定については，Tukyの一対比較を用いる。

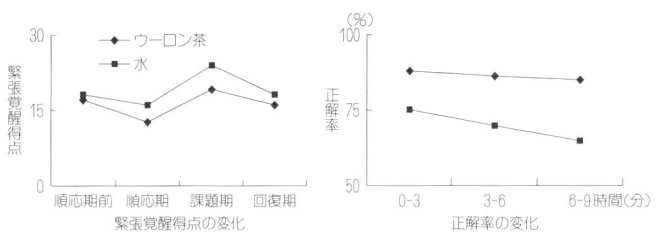

❖図5-Ⅱ　実験プロトコール

❖図5-Ⅲ　予想される結果

考察のポイント

ウーロン茶の摂取が急性ストレスに対する心理生物学的反応性の抗ストレス作用やメンタルストレス・テストの作業効率に及ぼす効果と，そのメカニズムについて考える。

発 展

習慣的なウーロン茶の飲用による抗ストレス効果を異なるメンタルストレス課題（例：ストレス面接）でさらに検証する。また被験者の性格特性や日常生活ストレスに注目し，それらが心臓血管系ストレス反応の変化や思考スタイル，思考内容といったストレスの主観的認知に及ぼす影響についても検討する。

6章 健康行動の変容と健康心理カウンセリング

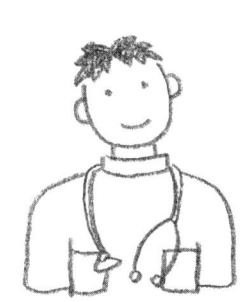

健康と病気の基本的な決定要因は，個人の思考と感情，行動の間の関係であり，それらは生活習慣にほかならない（Smith, 1983）。ここでは，習慣が人の心と身体をつくり，行動が健康をつくることについての理解を深める。

1節 健康行動とは

健康行動は，健康―病気の結果を左右する重要な役割を果たしている（津田・羽山，2001）。健康行動はどのような要因によって左右されるのだろうか。

1 健康行動の定義

1日24時間を，人はどのように過ごしているのだろうか。個々人によって，その生活習慣のあり方は違う。そのことが，その人のライフスタイルに反映され（5章参照），健康は行動が習慣化されたものといわれる所以である。運動や労働，睡眠，休養，食行動など，健康と病気を左右する基本的な行動はすべて健康行動として考えられる。ある意味，日常生活のすべての活動ともいえる。

健康行動（health behavior）は一般に，「健康の保持，増進，病気からの回復を目的として行われる行動」と定義づけられており，保健行動とも称される（Kasl & Cobb, 1966）。

2 健康行動の分類

健康に関連する行動には，どのようなものがあり，どのように分類されているのだろうか。

(1) 健康段階別からみた健康行動（図6-1）

健康行動は，健康段階別に次のように分類できる（宗像，1996）。

① 健康増進行動：健康増進のために行う行動で，積極的に健康を探究する（定期的に運動をする，健康的な食事をとる）。
② 予防的保健行動：病気にかからないようにするための予防的な行動（外出からもどったときに，うがいや手洗いを励行する）。
③ 病気回避行動：心身の不調に気づいたときに行う養生行動（半健康な状態のとき，これ以上不調にならないように休養をとる）。
④ 病気対処行動：病気に気づいた状態で，医療機関への受療を行う行動や，病気から回復するために患者としての役割を果たす（薬を飲む，仕事を休んで病気からの回復をはかる）。
⑤ ターミナル対処行動：死への気づきによって，人生の終焉にそなえる（残された日々を，家族に囲まれながら有意義に充実して過ごす）。

(2) 目的別からみた健康行動

健康行動は，目的別に次のように分類される。

① セルフケア行動：自らの健康は自らが守るという信念に基づき，当人自身が行う保健もしくは治療行動（運動継続，定期検診，休養）（4章参照）。
② コンプライアンス行動：医学的治療を受けているクライエン

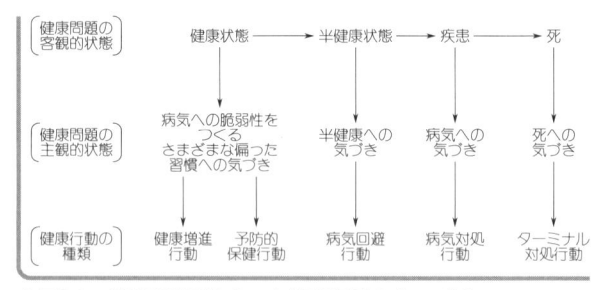

✤図6-1 健康段階別からみた健康行動のカテゴリー（宗像，1996）

COLUMN-41 健康行動の国際比較

ふだん私たちは，自分の考え方やものの見方，行動について疑問をもつことなく，ごく自然な，当然のこととして生活している。それと同じことは国や地域の単位でもいえるのであって，たとえば，その国の人にとっては常識的な行動であっても他の国の人からすれば非常識に思われることも少なくない。健康行動の理解についても同様である。あるひとつの国で形成された健康行動の理解が他の国にも同様に応用できるとは限らない。

病気の発症率・死亡率からみる健康行動：同じヨーロッパ内であっても冠動脈心疾患による早死には性差が大きく，国によっても開きがある（WHO, 1989）。早死率はスコットランド，アイルランド，ハンガリー，フィンランドが，フランス，ポルトガル，スペイン，スイスと比べて数倍高い。1980～1984年の肝硬変による死亡は，アイルランドとイギリスで10万人あたり4.0～5.1人であるのに対し，ポルトガル，イタリア，フランスでは30人との報告がある。また，交通事故による死亡については，オランダの10万人あたり12.2人に対し，同時期のベルギーで21.7人，ポルトガルでは30.1人という結果が出ている（Holland, 1991）。これらのデータは，地理的に近い国で，ヘルスケア提供における実質的な差はないにもかかわらず，死亡率に大きな違いがあることを示している。ここから推測されるのは，健康行動の実行と健康行動に関する信念・知識の文化差である。

健康行動の国際比較研究：健康行動や健康状態に影響する要因は，社会経済や法律から社会的慣習，家族の慣習まで広範にわたる。そのうち，健康心理学の分野で注目されるのは，行動と健康（リスクの意識性），態度と健康に対する信念，ライフスタイルと結びついた健康知識などの認知的要因である。これらの過程を説明するモデルについては確立されているものもあるが，健康リスク意識と態度の役割，態度と信念の予測力等については一致した結果が得られていない。これは行動に関連する認知的要因の評価がほとんど行われていないことによると考えられる。このようなことから，今後この分野において，国際的に適用可能な情報を得るためには，異なる社会文化的な文脈で認知的要因と健康行動がどのような関連性をもっているかという視点を取り入れることが必須と考えられている。

トが，健康のために必要または有効とされる指示に従う（処方薬を服用する，食事制限，定期検診）。

ウェルネス ③ ウェルネス行動：より高いレベルの生活機能に向けた行動パターンの実行（より望ましいライフスタイルを形成し，自己成長をはかるために，動機づけと目標設定，明確な目的をもった行動を遂行する）。

(3) その他の分類

マタラゾー（Matarazzo, 1980）は，健康に悪影響を及ぼす行動を病原体に，そして健康に好影響を及ぼす行動をワクチンや免疫抗体になぞらえて，説明している。

行動的病原 ① 行動的病原 (behavioral pathogen)：健康をそこねる行動習慣（喫煙，過度の飲酒，過食，運動や睡眠不足，過労，過度の情動興奮）。

行動的免疫 ② 行動的免疫 (behavioral immunogen)：健康を守る行動（定期的に健康診断を受ける，規則正しい生活，バランスのよい食事，予防接種を受ける）。

生活習慣病 このような考え方は，生活習慣病が，「食習慣，運動習慣，休養，喫煙，飲酒等の生活習慣がその発症・進行に関与する疾患群」（厚生省，1997）として定義されていることからみて，妥当といえる。また，生活習慣病がわが国の死亡，疾病，障害の大きな原因となっている点で，しかし生活習慣の改善によって予防することが可能である点でも，説得力を有している。

3　健康行動のアセスメント

健康行動として，アセスメントされる代表的な項目を表6-1に示す。また，健康行動は次の健康リスク行動とポジティブ健康行動の2つの側面からもアセスメントされている（津田ら，2001b）。

健康リスク行動
ポジティブ健康行動

① 健康リスク行動：病気や事故にあう危険性を高めるような活動で，この場合，本人の気づきは問題にしない（喫煙，飲酒運転，不特定多数とのセックス）。
② ポジティブ健康行動：病気の初期段階や予防のため，あるいは健康増進のために，病気や障害を発見し，事故の危険を未然に防ぐのに役立つ活動（車を運転するとき制限速度を守る，見知らぬ相手とセックスするときコンドームを装着する）。

※表6-1　健康行動のアセスメント項目（津田ら，2001b）

栄養と食習慣
・規則的な食事（食事の回数），果物，塩分，脂肪，繊維性食品，朝食，間食，ダイエット
嗜好品
・たばこ，アルコール，コーヒー，薬物乱用
ポジティブ健康行動の実践
・適度な睡眠時間，規則的な運動習慣，歯磨き，直射日光の回避
安全行動
・運転行動（シートベルトの着用，制限速度の順守，飲酒運転をしない），安全なセックス，環境衛生，家の保守
予防的行動
・血圧測定，定期的検診（自己，専門家），予防注射，がん検診，医療機関の適切な利用

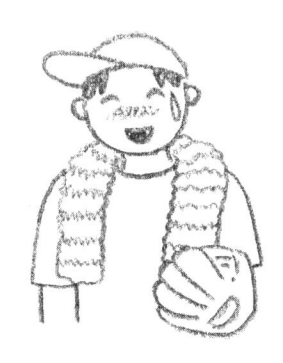

基本健康診査は国民の健康増進に役立っているのか？

国は，昭和58 (1983) 年に老人保健法を制定し，全国の市町村を実施主体として住民の健康診査（基本健康診査）を開始した。基本健康診査（以下，基本健診）の目的は，生活習慣病の原因となる動脈硬化や高血圧症あるいは糖尿病などは，初期の段階では自覚症状が現れないことから，この隠れている病気の芽を探し出し，早期の治療や生活改善につなげることにある。筆者がかかわっている福岡県南部のS町においても，「年に1度，健康診断を受けましょう」という呼びかけに，毎年，40歳以上の事業対象者（7,000人）の20％近くが健診会場に訪れている。そして，2週間後には，検査数値とともに判定結果が届くしくみになっている。

基本検診で「要医療」と診断されても，多くの人が「だいじょうぶ」と思っている。津田ら（1997）の調査によると，受診者（1,163人）の54％が病院での再検査などを必要とする「要医療」と診断されたが，健診後の受診者本人へのアンケートでは50％が「異常なし」と答え，「要医療」と答えた人は19％であった。身体にめだった異常がないため，基本健診の結果を軽視し，受け入れない人が多いためではないかと思われる。この指摘を裏づけるように，「要医療」と診断された人の20％は，「自分ではなんともない」「命に別条問題ない」「病気にはならない」などを理由に，病院に行かなかった。

基本健診は病気にならないために受けるものである。自覚症状がないからといって，放っておかず，自分の身体のことにもっと気をつかってほしいものである。基本健診が対象とする生活習慣病は，自覚症状が出たときには，かなり病態が進行していると考えないといけない。ここに，保健医療従事者と一般住民の健康知識や病気観のズレがある。基本健診が住民の病気予防と健康増進に寄与するためには，当事者自身が望ましいライフスタイルの必要性を感じて行動を変容するようなかかわり方が求められている。それは，病気の脅威を煽るような説明や一方通行の画一的指導ではないだろう。住民一人ひとりが，基本健診の結果をふだんの生活との関連で理解し，各自の健康観や価値観を大切にしながら，その人に合った方法で生活態度を変えていけるよう，いっしょに考えていく保健医療従事者の姿勢が大切となる。

国民が基本健診をうまく利用して，健康を管理していくことが，医療費削減にもつながり，これからの福祉にも求められていると考える。

COLUMN-42

2節 健康行動のモデル

健康心理学者は、人間の一般的な行動を研究する心理学の理論や技法を活用して、健康行動の多様性をとらえようとしているが（津田・亀田, 2001）、健康行動に影響を及ぼす要因の複雑性ゆえに、すべての健康行動を適切に説明するひとつの理論やモデルはない。

1 健康行動の影響要因

健康行動に影響を及ぼす要因は種々ある（表6-2）。とりわけ、健康行動を根底で支えている健康態度や健康信念、健康知識などの心理的要因がとくに重要といえる（野口, 1998）。

健康態度
健康信念
健康知識

(1) 健康態度

健康に対して、持続性のある一貫した一定の反応傾向は、とくに健康態度とよばれる。健康態度は、健康行動に導くと予測される内的過程であり、次の3つの要素から成り立つ。

① 認知的要素：健康にかかわる知識や信念、評価。
② 感情的要素：健康行動に対する、好きか嫌いの感情的構え。
③ 行動傾向：健康に対する接近―回避傾向。

これら個人のなかにある価値観、認知、感情を探ることで、具体的な健康行動を予測することが可能になる。

(2) 健康信念

健康リスク（危険性の認識）や健康行動の恩恵についての意識性は、健康信念（health belief）とよばれる。健康信念はその人の健康観を反映しており、健康知識とも深くかかわっている。

※表6-2 健康行動の影響要因（津田ら, 2001b）

一般的素因
・パーソナリティ、楽観性、ハーディネス、コヒアレンス
健康態度
・健康価値、パーソナル・コントロール（健康に関連したコントロールの所在、自己効力感）、主観的規範、行動の意図、動機づけ、ソーシャル・サポート
・健康信念（病気に対する主観的脅威、健康行動を実行することによる効果と障害の予想）
健康知識
・健康危険性と行動とをつなぐ知識
社会文化的要因
・伝統、宗教的慣習、家族の習慣、日課、ソーシャル・ネットワーク

法律
・年齢制限、販売規制
マクロ経済
・税金、消費税
厚生行政
・検診、予防注射
健康サービス
・情報、利便性、施設・設備
社会・人口属性的特性
・教育、性、社会経済状態
健康状態
・障害、治療の必要性

2 健康行動モデル

個人の健康行動がどのように実行されるのかを説明する理論的モデルが、いろいろ提案されている。

(1) 健康信念モデル

健康信念モデル（health belief model）とは、ローゼンストック（Rosenstock, 1966）によって提唱され、ベッカー（Becker, 1974）によって発展した、病気予防のための健康行動を理解、説明するモデルである。健康行動は、次の4つの信念から決定されると仮定する（図6-2）。

① 主観的罹患可能性：病気のかかりやすさの自覚（私は、糖尿病になるかもしれない）。
② 疾患の主観的重篤度：病気の重症度に関する自覚（糖尿病はたいへんな病気だ）。
③ 健康行動による主観的利益：ポジティブ健康行動を実行することで得られるだろうと予想する利得（食事に注意すれば、糖尿病にならないだろう）。
④ 健康行動を実行するときの主観的負担感：健康行動を行うときの障壁や支障、負担の自覚（食事のコントロールは面倒だ）。

COLUMN-43 交通違反と交通事故との関係：ドライバー・ストレスの調査から明らかになったこと

現在、日本は、車の利用に重きを置いたライフスタイルの変化と相まり、自家用車と商業自動車のますますの普及によって、交通事故の発生件数が増悪の一途をたどっている。このような交通事故の原因のひとつとして、車の運転そのものが大きなストレス（すなわち、ドライバー・ストレス）となっていると考えられる。ロバートソン（Robertson, 1988）は、ドライバー・ストレスがすべてのドライバーに存在することを指摘した。また、車の運転に関係したこのようなドライバー・ストレスには個人差が大きいことも指摘されている（Furnham & Saipe, 1993）。それではこのようなドライバー・ストレスは、どのようなタイプの人が、どのような状況のときに、どのようにして現れるのだろうか。

マシューズら（Matthews et al., 1999）は、日本人ドライバーにおけるドライバー・ストレスと交通事故や交通違反の関連性について調べた。その結果、「運転時に攻撃性を感じる」というドライバー・ストレスが、交通事故およびスピード違反、無謀運転、駐車違反などの軽微な交通違反の原因になっていることがわかった。また、「自信のなさ」というドライバー・ストレスを感じる人ほど無謀運転をしないことや、「追い越し時の緊張」というドライバー・ストレスを感じる人ほど駐車違反などの軽微な違反をしないというように、ドライバー・ストレスと交通違反、交通事故の間に関連性があることが明らかにされている。さらに、ドライバー・ストレスと日常生活上でのストレスや個人の刺激欲求が関係あることも指摘された。

今までは、交通事故のおもな原因はドライバーの運転技術の未熟さと考えられてきた。しかし、ドライバー・ストレスの研究からわかるように、交通事故にはドライバーのストレス状態が強くかかわっているといえる。したがって、これからは、交通事故への対策としてドライバーに対する心的なケアも必要なのではないかと思われる。たとえば、商業自動車の運転手に対する企業のストレス・マネジメントなどといった対策も考えられる。

このようにドライバー・ストレスの研究は、ふえつづける交通事故対策への新しい視点を提供するものである。そして、交通事故削減のためにもさらなる調査が期待される。

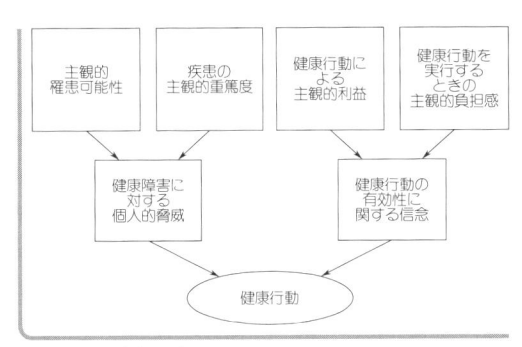

✣図6-2　健康信念モデル（Becker, 1974）

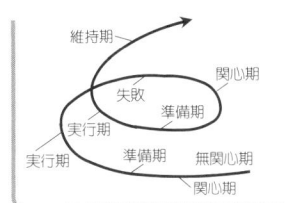

✣図6-3　行動変化ステージモデル（Prochaska et al., 1992）

(2) 行動変化ステージ

健康行動の状態について，当人のレディネス（準備性）に焦点を合わせた行動変化ステージ（stage of change）という考え方が用いられる（Prochaska et al., 1992）。健康行動の変容ステージは，次の5つに大別でき，これらはらせん状の構造をなしている（図6-3）。

① 無関心期：健康行動を行おうとしない（禁煙することに無関心）。
② 関心期：健康行動に関心はあるが，実行する段階にはいたっていない（いずれ禁煙をしようと考えているが，まだ実行する気になれない）。
③ 準備期：健康行動を実践する用意ができている（禁煙を始めようとしており，実行のきっかけを待っている）。
④ 実行期：健康行動を実際に行っている（禁煙を開始した）。
⑤ 維持期：健康行動を継続している（禁煙を続けている）。

各ステージに則した介入が行えることで，禁煙プログラムや糖尿病のコントロールなどにおいて効果を収めており，近年とくに注目を集めている。

(3) 合理的行為の理論

合理的行為の理論（theory of reasoned action）はフィッシュバインとアイゼン（Fishbein & Ajzen, 1975）によって提唱された理論で，行動の決定における意図の役割を説明する。すなわち，行動は，行動意図から導かれると考える。意図を形成する要素としては，①行動に対する態度（運動は楽しい），②主観的規範（規範信念）（痩せれば，人に認めてもらえるから，そうなりたい）の2つである。

この理論はその後，これら2つの要因に行動のコントロール要因（能力，機会，障害など）を加え，行動意図を，行動目標を追求するときの計画であると考える行動計画理論（theory of planned behavior）へと発展した（Ajzen, 1985）。

(4) 自己統御理論

個人が健康行動を実行するかどうかは，現在の健康状態と，目標とする理想的な状態との違いに基づく。レーベンサール（Leventhal et al., 1984）の自己統御理論（self-regulatory theory）によると，行動を変化させる3つの段階が定義されている。

① 健康に対する脅威の認知（私は，肥満だ）。
② 行動計画を立て，実行する（食べ過ぎに注意する）。
③ 行動の評価（コントロールできている）。

COLUMN　頭ではわかっているのに，人はなぜ望ましい健康行動がとれないのか

「たばこをやめよう」「間食は減らそう」「運動をしよう」……どれもよくいわれることであるが"言うは易く，行うは難し"でなかなかできないものである。健康に関する番組や雑誌が巷にあふれ，健康に対する関心や知識は高まっているはずなのに，なぜ実際の行動に反映させることができないのだろうか。この理由を，行動科学はいくつかの理論によって説明しているが，ここではとくに代表的な2つのモデルを取り上げたい。ひとつは，社会的認知理論であり，もうひとつは汎理論的モデル（transtheoretical model）である。

社会的認知理論は，環境・行動・心理は互いに作用しあっていると考える。つまり，吸いやすい環境にあること（環境），禁煙する自信（自己効力感）がない（心理）ことが相互作用しあって喫煙（行動）を維持させていると考えられる。自己効力感を上げることと環境調整を行うことを必要とする。具体的には禁煙に成功した人の話を聞くなどのモデリング，自分の喫煙行動に対する観察（セルフ・モニタリング）が自己効力感を上げるために有効である。また，環境調整の方法としては，たばこの買い置きをやめるなどがあげられる。

汎理論的モデルは，ステージ理論とプロセス理論の2つより構成される。ステージ理論は，行動の変化が生じる過程には段階があると考えるモデルである。喫煙を例にあげると，喫煙者は禁煙に対して無関心な時期（無関心期）から，たばこの害を知り，禁煙の方法に興味をもつ時期（関心期）を経て，実際に禁煙を実行するまでの目標をたて，実現可能な禁煙方法について学び（準備期），実際に禁煙を実行し（実行期），禁煙を維持するまでにいたる（維持期）。各ステージにおいて行動，認知，心理のあり方は異なってくるため，各ステージに合わせたはたらきかけをすることが行動変容に重要であると考えられる。これがプロセス理論であり，相手に対し，周囲が適切かつ具体的なアプローチを行うための基盤となるものである。

したがって，自分の行動を変えたい，または相手の行動を変えたいならば，自分（相手）がどのステージにあるかを知り，それに合わせた対応をする必要がある。あなたが自分自身の健康行動のあり方を変えたいと思うならば，行動科学的な知識を備えた専門家に相談するのも一策であるが，ステージ理論を背景としてもつセルフ・マニュアルも出ているので，それを利用するのもよいだろう。

3節 健康行動の変容

やがては生活習慣病を発症してしまうかもしれないのに「やめられない，変えられない，変わらない」のは，どこに原因があるのだろうか。その心理的・社会的要因を明らかにし，個人レベルと地域レベルにおける行動変容に対する介入の考え方について述べる。

1 健康行動の変容を阻害する危険因子

健康行動の変容に対して阻害的に作用する危険因子として，ストレスへの無効なコーピングや健康行動の背後に潜むパーソナリティなどの個人的特性が知られている（津田・津田，1999）。

(1) ストレスへの無効なコーピング

健康行動の実行率が低い個人ほど，ストレスフルな状態にある。彼らは，ストレス状況を自分の力ではコントロールできないと思いこんでいたり，不幸な出来事の原因をすべて自分の能力不足のせいにしたり，悲観的に物事をとらえるなどの認知的傾向がみられる。あるいは，ストレッサーを数多く体験し，それらのコーピングとして健康リスク行動を行っている（津田ら，2001a）。

その他，健康増進やセルフケア行動にかかわる心理として，自分の歪んだボディイメージや能力に対する不満足感，劣等感，自己評価の低さなどと結びついた自己概念（自分自身のとらえ方）が問題となる。

自己憎悪や低い自尊心を有している個人ほど，健康的なライフスタイルの改善に取り組もうとしなかったり，たとえ取り組んだとしても，すぐに放棄し，ますます改善は無理だという信念を強めてしまう（足達，2001）。

(2) 健康リスク行動の背後に潜む個人的特性

歪んだライフスタイルの行動の背後には，個人の目に見えないパーソナリティや価値観，人生に対する生き方，信条，健康観が存在している（肥田野ら，1995）。

たとえば，冠状動脈性心疾患にかかりやすい人などによくみられる，まじめで，目標を高く設定し，その達成に最大限の精力を傾け過ぎるために，ストレスの溜まりやすい性格を有する人がいる。これらタイプA行動パターンの人は，頭でわかっていても，なかなかこのようなライフスタイルを修正できない（Friedman, 1996）（2章1節参照）。

2 健康行動の変容とパーソナル・コントロール

個人にとって，良好なことをもたらし，不利益なことを排除できるとする信念の度合いは，パーソナル・コントロールとよばれる（津田ら，1996）。ピーターソンら（Peterson et al., 1993）は，パーソナル・コントロールの自覚を有する人ほど，健康的なライフスタイルを示し，病気のときに医療専門家にアドバイスを求め，免疫系の活動が活発であることなどを明らかにした。

パーソナル・コントロール能力と関係が深い認知—心理的要因を以下に示す。

(1) 自己効力感

健康行動の形成と維持に重要な役割を果たしているのが，自己効力感（self-efficacy）である（Bandura, 1986）。糖尿病患者の例でいえば，食事療法を順守すれば，血糖値をコントロールでき，合併症を予防できる

COLUMN-45　オプティミストはなぜ健康か？

オプティミストとはどんな人？：楽観性（オプティミズム）は，「物事がうまく進み，悪いことよりもよいことが生じるであろうという一般的な期待」のことである。これは個人の行動や思考などに影響を及ぼす認知的反応スタイルのひとつであり，表6-Aのような自己評定尺度によって測定することが可能である。オプティミズム傾向が強い人，すなわちオプティミストは，将来について明るい見通しをもち，困難な状況に置かれたとしても必ず解決の糸口があるといった考え方をとることができるのである。

オプティミストの健康状態の特徴：オプティミズムは心身の健康問題と深く関係しており，オプティミストは，そうでない人と比較して，免疫力が高く，健康状態がよく，疾病の予後もよいことが明らかにされている。また，ストレスへの耐性との関連性も深く，ストレス事態に遭遇しても積極的に対処し，抑うつ反応の表出を抑えることができるという報告もある。そして，セリグマン（Seligman, 1991）によると，オプティミストは，意欲的に活動し，心理的に安定した生活を送ることができることから，社会的な成功を収めることが可能であるという。

オプティミストの健康の秘訣とは？：悲観的な人（ペシミスト）は，問題のある状況下で，この状況は今後も長く続き，自分は破滅に向かっているといった否定的な考え方をとる。一方，オプティミストは，問題のある状況に遭遇しても，これはこの場限りで長くは続かないといった見通しをもつことができる。こういった楽観的な考え方は，情動的な混乱を感じることなく事態を客観的に把握し，積極的に問題解決に向かうことを可能にする。その結果，無力感や抑うつ感などのさまざまな情動問題に悩まされることもなく，心身のよりよい健康状態を維持することができるのである。

※表6-A　LOT-Rの項目（Scheier et al., 1994）

1	私にはだいたい悪いことよりも，よいことのほうが起こりやすいと思う
2	すぐにリラックスできる　（F）
3	悪いことが起こりそうなときにはたいていそうなる　（R）
4	友だちといっしょにいるととても楽しい　（F）
5	将来についていつも楽観的である
6	いつも忙しくしていることが大事である　（F）
7	私の考えるように物事がはこぶとはとても思えない　（R）
8	そんなに感情的にならない　（R）
9	自分によいことが起こるとはめったに思えない　（R）
10	物事の成り行きがはっきりしないときには必ずうまくいくだろうと期待する

（R）は反転項目　　（F）はダミー項目

という期待（結果予期）と自分には糖尿病の食事療法を実行することができるという自覚（効力期待）である（図12-2，p.119参照）。

(2) コヒアレンス感

アントノフスキー（Antonovsky, 1987）が提唱した健康にかかわる要因が，コヒアレンス感（sense of coherence）である。ストレスフルな状況においても，健康な状態を保ち続けられる人が存在するのはなぜかという命題から，危機的状態を克服する要素として，理解力と統制力，意味づけの3要素を見いだした。

(3) ハーディネス

コバサら（Kobasa et al., 1981）は，高ストレス状況下においても健康を維持できる人が特徴的に有するパーソナリティとして，ハーディネス（hardiness）を報告している。ハーディネスは，人生のさまざまな問題に対して，自分を十分に関与させ，それへのコントロールの自覚と挑戦の要素を含んでいる。

3 行動変容へのはたらきかけ

代表的な介入モデルとして，グリーンとクリュータ—（Green & Kreuter, 1991）が開発したプリシード/プロシード（PRECEDE-PROCEED）・モデルがある。このモデルは，「Healthy People 2000」や「健康日本21」（コラム25参照）のプロジェクトの骨子をなしているように，地域レベルでの健康政策モデルとして，有用性が高い。

個人向けの健康教育と環境整備の両面を強調し，診断，分析，実行，評価の手順を提示している。また，

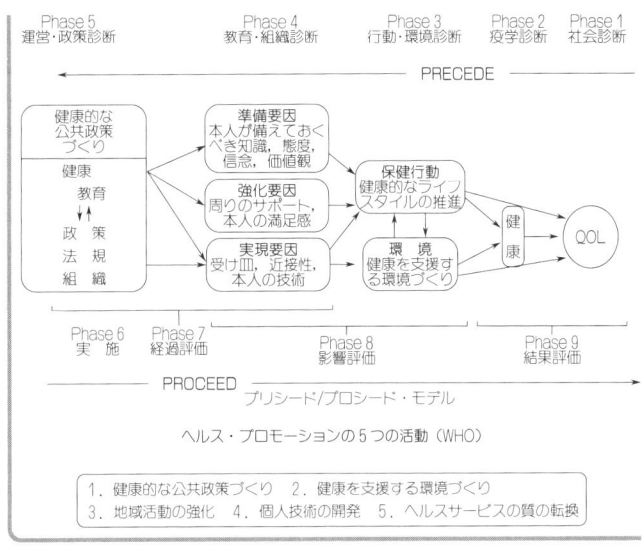

❖図6-4　プリシード/プロシード・モデル（Green & Kreuter, 1991）

プログラムの過程を準備と強化，実現の3要因から整理している（図6-4）（12章2節，コラム46も参照）。

① 社会診断：対象となる人々のQOLを評価する。
② 疫学診断：健康問題の同定をする。
③ 行動・環境診断：健康に影響を及ぼす要因を評価する。
④ 教育・組織診断：問題行動に影響を及ぼす3要因（準備・実現・強化要因）を特定する。
⑤ 運営・政策診断：プログラム開発を促進する資源を評価する。
⑥ 実施：プログラムを実行する。
⑦ 経過評価：実行プログラムの経過を評価する。
⑧ 影響評価：プログラムの効果について中間評価する。
⑨ 結果評価：プログラムの効果判定をする。

プリシード/プロシード・モデル

健康増進活動における適用モデル：健康増進の最終的な目標は個人の健康である。個人の健康を規定している行動には，個人要因だけではなく，環境や社会要因などさまざまな要因が関連しており，これらの要因すべてが健康増進プログラムの計画，実施，評価にとって重要だといえる。プリシード/プロシード・モデルとは，グリーンら（Green & Kreuter, 1991）によって開発された健康増進活動に関するモデルである。プリシードとプロシードは，一体となり企画，実行，評価という段階を踏むのである。つまり，プリシードによって具体的な目的と評価基準が決定され，プロシードには政策，実行，評価のための目的と基準が含まれている。このモデルでは，健康に関する自発的な行動として健康教育や健康増進活動をとらえ，さまざまな要因を図式化し説明している（図6-4参照）。

特　徴：このモデルでは，健康教育を行う場合，①準備要因，②強化要因，③実現要因，の3つの要因にはたらきかけることが重要であることを説明している。準備要因とは，知識や態度，信念などの行動の動機づけとなる要因である。次に，強化要因とは，まわりの人の行動や態度など，行動を持続させるために必要な報酬であり，行動の強化となる要因である。最後に，実現要因とは，健康に関連したスキルやその他の個人能力など，動機と行動とを橋渡しし，結合させるために必要な行動を促進する要因である。これらの3つのはたらきかけによって個人の行動やライフスタイルが影響を受け，健康，そして，最終的な目標であるQOL（quality of life）が向上するのである。

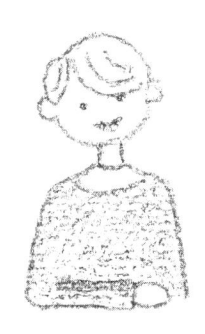

COLUMN 46

4節 健康心理カウンセリング

健康に関する問題に適応するために行われるカウンセリングをとくに，健康心理カウンセリング（health counseling）とよぶ。

1 健康心理カウンセリングとは

クライエントが自発的に，不健康な行動や危険性の高い行動を健康的で安全なものに変えたり，あるいは健康に必要な新しい行動を発現していくことができない場合，どのように対応したらよいのだろうか。

このようなクライエントに対しては，その心理を考えたアプローチが必要となり，クライエントの内面的世界に踏み込む姿勢，すなわちカウンセリングが大切である（宗像，2001）。

(1) 健康心理カウンセリングの意義

クライエントのなかには，自分の不健康な行動を修正しなくてはという意識や改めるべき理由，どうすべきかという知識を有していても，不健康な行動をとり続ける人が多い。

私たちは，そのようなクライエントに対して，ついつい「意志が弱い，意欲がない，だめなクライエント」というレッテルを貼り，「いうことがきけないなら，病気になっても，その時は知らないよ」と脅しをかけて，ガイダンスを終わりにしてしまう。

しかしここで重要なのは，「なぜコンプライアンスが悪いのか」「なぜセルフケアが行えないのか」，理屈でわかっていながら行動変容を阻んでいるクライエントの抱える問題と感情に焦点をあてるかかわり方が重要となる。

(2) 健康心理カウンセリングの目的と役割

健康心理カウンセリングは，個人の成長をうながし，人間関係を改善し，意思決定し，問題解決を行い，健康的な行動とライフスタイルを変えていくことを目標にしている。そのことを通じて，クライエントのQOLが高まり自己効力感や自己成長の体験が促進される。

健康行動の変容を行うかどうかは，クライエント各人の「心の健康さ」いかんによっている。ヘルスケアの専門家がどんなに健康情報を提供しても，あるいはクライエントが健康増進プログラムに参加しても，その最終判断はクライエントにゆだねられているからである。

自己に必要なケアを自ら判断し，実行するだけの「健康な心」と，やればできるという自己効力感が育たない限り，また周囲がクライエントのそのような主体的な行動変容を支援することなしでは，効果的な行動変容は望めない（津田・津田，2000）。

2 健康心理カウンセリングの方法

健康心理カウンセリングで用いられる方法は，認知行動的技法やクライエント中心療法，エンパワーメント・アプローチなど種々ある。

(1) 認知行動的技法

健康行動の変容に対しては，いろいろな認知行動的技法が適用されている（表6-3）。たとえば，自己指導法の場合，まず，達成すべき目標と期限を適切に定め，目標を細かく分け，達成感をもちやすくし，具体

COLUMN 47　トータル・ヘルス・プロモーションの展開

THP導入の背景：1979年，労働省は，中・高年労働者のストレスの増加が，労働者の生活と企業経営に重大な影響を及ぼしつつあることを考慮し，からだの健康づくりに重点を置いた「シルバー・ヘルス・プラン（SHP）」を提示した。その後，労働者のストレス問題が中・高年齢者だけでなく，すべての年齢層にわたって重要になったことを受け，1988年，「トータル・ヘルス・プロモーション・プラン（THP）」を提示した。このTHPは，すべての労働者が，若年時から心とからだの健康づくりを継続的・計画的に進めることを目的としている。

THPの内容：THPの内容として，「健康測定」とその結果に基づく「健康指導」がある。

「健康測定」は，健康づくりを積極的に推進するために，現在の健康状態を的確に把握することを目的としている。生活状況調査，医学的検査，問診・診察，運動機能検査から成る。

「健康指導」は，産業医が健康測定結果をもとに健康指導票を作成し，各専門スタッフが以下の指導を行う。

1）運動指導：健康測定受診者全員が対象となる。運動指導担当者は個々の労働者ごとに運動プログラムを作成する。運動実践担当者は，運動実践のための具体的な指導・援助を行う。

2）栄養指導：健康測定の結果，食行動に大きなかたよりがみられ，栄養指導が必要と産業医に判断された者が対象となる。肥満や体重増加に関連するものが大部分である。産業栄養指導担当者が行う。

3）心理相談：健康測定の結果，メンタルヘルス・ケアが必要と産業医に判断された者と，問診の際に相談を希望した者が対象となる。心理相談担当者が，ストレスに対する気づきへの援助，リラクセーションの指導を行う。

4）保健指導：健康測定受診者全員が対象となる。生活習慣のうち，とくに睡眠，喫煙，飲酒，口腔保健に関する指導が中心となる。産業保健指導担当者が行う。

THPの今後：THPによる具体的効果として，従業員の「健康づくりへの関心」「運動等の習慣化」「病休率の低下」「職場の活性化」などに効果があったことが報告されている（粟野，1998）。一方，中小規模の事業所では，「適当な指導者がいない」「設備・場所がない」などの理由からTHPの実施率が低いことも報告されている（柳田，1997）。今後，中小規模事業所における専門スタッフや施設の整備・確保が，THP展開の重要課題であると考えられる。

的に自分の行動をモニターし，その結果に対して報酬や罰を自分で行う（坂野，1995）。

そして，将来の結果を肯定的に予想し，成功に導くための資源を強化する。くじけそうなときには，自分で自分を励まし，気分転換をうまく行うといった方法である。また，たとえ失敗しても，それが次の試みやほかのライフスタイルの側面に悪影響が出ないような説明を考えるとか，家族や周囲からの協力を得る，実行しやすいように環境の調整をはかる，などがあげられる。

(2) クライエント中心療法

クライエントの心理的支援は，カウンセラーによる傾聴と共感による支持的対応である。クライエントの肯定的でない自己概念は，行動変容に際して，自己嘲笑や自己批判，罪悪感，自分の楽しみの否定，決断の延期，破壊的な人間関係に反映される。

したがって，クライエントの心の健康を保つようなカウンセリング的かかわりが要求される。「今ある自分」をあるがままに受容したり，そんな自分を健康心理カウンセラーから肯定的に受けとめてもらえた体験を通じて，クライエントは自分が本当に必要なことに気づき，健康問題の本質に目を向け，自分が何をしなければならないのかを自己決定し，自己成長する（木村，1999）。

(3) エンパワーメント・アプローチ

健康心理カウンセラーは，健康行動の変容にとって障害となっている具体的な問題についてクライエントと話し合い，クライエントが解決策を見つけるように支援する。この方法が，エンパワーメント・アプローチである（実習26参照）。

クライエントは決定権をゆだねられることで，自らの健康問題に対して，主体性と責任をもって立ち向かうことになる。その際，カウンセラーは，クライエントの努力を肯定的に評価し，なぜできないかよりもできたことに焦点をあてたかかわり方が大切である。また，クライエントの気持ちや能力を考慮しながら，適切な情報提供することも重要である（Stolte，1996）。

3 健康心理カウンセラーに求められること

健康心理カウンセリングにおいて求められることを列挙する（岡堂，1991）。

① クライエントが弱音を吐きやすい雰囲気づくりを心がける。
② クライエントと協力し合う人間関係を築く，目標を話し合う。
③ ソーシャル・サポートを活用する。
④ クライエントの気持ちを受けとめる強さと，できないことを認める率直さ。

※表6-3 健康行動変容のための認知行動的技法
（足達，2001を一部改変）

行動技法	肥満	高脂血症	糖尿病	喫煙	高血圧	身体活動
目標行動の設定	◎	◎	◎	◎	◎	◎
行動契約	◎	◎	◎	◎	◎	◎
セルフモニタリング	◎	◎	◎	◎	◎	◎
刺激制御法	◎	◎	◎	◎	○	◎
食べ方の修正	◎	◎	◎			
反応妨害法				◎		
習慣拮抗法	○			◎		○
認知再構成法	○	○	○	◎	○	○
社会技術訓練				◎		
オペラント強化法	◎	◎	◎	◎	◎	◎
弛緩法					◎	
ストレス対処	○	○	○	◎	◎	○

◎：非常に効果的　○：効果的

健康心理カウンセラーの仕事と目的　COLUMN

健康心理カウンセラーとは，認定健康心理士のことである。認定健康心理士とは，日本健康心理学会が制定した認定健康心理士制度規則によって，健康心理学について一定の学識と技能を有する同学会員に付与される資格で，健康心理士，専門健康心理士，指導健康心理士の3種類がある。なお，認定健康心理士は，認定委員会の審査を経て，健康心理カウンセラーと称することができる。

その業務としては，健康の向上と維持，およびその阻害要因の予防と改善を目的とし，心理学的立場から助言や勧告，および援助活動等を行う。健康が対象となるのは，学校，職場，家庭・地域社会，医療施設などのあらゆる場であることから，その対象となるクライエントは乳幼児から高齢者までのすべての人々となる。たとえば，教育の場では児童・生徒の健康習慣の形成，健康生活への具体的指導などの活動が考えられるし，企業や職場においては，メンタルヘルスの回復・推進などに健康心理カウンセラーの活動が期待される。

健康増進・疾病予防が健康心理カウンセラーの中心業務であることから，健康心理カウンセラー自らがその知識とスキルを獲得することはもちろん必要なことではあるが，むしろ健康心理カウンセラーの役割としては，関連領域の専門家（医師，看護師，栄養士，運動指導士，臨床心理士，その他健康関連従事者）の連携と協力を促進し，ともに人々に対して一貫した健康教育サービスを提供することも望まれている（山田，1998）。

健康教育プログラムの実施に際しても，各種行政機関と協力，連携しながら，そのコミュニティにある資源を調査し，いかに有効に活用していくかを考え，対象者の知識レベルやレディネス，ニーズをアセスメントによって把握し，それに基づき，その集団や個人にあったプログラムを計画していくことが重要になる。そして，そのプログラムが実施者の独りよがりや自己満足に終わらないように科学的に評価し，さらに効果的なプログラムの計画や開発，その他の地域への普及に役立てるのも，科学としての健康心理学の果たす役目であり，それを実践，研究していくのが健康心理カウンセラーである（岡堂，1991）。

実習 11 挑戦・ダイエット

ダイエットとは，本来肥満のための「食事療法」をさすことばである。

$$体格指数（BMI）＝体重（Kg）／身長（m）^2$$

日本肥満学会では，この体格指数が22を「標準値」とし，プラス20％以上を「肥満」としている。体格指数と病気との関連性で，「肥満」になると男女とも有病率がアップする。つまり，肥満が病気と深く関連していることは否定できない。肥満の大きな要因は生活環境であるといわれ，栄養過多と運動不足がおもにあげられる。

また一方では，やせ願望から，過激なダイエットとリバウンドをくり返す人も多い。まず，自己の体格指数を算出し，客観的指標に照らし合わせ，あなたにダイエットが必要なのかどうかを考えてみてほしい。

この実習では，自分でできる認知行動療法で健康維持を目的とした1か月の健康的ダイエットにチャレンジしてみよう。

目 的

健康維持を目的とした生活習慣の改善をめざす。

方 法

(1) 自分の食行動は？

なにげなくとっている自分の食行動を見直す材料として，日記形式で3日間の食事記録をつけてみる（表6-Ⅰ）。内容は，簡単なメモでかまわないが，食べたものと量，時間も書いておくとよいだろう。

体重も1日のうち，なるべく同じ時間帯にはかり，いっしょに記録する。

(2) 目標行動の設定（どんなことならできるのか）

(1)で評価した自己の生活のなかで，改善したい点をみつける。1か月で1kg程度の体重減量をめざして，食事の回数，量，バランスといった観点から，生活のなかで実行できると思われる具体的な目標を設定する。たとえば，①間食の回数や量を減らす，②外食をするときは野菜のついたもの（定食など）を食べる，など。このような目標行動に沿って表6-Ⅰを考えると，表6-Ⅱのように改善できる。

これに，プラス運動で，①エレベータを使わず階段を上る，②電車・バスのなかで座らない，という目標行動を設定する。

ここで大切なのは，身近な目標をたてることで，達成できそうなものにすることである。どんなことならできるのかという視点で，目標を設定しよう。目標を達成できたときの自分への報酬，たとえば服を買う，

※表6-Ⅰ　食事記録（ダイエット開始前）

朝食	パン2枚　コーヒー
昼食	ラーメン
間食	ジュース　ケーキ
夕食	てんぷら　みそ汁　漬物　ごはん2杯

（156cm・体重65kg）

※表6-Ⅱ　食事記録（ダイエット開始後）

朝食	パン1.5枚　サラダ　コーヒー
昼食	定食or幕の内弁当
間食	お茶　まんじゅう1個
夕食	焼き魚　煮物　みそ汁　ごはん1杯

どこかへ出かけるといったものを，励みとしてあらかじめ決めておくのもよいかもしれない。

(3) セルフ・モニタリング

設定した目標を実行できたかどうかを自己評価し（○×などでもよい），体重とともに記録する（表6-Ⅲ）。

※表6-Ⅲ　セルフ・モニタリング日記

	1日目	2日目	3日目	4日目	5日目
目標行動(食事)	90点	50点	30点	95点	85点
目標行動(運動)	65点(3200歩)	85点(8602歩)	50点(4368歩)	60点(6087歩)	90点(8738歩)
反省点	食事に対して張り切りすぎて歩かなかった。	間食が多かったが，よく歩いた。	食事会があったので食べ過ぎた。	食事は，成功したと思う。	食事も運動も調子よくできた。

(4) 結果の評価（1か月後）

目標行動の達成はできただろうか（図6-Ⅰ）。達成できた人は自分を褒め，がんばった自分へのご褒美をあげよう（自己賞罰法）。達成できなかった人は，自分の行動を再度見直し，(2)へもどって，もう一度チャレンジしてほしい。

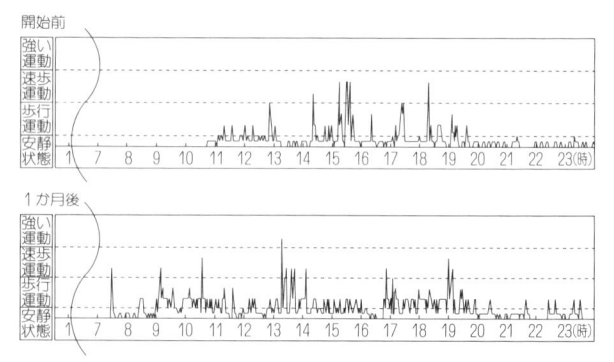

✤図6-Ⅰ　ダイエット開始前と開始後の身体活動量の変化

考察のポイント

行動を変容させることは容易なことではない。目標の達成が難しいときには，ダイエットに挑戦していることをまわりの人に話して協力してもらったり，気分転換をうまく行ったりするのもひとつの方法である。

「絶対～しない」「絶対～しなければならない」と考えると，ストレスがたまったり，うまくいかないときに柔軟な対応ができなくなる。「～しないようにしよう」といった前向きの姿勢でのぞんでみよう。

この実習で得た健康行動を生活習慣として，継続させてほしい。

実習 12 住民を対象とした健康支援

目的

ヘルス・プロモーションとは，自らの健康をコントロールし，改善することができるようにするプロセスであり，生活習慣への自己責任を前提としている。人々の健康観は，ますます多様化しているが，生活習慣病は増加している。心身の健康を目標に，主体的ヘルス・プロモーションへの効果的支援方法を追究する。

方法

町の基本健康診査受診者で総コレステロール，HDLコレステロール，中性脂肪の項目で正常値より高い者，また肥満度20％以上者のいずれも要指導者で，65歳以下の者を対象に，ウォーキングを取り入れた生活習慣改善講座「気持ちとからだが軽くなるウォーキング教室」を実施する。参加者は募集にて25人とする。

実施方法は，図6-Ⅱに示す。実施期間は3か月間。以後，自主グループ活動へ継続していく。

結果の整理

男性4人，女性21人，計25人。平均年齢57.7歳。
3か月の教室では，身体組成の改善，最大酸素摂取量の増加，脂質代謝の改善および血圧・血液性状の正常域の維持等の効果が認められている。また，ウォーキングの習慣の獲得という目標を満たしたが，運動効果を維持・増進させるためには今後も運動の継続が重要である。

考察のポイント

「気持ちとからだが軽くなるウォーキング教室」は，25人全員が3か月の教室を終了した。

生活習慣の自己責任は多くの人が認識しているが，現代生活は，便利で時間効率が優先される。この状況は，認識していても実感しにくく，そして私たちの健康行動の変容をいっそう困難にしている。

行動変容には，理論的なものより実感できるもの，まずは行動してみることが重要のようである。機会をつくり，まずは何も考えないで行動してみる。歩いてみることで心身の気持ちよさ，心地よさを実感する。教室生のアンケートより，心地よさとは，爽快感，楽しさ，ふれあい，ゆとり，自己受容等であった。また，スタッフ側も同様の心地よさを実感した。

まずは，行動してみる機会づくりや環境づくりをする。次は，継続していくことが課題となる。意識変容には時間がかかる。人々は結果を気にするが，継続の過程こそが生活であり，ヘルス・プロモーションであること，健康は目的論ではなく手段論であることを認識し合う。

行動継続をうながす要素のひとつとして，人間関係調整力が考えられる。自分のまわりに多くのサポーターが存在することは人間関係調整力が高いものとなり，これがヘルス・プロモーションへとつながっていく。この教室で，仲間がつくられ，お互いにサポートし合って，行動を継続につなげている。参加者が，いきいきと変わっていく。主体的ヘルス・プロモーションへの支援方法として，人間関係力，仲間づくり，関心事，心地よさの実感等は重要な要素と考える。

ヘルス・プロモーションへの支援策として，機会づくりや人々の健康観，関心事に応じた仲間づくりは，一策といえる。

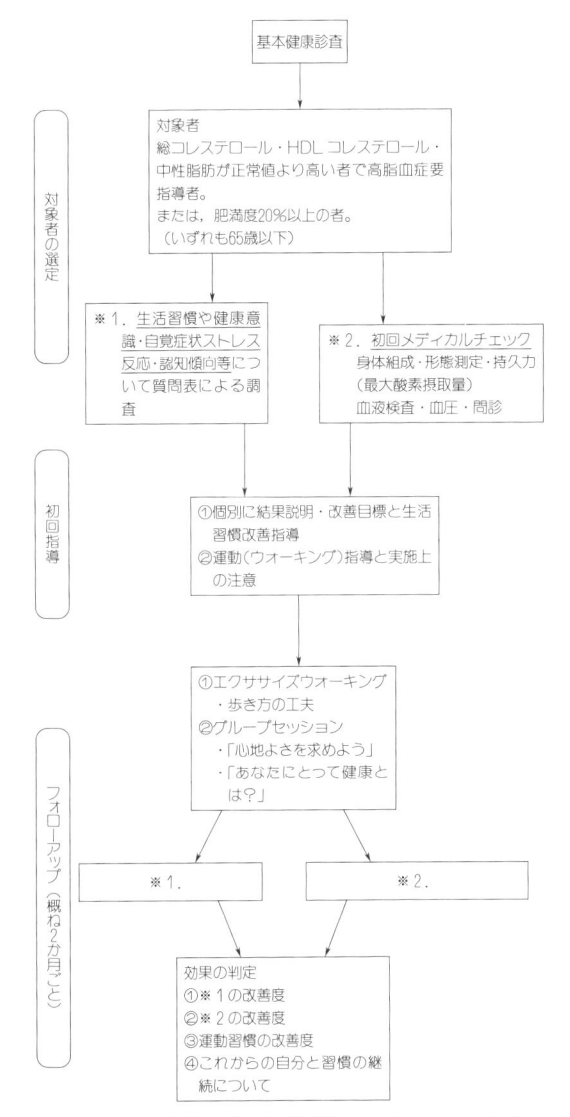

❖図6-Ⅱ 「気持ちとからだが軽くなるウォーキング教室」実施要領

7章 障害受容

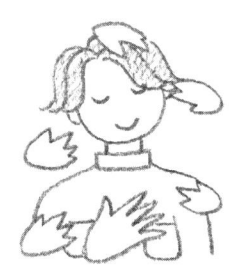

障害とは、「身体的・知的側面の遅滞や不調の結果、社会生活を送っていくうえで実質的に何らかの支障をきたすおそれのある状態であり、それが永続するもの」(塙ら, 1996)である。つまり、障害は一個人内のみに存在するのではなく、その個人が生きている社会全体に存在している。ここでは「障害受容」をその個人と社会全体における「障害への適応」の問題ととらえ、その適応のプロセスとそれを支える心理・社会的援助について学ぶ。

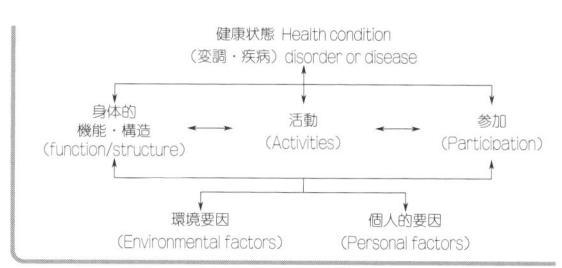

✤図7-1 機能（functioning）、障害（disability）、健康（health）に関連する領域と要因（WHO, 2001）

1節 障害とリハビリテーション

ここでは、世界保健機構（WHO）の新しい「障害」の定義と、それにかかわるリハビリテーションについて紹介する。

1 障害とは

「障害」は、その原因によって、身体的機能における障害、知的発達の遅滞による障害、精神機能の変調による障害の3つに分類される。また、これらの変調が現れる時期によって、2～3歳までに顕在化したものを先天性障害、それ以降のものを後天性障害とよぶ。

「障害」の定義について、WHO (1980)はかつて「障害」を機能障害 (impairment)、能力障害 (disability)、社会的不利 (handicap) の3つの次元に分類し、それぞれの定義づけを行った。しかし、これらの定義はあいまいであることや、社会的不利を生じる環境因子についての規定がなされていないなど、多くの点で批判されていた。そこで、新しい「機能、障害、健康に関する国際分類（ICF）」(2001)においては、健康状態全般を、①身体的機能と構造、②個人レベルでの活動、③社会参加の3つの次元からとらえ、それらすべてに影響する環境要因のリストも重要な構成要素として取り入れられた（図7-1）。この分類は、"人"を分類するものではなく、個人の健康にかかわる状況を記述するものであるとしている点が特徴である。このような枠組みのなかで、①身体機能や構造のレベルにおいて重大な喪失が生じた場合を「障害 (impairment)」、②個人レベルでの活動に問題が生じた場合を「活動の制限」、③社会参加のレベルでは「参加の制約」とそれぞれよんでいる。

2 リハビリテーションとは

「リハビリテーション」とは、"re-habilitation"、すなわち「再び、適したものにすること」を意味する。その概念はさまざまな変遷をたどっているが、具体的には障害・活動の制限解消・補完に関する医学的対応、発達的対応、障害・個人的活動の制限緩和、資質の開発、に大別される。「医学的対応」は、医学的治療や理学療法、作業療法などを含む。「発達的対応」は、保健

COLUMN-49　障害者と健常者の関係

かつての医療においては、機能障害（impairment）と能力障害（disability）の治療を中心としていたため、障害者（病気を患った者）は健常者から逸脱した「特別の存在」として位置づけられていた。そこでは障害者と一般的な健常者との関係は稀薄であり、差別や迫害も存在した。医療や福祉においても、専門家から障害者側への一方向的な援助であり、援助する側とされる側という特別の関係を基盤にしたひと握りの健常者（援助者）と障害者であったといえよう。

しかし、障害者の「完全参加と平等」をモットーとする国際障害者年（1981）の国連決議以降、わが国にも徐々に「障害者の基本的人権」という概念が浸透し、障害者と健常者が"ともに生きる社会"が求められている。折しも、2001年5月のWHO総会において採択されたICF（国際生活機能分類；International Classification of Functioning, Disability and Health）によって、障害者に対する視点は、その取り巻く環境因子を視野にいれた生活機能全体に対する幅広い視野が必要となっている。この根底には1960年代に北欧で始まったノーマライゼーション（normalization）の思想と実践が存在するが、これは、障害をもつ人がほかの人々（健常者）と同様に生活の糧を得て、地域でふつうに生活し、特別の存在としてではなく、ふつうの市民として生活することである。つまり、誰でも介護が必要となってもその地域に住み、家族や隣人、友人らと"ともに生きる"のが当然であるという概念である。

"ともに生きる社会"では、障害者と健常者の関係は、かつての特別な関係ではなく、ごくあたりまえのふつうの人間関係が求められる。そのためには保健・医療・福祉サービス施策の充実と連携はもとより、国民相互の連帯感と思いやりが不可欠であろう。1995年に総理府が出した「障害者白書」では、生活上の、①物理的な障壁、②制度的な障壁、③文化・情報での障壁、④意識上の障壁、の4つの障壁を取り除くことを「バリアフリー」と定義づけている。健常者と障害者の関係においても、これら4つの障壁を克服し、これらを意識せずに生活できるような"ともに生きる社会"が望まれる。それは健常者と障害者が、それぞれに「障害」を意識せずに生活できる"バリアフリーな関係"である。

所などで行われる早期発見・早期対応をめざしたスクリーニングや，障害児の機能障害・活動低下に対するリハビリテーション訓練などを意味する。「障害・個人的活動の制限緩和」では，車椅子による移動やコンピュータによるコミュニケーション手段の拡充など，科学技術を利用して行動の適応レベルを高めることがはかられる。「資質の開発」では，手話や点字といった新たな行動パターンによって残存機能を利用する，あるいはカウンセリングを通じて社会適応性を高めるなどの対応がなされる。

3 リハビリテーションにおける心理・社会的問題

(1) 動機づけの問題

リハビリテーションはその本人の能動的な参加があってこそ，訓練の効果を得ることができる。しかし，本人が自己に対する否定的感情を強く感じている場合や，訓練目標が明確でない場合には，十分な効果を得ることが困難となる。そのような場合にはしばしば，本人の障害受容の程度が問題にされる。すなわち，本人が失われた機能へ固執していては，それを補うべき残存能力に関するリハビリテーションに支障をきたす。そこで，とくに患者―医師という治療的関係においては告知が必要となる。ただし，そのような場合には告知に対する患者の反応を受けとめるだけの物理的，心理的な距離が近いことが大切である。また，リハビリテーションによって，活動の制限はどのように緩和するのかなどの具体例や，本人と同様の障害をもちながら社会的に自立している人についての情報が与えられることが望ましい。そうすることによって，障害に対する否定的な感情が最小限に抑えられ，リハビリテーションに対する動機づけも高まり，訓練効果が得やすいと考えられる。

訓練意欲の低下の原因は障害受容の問題だけではなく，精神疾患による抑うつ状態が原因となっている場合もある。いくつかの調査結果によると，リハビリテーション患者の約30％に抑うつ状態の合併がみられるといわれている。また，うつ状態にともなう精神運動抑制が，たんなる訓練意欲の低下として受け取られてしまうと，適切な対応がなされないであろう。したがって，現れている精神状態を生物学的，心理学的，社会学的次元から評価し，理解することが大切である。

(2) リハビリテーション・チームにおける問題

リハビリテーション医療関連の施設においては，医師，理学療法士（PT），作業療法士（OT），言語療法士（ST），視能訓練士（ORT），歩行訓練士，看護師（NS），ソーシャル・ワーカー（SW），臨床心理士（CP）など，多くの専門家が協力してリハビリテーションを実施している。したがって，このチームメンバーの間で明確な役割分担と十分な意思疎通をはかることにより，適切な訓練を行うことができる。また，本人，家族とこのチームのメンバーとで障害に対する認識や期待の違いがあると，訓練目標にズレが生じ，訓練の進行が妨げられる。したがって，訓練の開始の際に，本人の障害受容の程度や訓練への期待について話し合い，十分な協力体制を築くことが大切である。

生きる喜びを絵筆にこめて

北海道中標津町在住の阿部俊明（64歳）さんの詩画である。

阿部さんは，約7年前の交通事故によって両手足が不自由となり，頸椎損傷四肢全廃と診断される。1年8か月の闘病生活を経て，筆をくわえて絵を描き始める。

美しい絵（原画はカラー）のなかに，人間の尊厳の気高さが見てとれる。人間の可能性は，無限大であると思わざるを得ない。

阿部さんの作品に興味をもたれた方は，下記に問い合わせ願いたい。

（連絡先
〒086-1055 北海道標津郡中標津町東15条6丁目2番地）

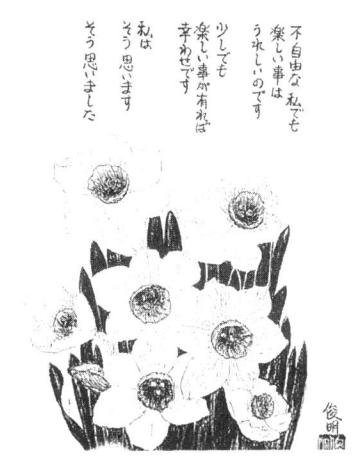

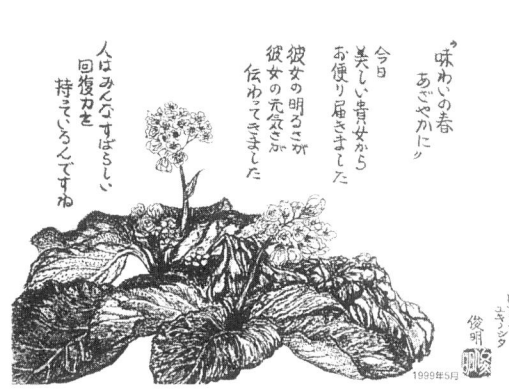

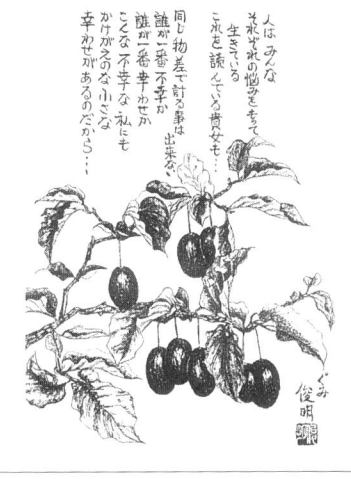

COLUMN-50

2節 障害受容

障害受容とは、「障害のために変化した諸条件を心から受け入れることである」（高瀬，1956）。しかし、本当に「心から受け入れること」ができるのであろうか。

※表7-1　障害受容の段階理論

コーン（Chon, 1961）	フィンク（Fink, 1967）
ショック	ショック（ストレス）
回復への期待	防衛的退行
悲嘆	現実認識
防衛	適応と変容
適応	

1　障害受容の理論

人が受障してから"障害を受容する"にいたる過程についての理論は、価値転換（value change）理論と段階理論に大別できる。

　日本における障害受容理論の基礎となったのは、価値転換を重視したデンボーら（Dembo et al., 1956）とライト（Wright, 1960）の理論である。デンボーらによると、障害は人生における"価値の喪失"としてとらえられ、残された能力や人物までもが過小評価されることが多い。しかし、障害者自身が価値の範囲を拡大したり、人の本質的価値を重視することで、障害受容という適応的状態にいたることができるとしている。

　ライトは、デンボーらの研究をもとに次の4つの価値変化を提案した。その理論によると、まず悲嘆の時期を経たのち、①価値範囲の拡大、②身体的価値を人格など他の価値より下位に位置づける、③障害による影響（身体機能や能力の低下）を個人全体の評価へと一般化させない、④相対的価値を絶対的価値に置き換える、といった価値の変化が起こるとされている。

　一方、障害を負ったあとに共通してみられる心理的回復過程を段階的に仮定した段階理論がある（表7-1）。コーン（Cohn, 1961）はその回復過程を5段階に、フィンク（Fink, 1967）は4段階に分けている。このような段階理論における問題点としては、必ずしも「適応段階」にいたらない人がいるという反証が示されていること、各段階と具体的な治療プログラムとの関係が明確ではない点があげられる。

　またこれまでに、障害に対する反応あるいは障害受容の程度を測定する尺度がいくつか作成されてきた。リンコウスキー（Linkowski, 1971）は、ライトの理論をもとに障害受容尺度（scale of acceptance of disability；AD scale）を作成し、障害受容の程度を測定することを試みた。しかし、このADスケールの作成にあたっては対象者が少ないなどいくつかの問題点がみられ、信頼性と妥当性については今後さらに検討されなければならない。

2　ソーシャル・サポートの役割

　障害の有無にかかわらず、人がストレスフルな状況に置かれたとき、家族や友人からのソーシャル・サポート（social support）がその人の精神的健康にとって重要な役割を果たすことは多くの研究によって示されている（Hersen et al., 1995 ほか）。障害者にとって、障害によってもたらされる状況に適応していこうとす

COLUMN-51　子どもは神様からの贈り物

　私には、2人の子どもがいる。それぞれ、23年前と18年前のことなのに、誕生のときのことは鮮明に覚えている。長男のときは、情けないが苦しんだあげくの吸引分娩、長女のときは、何とか自力で出産。出産後、それぞれに面会したときの感動は、言葉では言いつくせない。「こんなにかわいい子どもを授かるのだもの、あれくらいの苦しみなんて！」と思ったし、抱いてあやしたり、寝顔をじっと見つめていたら、本当に神様にいただいた宝物という気持ちになったし、「この子の命の灯を消してはならない！」と強く思った。

　保育士になって34年、子どもたちからいろいろなことを教わった。そのなかで一番印象に残っていることがある。

　ある知的発達障害の男の子がいた。その同じクラスに、大人の顔をうかがって、母親が迎えにくると途端にわざと叱られるようなことをする女の子がいた。そのクラスでは、順番にお当番として、テーブルを拭いたり、おやつの準備、かたづけをする係を決めていたが、ある日、気がつくとその女の子が、男の子をとても上手に援助していたのである。テーブルを挟んで向かい合わせになり、布巾をいっしょに持って拭いていたり、お盆に乗せた食器を運ぶときには、うしろからそっと手を添えていたり、その子のできないことを上手にカバーしていたのである。仕事が終わると、「先生、ゆうすけ、がんばったよ！」と報告する。その女の子は、いつの間にか大人の顔色を見るようなことはなくなり、とても明るい表情になっていた。さらに驚いたことは、いつもの援助役がいないときには次の子、またその子もいないときには、ふだんはとても元気者でいたずらっ子といわれている子が、当然の自分の仕事として、その役割を果たしていたことである。この知的発達障害をもつ子といっしょに過ごすことで、自然にお互いの違いを受けとめて生活していくことのできる子どもたちの柔軟な心にふれることができたことは、とても幸せなことである。大人は、この柔軟な子どもの心を簡単に壊すことのないようにしなくてはならない、もっと学ばなければならない、そう思う。

　保育所で毎日、かわいい子どもたちに接していると、子どもはみんな神様からの贈り物、そして、大人を育ててくれているのだと思う。

ることは，永続的で，比較的強いストレッサーである。したがって，そのようなストレッサーに適応していくために有効なソーシャル・サポートについての研究は，非常に重要であると考えられる。障害者にみられる抑うつ傾向について，ソーシャル・サポートによる軽減効果がいくつかの研究によって示されている（Li & Moore, 1998 ほか）。

3　家族における障害受容

リハビリテーション訓練を終了した患者が家庭にもどると，家族それぞれがこれまでの役割の変更を余儀なくされる。たとえば，障害者となった男性がその家庭において主な働き手であったならば家庭は経済的に不安定になり，それまで主婦業に専念していた妻が家事をこなしながら代わりに働きにいかなければならない。さらに，そこに男性の介護が加われば，家族にとってのストレスは最大になると予想される。

そのような状況において，家族の外からの援助を柔軟に受け入れ適切に対処していく家族もあるが，逆に外からの援助を受け入れることもできずに，家族が崩壊していく例もめずらしくはない。つまり，家族における障害への適応にとってもソーシャル・サポートの果たす役割は大きく，重要であるといえる（Knussen & Sloper, 1992 ほか）。また，親の障害受容過程に関する研究において，障害児の出生あるいは診断告知によって引き起こされる親の感情反応は段階的であるとする報告と，順不同であるという報告があり，その受容過程についての結論は得られていない。

4　「障害の受容」と「障害への適応」

障害受容によってもたらされる効果について，ある研究では，障害受容ができている人ほど社会関係に対する満足度が高い，あるいは社会適応がよいという結果が示されている（小西，1970；Linkowski & Dunn, 1974）。また，障害受容ができている人ほどリハビリテーションが行いやすく，障害受容が達成されてはじめてリハビリテーションも完結するともいわれている。このように，障害受容とよりよい社会適応との間には，少なくとも相関関係があると考えられている。しかし，重要なのはその障害受容や社会適応をどのように進め，かつ援助していくか，その方法である。それは時間の経過とともに自然に進んでいくものではなく，リハビリテーションを通して，また家族や友人の理解と援助によって展開していくものである。

しかし，社会に適応している健常者が自らに与えられた条件をすべて心から受け入れているとは限らないのと同様に，障害によってもたらされた条件のすべてを心から受け入れているという完全な「障害受容」がすべての障害者に当てはまるわけではない。「障害受容」が不完全であっても，受障によるショックから回復し，精神的健康を維持しつつ社会生活を送っている障害者は少なからず存在している。今後，そのような「適応的状態」に到達するための心理・社会学的な諸条件についての基礎的な研究と，実際的対応の改善が期待される。

COLUMN　校区を切られることは，地域や家族のきずなも切れること

つよしくんは，地域の保育園に通い，親も小学校は地域へと考えられていた。しかし，「就学指導委員会」に呼ばれて緊張したつよしくんは，泣き叫び質問にまったく答えることができなかった。教育委員会からの就学通知は，養護学校だった。

養護学校小学部2年生になったつよしくん。妹は地域の小学校へ。親といっしょに校区の運動会に行ったつよしくんは，当該学年の名簿に載っていない。また子ども会のソフトボールに行っても弁当すらもらえないということがあった。校区を切られているということは，地域からも切られていくことをご両親は痛感された。

朝，起きるとお母さんは，つよしくんを学校やスクールバスのバス停まで送るのに慌ただしい。妹は自分で朝食をとり，一人で学校の準備をして出て行く。言葉の出ないつよしくんの学校でのようすを，同じ学校であれば妹を通じていいも悪いも伝わってくるのに，違う学校では先生の連絡帳でしかわからない。校区を切られていることは，家族・兄弟のきずなも切れていくんだとご両親は痛感された。

校区のなかに家を建てられたつよしくんの家では，一生をこの校区で過ごすのだから，どんな状況があろうとも地域の小学校へ帰り，地域の子どもたちといっしょに過ごしたいと強く願われることになった。

私たち教職員は，「その子のために」「こんな成長を望むには，養護学校がいい」と決めてしまう。しかし，家族のきずなや地域のつながり，将来的なことまで含め，障害児の就学を私たちがどう考えているのか，もう一度見直す必要があるのではないか。

障害児の進路保障を考えたとき，障害児にこんな力をつけたい，あんな力をつけたいと願う。しかし，健常児により近づくようにしていくと障害児の進路が保障されていくのか。いや，そればかりではないだろう。

大きくなってもつながりあえる友だちがいて，障害児のできない部分に手をさしのべていく関係を築いていく。そんな人間関係も障害児の進路保障につながっていくのではないか。そのためには，同じ地域の学校で楽しいことや困ったことも体験しながら，ともに成長していく友だち関係が重要になっていくのではないだろうか。

3節 障害児の養育・療育

障害児の養育と療育は，生活に必要な訓練と医療を提供するだけではなく，障害児自身のQOLの向上をめざしたものでなければならない。そのためには，その家族のQOLの向上をうながすような援助が必要である。

1 保育専門機関と福祉施策について

保健所で行われる各種検診は，発達障害児の早期発見・早期療育に重要な役割を果たしている。早期療育としては0歳児からの超早期療育も試みられている。さらに児童相談所，福祉事務所，病院において，福祉制度の紹介から療育相談，医療専門的指導にいたるまで，幅広い援助を行っている。また，盲・ろう・養護学校の「幼稚部」，一般保育所の「統合保育」などもある。

たとえば，ダウン症児は乳児期初期に診断告知を受けることが多いが，告知に対する両親の精神的ショックが子どものかかわりに影響する可能性がある。本来，早期療育を行うための診断であるが，親が子どもの障害を受け入れることができない場合には，早期療育の機会を逃してしまうことになる。したがって，そのような状況にある親に対して十分な心理的サポートを提供する体制をつくることと，早期療育に関する情報を病院や保健所などで十分に伝えることが必要である。また，障害児本人の意思にかかわりなく，現在の状態に対する支援と将来に向けての支援が同時に行われることが実際に多い。しかし，将来については本人の意思決定を重視し，その都度柔軟に対応していくことが望まれる。

障害をもつ子どもに関連した福祉施設は，通所施設と入所施設に大別される。そこでは，日常生活技術をはじめとし，感覚，運動，言語機能に関する訓練などを行っている。入所施設の利点のひとつは，保護者もその訓練の方法について学ぶことができ，帰宅後も自宅で訓練が可能になる点である。さらに，保護者が障害に対する正しい認識を形成するための一助ともなる。最近では，このような通所・通園型の施設が中心になるとともに，在宅ケアの充実がはかられつつある。

在宅ケア

保育所や幼稚園において最近ふえつつある統合保育は，障害児が障害をもたない子どもとかかわり合い，ともに生活していくなかで心身の発達が促進されるといわれている。しかし，実際にはそのプラス面とマイナス面の両方が，障害の有無にかかわらずどの子どもにも影響する。障害児にとっては，豊富な刺激を受け，心身の発達が促進され，社会的発達がうながされるなどの利点があげられる（宮本ら，1989）。障害のない子どもにとっては，障害児に対する理解を深めることができ，思いやりの心が育つなどの点があげられる（木船，1986）。一方，障害児に対してマイナスのイメージが形成されることも多い。これはしばしば保育者の「しつけことば」を通して子どもの認識を歪めることに起因するものであり，障害児がいる・いないにかかわらず保育者は十分に注意する必要がある。

2 障害児における人間関係の発達的特徴

他者との接近を求め，保持しようとする行動，すなわちアタッチメント行動は特定の養育者との安定した

アタッチメント

COLUMN-53　障害児を抱える母親への音楽療法の現場での支援

音楽療法の現場で接してきた障害児の母親の多くは，自分自身が障害児を育てることになった事実を受け入れるまで長時間を要し，子どもを養育しながらもまだ受け入れることができずに悩み苦しんでいる母親が少なくない。その母親の多くが，障害児を産んでしまったのは自分のせいと，自分を責め続け，コーピング処理できない心の葛藤を抱えている。同時に「障害児をもった親としてどうして生きていくか」という社会的な位置づけもたいへん困難な問題である。

その背景には母親が今まで培ってきた人生の価値観が大きく関与している。また，障害の種類によっては（とくに自閉症）子どもは母親になつきにくいことから，母親に愛着が育ちにくい例もあり，ただでさえ障害児をもったことを受け入れにくいのに，その他複数の要因から母親にかかるストレスは増大してしまう。そういうストレッサーを抱えながらも，障害児を抱える母親の現実の生活には多くの課題が課せられることになる。

1) 養育・指導の仕事：子どもが「特別な教育指導やサービス」を必要とする存在であるため通常の親では必ずしも必要とされないような介護スキルや介護機器の使用方法を知らなければならないこともある。

2) カウンセリングの仕事：障害児の親は，通常の親以上に，繊細できめの細かいカウンセリング〈子どもが発達していく過程で心的葛藤を経験したとき，相談相手となって，子どもの問題解決能力を援助する〉を子どもに対してしなければならない場面にも出会う。

3) 行動のコントロール：子どもが社会化していくなかで，多動やパニックをコントロールするスキルを親が知っていなければならない。

4) 非障害児同胞の養育：家族のなかに，障害をもたない同胞がいる場合，障害児の親は，同胞が障害をもつ同胞から受ける影響に配慮しながら彼らの養育に当たらねばならない。

5) 良好な夫婦関係の維持：障害児を抱えた夫婦は家事分担の再編を含めて，そのきずなを強めるよう相互の気配りが求められる。

6) 近隣者や縁者に対する教示：家族は親類縁者や近隣の人たちとかかわりあいながら生活している。障害児がそうした人間関係のネットのなかに入っていくとき，障害児の親は子ども

アタッチメントを確立するために重要なはたらきをする。アタッチメント行動には，親を視覚的あるいは聴覚的にとらえる定位行動，泣き・微笑・発声・身ぶりなどの信号行動，しがみつく，這う，歩くなどの接近行動がある。発達に遅れを示す子どもは乳幼児期からこれらの反応が少なかったり，弱かったりする場合がある。

たとえば，「微笑」はある時期から人間の顔や眼などの視覚刺激によって引き起こされるようになる。しかし，盲の乳児はそれらの視覚刺激を「見る」ことはできない。さらに，表情に乏しく，発声も少ないので，親たちは盲児の気持ちが読み取りにくい。しかし，盲の乳幼児の発達研究 (Fraiberg, 1974) によると，盲児は顔の表情ではなく，手を使って興味や認識を表すことが多いという。したがって，盲の乳児を育てる場合には赤ん坊の顔の表情だけでなく手の動きに注目して，子どものサインを読み取ることが大切であり，親にそのための訓練を施すことが可能であるといわれている。

3　親・家族のストレスと障害受容

障害をもつ子どもを育てている親は，健常児の親に比べてストレスが高く，養育の困難さや親自身の拒否的態度に自らが悩む姿が，さまざまな調査研究から浮き彫りにされている（稲浪ら，1994）。

また，子どもの障害についての診断・告知を契機として始まる親の障害受容過程は子どもの発達に与える影響が大きいと考えられる。1〜11歳までのダウン症児に対する母親の受容過程について面接調査を行った田中と丹羽（1990）は，子どもが障害児であることによるさまざまな感情反応とそこからの立ち直りをくり返したのち，障害に対する新たな価値観を確立する転換期まで，5段階に分けられると述べている（表7-2）。

この研究は，対象児が15人と決して多くはなく，ダウン症児に限られてはいるが，少なくとも親の受容過程は受容段階に向かって直線的に進んでいくものではないことを示している点で重要である。すなわち，障害児の親・家族にとって周囲のサポートが必要なのは，診断・告知だけでなく，比較的長期にわたるサポート体制づくりが必要である。

※表7-2　母親の心理的変容過程（田中・丹羽，1990より改変）

段階（期間）	定　義
第1期（誕生〜約3か月）	第1の感情反応（体験）の時期： 子どもが障害児であることによって生じる感情反応
第2期（生後約1年間）	第1の感情反応からの立ち直りの時期 （仮の安定状態）
第3期（生後約1〜2年）	第2の感情反応の時期： 健常児との成長の開きを確認することによって生じる感情反応
第4期（生後約3年目）	第2の感情反応からの立ち直りの時期： 発達の評価基準の変更，障害を受容
第5期（学齢以降）	転換期： 心境の安定，母親の成長

COLUMN

の障害や行動について周囲にわざわざ説明しなければならない。

7）療育／教育機関などとの連携強化：障害児の親は，通常の親以上に，療育や教育の現場に出かけて，関係機関職員と共同しなければならないことも多い。

8）代弁者としての仕事：障害者の親が，子どもの代弁者となって，子どもたちに対する社会的施策の充実を求めざるを得ない状況にある。

これらのことからもわかるように，障害児を抱えた家族に対する社会的サポートはたいへん重要になってくる。実際，音楽療法を子どもに行うとき，子どもになにかしら変化が感じられるようになるまでには，多くの時間を要する。母親によってはその時間の経過に耐えられなくなり，音楽療法のセッションを断念してしまう人も少なくない。あくまで子どもに対するセッションなのだが，その時間を通じて母親の心の不安や葛藤を見逃さず，母親とともに悩み，苦しみ，小さな成長に大きく共感して，そのことをまたセッションの場にフィードバックしていく必要がある。しかし，もともと「音楽」の持ち合わせている力（①音楽は発散的であり，情動の直接発散をもたらす方法を提供する。②音楽には多様性があり，適応範囲が広い，など）によって，セッションを体験している子どもを見守っている母親に対しても，精神的にリラックスできる時間を提供していることは，まちがいのない事実である。

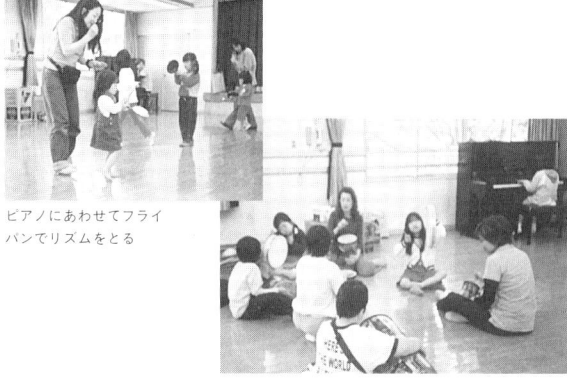

ピアノにあわせてフライパンでリズムをとる

たいこをたたいて即興演奏

4節 障害者の支援について

障害者一人ひとりが尊厳をもって、その人らしい自立した生活が送れるように支援するという社会福祉の理念は、すべての国民にも共通するものである。

1 障害者支援の基本的な考え方

戦後50年間大きな改定がなされなかった社会福祉事業法が、社会福祉基礎構造改革にともない変わりつつある。少子高齢化社会の到来により、国民の福祉需要は増大し多様化していくことは明白である。2000(平成12)年4月からは、社会全体で介護の必要な高齢者等を支援していく介護保険が始まっている。この新しい保険では、利用者がサービス提供者を自ら選んで契約するという利用契約制度が導入され、それにともない利用者の権利擁護など、利用者主体のさまざまな取り組みがなされている。

障害者への支援は、以前は関係施設に収容(現在は入所)して実施するという施設中心の考え方があったが、国際障害者年を契機に障害者の社会への「完全参加と平等」の実現に向けて、障害者と非障害者が平等に生活し活動できる社会を実現するために各種支援が整備されてきた。そのなかでは障害者が住み慣れた地域において各種の支援(福祉サービス)を選択し、在宅生活を継続できる地域福祉という考え方が大きく打ち出されてきた。

2 障害者支援の実際

人が生活するためには衣食住を考えなければならないが、障害者においてもまったく同じである。障害をもたない非障害者にとっては日常的に気づかない点も多くあるが、障害者が地域社会のなかで安心して生活できるように支援することと、障害者が一市民として自らの意思による選択に基づいて主体的に活動できるように支援することが必要である。

障害者支援に関しては、予防・医療・福祉・教育・雇用・年金など、幅広い範囲を含む「障害者基本法」として、基本事項がまとめられている。各市町村で行われている援助の内容については、各役所の福祉課窓口にリーフレットを備え付けているので利用されたい。ここでは、身体障害者、知的障害者、精神障害者などの障害別ではなく、障害者全般について生活支援、就労支援、生活環境支援に分けて説明していく。

(1) 生活支援

施設においては衣食住が確保されているので、これからは生活の質(QOL)をいかに高めていくのかということが問われている。また、個人に着目したサービスを提供し、地域生活を実現させていくという命題も抱えている。

地域で生活する障害者への支援は家事介護や身体介護あるいは外出介護等で、いつでも障害者が希望するニーズに対応できるように整備する必要がある。そのためには、地域で拠点となる自立生活支援センターなどのサービスステーションの整備、公的なものとボランティア活動などの調整など、地域住民参加の取り組みも必要である。そうすることによって、地域の文化、レクリエーション活動やスポーツ活動への参加なども

COLUMN-54 社会的弱者の支援

自立生活とは(自立観):障害をもった人が自立して生活するということは、ADL(日常生活動作)を高めることにより、何でも自らの力で行うことであると従来は考えられてきた。料理・洗濯・掃除といった家事や、食事・排泄・入浴など(身辺自立)はもちろん、職に就き賃金を得ること(職業的・経済的自立)など、他人の力を借りずにひとりでできることが「自立」と考えられてきた。

しかし今日では、ノーマライゼーションの思想や自立生活運動の流れから、自立ということは、自らが選び、決定すること(自己決定権)により、生活設計をたて、介助者を雇うことや相談者からアドバイスを受け、地域社会で生活することであると考えられるようになってきたのである。

地域での自立生活:障害をもつ人にとって、自立して地域で生活するということは、非常に困難な状況にある。さまざまな制度を利用しても介助、住宅、就労、交通・移動手段など、これら多くの生活問題を抱えて生活している。サービスの絶対数の不足や、制度利用の限界、経済的問題がある。こういうことからインフォーマルな部分で介助を頼んだり、常にボランティア探しに追われたりしている。

自立支援:当事者やその家族の団体、施設が作業所やグループホームをつくり、就労の場や生活の場を確保し、また、ボランティアやその団体が自立生活をよりよく送れるようにとイベントの企画などもしている。筆者は外出介助、就寝介助、家事援助やイベント企画で障害をもつ人とかかわることが多いが、近年、障害をもつ多くの人々が地域社会で活動し、活躍している姿を多く見かけるようになった。また、地域社会においても、障害をもつ人に対しての配慮を感じるようになってきた。障害をもつ人が地域社会の一員として生活することで彼らの生活問題を社会全体の課題として地域住民が認識することが障害をもつ人の自立支援の一歩だと思う。

平成15年度には、障害者福祉サービスが大きく変わり、今までの措置制度から支援費制度に移行する。地域社会で生活したいと願う人々が安心して生活を送れるように、支援費制度のサービスの向上・充実を願い、今後も多くの人と接し、さまざまな問題に取り組んでいきたいと考えている。

可能になる。

(2) 就労支援

社会経済活動を希望する障害者は数多くいる。しかし、現実には障害者の就労は困難なケースが多くみられる。そこには生産性、コミュニケーション、偏見などのさまざまな要因があると考えられる。障害者の就労を実現していくには労働、教育、福祉などの関係機関が連携して障害者個人に合わせた短・長期的な就労支援を行う必要がある。働くための資格取得に関しても、欠格条項のためにその試験を受講する機会をもてないことがある。障害者の就労支援については、社会的就労としての保護雇用の場として授産所というものがある。そのほか、当事者団体や家族会が運営する作業所なども就労支援のひとつである。

就労支援

(3) 生活環境支援

地域生活を実現するには、まず生活の拠点となる住宅の確保が必要である。各種生活支援を受けながら単身生活を希望する場合や、障害の状況等により集団で生活するグループホームなどの住宅が確保されることが必要である。また障害に応じて、現在居住している住宅の改造なども必要である。さらに町自体も、障害者が安全で快適に移動でき、安心して日常生活が営めるように改善しなければならない。

3　ノーマライゼーション

健全な社会、いわゆるノーマルな社会とはいったいどのような社会なのであろうか。ノーマライゼーションを「健全な人（非障害者）が構成するふつうの社会の中に、高齢者や障害者を同化・吸収する」という誤った理解をしている方が結構多い。世の中のすべてのものは18〜40歳までの健康な人に合わせて作られているともいわれている。

ノーマライゼーションとは、年齢差、性差、人種・民族・国籍・宗教などの相違、障害の有無などを超えて、さまざまな人が構成する社会、すなわち「ノーマルな社会」を実現することである。ノーマルな社会の実現を唱えた障害者の「完全参加と平等」を実現するためには、「機会平等の実現」「自立生活の確立」「権利平等の保障」「リハビリテーションの推進」「連携の促進」などが不可欠である。とくに連携の推進のために広報活動や啓蒙活動などが必要である。また、アクセスに関してもハートビル法などにもみられるように、すべての人が住みよいバリアーがない社会をめざすユニバーサルデザインという考え方が広まってきている。

ノーマライゼーション

自立生活

これからの社会は国民一人ひとりが、あらゆることに対して自己責任において決定し、契約していく時代になった。障害者においてもまったく同じで、障害者自らの「自己決定」が必要となってくる。そのための支援として「ケア・マネージメント」や、自らの意思決定が困難な方に関しても成年後見制度の導入など、すべての障害者が機会均等のなか、自己責任で生活を送る社会へと変わっていく。

自己決定

ケア・マネージメント

COLUMN-55　バリアフリーの社会

バリアフリーの建物や設備も増加した。障害をもって生きる私の生活のうえにも、変化がみられる。親切な方もふえた。しかし、どこか気になる親切もふえた。

車椅子用駐車場もあるレストランに近づく。「お食事ですか？」「はい」「じゃー，こちらにどうぞ」と笑顔。しかし、いきなり入り口近くのテーブルが引き出される。奥のロケーションのよい落ち着ける席に行きたいのに……。でも、「ありがとう」といって座ることになる。すぐ横をバタバタと人が通る。冬であれば冷たい風が吹き込むのだ。

松葉杖をついて、よたよた歩きの私を長く奥まで歩かせるのはかわいそうだと断定されているのか？　入り口近くの席、テーブル引き出しサービス。障害者に対しては「席のご希望が何かございますか？」のひと言がないのだろうか？

飛行機に松葉杖で乗る。少し前のことであるが、東京での仕事が予定より早く終わった。新幹線事故の影響で、早い便に乗り換えて帰る予定が無理となり、5時間近く待たねばならなくなった。新幹線事故という特殊な事情であり、待つことにする。わがままな私の身体は、羽田の待合室の椅子では、長く座ると腰が痛くなる。有料でもよいからラウンジを使わせてほしいと頼んでみた。カウンターの若い女性の担当者はあちこち走り回ってくれた。若い担当者が相談しにでかけた少し年齢の高い責任者らしい人（おばちゃん）は、遠目にじろじろと見るだけで近づいてもこなかった。結局は15分も立ったまま待たされたあげく、「すみません」のひと言で終わった。

外国であったら、責任者が飛んできて、「どうしたのか」「ハンディキャップで……」「そうか。じゃ、この部屋を用意するがどうだろうか？」といったことになるだろう。わが国では、サービスの固まりのような顔をしている航空会社の対応も、著名人や金持ちにはペコペコして頼まれごとについての動きは機敏でも、私たちのような障害者や高齢者の切実な願いを聞く耳はもっていないのであろう。

どうして、わが国はこんな思い込みで対応したり、マニュアルには当てはまらない部分をもって生きている人に対して、融通のきかないマニュアル対応でよしとするのだろうか？　バリアフリー社会創造には程遠いようだ。

実習 13 *手話によるコミュニケーション*

目 的

相手と向きあい伝えあうことを第1に，手話だけにこだわらず，さまざまな伝達方法を取り入れながら次のことを学ぶ。

方 法

(1) 指文字を利用して，名前をたずねたり，会話をしながら自己紹介をする。

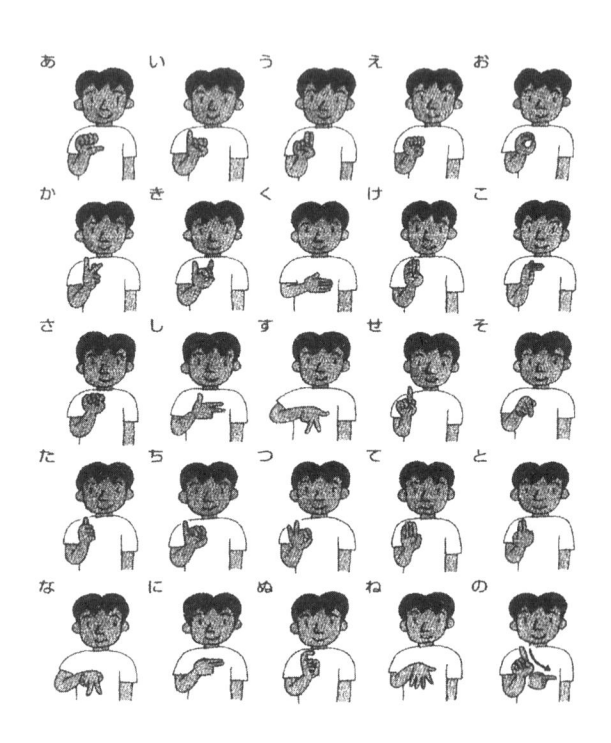

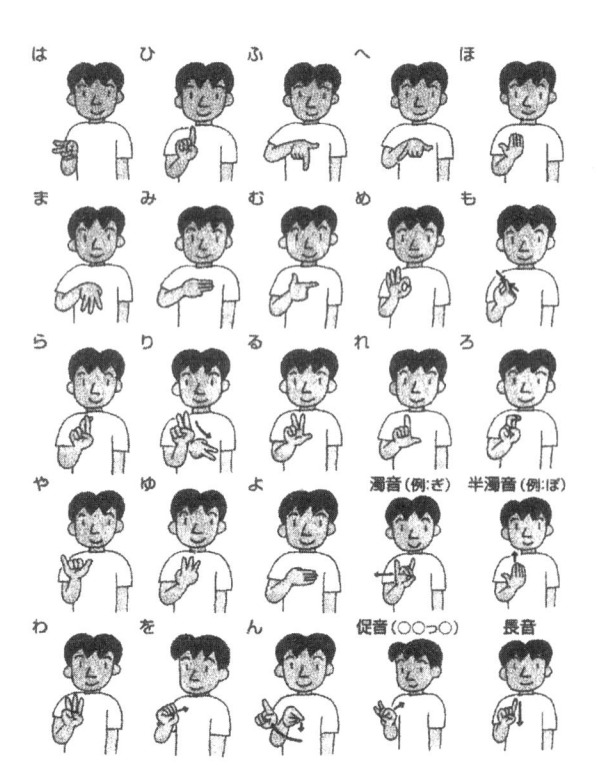

(2) 下記の例文を参考に，自分のことを紹介する。
（例）
佐藤めぐみです。
よろしくお願いします。
医療専門学校の2年生です。
19歳です。
趣味はスポーツです。
島根に住んでいます。
家族は4人で父と母と兄とわたしです。
父は自動車関係の会社で働いています。
母は老人ホームで働いています。
兄は25歳で野球が大好きです。よろしくお願いします。

手話を読みとるときのポイント

(1) 音声言語に比べて手話数が少なく，一語多義的（ひとつの手話が多くの音声言語に解釈される）なので，読話に長じていないと誤って読みとってしまうことがある。
(2) 手話表現は健聴者のアクセント，イントネーションと同じで，聴覚障害者一人ひとりによって表現が微妙に違っており，慣れることが大切である。

手話使用上の留意点

(1) 聴覚障害者の用いている手話は，地域的なものもあり，それを否定したり，自分の習った手話を押しつけるような態度は慎む。
(2) 年輩の聴覚障害者は指文字がわからない場合があり，指文字の使用にあたっては，年齢に関係なく指文字を理解できるかを確認する。
(3) 手話の表現方法は，日本語とは異なる文法体系をもっており，読みとりが難しいので，くり返し表現してもらいながらじっくりと対応する。

実習 14 スポーツ障害のリハビリテーションプログラムの実践

目 的

　スポーツ障害の多くはオーバー・ロード（過大負荷），オーバー・ユース（過度使用）が原因しており，長期にわたってのスポーツ動作の継続や変化が運動器官にひずみをもたらした結果である。それだけに一度障害をもつと完治するまでに長期間のリハビリテーションが必要とされることが少なくない。

　オリンピックなどを目標としたチャンピオンスポーツに臨むスポーツ競技選手は，勝利のためには身体がどうなろうと，ただ動く限りたたかおうとする傾向が強い。また，スポーツ競技では微妙な感覚や瞬時の判断力を要求されるだけに，身体的には一般人をはるかに超えた筋力や運動能力をもちながらも，心理的には，非常に繊細で感受性の強い人格特性を有している者が少なくない。それだけに，障害のため日常生活も満足にできないような状況に陥ると，一般人以上に強いストレスを感じるともいえる。また長期にわたりリハビリテーションを継続するなかで，早く障害を治して以前のように競技をしたいと焦ったり，このまま再起できないで終わるのではないかという不安を抱えたりと，ネガティブな思考が形成され，メンタル・コンディションは悪化する。それに伴いスポーツ競技選手の自己効力感や自尊感情が低下するという結果を招くことが懸念される。さらに，この心理的不安定状態は，たとえ身体が障害から回復してもすぐには元にはもどらない場合もある。すなわち，スポーツ障害のリハビリテーションプログラムの実践において重要なことは，身体的なリハビリテーションの実施のみならず，それと並行して心理的リハビリテーションプログラムの実施についても配慮することが望ましいといえる。

方 法

　スポーツ競技選手に対するリハビリテーションは，メディカル・リハビリテーションのほかに，アスレティック・リハビリテーションを行う必要がある。従来から医療機関において実施されているメディカル・リハビリテーションの目標としているレベルでの運動能力の回復では，競技を再開するには不十分である。そこで，アスレティック・リハビリテーションによって，漸進的・合理的に，スポーツ競技に十分耐え得るレベルまで身体能力を高める必要がある。

　また，身体的リハビリテーションプログラムの実施と同時に，メンタル・コンディションの改善を目的に，メンタルトレーニングプログラムを併用した心身両面にわたったリハビリテーションプログラムを実践することが重要である。わが国では，メンタルトレーニングは競技選手の競技能力の向上を中心として発達してきたが，メンタルトレーニングプログラムをリハビリテーションに適用することは，きわめて有効であると考えられる。リハビリテーションの方策とゴール，またそれらの進め方について表7-I，表7-IIに示した。

評 価

　身体的なリハビリテーションの進度評価は，筋力テストや呼吸循環器テスト（運動負荷試験），関節の可動性やバランス反応検査などの理学療法評価を基準として，回復の度合いを評価する。一方，心理的なコンディションの評価は，POMS（profile of mood states）や心理的競技能力診断検査（DIPCA.1），状態－特性不安検査（state-trait anxiety inventory：STAI）などの質問紙を用いて行われる。

援助にあたっての職域とスタッフ

　スポーツ競技選手のリハビリテーションにおいては，多くのスタッフの関与が必要であり，それぞれの専門性を活かし，多方面からのサポートが必要である。具体的には，医師，理学療法士，トレーナーなどの専門スタッフともに，近年スポーツカウンセラーやスポーツメンタルトレーニング指導士などのスポーツ競技者特有の心理とスポーツ現場の状況を把握したうえで，メンタルサポートを行う人たちの存在が注目されており，この存在は今後も，ますます重要視されてくるであろう。

❖表7-I　リハビリテーションの方策とゴール （市川，1992より改変）

身体的リハビリテーション
①メディカル・リハビリテーション（ゴール：日常生活機能が可能となるレベル）
・物理療法：温熱，寒冷，水治，電気など
・運動療法：関節可動域の改善
　　　　　　筋力，筋持久力，柔軟性の増大
②アスレティック・リハビリテーション（ゴール：スポーツ活動が可能となるレベル）
・筋力トレーニング　　・心肺機能トレーニング　　・筋持久力トレーニング
・神経筋協調性トレーニング　・柔軟性トレーニング　・スポーツ特異性トレーニング

心理的リハビリテーション
メンタルトレーニング（ゴール：競技への復帰に十分なメンタル・コンディションの獲得）
・リラクセーション技法　　・気づきと自己認知　　・ゴールセッティング
・イメージトレーニング　　・ポジティブ・シンキングによる認知の再構成

❖表7-II　身体的・心理的リハビリテーションの進め方 （川野，1987より改変）

身体的リハビリテーション（アスレティック・リハビリテーション）	心理的リハビリテーション（メンタルトレーニング）
(1)情報集積とその分析 ↓（各専門家による診断，評価）	アセスメント　質問紙検査（STAI, POMS, DIPCA.1 等） カウンセリング，気づき，自己認知
(2)治療方針の設定 ↓（上記1項目から予後の予測，リスク・問題点を考慮）	リラクセーション技法，バイオフィードバック
(3)ゴール設定 ↓（短期・中期・長期）	目標設定 （小目標→中目標→大目標）
(4)リハビリテーションプログラムの作成 ↓（運動療法，物理療法，補助具の製作など）	メンタルトレーニングプログラムの選択 イメージトレーニング，ポジティブ・シンキング
(5)リハビリテーションの実施 ↓	メンタルトレーニングの実施 ↓
(6)再評価 ↓	評　価　　質問紙検査（STAI, POMS, DIPCA.1 等） ↓
(7)転機設定 ↓	目標のクリア or 必要に応じて目標を修正 ↓
(8)ゴール達成 ↓	目標達成　　自己効力感，自尊感情等の向上 ↓
(9)再発予防と健康管理プログラム	強　化　　メンタル・コンディションの改善

Part 3

チーム医療の展開

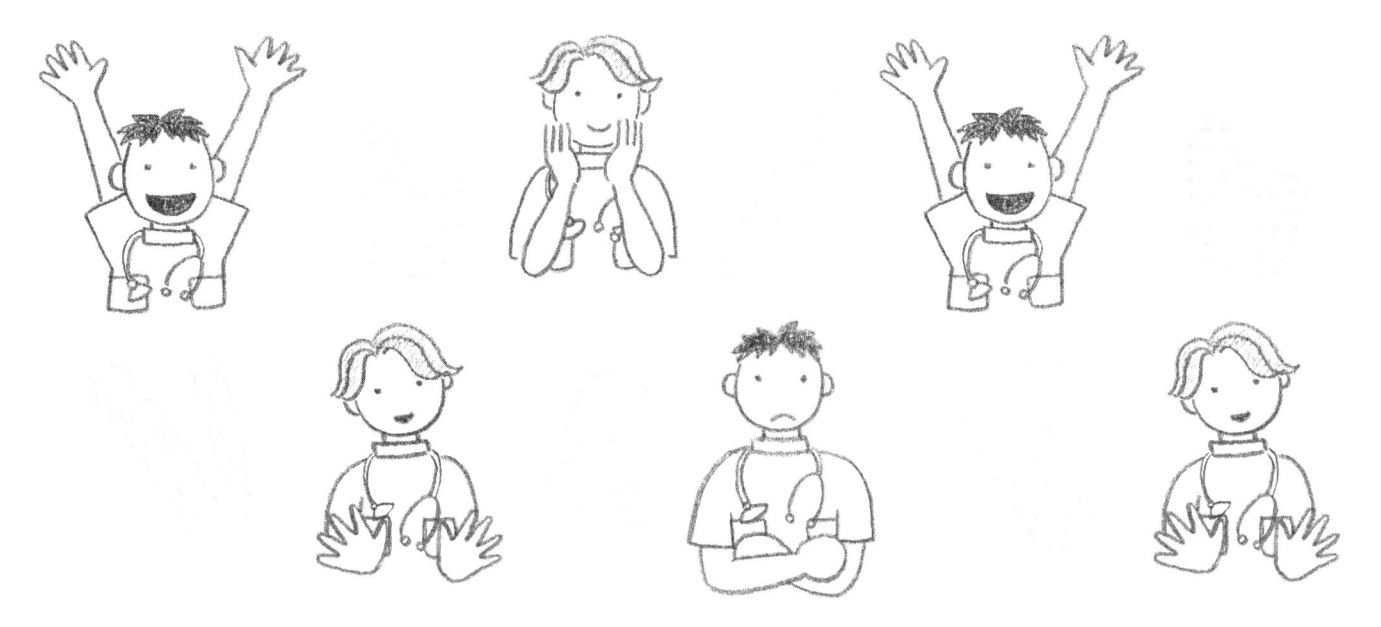

患者の身になった温かい医療を実践し，健康モデルを患者に提供するためには，医学的・心理的・社会的・職業的・教育的側面においてさまざまな専門領域が有機的に連携するチーム医療のアプローチが不可欠である。とくに高齢社会を迎えた今日，保健・医療・福祉の協働的で総合的なアプローチがますます強調されており，これら多様で多面的な介入の効果が認められつつある。

そこで，Part 3 では，8 章の「医療者としての適性」において，生命と健康を守るにふさわしい医療者の適性とは何かを学ぶ。9 章の「医療者の仕事とストレス」では，ヒューマン・ケアを実践する医療者の仕事はなぜストレスが高くなるのか，その対策について学ぶ。10 章の「保健医療場面におけるジェンダー」では，心理社会的要因に基づいた性差に関して，保健医療の現場ではどのような問題が生じているのかを考察する。11 章の「心理学的アプローチによる医療事故防止」では，医療環境の高度・複雑化にともなう事故や過誤に対する安全性の配慮を高めるための心理学的アプローチを学ぶ。12 章の「医療者教育」では，患者中心，患者本位の立場に立った医療者を育成するための教育を学ぶ。

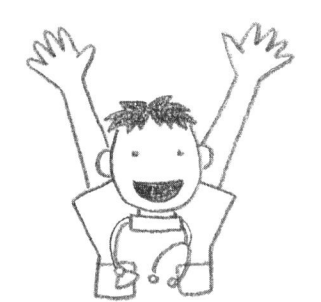

8章 医療者としての適性

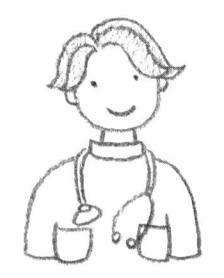

医療に従事する人になるためには，向き・不向きといったいわゆる適性（aptitude）というものがありそうである。ここではこういった適性の問題について学ぶ。適性問題についての新たな研究テーマが浮びあがることを願う。

※表8-1　いろいろな医療職

国家資格	福祉関係国家資格
医師	ケアマネージャー
歯科医師	（介護支援専門員）
看護師	介護福祉士
助産師	精神保健福祉士
保健師	社会福祉士
薬剤師	介護アテンドサービス士
理学療法士	児童福祉司
作業療法士	社会福祉主事
栄養士	
管理栄養士	協会認定資格
歯科衛生士	音楽療法士
歯科技工士	救急法救急員
臨床検査技師	細胞検査士
診療放射線技師	臨床工学技士
視能訓練士	カイロドクター
救急救命士	歯科助手
柔道整復師	臨床心理士
あんまマッサージ師	カウンセラー
指圧師	福祉住環境コーディネーター
鍼師	福祉用具プランナー
灸師	
義肢装具士	民間資格
言語聴覚士	医療事務管理士
視能訓練士	医療事務技能審査
	医療秘書技能検定
	医療保険士
	診療報酬請求事務能力検定

1節　科学的態度

ここでは，医療者に求められる基本的な態度，なかでも科学的態度の重要性について考える。

1　医療者とは

医療者の定義をしておこう。広辞苑によると，「医療とは医術で病気を治すこと。療治。治療」とある。そこで，病院で行われる病気の治療に携わる専門職の人々を一括してここでは医療者ということにする。

専門職として認められるためには，国家資格をもっている必要がある。患者となった人が直接会うこうした国家資格をもつ医療者といえば，医師（歯科医師）と看護師であろう。また，検査を受けるときに出会う臨床検査技師や診療放射線技師，薬をもらう薬剤師などのほか，リハビリテーション科に行けば理学療法士や作業療法士，産科に行けば助産師，歯科に行けば歯科衛生士や歯科技工士も医療者である。さらに栄養士や視能訓練士，救急救命士，言語聴覚士なども国家資格をもつ医療者である。保健所に行けば保健師，街で開業しているあんまマッサージ・指圧師や鍼師・灸師，柔道整復師なども国家資格のある医療者である。これらのほかにも，表8-1に示すような臨床心理士やカウンセラー，音楽療法士などの協会・民間認定の各種専門職が40存在している。

2　高学歴化する医療職種

こうした医療者の中で中心となる，診断と治療の責任者「医師」は，80校に及ぶ六年制大学（定員約6,600人）で計画的に教育されている。医学部は大学受験の最難関であることから，大学入試センター試験の成績上位者のもつ資質こそが医師としての適性第一条件とみられてきた。しかし近年入試制度を柔軟にして，医

COLUMN-56　医療者の使命とは

プロフェッションとは

プロフェッショナルとしての医業と看護：プロフェッショナルという用語は，専門職と訳されているが，英語の本来の意味は，宗教家，医師，弁護士，または大学教授に限られて使われてきた言葉である。今では「野球のプロ」などというように通俗的に使われているが，ここでは，本来の意味に限りたい。

"Professional"とは，神の前に"profess"する人のことである。すなわち，そのような，いわば公職にある者として，誠意をもって与えられた貴い職業をもってして，その能力を対象者に公平に使う人のことである。

この趣旨は，2500年前に「医師の誓い」という言葉でヒポクラテス（Hippokrates）が記述した文献に書かれている。したがって，医業を行う医療者は，お金をもうけることを当然とするほかの職業人とは異なり，一つの使命感をもつものとして奉仕の生活をするというのがそのプロフェッショナルの基本でなくてはならないのである。

職業についての日本の文献を探していくなかで，私は明治44年に夏目漱石が東京朝日新聞主催の文化講演（夏目漱石全集，2巻295ページ）の中で，次のように述べた記事を発見した。

「職業というものは要するに人の為にするものだという事に，どうしても根本義を置かなければなりません。人の為にする結果が己の為になるのだから，元はどうしても他人本位である。既に他人本位であるからには，種類の選択分量の多少凡て他を目安にして働かなければならない。要するに取捨興廃の権利共に自己の手中にはない事になる」

この意味は，人のために自分の能力を捧げるということで，欧米の古き時代からの神からの召し，召命に応えて行動する意味と同義語といえよう。

医療者とは，健康上の問題のある人（患者，またはクライエント）や健康や体力をよりよい状態にもっていくために，専門的な技能を用いて援助する人のことである。したがって広義の医療者とは，医師，看護師，薬剤師をはじめ，コメディカルと呼ばれるさまざまの専門職（栄養士，PT，OT，言語療法士（ST），医療ソーシャル・ワーカー（MSW），その他）を含み，さらにこれからは音楽療法士まで医療職とよばれる日も近い。

医業におけるプロフェッション

医業におけるprofessionの基本的な姿勢は，ヒポクラテスによる「医師の誓い」に一致するが，これを近代的に表現した文章を紹介する。

John D. Stockle教授はハーバード大学の内科教授で，米国

師としてより適した人材を幅広く集めることが指摘されている。これは国立大学法人化という社会の波にものって，新しい視点にたった入試制度，教育制度改革へと進んでいる。医師教育を受ける人材確保としての適性問題は，今後の重大な議論となろう。

医師免許を得るための試験は，毎年春に開催されるが，マークシートを使った試験への批判は相変わらず根強い。そこでインターン期間を設け，医師免許取得者に臨床経験を踏ませることになる。こうして現在，日本全国で約24万人が医師として登録されている。医師1人あたりの人口は525人であり，医師の負担という観点からみれば，イギリスの716人より多いが，アメリカの357人，フランスの330人などと比べると少なく，先進主要国のなかでは中位といったところである。

一方，患者と接する時間が長く，病状を看取り生活全般の看護にあたる看護師は，約100校の四年制大学，約70校の短期大学および約300校の専門学校で，毎年約5万人の看護師と2万人の准看護師が養成されている。現在看護師として登録されている人数は約100万人で，アメリカの216万人，ロシアの161万人，中国の120万人には及ばないものの，イギリス（30万人），フランス（29万人），イタリア（28万人）の3倍規模と多く，対人口比も高い。看護系大学への進学希望者は近年増加の一途で，センター試験の成績も中位以上と高い。また専門大学院修士課程を有する大学が43校，博士課程をもつ大学が14校（2002年度）と順調にふえ，21世紀の看護職は，医師と同じ6年の教育期間を過ごした高学歴の専門職種となろうとしている。

理学療法士や作業療法士などリハビリテーション関連職種の高学歴化も同様，増加の一途である。ちなみに薬剤師や栄養士など従来から大学に養成施設のあった医療職では，大きな変化はない。

3 要請される科学的態度

医療者養成が，年々高学歴化を進めている理由は，こうした医療者が医療技術の高度化に対応できる知的労働者とみなされるようになったからである。医師が占有していた業務の一部が，これら医療者に再配分されようとする国策の賜物ともいえる。こうして医療者に対して，高度な医療の科学的素地を理解できる科学的思考能力と，科学技術の成果を実践・評価できる科学的技能と態度が求められているといえる。ところが医療者養成機関に入学した若者が，必ずしもこうした社会の要請を理解し，それに応えようとしているとは限らない。医師や看護師を志す受験生が，高校で生物を学ばず，化学の知識が皆無であることなど，医療者教育を受けるための前提条件が崩れている現状が指摘されている。

これまで医師は，人間を生物学的存在として理解し，最善の医療とされる当該の技術について科学的評価ができる科学者であるべきだとみなされてきた。そして看護師には，そうした医師を補うより人間的な態度が期待された。しかし21世紀の医療者像が変化するにつれ，必ずしもこうした役割分担は通用しなくなった。専門看護師（CNS）に，責任ある専門医療職として科学的態度が求められることはいうまでもない。

におけるプライマリ・メディシンの生みの親の一人ともいわれ，現在もボストンのマサチューセッツ総合病院の外来医療をボランティアとして務めている。彼は，同僚のJ. Andrew Billings教授と共著で出版した本"The Clinical Encounter"（これは医学書院から『臨床面接技法-患者との出会いの技（アート）』として日野原と福井次矢・京都大学教授の監訳で出版されている）の中で，医業のプロフェッションの道を行く医師としての態度が次のごとく述べられている。

「医師患者関係の境界と職業上の倫理規定：医師と患者との関係において，医師の行為を規定するものは何が患者にとって一番よいかということである。医師と患者の関係において，患者は必ずある程度は医師に依存しており，力の不均衡を感じるものである。このような時，医師は患者の利益をまず第一に考慮して行動していると信じられる存在でなければならない。この医師と患者の関係を，医師が自分や他の人の利益のために利用したり歪める行為は，職業上の義務に対する違反であり境界を侵している。このような非倫理的行為は，患者にとって直接有害であり，以後の職業上の関係を損なう」

つまり，どこまでも患者の安全welfareを中心に専門職としての技能を提供していることを患者に感知させるような，対面や会話が医師には必要であること，それがまた，医療者としての倫理だという考えから上記の文章に書かれているのである。

さて，医師は病む患者に何が，どこまで，できるかという視点から考えると，それは最新の医学的知識や技術でもってサービスすべきであるが，医学はあまりにも範囲が広く，かつ日進月歩するので，タイミングよく患者のもつ問題解決としての診断や治療を提供するには，医師が自分の能力や技術の限界を心得て，他の専門医の助けを受けなければならないことになる。しかし，いくら進歩した医学といっても，限界があることを医師は常にわきまえ，本当にどう治療でき，どの程度に治癒（cure）可能かを知り，しかし，その場合にでも，何を患者に与えることができるかを心得ていなくてはならない。

そう考えるなかで思い出す言葉は，近代外科学の祖ともいわれるアンブロワーズ・パレ（1510-1550）の言葉である。これが本当にパレの言葉かどうかには議論があるが，今のところパレの言葉ということを支持する考えが有力である（A. M. Payne：Brit. Med. J. 4：47, 1967）。

To cure sometimes
To relieve often

2節 過剰適応と不適応

医療現場には多くの人がいる。こうした医療現場という環境に適応できない人たちが出てくる。ここでは，こうした医療現場への適応という問題を考える。

1 不適応の好例「リアリティショック」

病院への就職を果たし，ワクワク胸躍らせながら着任した早々，3か月もしない間に退職していく医療職がいる。最近の調査によると，新人3か月めの看護師の70％が，退職にいたらないまでも辞めたいと思ったことがあると訴えた（水田，2002）。大学などで習った看護技術が，現場でうまく発揮できないといったリアリティショック（Krammer, 1974）が原因と思われる（図8-1参照）。

今まで出会ったことのないタイプの患者の担当になった，経験したことのない病気や治療法などに遭遇したなど，初体験はそれ自体がストレスの原因（ストレッサー）となる。うまく対処できないと，むだな努力に疲れはて，悩み苦しみ，心身の不調となる（ストレス反応）。こうした状況であっても，強くたくましく対処に励み，医療現場に適応していく看護師こそが，適性ある看護師といえる。しかし，看護師である本人だけの問題ではない。新人の研修担当者（プリセプタ）からのアドバイスや，先輩からの示唆がヒントとなって解決する場合や，たんに相談相手になってくれる人がいるだけでも救いとなる。退職を決意するナースには，こうしたサポーターがいなかっただけのことかもしれない。そこで，看護師どうしでリアリティショックを軽減させ，最適なサポートシステムをつくることが指摘されて久しい（宗像・及川，1986）。現場での実習経験が従来よりも乏しい四年制大学出身者が現場に登場しつつある今，新人看護スタッフ養成のための新たな研修システムづくりが求められよう（若狭，1999）。リアリティショックを軽減し，職場への適応をよりよくする具体的で効果的な研修システムを開発し，科学的な評価を行うことが求められる。

2 対費用効果

筆者の試算によると，大学で1人の看護師を養成するためには，1年につき約180万円が必要である。国公立大学だと授業料等でこのうち約50万円が個人負担で，残り約130万円が公的経費からの出費である。

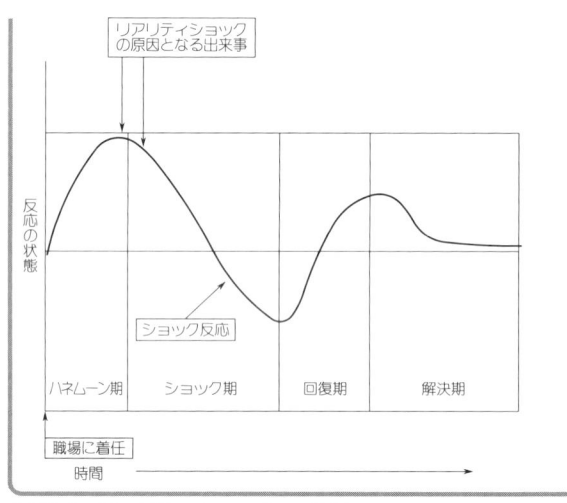

✤図8-1 リアリティショックの時間経過

COLUMN 56-3

To give comfort always

これを訳すると，「時に癒すが，しばしば和（なごめ）ることはできる。しかし，慰めを与えることはいつでもできる」ということになる。

つまり，医療がいくら進歩しても，完全に治療できてもとのからだに返すということは多数ない。しかし，治癒させることは難しくても，症状を緩和させること，すなわち対症療法は可能なものが多い（ホスピス，緩和ケアなど）。しかし，患者の心を慰め，その心をそばにいて支えてあげることは，プロには可能であるという意味である。このためには，専門職としての臨床医には，勤務の時間制限のないことはやむを得ないことといえよう。

プロフェッショナルといわれる専門職の中で，宗教家，教育職，医療職ほどコミュニケーションの技を修得しなければならない領域は他に少ないと思う。

人間は，病むと在来のその人の性格が変わり，医師が患者にはっきり述べたと思っていることでも，患者の側ではそれを理解していないことが多いことを医師はわきまえていなければならない。

次の文はジョンズ・ホプキンズ大学医学部内科教授であったP. A. Tumultyの本にある言葉である（『よき臨床医をめざして―全人的アプローチ』日野原，塚本玲三訳，医学書院，p.21, p.23）。

「病気は多くの場合，人間を変えてしまうものだということを常に覚えておくべきである。病気が勇気ある人間を臆病にし，考え深い人間を素朴にし，知的な人間を単純にし，忍耐深い人間を扱いにくいものにし，気楽な生き方をする人間をいらいらして文句の多い人間にしてしまう」

「医師は，自分が患者に言ったことのわずか1％しか患者には覚えていてもらえないという事実，また自分の患者はひとかけらしか実行にうつしてもらえないという事実をよく頭に入れて行動しなければならない」

最近，Evidence Based Medicine（EBM＝根拠に基づいた医療）という考えの新しい領域の医学が展開されている。これは，「今何をしたら患者の最終的な健康状態（outcome）がよくなるか，ベストは何のoutcomeを重視する立場から選んで，これを実現する」ということである。それと同時に，医師は患者との間によいコミュニケーションをもち，患者の表現し得ない声をよく聴くと同時に，柔らかいトーンで親しく「語りかける医療」（Narrative Based Medicine）の道を歩むよう努力すべきだと思う。

以上のことを実践するのが，医療者の使命と思う。

四年制大学だと1人につき約520万円ものお金がかけられたことになる。就職後，病院内の研修で費やされる費用は1人あたり数十万円と考えられるので，看護師が一人前になるまでに約600万円かかるという寸法である。ところが，就職して3か月以内で辞職したとすると，これらの投資がまったくむだになる。1人の早期退職者も出さないようなシステムがどうしても必要だという理由はまさに，ここにある。

看護師ばかりが問題ではない。チーム医療を支える多くの専門職種はどれも，養成のために多くの公的資金が投入されている。したがって，できるだけ投資効率の高い人事計画をたてなくてはならない。すなわち採用において，よりその医療施設に適した人材を必要なだけ入れることによって，対費用効果を高めなくてはならない。また，投資した金額が回収されない間の早期退職を減らすためのくふうも必要である。

3　過剰適応

看護師の圧倒的多数は女性であり，また多くの医療職で女性が活躍している。したがって，医療者の多くも，女性として当然経験すべきライフステージ（恋愛，結婚，出産，育児など）を経ることになる。こうした人生上の出来事は，半年ないし一年という期間を休職したり，退職・離職，再就職などの職場変更をともなうことが多い。これまで慣れた職場での，医療者としての仕事を辞め，まったく新しい生活や異なった職場での業務に適応しなくてはならない。

休職後の復職，育児が終わったあとの再就職など，社会的再適応を必要とする事態は，それ自体が強いストレッサーとなり，ストレス反応を導く。そしてその程度は，以前の勤めで行っていた業務への慣れの度合いが大きいほど強く現れる。すなわち特定の業務についていた期間が長いほど，業務への習熟度が増すほど，別種の業務や職場への再適応に苦労が多く必要だと考えられている。結婚による転居は，職場環境の大きな変化を生み出しやすい。出産や育児休暇への配慮が制度としてしっかりなされている地域と，そうでない地域という地域間格差の問題にも悩まされるだろう。また医師など他の医療職のもつ医療技術の違いから，専門職種としての業務内容が大きく変わることもある。こういった医療現場の特色は，前職場に対する過剰適応が原因となる新たな環境への再適応への苦労を，さらに強く大きくする（図8-2参照）。

せっかく慣れ親しんだ病院から，別の病院に移るといったよくある出来事こそ，これからの医療者にとって克服しなくてはならない試練である。そうした再適応能力のスキルアップこそが，適性を鍛える要件であるかもしれない。

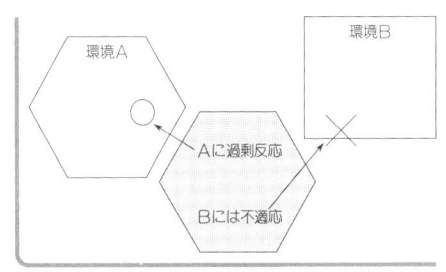

✣図8-2　ある環境への過剰適応は別環境には不適応

医療者の教育・育成：臨床の現場から

各病院にはそれぞれの理念があり，それを具現化できる看護師に育てることが臨床の教育に求められる。当院看護部の理念には，「赤十字の基本理念である人道に基づき，救護看護師を育成し，救護活動を積極的に行う」がある。この理念を実践できる看護師を育てるために，院内教育プログラムには，赤十字の成り立ちから災害救護にいたるまでの講義・演習・実技訓練などを組み込んでいる。

最近の新人には災害救護に出てみたいという人が多く，積極的に受講している姿を喜ばしく思っている。

毎年，10～20％の新人看護師を受け入れる臨床の現場では，新人教育が大きなテーマである。採用時オリエンテーションは以前から実施しているが，カリキュラムの変更によって，注射等の看護技術を学生時代にまったく実施したことがない新人を受け入れることになり，採用時に技術研修の時間をふやすなどして対応している。これは現場に出る前の不安を軽減し，リアリティショックを和らげるのに役立っている。また，新人の職場へのスムーズな適応を促進するためにプリセプターシップを数年前より導入し，一定の成果をあげている。

しかし，1999年採用の新卒46人中6人が採用年以内に退職した。理由はうつ状態の悪化や発病のほか，結婚・妊娠などプライベートライフに関するものが多い。2000年は新卒30人採用で1年以内の退職者は3人。1人は他院へ異動，2人は出産が理由だった。2001年は新卒32人中1人が結婚のため退職した。退職者が減少しているのは，1998年6月に院内に開設した談話室（職員のメンタルヘルス向上の目的で相談室を設け，院外の専門家がカウンセリングを行う）の効果も考えられる。東大式エゴグラムでみると，CPの低い新人がふえているのがめだつ。V型やU型など，不適応を起こしやすいパターンの人でも，自分をよく知っている人は何とか適応している。現場の受け入れやサポートの力も影響する。ありのままの自分を認めることができると，どんな場合も，何とかやっていくことができる。

経験年数10年以上で役職のない人の職務満足度が低いのも気になる。原因はいろいろ考えられるが，クリニカルラダーの導入が解決の一助となるのではないかと期待する。いずれにしても臨床の場での体験がその人の成長につながれば幸いである。

Part 3：チーム医療の展開

3節 技術依存能力と問題解決能力

チーム医療のなかで，2つのスキルが医療者に求められている。ひとつは専門職種としての知識と技術であり，今ひとつはチームとしての問題解決能力である。

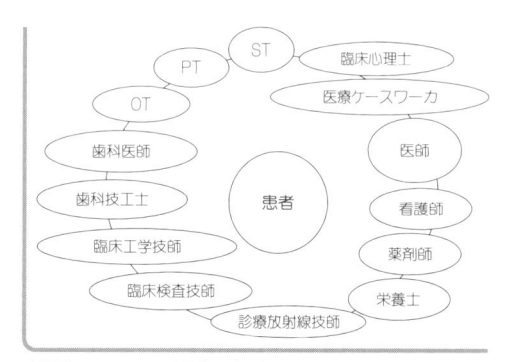

❖表8-2　TEAM Medicine（チーム医療）のモットー

Total	総合的に考え
Equality	平等な関係で
All	全員で行う
Mmember	

1　チーム医療

チーム医療とは，医師を中心とするピラミッド型の旧来の医療をさすものではない。図8-3に示すような，患者をとりまく輪のような関係である。そして，病気などで苦しみ悩む患者を，患者の立場に立って理解し，種々の課題を見つけ，課題解決のための具体的活動を総合的にチームとして実践することに他ならない。

表8-2に，チーム（TEAM）医療が進むオーストラリアの高齢者対象病院のモットーを示す。

Tはtotal（総合）を表す。チーム医療は，医師や作業療法士といった個々の医療者が，自分勝手に患者を理解してケアを施すのではなく，チーム全体で総合的に考える。また，ひとりの価値観で患者の病状や将来を理解するのではなく，多くの観点から患者の人生を総合的にとらえ，患者にとって最もよいと思われる解決策を練るという。

Eはequality（平等）を表す。医師だから決定権があるというのではなく，各医療者全員が平等に意見を述べるという意味がある。また，患者と医療スタッフとの関係も平等であるという意味も含む。患者の問題に，関係する医療スタッフ全員が平等に接して，提供すべき医療的ケアの説明をし，同意を得てから共同作業としてケアを行うという意味である。

Aはall（全部の），Mはmember（メンバー）ということで，医療チーム全員ですべてをなすということを意味する。チーム医療とはこのように，医療者全員が患者を総合的観点から理解し，患者の身になって必要にして最適な医療を提供することである。そして医療者に求められることは，自らの専門性を武器として，資源としてチーム内で最適なときに提供するということである。

❖図8-3　チーム医療の概念図

2　専門的技術の熟練

チーム医療に欠かせない医療者に求められる適性のひとつは，自らの医療職に固有の技術の修得と，その錬磨への集中力である。

医師に強く求められてきた専門職種としての適性

COLUMN-58　医療者の教育・育成：教育の現場から

日本医師会病院委員会が「病棟における専門職」として列挙している職種は30種以上ある。そのおのおのが医療者としての専門教育を受ける必要があるが，ここでは医師と看護師の教育・育成に関して，その現状と課題を述べる。

医学教育：現在医学部をもつ大学は80校あるが，そこでの教育は原則として教養教育，基礎医学教育，臨床医学教育で構成されており，6年間の課程を経たあと医師国家試験受験資格を得る。かつては教養教育は最初の2年間を当てることが多く，幅広く深い教養，総合的な判断能力および豊かな人間性を涵養したうえで医師としての専門教育へと歩を進めたが，現在は入学後早い時期から専門科目が組み込まれることが多い。これは医学の進歩により習得せねばならない知識量が膨大なものとなり，教養教育を減ぜざるを得ない事情があるとは思うが，医師の人間教育が弱体化していることを指摘する人が多い。また専門教育は，生理・病態解明の進歩や高度先端医療技術の開発や遺伝子関連技術等生命そのものへの科学的接近が大きな潮流となり，生物科学としての医学教育という色彩が実に濃厚になっている。これらは医学の挑戦とその成果という輝かしい側面もあるが，それにより全人的な人間理解，医の倫理，こころや癒し，やすらぎといった人間科学としての教育がおろそかになる危険性もはらむ。医学や医療の原点をいま一度見直し，医学教育を再考すべきであるという指摘は，今後の課題として正しい。

看護教育：看護教育を語る難しさは，まず教育機関の多様かつ複雑な点にある。看護師養成教育は長い間，学校教育体系のなかに位置づけられず，職業訓練校のような制度のなかに置かれ続けたという歴史があった。そして現在もなお，大学と短期大学は高等教育，高等学校の衛生看護科は後期中等教育に属すが，それ以外の大多数を占める高等専修学校や准看護師養成所は学校教育法の学校に該当しない傍系の教育機関なのである。

ただ，逆境の歴史がようやく近年動きはじめ，1991年には看護系の大学11校，短期大学60校であったものが，2002年には大学100校，短期大学68校と驚異的な大学新設ラッシュとなった。いよいよ専門教育として力強く歩みはじめた今だからこそ，看護教育の現場は真の看護学樹立をめざすべきである。患者中心の臨床学というより社会学や心理学的手法の理論構築を最前線に置く看護学推進が多少だがあり，長い看護の臨床経験の蓄積を生かした看護教育を地道に築くことこそが，看護師という専門職者を育成するうえの最も大きな課題といえよう。

は，長く科学者（サイエンティスト）としての知性と，それに基づいた技術者（エンジニア）としての技術であった。またかつては医療のピラミッドの頂点としての，人事管理能力までもが求められていた。

結核やチフスなどの感染症が中心であった時代は，検査によって病原を探り，同定した病原菌やウィルスを退治するためには，薬理学や放射線学の粋を集め，そしてまた変性した病変部を除去する外科手術という特殊な術をもって病気を取り除くことができた。こうした時代は，サイエンティストとしての能力と，他の医療者を指揮（コントロール）する管理者としての才覚こそが医師の適性とみられていた。

ところが今は違う。がんやエイズ，狂牛病など，治療困難な病気に対してはわずかに同様の資質が求められるだろう。しかし，原因不明の難病や，抗生物質が効かない耐性菌，投薬で症状は抑えられても根治しない精神病や生活習慣病，高齢にともなう心身の障害などの患者を前にしては，医師に対して同じ役割は求められなくなってしまった。少なくとも，病理学者と薬理学者が中心のサイエンティストでは，だめな時代になったわけである。

生活習慣病

看護師にとっても同様，求められるものは大きく変わった。かつては有能な医師のもとで完璧な助手兼秘書を演じ続ければよかったかもしれない。また医師にはできない患者や家族との良好なコミュニケーションづくり，母親のような温かな心での看取りと手当といった業務を見つけ，看護師集団で的確に実行できればそれでよかった。また患者をひとりの人間として理解

コミュニケーション

し，人間の幸せや生活の質といった観点から患者への新たな医療サービスを提供するといった，多忙な医師には決してできそうにない補完業務に秀でることがよい看護師としての適性であった。しかし，いま，世の中は少しずつ変わろうとしている。

3　問題解決能力

医療者に求められる資質は，実は従来の看護職者のうち，秀でた適性をもつ人々が有していたものを，他の医療者に再分配することといえるかもしれない。患者をひとりの人間として全体的に理解し，患者のもつ問題点，解決すべき課題を明瞭にし，患者と同等の立場で問題解決にあたるという，問題解決能力である。これは，人間にとって幸せとは何か，生活の質とは何かについて，自然科学だけではなく，人文科学，社会科学的な視点から具体的に当該患者の理解を深める作業へとつながる。すなわち医療者には，総合的，統合的な患者理解であり，人間学的理解が求められる。

患者理解

こうした科学的な裏づけをもって，経済的にも費用対効果が期待できる最善の医療的ケアを，いかに効率よく組織的に実施するかが医療機関にとって運営の鍵となる。患者への医療サービスの提供というと簡単なようだが，実はこれまでの医療者にはきわめて不慣れな考え方である。20世紀の医療から何を残し，21世紀の医療に引き継ぐか，そして何が本当に人々のために必要な医療なのかを正しく認知し，そして自らの課題を設定し，解決がはかれる人こそが，21世紀に適した医療者といえよう。

費用対効果

医療サービス

話し上手な人のパーソナリティとは？

ジェンダー・パーソナリティと話の上手さ：初対面の人と話をするとき，人は少なからず緊張するものである。どちらから会話を切り出すのか，どのような話題にすべきか，もっと相手の目を見るべきか，どうやって話を終わらせようか。そこでどういうパーソナリティの人が話し上手なのかが気になるが，そのひとつとして，ジェンダー・パーソナリティが注目されている。すなわち，話し手が，「男性的」男性か「女性的」女性か，あるいはそれらを兼ね備えた「両性具有的」な人間かという違いである。「男性的」なパーソナリティであれば，リーダーシップや行動力を発揮して，うまく話を切り出したり，話の流れをつくっていけるかもしれない。一方「女性的」なパーソナリティであれば，感受性や親和性を発揮して，相手の話に同調したり，微笑みを絶やさなかったりできるのかもしれない。

それを実験的に検証した研究がある（Ickes & Barnes, 1978）。初対面の男女を，4種のペアに分け，5分間会話をさせるというものだった。その4種のペアとは，両性具有的な男女，男性的な男性と女性的な女性，両性具有的な女性と男性的な男性，両性具有的な男性と女性的な女性だった。その結果，どちらか一方が両性具有的な人間だと，よく視線を合わせ，うなずきや微笑みが多く，会話がはずんでいたことがわかった。

実験研究結果の紹介：筆者らも同様に，男女1対1の初対面のペアを研究室に呼び，自由に会話してもらい，そのようすをビデオに撮影した（Hirokawa et al., 2000）。その結果，男性について，男性的な特徴だけをもつ人よりも，それに加えて女性的な特徴ももつ人のほうが，相手の女性の緊張を弱めることができるという結果が得られた（図8-A）。初対面の会話では，男性は積極的に会話をリードするばかりでなく，やさしく話を聞く態度をもつと，相手の女性を気分的に楽にさせられるのかもしれない。

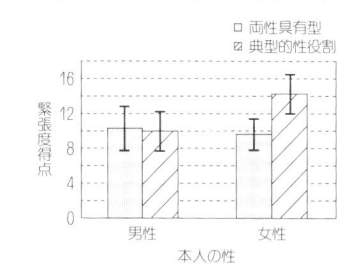

✤図8-A　本人の性別ごとにみた，対面相手のジェンダー・タイプによる緊張度への効果
(Hirokawa et al., 2000)

Part 3：チーム医療の展開

4節 健康行動推進者

21世紀の医療においても，病気になってしまった患者を治療することは大切なことである。しかし，病気にならないような指導や教育ができれば，社会全体にとってはより実りあることであり，医療者こそがヘルス・プロモーション事業の推進者として最も期待されている。

1 ヘルス・プロモーション

2001年度のわが国の話である。年間に使われた医療費総額が，30兆円を超えたというのである。その多くは高齢者医療費に使われたものなので，医療保険制度の見直しが必要だという議論になった。サラリーマンが医療機関で支払う自己負担額を現行の10％から20％にあげようというものである。

人間誰しも，幼少期を過ぎれば若い間は病気もせず，けっこう元気に過ごしている。高齢になるにつれ，どこかしこの身体的疾患が現れ，85歳まで生きていれば，大病をして入院ということを何度か経験するものである。収入の減った60歳を過ぎてから大病するとたいへんなので，高齢者の自己負担額は極力抑え，若い働き盛りからの掛け金でそれをまかなおうという寸法で，戦後の医療経済学はバランスをとっていた。それが破綻しそうなのである。予想外の高齢化と，不景気の継続が破綻の原因だという。

肥満，高血圧，高脂血漿などの症状は，中年から現れやすくなる。できるだけ早期に異変に気づき，有効な対策が打たれれば大事にはいたらない。そういった観点から，定期健康診断による予防医学的措置がとられてきたのだが，それでも追いつかなくなったのである。そこで，もっと早い段階で病気にならない生活習慣を身につけるためのキャンペーンが組織的になされるようになった。予防医学ともいわれるこうした健康増進事業は，最近とみに注目され，「健康日本21」といった事業として実行に移されている。

「健康日本21」では，80歳になっても20本の永久歯を残して，生活の質を高めようというキャンペーン，適度な飲酒をすすめる運動，あらゆる生活習慣病の原因とされる喫煙をやめるためのキャンペーンや禁煙治療，ストレスによる免疫力低下を軽減するためのストレス・マネジメント技法，メンタルヘルス増強事業など，多くの施策が表8-3のような数値目標を定めて提案されている。

健康日本21
喫煙
禁煙
ストレス・マネジメント
メンタルヘルス

※表8-3 健康日本21にみられる数値目標（抜粋）

適正体重		歯科	
児童の肥満者	7％以下	虫歯のない幼児	80％以上
20歳代女性のヤセ	15％以下	12歳児の虫歯の数	平均1本以下
20～60歳代男性肥満者	15％以下	フッ化物入り歯磨き剤使用	90％以上
40～60歳代女性肥満者	20％以下	個別歯磨き指導受診者率	30％以上
適正体重維持する人	90％以上	定期的歯科検診受診者	30％以上
食事・栄養		永久歯 80歳で20本を	20％以上
食塩摂取量	10g未満/日	60歳で24本を	50％以上
野菜摂取量	350g以上/日	疾病予防	
カルシウム食材摂取		糖尿病健診受診者	6860万人以上
牛乳，乳製品	130g以上/日	糖尿病患者数	1000万人以下
朝食欠食者　中学生	0％	高脂血症者率 男5.2％，女	8.7％以下
20-30歳代男性	15％以下	健康診断受診者	6860万人
意識的に運動を心がける人	63％以上	胃がん健診受診者	2100万人
ストレスを感じる人	49％以下	子宮がん健診受診者	1860万人
十分に睡眠がとれない人の率	21％以下	乳がん健診受診者	1600万人
自殺者数	22000人以下	肺がん健診受診者	1240万人
喫煙の健康影響有知識者率	100％	大腸がん健診受診者	1850万人
喫煙者率	0％	果物類摂取者率	60％以上/日
多量飲酒者率　　　　　男	3.2％以下		
女	0.2％以下		
未成年者喫煙・飲酒	0％		

COLUMN-60　ケアの心をはぐくむ看護教育

careの語源をKlein's Etymological辞典(1971)で引いてみると，ギリシャ語語幹①Karu: anxiety, sorrow, lamentationで心配，不安，気がかり，悲しみ，苦しみ，嘆きの意味がある，②Kara, Karo: voice, sound, swallow, nightingale, to shout, to cry, to lamentateを意味し，声，音，叫ぶこと，泣くこと，嘆くことを表す。英語辞書(1973)には，さらに気づかう，世話する，面倒をみる，好く，愛する，望む，～したいと思う，などが付記されている。

つまり，ケアの語源には他者とのかかわりが前提にあり，そのかかわりを配慮し，はたらきかけることが込められている。日本語表現にある「気にする，気(心)が澄まない，心苦しい」，だから突き動かされて自ずと手が出る行為なのである。

田畑(1990)は『ケアの時代を生きる』のなかで，ケアの心を「自分と他者が相互の違いを尊重しつつ互いを生かし合う。……肉体的・精神的なかかわりや配慮をケアという一語で代表。……他人の生命と成長に関する営み。教育もケアのひとつの姿」と哲学・倫理学の視点から述べている。

看護の文献にみるケア/ケアリングの概念は，操ら(1997)の研究があり，日英文献分析の結果を次の5つに大別している。①看護師の特性：個人的特性，専門職としての特性，②看護活動：個別的／具体的看護行為・行動，看護の提供スタイル，タッチング，そばにいる，患者の権利擁護，③患者－看護師(ケア提供者)の関係性：先行条件，プロセス，機能，④ケアリングによってもたらされるアウトカム：患者のアウトカム，看護師(ケア提供者)のアウトカム，患者・看護師(ケア提供者)のアウトカム，⑤その他。

以上のようにケアの語源をたどって，哲学・倫理学的視点から，そして看護文献にみるケアの概念は広い。しかし，そこに共通するものは，他者への気づかい，配慮である。自分以外の命を慈しみ，はぐくむ心が根底にある。そして，他者への気遣いや配慮に必要なものは，かかわりのなかでの息遣いを感じ，見えないものを観る努力であろう。

この自己が他者との出会いのなかで目に見えないものを気づくことに関して，木村(1972)は「自己が自己ならざるものに出会った，まさにその時に，ぱっと火花が飛び散るように，自己と自己ならざるものとがなにかから生じる」……このなにかを，「人と人の間」とよんでいる。また，ホール(Hall, 1987)は異文化間コミュニケーションの鍵として，文化の背景に"hid-

2　予防医学の種類

予防医学には，図8-4に示すような3つのレベルの予防的アプローチが想定されている。

一次予防
健康教育

一次予防　第1のレベルは，元気そのものの大多数の人々を対象とした活動で，健康教育，禁煙教育などの啓発・キャンペーンの実施である。

二次予防

二次予防　第2のレベルは，病気になる危険因子をもった集団に対して行われる健康増進活動である。健診結果に基づいてなされる，糖尿病予防の運動指導・食事指導などの教室が代表格である。

三次予防

三次予防　第3のレベルは，いったん健康を害した人が，回復過程で受けるリハビリテーション活動として実施される。心臓発作のあと外科的治療を受け，内科的治療を受けながら職場復帰をめざす人が，禁煙・禁酒のためのスキルを修得し，ストレスを避ける手だてを学ぶ心臓リハビリテーションなどがこれであろう。

病院で働く医療者は，三次医療の担当者になることがある。ナースが中心となって行う退院指導，退院後の日常生活に必要な歩行，移動，食事，排泄，衛生などの基本動作を自力で実現可能なまでに筋力を高め，機能訓練を行っているが，これも再発を予防するための三次予防とみることもできる。

3　ヘルス・プロモーションの担当者

医療費の抑制をめざすこれからの医療においては，ヘルス・プロモーション事業の一次的，二次的な予防活動において活動が期待される。病院などの医療施設内を常に禁煙とすることはもちろんのこと，施設内の運動ができる訓練施設を地域に開放し，健康教育活動，啓発活動の場として，健康の大切さをアピールすることが医療者に求められる。

医療に携わる人々は，患者や地域の人々にとっては，等しくヘルス・プロモーション担当者である。多くの人々からなる集団を対象とした，病気の危険因子を取り除き，幸せで豊かな質の高い生活を体現するためのよりよい健康行動を習慣として形成するための教育担当者である。そうしたとき，医療者には自ずと社会的責任が生まれる。すなわち，医療者は，健康行動を習慣化しているモデルとみなされるので，それに反した行動をとることは自粛しなくてはならない。

21世紀の医療者に等しく求められる適性項目は，自らが健康行動を習慣化しているかどうかであろう。表8-4に示すような健康行動は，いわば適性ある医療者の必須課題といえよう。

健康行動
適性ある医療者

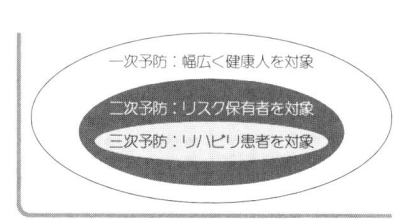

✧図8-4　予防医学における3つのレベル
- 一次予防：幅広く健康人を対象
- 二次予防：リスク保有者を対象
- 三次予防：リハビリ患者を対象

※表8-4　医療者がとるべき習慣化された健康行動

1	働きすぎず，余暇を楽しむ習慣
2	十分な睡眠時間と，熟眠習慣
3	20品目の食材でバランスのとれた食事習慣
4	一日一万歩は歩く習慣
5	たばこを吸わない，吸わせない
6	適度のお酒で楽しい会話
7	自分のストレスは自分でマネジメント

COLUMN-60 2

den code"——隠れた暗号・沈黙のことばや見えない共有された約束事および行動を解読し，理解することが大切であることを示唆している。つまり，文化であれ，そのなかに生活している個人であれ，人と人が出会うとき，そこには目には見えない何かがうごめき，はたらきかけ，応答していることである。

では，ケアの心に関して，看護教育で何をはぐくむのか。ケアの心は時に素質として備わっているかもしれないが，やはり，ケアされた体験から学び，他者のモデルを見て学び体得されるであろう。だから，ケアの心は技術である。アートとしての感性と，スキルとしての熟達がともなう。看護場面では，知と心と体が連動してひとつの看護行為につながる。それゆえに，看護ケアは自ずと知識や技術に不可分な思いやり，やさしさを醸し出す。ケアの心の何を，そしていかにしてはぐくむかは，それぞれの状況と目的に合わせて，対象者が主役となってなされると考える。これまでのことを踏まえてあえて述べると以下のようであろう。

1) 人間の理解と洞察力をはぐくむ。出会う人に関心をもち，人間の生きる哀しみ，痛み，喜び，楽しみ，また怒り，人間の営みのさまざまな視点から広くかつ深く人間を理解する教育。ヒューマンウォッチング・ケアの学び。

2) 見えないものを観る心の目をはぐくむ。自然のなかで深呼吸し，自然と共生し生かされている喜びを体験することも必要かもしれない。詩にふれ歌詞に心が震え，音楽に魂を揺さぶられ，人間ドラマを見て涙することなど，そのなかで確実に伝えられ反応せざるを得ない，目には見えない何かを体験し続けることをうながす教育。「人と人の間」にある何かを理解し，観えるようになる努力。

3) 苦しく痛いときに，相手を可能な限り安楽にできるような看護技術の熟練をうながす教育。臨床，地域社会で実践するなかでのプロフェッショナルとしての自己教育スキル。

4) 自己理解－他者理解，自己受容－他者受容，自己をはぐくむ－他者をはぐくむことの連動を理解し，学び続ける教育。

最後に，ケアの心とは直接関係しないが，ルイ・アラゴン（Louis Aragon）のことばは，学ぶとは，教えるとはどういうことかを問いかけ考えさせてくれる。「教えるとはともに未来を語ること，学ぶとは誠実を胸に刻むこと」。

実習 15　論理的思考訓練：正確な原因帰属を行う

目的

　私たちが日常的に行っている思考は，しばしば感情的，非論理的で，主観的である。もちろん，感情や主観も人間にとってなくてはならないものであるし，それによる多少の失敗もふだんの生活のなかでなら許される。しかし，医療場面においては，判断の誤りは文字どおり命取りになりかねない。実際，致命的な医療ミスの多くは，惰性や習慣，思い込み，勘違いなどに起因している。それらを防ぐためには，知識や技術もさることながら，無批判的な惰性的行動を改め，正確に状況を把握して適切な客観的判断を行うことが必要である。そのためにも，日ごろからさまざまな問題に対して注意深く観察してじっくり考える態度を身につけることが大切である。

　その第1歩として，自分の失敗や成功の原因を論理的に追求し，それを次の行動に生かすための「帰属の再訓練」を行ってみよう。帰属（原因帰属）とは，ものごとの原因がどこにあるかを判断することである。帰属には次の4つの次元がある。

① 原因が自分にあるか，他にあるか（内的－外的）
② いつでもそうなのか，変わり得るのか（固定的－変化可能）
③ さまざまな場面でそうなのか，特定状況でだけなのか（普遍的－状況特殊的）
④ 自分で何とかできるか，できないか（コントロール可能－コントロール不能）

　失敗したときに感情的になって自分を責めたり，人のせいだけにするのではなく，冷静にこの4つの次元を考えながら原因帰属を行うことが，論理的思考の訓練になるのである。

方法

(1) 自分にとって重要なことで失敗した経験を思い出し，その状況をできるだけ客観的に，詳しく書き出してみなさい（箇条書きでもよい）。
(2) その時あなたは，どうしてそのような失敗をしたと考えたか（どのような原因帰属をしたか）を書きなさい。
(3) 当時のことをふり返り，改めて原因帰属をやり直し，それを書きなさい。
(4) (2)と(3)で書いた原因帰属は，「目的」の最後で述べた帰属の4つの次元を使うとどのように表されるか（たとえば，内的・変化可能・状況特殊的・コントロール可能，など）。(2)と(3)それぞれについて書きなさい。
(5) どのように原因帰属を行うことが，次の行動を最適化するのに役立つと考えられるか。4つの次元に基づいて答えなさい。

考察のポイント

　まず，(2)と(3)を比較して，同じ出来事に対して過去（その時）と現在では，帰属のしかたが同じか，違うかを考えてみよう。違うとすればどこが違っているか，それによってその後の行動がどう変わり得るかも考えてみよう。

　次に，(5)で答えた「望ましい原因帰属」に基づいて，(4)で書いた自分の帰属のしかたを評価してみよう。自分の帰属は正しかったのか，まちがっていたのか。まちがっていたとすれば，どう改善すればよいのか。

　最後に，以上のことをふり返ってみて，自分の努力の質と量を検討してみよう。つまり，自分は十分に努力したといえるかどうか（量の検討），そして，その努力は本当に効果的なものであったかどうか（質の検討），である。とくに努力の質については評価が難しい。しかし，自分ではそれが必要な努力だと思っていても，実際にはちょっとずれていることがあるから，こちらのほうがより重要だといえる。

発展

　ここでは原因帰属のしかたについて理論と実践を行った。原因帰属を正しく行うことは，自分の行動を正しく評価することである。それによって過去の経験を将来の行動に生かすことができるのである。

　もう一歩進めて，すべてが終わってからではなく，実行中に自分の行動をモニターしてチェックすることが，失敗をなくすためにはより効果的である。具体的には，次のようなことに常に留意し，自分が今やっていることを確認していく必要がある。

・いつもやっている仕事ほど，慎重に実行する。
・自分の権限と責任の範囲を明確にする。
・命令を鵜呑みにしない（自分の責任で確認して実行する）。
・仕事を引き継ぐ際には，前任者がどこまでやったかを正確に把握し，自分の仕事内容を明確にする。
・本来の目的と実際にやっていることがずれていないかどうかを常に確認する。

　このほかにどんなことに気を配って行動すべきか，箇条書きで書き出してみよう。

実習 16　医療者のための自己成長ワークショップ

目的

医療者として職業的に独立し、そのなかで自己を成長させていくことは、個人はもちろん医療現場とっても大切なことである。ここでは、医療者としてどのように自己を成長させていくか、その過程について考えたい。

方法

(1) 自己導入の時期

みなさんが働く医療現場には、それぞれ独自のシステムがある。最初はそのシステムに慣れることから始まる。多くの場合、それは新人研修という形で、その現場に必要な知識を盛り込んだオリエンテーションとして行われている。それが修了すると、すぐに自らその現場において実際的な活動をしなければならない。そして、おおよそのシステムを理解するころには、一日のスケジュールが動き、さらに1か月、1年とあわただしく生活がすすんでしまっているだろう。この時期には、学校で習った知識が、そのまま実際の現場に使えないことを、たびたび痛感するであろう。

ところで、医療者としてのアイデンティティーはどのように形成されるのであろうか。当初の「わからない」「できない」という職場での自分の仕事の混乱を経験したのちに「今のような自分でいいのだろうか」といった自分の実力の程度に不安を覚えるのである。このようなときに、現場にいるベテランの先輩の仕事の姿勢に職業的なアイデンティティーを見つけて取り入れようとし、模倣から始める。しかし、模倣には限界があるので、現在の自分の現状やあり方に疑問をいだくようになる。自己否定をする一方で、自分自身が成長しようとする心のエネルギーも湧いてくる。これらが自己成長の核となるのである。医療現場でさまざまに要求されることに対して、十分に応えることができない場合は、仕事での失敗は無力感を自分自身に感じてしまう。これらのことがらは同時に自己成長の欲求と自己嫌悪を自分の中に生まれさせて、そして、矛盾を起こさせていく。アイデンティティーというのは、自己成長の葛藤のくり返しのなかでつくられていくのである。

(2) 自己開拓の時期

職業的なキャリアを重ねていくと、自分一人では問題解決できない経験をするであろう。毎年新たに人を迎えて新人教育が行われると同時に、近年はチーム医療の一員としての教育をも行わなければならない。医療現場というのは各種職業のプロがそれぞれ独立し、かつチームを組んで患者の健康を回復するための治療を提供する総合的な機関である。そのなかで、医療者は自分の行う医療行為が適切かそうでないかを、いつも自らが判断していくことを要求される。しかし、それは自己への能力に対して前述のごとく、成長欲求と自信の欠如という矛盾を抱えることになる。とくに、自分の行為を周囲に説明することが不安になったり、思うようにことが展開しない場合や、さらにその解決に向かうために必要な助言や相談を得ることができないときには、硬直するような自己を体験する。このような消極的な自分と問題解決のために自己と向き合おうとするような積極的な自分との葛藤を糧に自己の成長というものは進んでいくのである。そこで、この時期に必要なのが再研修の場である。すなわち、同じ目的をもつ学会や研究会に参加をすることである。当初は出席するだけであった研究会は発表の場となり、積極的な研修会への参加は今まで得てきた知識の再教育の場となる。このようにして、経験は再び知識と結びつき職業的内容を説明するのに十分な専門的なことばを獲得していくのである。

(3) 自己確立の時期

長い年月にわたって同じ職種に携わっていると、チームをまとめるという統括的な役割を要求されてくる。その際には、医療者としてのアイデンティティーをもとに、培われたものとして自己成長している自分が問われることになる。自己の中にゆるぎないアイデンティティーが形成されていることが望ましいのである。この時期には指導者としての責任も課せられてくるであろう。新人の育成は大きな役割である。かつて、自己導入の時期に受けた新人教育やオリエンテーションを今度は自らが立案計画し指導することとなる。このように医療現場において、自己の職業的アイデンティティーを確固たるものとしながらチーム医療や他の機関との協調活動を円滑に行うための中心的役割を担っていくのである。

9章 医療者の仕事とストレス

本書の読者の多くは現在，保健医療の現場に従事しているか，将来そうした職に就く者であろう。ここでは，こうした読者を念頭において保健医療従事者のストレス，メンタルヘルス上の問題などについて考えてみたい。

1節 さまざまな保健医療の職種とストレス

ひとくちに医療人といってもその職種はさまざまである。職種が違えば職務内容も違う。そして，この違いが，それぞれの医療職がかかえる悩みやストレスにも反映している。

1 保健医療における多様な専門職

いうまでもないことだが，高度化，複雑化した医療の現場における職種は医師，歯科医師と看護師だけではない。2000（平成12）年の資料では全国に医師25万5,792人，歯科医師9万857人，看護士（婦）104万2,468（准看護士（婦）38万8,851人を含む）がいるそうである。

しかし，一方で，これとは別に臨床検査技師，診療放射線技師，理学療法士，作業療法士，歯科衛生士，歯科技工士などは国家資格として法制化されてからすでに一定の歴史をもち，それぞれ数万人の人口を擁している。また，最近に国家資格化されたものとして視能訓練士，精神保健福祉士などがあり，これらは総数は決して多くないものの，それぞれ医療現場において独自の専門性，職域を構成している。長年の議論の末に法制化された言語聴覚士（いわゆるスピーチ・セラピスト）もこの中に加えることができるだろう。

なお，医療現場ではかねてより臨床心理の専門家も活躍してきたが，現段階では国家資格化されてはいない。ただし，財団法人日本臨床心理士資格認定協会の認定する臨床心理士資格については，文部科学省の強力な指導のもとで事実上の国家資格として扱うようにとのはたらきかけが行われたため，最近では臨床心理士の資格の所持を臨床心理の専門家としての資格の基準にすることも多くなった。ただし，この流れはおもに文部科学省管轄下の心理職の任用に関しては徹底しているものの，保健医療の現場では必ずしもはっきりしていない。

次にさまざまな医療の職種によって抱えるストレスに違いがあるかどうかについてみてみよう。

2 職種，職域とストレス

同じ保健医療従事者でも，ストレス状態に陥りやすいかどうかは職域や職種によってかなり異なるといわれている。このことを示す結果を紹介しよう。

まず，宗像（1996）の調査結果をみる（表9－1）。この調査は教員，保健医療従事者などが，ストレスによってバーンアウト（2節を参照）や抑うつ，神経症などに陥りやすいことを明らかにしたものである。これによると高いバーンアウトに陥っているのは，教員，看護者，精神科医の順になっている。強い抑うつ・神経症症状に関しては，医師は必ずしも高くはないもの

COLUMN 61　チームとしての医療

現代医療は，高度細分化され，医師，看護師だけでなく，薬剤師，作業療法士，臨床栄養士など，多くの医療職が急性期・慢性期を問わずかかわっている。そして，そういう人たちとの連携が不可欠となっている。

「医療チーム」と「チーム医療」：従来，医者を中心とした職能集団主体の医療が行われてきた。これは「医療チーム」とよばれていた。いま，ケアの受け手の患者を主体とし，患者と家族の満足度を高めるために，それぞれの専門職が主体的にかかわっていく機能集団としての「チーム医療」が求められている。

チームになること：チーム医療を行うには，まずチームであることが重要である。そのためには，患者にかかわるすべての職種の人々が専門職としてのアイデンティティをもち，同じラインで話し合うことができるチームであることが前提となる。

働きがいのある職場環境が，チームづくりに大きく関与していると思われる。

チーム医療の展開手法としてのクリティカルパス：クリティカルパス（CP）は，アメリカで開発された疾患別の治療計画を，各部門横断的チームによって作成する治療プログラムである。CPは，治療過程をマネジメントし，在院日数の短縮，医療費の削減を目的としている。そして，治療過程の計画化と標準化に有効な道具といわれている。

現在，日本でも多くの病院で取り組みが始まっている。

しかし，従来の医療チームの形ではCPをマネジメントしていくことはできない。患者にかかわる各職種がチームになり，患者もいっしょにCPをマネジメントし，成長させていくことが求められる。また，CPの作成過程で各部門間の調整が事前に行われるため，チーム医療は実施の段階だけでなく，計画策定の段階から始まっている。いいかえれば，チーム医療の展開手法として，CPに取り組むことがチーム医療形成になるともいえる。

医療を受ける人も提供する人も，人として尊敬し尊重される組織風土のなかで医療にかかわりたいものである。患者，家族の安心，満足は，医療提供者側の喜びになり，満足になるといえる。

※表9-1 職種別にみるバーンアウトおよび抑うつ神経症症状
(宗像、1996より一部改変)

	バーンアウト*	抑うつ・神経症症状**
一般人口（市川市）(n=102)	—	20.6
一般人口（杉並区、北区）(n=353)	—	28.5
教員（市川市）(n=204)	41.2	32.8
看護者（全国）(n=164)	31.7	36.6
内科系医（全国）(n=78)	17.9	11.5
外科系医（全国）(n=64)	17.2	20.3
精神科医（全国）(n=121)	20.7	21.5
産婦人科医（全国）(n=22)	4.5	13.6
その他医（全国）(n=29)	10.3 (%)	27.6 (%)

*パインズ(Pines, A.M.)によって開発されたものを土居、宗像らによって修正され、尺度化されたもので、5点以上を高い燃えつき状態とした。
**General Health Questionnaire(GHQ)の30項目尺度で8点以上を抑うつ・神経症状とした。

※表9-2 職種別にみた神経症圏の割合（細見ら、1998）

職種	有効回答者数(人)	神経症圏数(人)	割合(%)
医師	139	38	27.3
看護職	1,816	721	39.7
栄養士	66	21	31.8
理学・作業療法士	45	13	28.9
ケースワーカー	25	9	36.0
薬剤師	60	13	21.7
放射線技師	66	14	21.2
臨床検査技師	78	11	14.1
事務職	282	74	26.2
現業職	572	128	22.4
計	3,149	1,042	33.1

※表9-3 職業分類別にみた悩みの内容（細見ら、1998より一部改変）

悩みの内容	医療従事者1群 1,544人中(%)	医療従事者2群 132人中(%)	一般職員群 520人中(%)
職場の人間関係	29.2	34.9	28.5
転勤・配置転換	10.9	5.3	5.0
昇進・昇給	12.1	15.9	12.3
仕事上のミス	6.9	6.1	4.4
仕事の質・量	34.1	29.6	20.0
職業適性	16.1	6.8	4.6
定年・退職後	7.8	7.6	11.3
その他の仕事上	10.6	8.3	11.9
家庭・家族	37.8	40.2	31.0
自分の健康	20.7	13.6	19.8
友人知人関係	9.4	5.3	7.3
その他	18.1	22.0	16.0

医師、看護職、ケースワーカー、理学療法士、作業療法士など、患者と直接接する機会の多い保健医療従事者を1群、薬剤師、放射線技師など患者と接する機会の少ない保健医療従事者を2群としている。

の看護者、教員は一般人口と比較しても高いことがわかる。

これらの結果をみると、教員、看護者、あるいは医師のなかでも精神科医といった対人援助を主たる業務とするものが強いストレス状態にあることがわかる。対人的なサービスは時間や体力、気力を要するわりに目に見えた成果が得られにくい。そのため結果をうまくコントロールできないという感情をもちやすく、高いストレスになるのであろう。この表のなかでも産婦人科医がバーンアウト、抑うつ・神経症症状とも比較的低いのは、生命の誕生という目に見えた成果が得られるのでストレスを招きにくいのであろう。

次に、細見ら（1998）の調査結果をみよう。この調査は宮崎県の医療機関に勤務するあらゆる職域の職員を対象にして行われたメンタルヘルスに関する調査である。メンタルヘルスの状態はGHQ(General Health Questionnaire)によって測定された。このGHQの高得点者は一般には高いストレス状態から神経症圏にいたった者とされる。

表9-2は、GHQの高得点者で神経症圏に属すると思われる者を職種別にみたものである。神経症圏の割合は、看護職、ケースワーカーが非常に高く、栄養士、理学療法士および作業療法士、医師などがそれにつづく。これに比べて患者と接する機会の比較的少ない職種では神経症圏の割合は事務職などの一般職員と比べてそれほど差はなく、臨床検査技師の場合は事務職よりもかなり割合が低くなっていることがわかる。こうした結果からも対人援助を主たる業務とする職域が、他の職種と比べてもストレスを抱えやすいということが理解されるのである。

表9-3は、患者と直接接する機会の多い保健医療従事者を第1群、接する機会の少ない保健医療従事者を第2群、事務職などの一般職員を中心とした第3群に分類し、それぞれの職域の者がもつ悩みの内容を分析したものである。「仕事の質・量」「職業適性」など医療従事者がとくに高いものもあり、ここにも保健医療に関する職域の特殊性がうかがえる。

心のケア

1995年1月17日に発生した阪神淡路大震災後、心のケアがブームになった。災害医療といえば救命医療である。実際、無数の方が、崩れた建物の下で重傷を負い、亡くなった。そして、心も傷つくことを、震災後に米国から流れてきたPTSD（外傷後ストレス障害）という概念で知ることになる。戦争や大災害などの破局的な出来事を体験すると、不眠、フラッシュバック、無感動などの症状が出現し、治療困難な精神状態になり得るという。長らく戦争も大災害も体験してこなかった日本人にはなじみ薄く、うかつにも心が傷つくことを見逃していた精神科医や臨床心理士が被災地に急いだ。

にわか仕立てのスペシャリストだった。早くつらさを吐き出させるのがよいと、話すことをうながしたり、子どもに絵を描かせたり、よいといわれることは何でもやった。とにかくがんばったが、容易なことではなかった。そしてしばらくして、消防士をはじめとする救援者の心がぼろぼろになっていることに気づいて驚いた。圧倒的な被害を目の当たりにしながら、思いどおりの活動ができず、助かるはずの命が目の前でかき消される——不眠、抑うつ、怒り、多彩な症状を示す救援者がいた。

アメリカでは救急隊員のミッチェル(Mitchell)が、救援者の心のケアを行うためにデブリーフィングを考案した。デブリーフィングは軍隊用語で、前線から帰還した兵士に任務や戦況について質問し、報告させることである。情報交換、ストレス発散、仲間どうしの相互理解、連帯を深める意義がある。それを災害現場に飛び込む消防士の心のケアに応用したのである。4〜20人ぐらいのグループで行うが、治療ではない。①内容をグループ外にもらさない、②他のメンバーの感情や反応については批判しない、③肯定的、支持的で、理解のある雰囲気のなかで行う、といった基本原則に従いながら、参加者が体験した内容、感情を述べ、事態の結果を報告する。そして、災害時の正常なストレス反応を教育する。後々までコントロールできないような感情が続く場合には、専門家に相談するようアドバイスする。

近年デブリーフィング（金、2000参照）の効果は疑問視されているが、医療現場はストレス職場である。とくに看護師のストレスは研究対象となるほど過剰である。勤務の終わりに短時間でよいからデブリーフィングを応用したミーティングがなされれば、「燃えつき」が防げると思うのだが。

2節 保健医療従事者のストレスとバーンアウト

保健医療従事者に関連したストレスとして，まずまっさきに取り上げなくてはならないのがバーンアウトである。ここでは，おもにバーンアウトの症状と測定法について紹介したい。

1 ストレスとバーンアウト

何らかの不快な外的刺激によって生体の心理・生理面のそれぞれにさまざまなひずみが生じ，不適応をきたすことをストレスという（ストレスに関しては本シリーズⅠ巻9章を参照）。このうち外側から与えられる不快刺激をふつうストレッサーといい，生体内の反応をストレス反応という。また，ストレス反応の結果もたらされた状態をストレス状態などということもある。このうち，ここでは一般に保健医療従事者が陥りやすいストレス反応として知られるバーンアウトについてみてみよう。

バーンアウト（burn out）とは，もともと何かが焼ききれるという程度の意味の口語であったが，これがある種のストレス状態をさす用語として用いられるようになった。わが国では「燃えつき」とよばれることもある。バーンアウトとは，具体的には，長時間にわたり対人援助に従事していた者が心的なエネルギーを使い果たし，無気力，無感動になり，また身体的な不調などをきたす状態をさす。久保と田尾（1991），宗像（1996）によれば，アメリカでこの概念が注目されるようになったのは1974年以降で，これはこの頃から人々がより質の高い社会保障，社会福祉，教育などのサービスを享受しようという傾向が強まったことに一致するという。つまり，人々が質の高い対人援助を求めるようになるにともない，保健医療従事者により多くの資質が求められるようになり，それが絶え間ない緊張，長時間労働といったバーンアウトの原因となる過重なストレッサーとなったのである。

2 バーンアウトの症状

次にバーンアウトの特徴についていくつかの意見を参考にしながらみていこう。

久保と田尾（1991）によれば，バーンアウトの症状とは次の5つにまとめられるという。

① 消耗感：伸びきって，疲れ果て，もう何もしたくないというような心理状態をさす。また，たんに精神的な消耗感のみならず，身体的な疲労感が極度に達し，体も動かなくなったというような側面も含まれる。
② 消極的な人間観：対人援助を主とする職場において，患者やクライエントといったサービスの受給者に対して人間的な態度で接する気持ちが失せてしまった心理状態をさす。たとえば，患者を診察する時間を極力減らし自室にこもる，事務的な書類整理などに没頭し本来の対人援助を避けようとする，知的であることを装い相手を一個の人間として見ようとしない態度などがこれに含まれる。
③ 後ろ向きの固執的態度：上記のような対人援助を避ける状態が恒常化すると，それを意識的に正当化，合理化しようとする態度が常態化してくるが，そうした態度のことをさす。
④ 行動異常：本来の理想的なあるべき姿と自分の現状が一致していない状態が続くと，そのような自分に対して怒りやいらだちを感じるようになる。そうした状態にあると，ちょっとした他人の言動に対して急に怒り出したり，逆に沈黙するなど，不可解な行動がめだつようになってくる。そのため，さまざまな対人不適応を招く。
⑤ 個人的達成感の後退：バーンアウトの症状が進んでくると自分の本来の業務に対し，できない，できそうもないという気持ちが強くなってくる。サービスの受益者に対し適切な対応，処置ができず，結果として仕事を達成したという感じも薄くなってくる。

COLUMN 63　高齢化社会における保健師のはたらき

島根県は全国一の高齢県（平成7年国勢調査高齢化率21.6％）であるが，そのなかでも隠岐島は高齢化27.2％と，とくに高い地域である。全国の20年先をいく高齢県での保健師活動のなかで感じていることを紹介したい。

保健活動のなかから：母子から老人まで一貫した健康管理体制の確立をめざすなかで，脳卒中や筋骨格系の疾患による寝たきり予防，動脈硬化による痴呆予防を重点施策として活動している。高齢者健康生活実態調査をしたとき，高血圧症や心臓病で治療中と回答している人たちが，別項目では健康であると回答していた。一見予盾しているが，住民からみれば，元気で働けるから健康であるという健康観である。高齢になっても自分の仕事や生きがいをもち続けたい願望が強いことに感動した。

また，昭和20年代，30年代に長寿村として紹介された隠岐島前地区（海士町，西ノ島町，知夫町の3町村）で，平成2年・3年にも長寿者の実態調査がされた。90歳以上の73人に面接聞き取り（表9-A）をしたなかにも，長寿へのヒントがあるようにうかがえた。

90歳代でも現役漁師：T氏は明治30年代生まれで，92歳ごろまでかなぎ漁の現役漁師をしていた。小船にひとり乗り，口で箱メガネをくわえ海中をのぞきながらサザエやアワビを見つけ，片方の手で長い棒の先に金具のついた道具を巧みに使って貝をとる腕は評判だった。しかし，70歳代の息子からみれば心配でもあり，小船を処分された。T氏はしばらく退屈したあと，今度は竹細工で岩のりを干す道具を作ったりして百歳近くまで生き続けられた。素足に下駄履き，若者のようにジーパン姿で墓参りをされる姿を見ると，あちこちから声をかけられ，よく世間活動にも参加されていた。手のひらがとても柔らかだったという印象を話す人もいた。T氏から学んだことは，生涯現役，自らの意思を支える支援の大切さである。

※表9-A　90歳以上の人への面接聞き取り

【日常生活】	【食生活】
・中高年の時代から身体を大切にした	・家族と同じ食事を3食とる
・節酒，節煙をした	・牛乳を1日1本飲んでいる（約半数）
・家庭団らんや，近所づきあいが楽しみ	・野菜・海藻を1日1回は食べる
・趣味，楽しみにしているものがある	・間食をしない
・背筋が伸びていて，姿勢がよい	・好ききらいしない
・自分のできることは自分でする	・食べたり，調理することが楽しみ

また，久保と田尾（1992）は，ゴールビンスキー（Golembiewski, R. T.）らの研究をもとにバーンアウトの症状を，①脱人格化，②個人的達成感の後退，③情緒的消耗感の3つに集約して論を進めているが，この中でこれら3つの症状はバーンアウトの症状の進行とも関係していると述べている。すなわち，バーンアウトの症状の進行には，慢性型進行と急性型進行があり，前者は脱人格化→個人的達成感の後退→情緒的消耗感の順を追って進んでいくのに対し，後者はいきなり情緒的消耗感を感じ最終的な状態に陥ってしまうとしている。

以上とは少し違った切り口から，稲岡（1988 b）は，バーンアウトに付随する症状として，①不安，イライラ感，悲哀感，自尊心の低下などとして顕在化する情緒的ストレス，②上気道感染，息切れ，胃腸障害，頭痛，腰痛，高血圧，睡眠障害などの心身症的な問題，③夫婦間，家族間の問題をあげている。これによれば，バーンアウトの症状は不安やイライラといった心理的な症状に限らず，身体的な症状，人間関係の悪化などを含んだ，いわゆるストレス反応全般を広汎に含むものであることがわかる。

なお，バーンアウトの主症状として，消耗感，達成感の後退などがあげられるとするとうつ病（とくにストレスによる反応性うつ病）との関連についても考えなくてはならない。これについても，前述の久保と田尾（1992）は，うつ病の患者が否定的な出来事の原因を自分に求める内罰的な態度をみせるのに対し，バーンアウトに陥った者は上司，家族，同僚，あるいは自分の仕事そのものが攻撃の対象になるなど，むしろ外罰的な傾向をもつことを指摘しており，ここにも保健医療従事者などに特有のバーンアウトの特徴がみられる。

3　バーンアウトの測定

バーンアウトは，基本的には心理学，行動科学領域で広く用いられている自記式の質問紙で測定される。そのなかから有名な3つについて簡単に紹介する。

① Pinesのバーンアウト質問紙：パインズ（Pines, A. M.）によって作成された21項目からなる。宗像と稲岡（1988）による大規模な疫学調査でもこの質問紙が用いられた。
② Maslach Burnout Inventory：マスラック（Maslach, C.）によって開発されたもので，22項目からなる。「情緒的消耗感」「脱人格化」「個人的達成感の後退」というバーンアウトの主症状とされる3つの下位尺度からなる。これを日本人向けに改訂したものとして田尾（1989）の尺度がある（本シリーズⅠ巻コラム67を参照）。
③ Jonesの The Staff Burnout Scale for Health Professionals：ジョーンズ（Jones, W. J.）によって開発された尺度で，とくに保健医療従事者のバーンアウトを測定することに適した項目となっているが，わが国ではあまり用いられていないようである。

以上3つの質問紙の項目については，稲岡（1988 a）の報告のなかに掲載されている。また，測定法全般については久保と田尾（1992 ほか）の展望が参考になる。

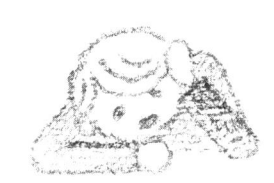

理学療法士・作業療法士のストレス

理学療法士（PT）や作業療法士（OT）の仕事は，心身に何らかの障害をもった患者に対し，失った機能の回復をうながし，残存している機能を向上させるように治療・訓練を行うことである。担当する患者には軽い骨折などのように早期に回復し，けがをする前のもとの状態にもどれる人も多いが，脳卒中片まひなどのように多かれ少なかれ後遺症を残す人も多い。このような最終的に後遺症が残ってしまう患者でも，治療していくなかで少しずつ機能が回復し，たとえば立てなかった人が立てるようになったり，少しずつでも歩けるようになってくるなどの治療効果が出てくると，患者自身の訓練に対する意欲は高まり，PTやOT自身も仕事に対する「やりがい」さえ感じられる。

しかしその一方で，予後不良といわれる進行性の難病や悪性腫瘍などの患者を担当した場合はそうはいかない。治療を行って少しよくなったとしても，また徐々に悪くなっていき，そして最終的には死に向かってどんどん機能が低下していくからである。このような場合，PTやOTは患者に対して何もできない自分の無力さを感じ，「自分には何ができるのだろう？」「どうすれば患者のためになるだろう？」などと悩み，それがストレスになることさえある。そしてしだいにPTやOT自身が訓練に対する「やる気」を消失してしまいかねない。

また，たとえPT，OT自身が一生懸命やろうとしても，担当した予後不良の患者をいかにやる気にさせるかが大きな問題となることもある。すなわち訓練に対する「動機づけ」に難渋するのである。訓練をやりたがらない患者は少なくない。しかしそれらの患者をやる気にさせ，治療の効果を高めていくのもPTやOTの技術である。だが患者の多くは，「どうせ訓練をやってもむだだ」あるいは「訓練はつらいだけ」というように逃避的になってしまうため，PT，OTとしてなす術がなくなり，これらがストレスになる。

では，このようなストレスに対してどのように対処すればよいのだろうか？　まずPT，OTは，自分にできることとできないことを明確にしておく必要がある。病態の進行にともなって機能低下が起こることはやむを得ないことであり，また自分の予後を知ってあえてやる気になってくれる患者は少ないことも理解しなければならない。そのうえで，いまPT，OTとして患者にできることを考え，それを患者に呈示し，そして患者自身の役割を理解させることによって動機づけをしていくことが望ましいと思われる。

3節 保健医療従事者の性格・人間関係とストレス

なぜ，保健医療従事者が，とくにバーンアウトになりやすいのだろうか。ここでは，バーンアウトと関係する性格特徴，バーンアウトを生みやすい保健医療従事者特有の人間関係などについてみる。

1 バーンアウトになりやすい性格は

対人援助的なサービスをおもな職域とする保健医療従事者がとくにバーンアウトに陥りやすいことは，これまでもくり返し指摘されていることである。その原因のひとつとして，この職域の業務特性が考えられることはいうまでもない。また，一方で，保健医療従事者に特徴的な性格要因があり，その性格がバーンアウトなどの重度のストレス状態に陥りやすい一因となっていることも考えられるだろう。

稲岡（1988b）は，バーンアウトに陥りやすい傾向をもつ者の性格特徴として，「共感的，人間的，繊細的，献身的，理想的な志向が強く，いわゆる機械志向でなく"人間志向"であるが，同時に，不安定的，内向的，強迫的，熱狂的要素を有し，他の人々と容易に同一化しやすいなどのパーソナリティ特性を有している」と述べている。これらの性格の特徴を一見してイメージされるのは，良心的でなおかつ熱心な保健医療従事者の姿である。

すなわち，保健医療従事者のあるべき姿として求められている諸特性こそが，実はバーンアウトに陥りやすい特性そのものでもあるのである。久保と田尾（1991）はこのような状況について「ここに，ヒューマン・サービス従事者特有のストレスとされるバーンアウトのディレンマがある」と述べている。

また，個々の性格特性とバーンアウトへの陥りやすさを論ずるものもある。たとえば，完璧主義的な性格の人はなかなか完璧な結果を得にくい対人援助の現場においては，しばしば目標を達成できないという気持ちをもちバーンアウトになりやすいとか，権威主義的な性格の人は職務に関する広い領域を自分のコントロール下に置こうとするため，結果的にさまざまな軋轢を生みバーンアウトに陥りやすいなどともいわれる。

2 バーンアウト得点と性格検査

バーンアウト傾向と市販の性格検査との関連を実際に調べてみた研究についてみてみよう。

舛森ら（1988）は，パインズ（Pines, A. M.）らのバーンアウト質問紙とY-G（矢田部-ギルフォード）性格検査の関連を検討している。それによるとバーンアウトの高得点者は，Y-G性格検査によって判定されるB型（不安定積極型）が30％程度を占め最も多かったのに対し，バーンアウトの低得点者はD型（積極安定型）が約50％となっていた。バーンアウト高得点者に多かった不安定積極型について舛森ら（1988）は「情緒不安定，社会不適応，活動的，外交的な人で，性格の不均衡が現れやすい。そのため，対人関係がうまくいかず，自己卑下しやすく，現実より逃避傾向がある」と述べている。

ただし，これは前述の稲岡の述べているバーンアウトに陥りやすい性格（理想的，人間的である等）とは必ずしも一致しない。したがって，この調査結果はバ

Y-G性格検査

COLUMN 65 — 看護師とストレス

看護師が勤務する職場（多くは病院）は，3K職場などと形容され，過酷で汚いイメージをもたれることがある。看護師が汚いということではないが，過酷でストレスフルな環境に置かれているということは，看護師自身はもちろん，一般人も感じていることと思う。こうした職場環境で働く看護師のストレスについては，今まで多くの研究がされており，その特徴とストレスの原因などが明らかにされている。

看護師のストレスの特徴：看護の役割はおもに日常生活援助にあるが，この援助行動は肉体労働といってもよく，ほとんどの看護師が身体的ストレスを感じ，体調の異変を訴えることが多い。とくに腰痛は看護師の職業病ともいわれており，多くの看護師が体験している症状であろう。また，対患者・対医師に代表される対人関係上のストレスも特徴的で，人の生死や人生にかかわらざるを得ない職場でのコミュニケーションで，さまざまな葛藤を抱え込み，そのストレスに押しつぶされそうになると訴える看護師もいる。こうしたストレスが解消されず，精神的にも肉体的にも疲労が蓄積すると，業務上の失敗をおかしやすくなる。しかし，人の健康を預かるという立場上，医療ミスがあってはならないと努めて緊張感を持続させる結果，その緊張感のなかでストレスがさらに累積し，逃れられないような悪循環に陥ってしまうこともある。たいていの看護師は，そうした状況にいたる前に何らかのストレス解消をはかるものだが，一部の看護師は看護という自分の職業そのものに疑問を感じ，バーンアウトしてしまう者もいる。

看護師のストレスの原因：看護師のストレスの原因として大きなものには，身体的要因がある。看護はその業務内容の肉体的負担が大きいことに加え，3交替あるいは2交替勤務で生活のリズムが不規則なことが多く，これらが主たるストレッサーになっている。精神的要因には，前述した対人関係上で生じるさまざまな葛藤，一生懸命に看護したにもかかわらず，亡くなってしまう患者を看取らなければならないというつらさ，記録や雑務に追われ，自分の思うような看護ができないというジレンマなどがある。その他のストレスに影響する要因として，看護師自身の若さ，未熟な技術，医療・看護に関する知識不足，仕事に見合った報酬が得られないこと，職場でのサポートの欠如などがある。

ーンアウトに陥りやすい性格を明らかにしたというよりは、むしろバーンアウトに陥ったことで本来の性格が変化したのではないかと推測される。

松田（1988）もパインズのバーンアウト質問紙とエゴグラムの関連をみている。これによるとバーンアウト質問紙の高得点者は、エゴグラムの仮定する5つの自我状態のうちAC（順応した子ども）が高いことを特徴として報告している。ACは一般に自分の自由な欲求を抑え、年長者や目上の人にとっての「よい子」として期待にそおうとする傾向を示すとされている。このような自我状態は、ある意味では自分の気持ちを抑えてでも他人に対し献身を惜しまず援助しなくてはならないという保健医療従事者の役割とも通じる。

3　保健医療従事者の人間関係

保健医療従事者の人間関係は、事務、営業、製造といった通常の職域のそれとは異なったものである。以下、田尾（1990）の記述を参考にしながらみていこう。

保健医療従事者はたいてい特定の職域をもった専門家によって成り立つ職能集団である。このような集団は、医師、看護師、理学療法士……という具合に特定の職能集団を形成している。他の職種と異なり配置転換等で入れ替わることはない。そのような意味では異なる職能集団に属する者の立場を理解することの障害になる場合もある。

一方で、異なる職能集団に属しながら、所属機関の職務の遂行上同一の集団に属しなければならないこともある。たとえば、通常、リハビリテーション部門では医師のほか理学療法士、作業療法士などはすべて同一の診療科に属する。このようなとき相互の役割に対する誤解などから諸々の葛藤が生ずることもある。こうしたことの一つひとつが保健医療従事者特有のストレス、バーンアウトの潜在的な原因となっていることは明らかであろう。

また、保健医療に関連する専門職は、その職域に固有の教育を受けて養成され、高度な専門的知識や技術によって支えられており、田尾はそれをプロフェッショナリズムともよんでいる。そこにも保健医療従事者の人間関係の特殊性がみられる。プロフェッショナリズムの特徴として、以下のようなものがあげられる。

① 個人主義：保健医療従事者は自らの専門的な知識や技術に基づいた判断基準で職務を行っている。このことはいわゆる通常の会社の営業活動などとは異なり個人の技量に依存する部分が大きい。
② コスモポリタニズム：判断や行動の基本的枠組みを現在自分が属している集団ではなく、外部的な準拠集団に求めることである。保健医療従事者がそれぞれの職能集団に属していることを考えれば頷ける。たとえば、医師は現在勤務している病院よりも出身大学の医局の方針に従って行動することなどはごくふつうのことである。
③ クライエント志向：対人援助的なサービスはあくまでクライエントのために行われるもので、そこには守秘義務が存在するし、所属集団の経営効率などを理由にクライエントへのサービスが変更されることは望ましいことではない。したがって、そこには第三者の介入できない部分が存在する。

こうした、保健医療従事者のプロフェッショナリズムが、そのストレスの問題とどのように関係するかは必ずしも明らかではないが、こうした問題を考えるときの無視できない要因ではある。

COLUMN 「女らしさ」と心の病

女性とアルコール依存症：最近、女性の飲酒者がふえている（図9-A）。全体的には男性のほうが多い（50％以上の男性が常に飲酒している）のだが、女性の飲酒者が10年前の2倍にまで増加しているのである。女性は、アルコール依存症への進行が男性よりも早いといわれており、それは女性ホルモンが関係していると考えられている（斎藤・高木、1982）。たとえば、アルコール依存の女性は「キッチン・ドリンカー」として知られるが、その原因としては、夫の浮気や子育て後の精神的な不安や葛藤などが考えられている。成人した子どもが家を去るときに、子離れがうまくできない母親は、「空の巣症候群」という虚脱状態に陥ることから飲酒を始めることがある。また、渡邊（1998）はその他のアルコール依存への原因として、育児ノイローゼや目標喪失、家族内ストレスなどをあげている。女性が母親として、あるいは社会からの期待にそった形での女性として社会生活を送ることは、さまざまな心の病の原因となっているのかもしれないのである。

心の病にみられる性差：また、「月経前症候群」という心の病がある。これは、月経前に女性がイライラし攻撃的になるという症状であるが、当然女性特有のものであるために、その原因は生物学的なものに帰せられるかもしれない。すなわち、女性ホルモンであるエストロゲン（卵胞ホルモン）の過剰によって起こるという説や、プロゲステロン（黄体ホルモン）の欠乏によって起こるという説などがある。しかし、「月経前症候群」をはじめとした病もまた、社会化によって形成されたジェンダー・パーソナリティや社会的役割、生活スタイルといった、きわめて社会的な要因によって引き起こされると考えられるのである。女性に「女らしさ」を強要することによって、社会的に評価の低い仕事、低い学歴に追い込み、心の病を発症させてはいないだろうか。

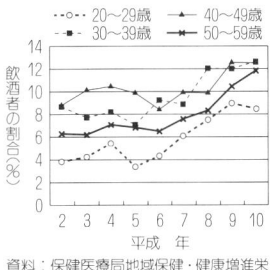

資料：保健医療局地域保健・健康増進栄養課「国民栄養の現状（平成10年国民栄養調査成績）」

✛図9-A　女性（20～59歳）の飲酒者割合の動向

4節 就労形態とストレス

保健医療従事者（とくに看護職）の就労形態は，夜勤が多いという点で他の職種と大きく異なっている。ここでは，そのような就労形態がストレスに与える影響について考えてみる。

1 就労形態の実態

いうまでもないことだが，けがや急病は時間をえらばず起こる。そして，それにもらさず対応しなくてはならないのが保健医療従事者の使命である。そうした24時間即応体制が保健医療従事者のストレスの大きな要因になっているのだが，そのなかでも最も頻繁に話題になるのが，看護職の勤務形態についてである。

日本看護協会が1997年に看護職を対象に行った調査によると，病院に勤務している看護職2,661人のうち64.6％が3交替勤務，11.8％が2交替勤務，7.6％が当直勤務ありとなっており，日勤のみと答えた者は7.4％にすぎない。夜勤の回数は3交替制の場合，月平均8.4回，2交替制は，月平均4.6回となっている。また，3交替制勤務者の平均年齢は32.7歳，2交替制では34.0歳，6歳以下の子どもをもつ者の割合は3交替，2交替含め11.8％となっている（日本看護協会，1998）。このような数字からみても看護職の夜勤の問題は依然として無視できない問題であることがわかる。

夜勤

2 夜勤が心身に与える影響

夜勤が身体に与える生理学的な影響について，大橋（1992）の記述を参考にしながらみていこう。

人間はふつう1日の間で寝て，起きる。つまり，1日を1サイクルとして活動している。このサイクルは厳密には24時間を少し上回る時間を1単位としている。このサイクルをふつうサーカディアンリズムという。このサーカディアンリズムは活動と睡眠のサイクルを規定する以外に，体内のホルモン分泌や体温調節など自律神経系のさまざまなはたらきにサイクルをつくっている。たとえば，体温はふつう36.5度程度といわれているが，これも日内変動があり，深夜から早朝にかけては36.0度くらいまで低下し，その後上昇に転じて午後は36度台の後半を推移し，夜になると再び低下するというようなサイクルがある。

サーカディアンリズム

サーカディアンリズムは明暗によって影響を受ける。サーカディアンリズムをつかさどる部位は間脳の視交叉上核という部分にある。朝，目覚めとともに目から入った光は視神経を通じてこの視交叉上核に達し体内時計をリセットする。このリセット情報は脳の中の松果体にいき，セロトニンといわれる脳内化学物質からメラトニンというホルモンが生産される。このメラトニンが血液を通し体内に伝わり，およそ24時間でめぐるサイクルを始動する。ふつうは，この体内のサイクルと1日の明暗のサイクルはほぼ一致している。

メラトニン

しかし，航空機で東西を長距離移動するとその日の明暗のサイクルが通常の24時間から大きくはずれてしまう。そのため体のサイクルとの間でズレが生ずる。これが「時差ぼけ」である。

時差ぼけ

時差ぼけはある程度の時間をかけてサーカディアンリズムを何度かリセットするうちに新しい明暗のサイクルと順応し解消される。しかし，夜勤をする場合は，

COLUMN 67 — 医療行動の負担をはかる：人間工学的なアプローチ

医療を行う人々におけるさまざまな負担問題のうち，人間工学的な立場からのアプローチや検討・評価も有効な場合がある。医療行動におけるQWL（quality of working life：労働の人間化といわれ，医療労働生活の客観的要因と主観的要因の向上が目的）をより高めるよう検討していこうというのが目的である。

人間工学とは，人と人，あるいは作業条件やモノとの関係をよくするための工学であり，結果として安全で快適であり，効率や経済性などもより高まることが期待されている。

さまざまな医療行動のなかで，腎機能障害のために人工血液透析を余儀なくされている患者が現在約20万人おり，そのほとんどの患者は，週3回，1回4時間の人工透析を病院施設で受けている。食事内容，水分摂取量など，日常活動での不自由さだけでも相当な負担を強いられるのに，毎回通院しての実質5時間（前後のケア時間を含む）を超える透析行動は相当な負担を患者に強いている。

ある病院の血液透析センター（患者数約300人）において，看護師と患者を対象に人間工学的なアプローチをした結果，看護師がもっている看護への行動水準と意識，および患者が期待する看護師の評価と意識には大きな食い違いが存在することが明らかになった。それらにより，看護経験5年以上の看護師とそれ以下の看護師との間には穿刺看護行動時間に有意な差があることが示された（図9-B）。

さらに，その看護中の生体負担をその時の心拍数で評価すると，経験が浅いほど看護行動による変動が大きく，なかでも神経を使う穿刺の前後でその差が歴然である（図9-C）。一方，その時の患者の心拍数を穿刺部の血管の状態別でグループ化し

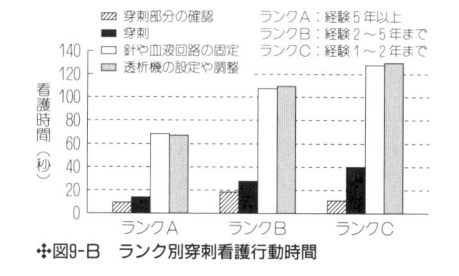

✤図9-B　ランク別穿刺看護行動時間

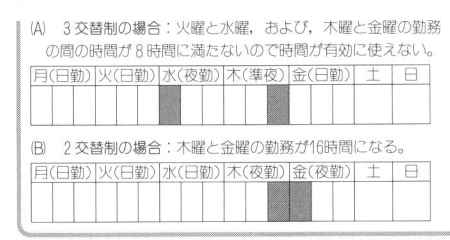

❖図9-1　2交替制と3交替制の比較（厚生省，1996より）

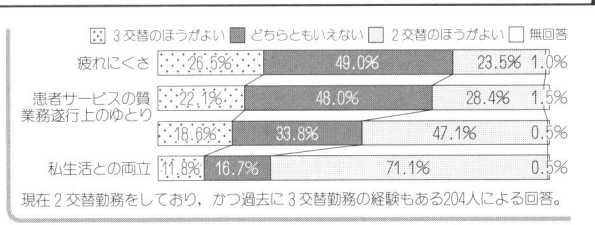

(A) 3交替制の場合：火曜と水曜，および，木曜と金曜の勤務の間の時間が8時間に満たないので時間が有効に使えない。

| 月(日勤) | 火(日勤) | 水(夜勤) | 木(準夜) | 金(日勤) | 土 | 日 |

(B) 2交替制の場合：木曜と金曜の勤務が16時間になる。

| 月(日勤) | 火(日勤) | 水(日勤) | 木(夜勤) | 金(夜勤) | 土 | 日 |

❖図9-2　2交替制勤務と3交替制勤務の比較（日本看護協会，1998）

凡例：3交替のほうがよい／どちらともいえない／2交替のほうがよい／無回答

- 疲れにくさ：26.5% / 49.0% / 23.5% / 1.0%
- 患者サービスの質：22.1% / 48.0% / 28.4% / 1.5%
- 業務遂行上のゆとり：18.6% / 33.8% / 47.1% / 0.5%
- 私生活との両立：11.8% / 16.7% / 71.1% / 0.5%

現在2交替勤務をしており，かつ過去に3交替勤務の経験もある204人による回答。

明暗のサイクルに逆らったまま活動と睡眠をとるわけで，時差ぼけのようにサーカディアンリズムをリセットして順応しなおすということがない。サーカディアンリズムは不完全な逆転状態のまま続くことになる。この不完全な逆転は，体温，自律神経機能，血中のたんぱく質，電解質濃度，免疫系にさまざまな悪影響を与える。このため，さまざまな身体の異常を訴え，そのことは精神的な不快感，イライラなど全般的なストレス反応にもつながっていく。

こうした夜勤が心身に与える影響が交替勤務に従事する看護職のストレスを増強していることは明らかであろう。鈴木ら（1997）は，看護師の精神的健康度に関する調査の結果を分析して，夜勤回数の多さが身体的愁訴を招き，それがさらに健康度自己評価の低下，精神的健康度の低下につながることを報告している。

精神的健康

3　少しでもよい勤務体制を確立するために

近年，夜勤が心身に与える影響を少しでも緩和するために，3交替勤務に代わって2交替勤務を導入しようという動きがある。なぜ，2交代勤務が3交代勤務よりも望ましいかというとおおよそ以下のようなことが根拠になっている。

図9-1を参照してもらいたい。仮に1日を8時間ずつ3つの時間帯に分けて，月曜から金曜まで勤務時間を組んだとしよう。この例では旧来の3交替制の場合，火曜の日勤と水曜の夜勤の間や，木曜の準夜勤と金曜の日間が8時間しかなく，しかも前後の引継ぎなどをみると実際は7時間程度しかない。一方，2交替制の場合，夜勤は16時間の連続となるが（木～金曜にかけて），水曜から木曜にかけて比較的まとまった時間がとれるので休養もとりやすいというのである。ただし，3交替制に比べ2交替制がすぐれているかといえば，それは微妙なところもある。

図9-2はさきにも取り上げた日本看護協会（1998）の調査結果の一部だが，「疲れにくさ」と「患者サービスの質」については「どちらともいえない」が約半数，「業務遂行上のゆとり」「私生活との両立のしやすさ」では「2交替のほうがよい」との回答が多数を占めている。

これに対し車谷と甲田（1992）は，旧来の3交替制の枠組みのなかでも，①日勤，準夜勤，深夜勤の連続日数を一定に定め規則性をもたせる，②勤務のパターンが回ってくる順番を固定し，生活の見通しをよくする，③準夜勤に続く日勤などの勤務間の間が短い組み合わせは避ける，といったくふうをこまめにすることを提案しており，これも考慮に値すると思われる。

COLUMN

てみてみると，血管の状態がよくない患者ほど高く，変動も大きく，穿刺が終わってからの低下の程度も顕著である（図9-D）。

よって両者の意識調査を加えて判断すると，看護経験が大きな要素であること，さまざまな看護行動のなかでも看護側および患者側でも負担や負担感が明確に存在し，看護行動や看護経験および患部の状態により違っていることが示された。明日の医療行動に向け，人間工学的な視点と対応が期待される。

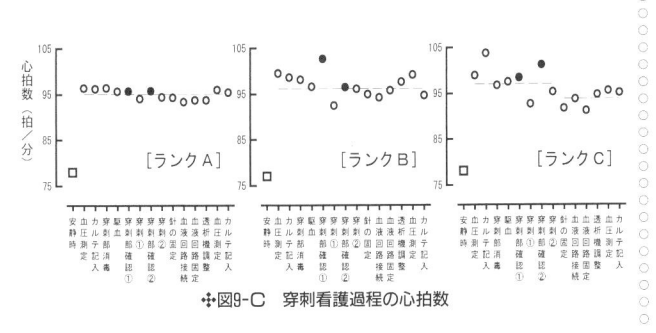

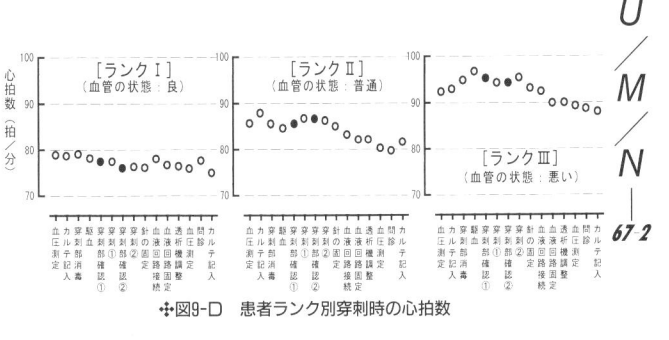

❖図9-C　穿刺看護過程の心拍数

［ランクA］　［ランクB］　［ランクC］

❖図9-D　患者ランク別穿刺時の心拍数

［ランクⅠ］（血管の状態：良）　［ランクⅡ］（血管の状態：普通）　［ランクⅢ］（血管の状態：悪い）

実習 17 バーンアウト調査

目 的

バーンアウト調査に回答してみることで，あなた自身のバーンアウトの程度をアセスメントしてみる。

方 法

バーンアウトを測定する質問紙は，すでに数種が作成され使用されている（本章2節を参照）。今回は，パインズ（Pines, A. M.）によって作成されたバーンアウト質問紙の翻訳を稲岡（1988）が紹介したものを用いる。

以下の21の質問項目の一つひとつについて，あなたは最近どの程度の頻度で体験することがあるかを考えてみてください。そして，

「いつもある」と思ったときは………… 7
「たいていある」　　ノノ　　　………… 6
「しばしばある」　　ノノ　　　………… 5
「ときどきある」　　ノノ　　　………… 4
「まれにある」　　　ノノ　　　………… 3
「ごくまれにある」　ノノ　　　………… 2
「まったくない」　　ノノ　　　………… 1

の数字をそれぞれ別紙に記しておいてください。

質問項目
1　疲れやすい
2　気がめいる
3　毎日の生活が楽しい
4　からだが疲れ果てる
5　精神的にまいってしまう
6　こころが満たされている
7　精魂が尽き果てる
8　ないがしろにされた気持ちになる
9　みじめな気持ちになる
10　力を使い果たしたような気持ちになる
11　期待はずれの気持ちになる
12　自分がいやになる
13　うんざりした気持ちになる
14　わずらわしい気分に陥る
15　まわりの人に対して幻滅感や憤りを感じる
16　気が弱くなる
17　なげやりな気持ちになる
18　拒否された気分になる
19　楽観的な気分になる
20　意欲にもえた気持ちになる
21　不安な気持ちになる

結果の整理

項目番号3，6，19，20の4項目は逆転項目である。今回は7段階評定で行ったので，得られた点数を8より引いた値（8－評定値）を算出すれば逆転を直すことができる。そうして得た数字を合計する。

上記の逆転項目の合計値に，残りの17項目の評定値をそのまま合計した値を合算する。以上で，全項目の合計値は算出できる。

稲岡は，この合計値をさらに全項目数の21で割った数字を算出し，バーンアウト得点とよんでいる。

考察のポイント

さきに算出したバーンアウト得点によって，バーンアウトにどの程度陥っているかが判断される。すなわち，

2.0〜2.9点　　精神的に安定し心身とも健全
3.0〜3.9点　　バーンアウトの警戒兆候がみられる
4.0〜4.9点　　バーンアウトに陥った状態
5.0点以上　　臨床的なうつ状態

とみなされるという。

発 展

バーンアウトに陥ることで，心理的な諸側面がどのような影響を受けるかを検討するために，他の質問紙もあわせて行い，それらの得点との相関係数を出してみることも可能であろう。稲岡によれば，このバーンアウト質問紙は，「仕事の満足度」「人生上の満足度」「自己満足度」との間で高い負の相関係数が得られるという（それぞれ，－.62, －.65, －.62）。また，本シリーズ各巻の「実習」ではさまざまな質問紙が紹介されているが，そのうちのいくつかをあわせて実施し，それらの得点との間の相関係数を算出してみてもよい。たとえば，本シリーズ1巻9章の実習13, 実習14で取り上げられているストレスに関連した調査などとの関連を検討することは興味深いかもしれない。

実習 18 自律神経機能のアセスメント

心拍数は一般に規則正しいものとされているが，たとえ洞調律であろうとも心拍には細かい「ゆらぎ」が認められる。これは一般に呼吸性洞性不整脈によるものであるが，自律神経機能，とくに副交感神経機能が障害された状態では，この「ゆらぎ」が減少，さらには消失することが知られている。最近の心電計のなかにはこの「ゆらぎ」を測定する，R-R解析機能つきの心電計も少なくない。

目的

自律神経機能の評価方法として，心電図のR-R間隔の変動を測定し，定量的に観察する。

方法

(1) 被験者にこれから行う心電図測定の説明を行う。被験者が測定に対し不安をもっている場合には心電図測定そのものがストレスとなり正しい結果が出ないこともあるため，あらかじめ理解してもらう必要がある。

(2) 被験者の四肢に電極を取りつける（今回の測定目的はR-R間隔の変動を測定することであり，胸部誘導の測定はとくに必要ない）。

(3) 被験者を15分以上安静に保ったあと，心電図を所定時間（1～3分，または拍数が100になるまでの時間）測定する。測定中は被験者に雑音などの外的刺激や緊張を与えないよう快適な状態を保たせる必要がある。

(4) 測定した心電図から，R波から次のR波までの時間を計る（心電図は25mm/secで記録されているので計った長さを25で割れば時間が出てくる）。測定した心電図のなかに，不整脈などで極端なR-R間隔変化が認められた際には，その心拍を計測の対象からはずす。

(5) 測定結果よりR-R間隔の平均・最大・最小，標準偏差，変動係数を求める。

なお，R-R解析機能つき心電計を使った場合には(4)(5)の作業を心電計が自動的に行ってくれる。

結果の整理

測定したR-R間隔の変動から，被験者の洞調律における「ゆらぎ」がわかる（縦軸がR-R間隔，横軸が時間のグラフ〈R-Rトレンドグラフ〉を書いてみるとその「ゆらぎ」が視覚的にわかる）。

この「ゆらぎ」は，そのデータの散らばり具合を示す標準偏差とデータの変動の大きさを比較する変動係数｛（標準偏差）／（平均R-R間隔）｝×100％で表すことができる。

R-R間隔変動は加齢にともなって変化するので，以下のような年齢を加味した演算式により，正常値（標準予測値）が求められる。

変動係数　　$CV = -0.066 \times 年齢 + 6.840$

考察のポイント

洞調律における「ゆらぎ」の喪失は自律神経機能，とくに副交感神経機能の障害が疑われ，突然死の予見としても注目されるものである。

図9-Ⅰ，図9-ⅡはR-R解析機能つき心電計での測定結果である。図9-ⅠはECGシミュレータを使用したため「ゆらぎ」は存在しないが，図9-Ⅱでは呼吸に同期した「ゆらぎ」がみられる。

測定の結果，前述の変動係数が標準予測値よりも小さい場合には自律神経機能に障害が発生していることも考えられるので注意が必要である。

発展

R-R解析により自律神経機能を定量的にとらえることが可能となる。これにより，自律神経機能の回復具合をみるための指標として用いられたりする。

また，ストレス社会の現代，いかにリラックスできるかということも重要な問題である。リラックスできるBGM，アロマテラピーなど，さまざまな環境下でのR-R解析を行うことでその有効性を見つけることも可能となる。

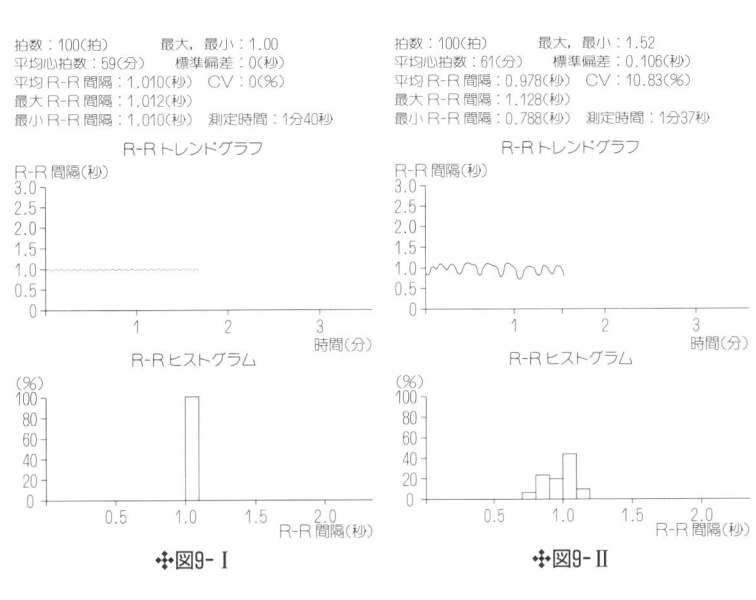

拍数：100（拍）　　最大／最小：1.00
平均心拍数：59（分）　標準偏差：0（秒）
平均R-R間隔：1.010（秒）　CV：0（％）
最大R-R間隔：1.012（秒）
最小R-R間隔：1.010（秒）　測定時間：1分40秒

❖図9-Ⅰ

拍数：100（拍）　　最大／最小：1.52
平均心拍数：61（分）　標準偏差：0.106（秒）
平均R-R間隔：0.978（秒）　CV：10.83（％）
最大R-R間隔：1.128（秒）
最小R-R間隔：0.788（秒）　測定時間：1分37秒

❖図9-Ⅱ

10章 保健医療場面におけるジェンダー

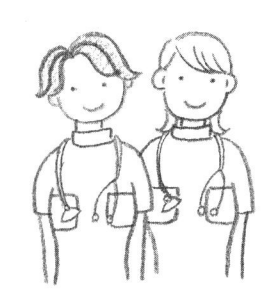

私たちは、生まれつきの男女の別から、職業や社会的行動、さまざまな仕事への適性などに、男女の違いがあるのが当然だと、多かれ少なかれ考えている。そして、生まれつきの性とは無関係なものについても、「男向き、女向き」「男の役割、女の役割」という具合に、男女へ振り分ける。こうしてつくられるものを、セックス（生物学的性）と対比させてジェンダー（社会的性）とよんでいる。ここでは、ジェンダーの視点で福祉や保健医療について考えてみたい。

1節 福祉職・保健医療職における「女性化」

ソーシャル・ワークを専門職と認めるか否かの論争は現在でもなされているが、認められがたい根拠のひとつとして、職員の大半が女性であることがあげられている。こうした福祉・保健医療職におけるジェンダーは、そこで働く者へ、少なからぬ影響を及ぼすことになる。

1 専門職の条件とは

1915年、全米社会事業大会において、フレクスナー（Flexner, A.）は「ソーシャル・ワークは専門職か」というタイトルで講演を行い、「ソーシャル・ワークはいまだ専門職とはいえない」と結論づけた。その理由に、「独自の技術、専門教育プログラム、専門職業域の文献、実践技能を有していない」と述べた。その後、1955年に全米ソーシャル・ワーカー協会（National Association of Social Workers）が設立され、倫理綱領が作成された。それを受け、グリーンウッド（Greenwood, E.）は「専門職の属性」という論文を発表し、社会福祉が専門職たる成立条件を示した。具体的には、体系的な理論、専門職的権威、社会的承認、倫理綱領、サブカルチャーをその条件とし、ソーシャル・ワーカーは専門職であると評価した。ところが1960年代に入ると、エツィオーニ（Etzioni, A.）は、専門教育期限が（医療の5年間に比べて）短い、生死やプライバシーへのかかわりが低い、秘密保持がなされていない、自律性が低い、などの理由から、ソーシャル・ワークを「準専門職」と位置づけた。

2 なぜ「女性化」が起きるのか

エツィオーニは、ソーシャル・ワークが専門職でないことの理由として、「従事者の多くが女性で、彼女らは自ら地位向上を求めない」ことも指摘した。彼は、その他の「準専門職」として、看護師や教師をあげていたが、看護師も女性が主として働いている職業である。専門職とみなされないことによって、看護師やソーシャル・ワークなどの職業は、仕事内容がきついわりには給与が低いといった不利益を被ることにもなる（コラム69参照）。

ではなぜ、福祉や保健医療現場で女性が働くことがその専門性を低くみられることにつながるのか。実は、福祉や保健医療などの仕事は「男は仕事、女は家庭」という社会一般的な性役割分業で、女性が家庭の中で行ってきた仕事とよく似ていることが関係している。こうした、女性が家庭で行う仕事は、市場経済社会にあっては給料を支払われることのない私事であり、男性が家庭外でする仕事に比べて一段値打ちの低いものとみなされてきたのである。つまり、男女の社会的役割に対する価値評価の違いが、福祉や保健医療職の専門性を下げることにもなっている。

COLUMN-68　超高齢化社会を支えるホームヘルパー

「ホームヘルパー」。最近では、介護保険の影響もあってか、高齢者障害者の在宅生活を支援する存在として身近に感じてきた。「ホームヘルパー養成講座」等も新聞や広告でよく目にするようになった今日である。この「ホームヘルパー」を過去に担ってこられた専門家の方々の、実に絶え間ない努力と苦労があったことをここに紹介しよう。

歴史を追えば1955（昭和30）年、長野県上田市にて「家庭奉仕員」として開始され、1963（昭和38）年には「ホームヘルパー派遣制度」として確立される。その後、1988（平成元）年の福祉八法の改正にともない、在宅支援の強力なマンパワーだとして、「ホームヘルパー」が注目されるようになった。介護福祉士法の確立も影響されていると考える。

現在ホームヘルパーの制度として1級・2級・3級とあるが、それぞれ指定された講義と実習をクリアできればその資格を取得できる。高齢化社会の影響から、「手に職を！　何か資格を！」という思いから受講される方も年ごとに増加し、また福祉とは無縁であった事業者が、シルバー産業に参入してヘルパー養成に余念なく取り組み始めている。しかし、ここで考えるのである……。

一人ひとりの個別性を大切にしながら、利用者のニーズに沿った介護計画を作成し、身体機能や精神機能の低下により今まで可能であった動作ができなくなったことについて、家事、身体サービスを提供するのは現在進行中であるが、「介護、ヘルパー」＝「汚い、きつい、臭い（3K）」という周囲の目がありながらも、利用者の希望にできるだけ近づき、ある道具等で日常生活ができるよう試行を凝らしながら使えるものにしていったこと、周囲の目や近隣の体裁を気にする利用者に対しての気配りなど、そのどれをとっても過去を背負ったホームヘルパーの実績や思いが、今のホームヘルパーの存在をつくったといっても過言ではないだろう。

あたりまえのことがあたりまえのように過ごせることがどれだけたいへんなことなのか。今後の超高齢化社会を支えるホームヘルパーの力量と質が問われる時代である

さらに,「女性的な」職業とされる福祉・保健医療職は,家庭で家事・育児・介護をする女性の役割と両立可能な仕事とみなされている。そのためパートの職業形態で働く女性がふえ,ますます賃金も社会的評価も低いままになるという悪循環を招くことになる。たとえば,1991年4月から,ホームヘルパー養成を目的とした段階的研修制度がスタートしたが,これは,子育て後の主婦をおもな対象としている。主婦がその手軽さを理由にパートでホームヘルパーとして働くと,賃金の低さ,地位の低さを導くことにつながる。

福祉や保健医療職における「女性化」は,それらが学歴の低い者にでもできる仕事とみなされることによっても生じる。たとえばアメリカでは,1950~60年代にかけて,ソーシャル・ワーカーの教育を大学院とし,専門職として確立しようとする動きがあり,その時期,1940年代の男性の割合は33%,1950年代には34%,1960年代には43%にまで増加した。

ところがその後,福祉サービスの拡大とソーシャル・ワーカーの需要の増大によって,1974年に学士の資格が認定されるようになった。すると,学歴の低下とともに「女性化」が進み,1975年に60.8%であった女性のソーシャル・ワーカーの割合は,1991年には68.0%へと増加した(男女割合の数値は杉本,1999参照)。この背景には男女の教育レベルの差異がある。女性はまだまだ男性ほど高学歴でなくてもよいという風潮の現れである。

3 「女性化」する福祉社会への男性の進出

これまでみてきたような「女性化」の条件があるために,現在,日本において男性が福祉職へ進出することはまれであるが,今後はどうなるであろうか。まず保母の資格は,1977年の児童福祉法施行令の改正により,女性だけでなく男性も取得できるようになった。1997年には保育士という正式名称が用いられるようになり,その割合も毎年増加の傾向にある。ただし,1995年度の男性の割合はまだ0.7%にすぎない。

幼稚園教諭や看護師などの資格も,従来女性のみに限定されていたが,現在は男性にも開放され,1993年には保健婦の資格に保健士という名称がつくられた。さらに,2002年「保健婦助産婦看護婦法の一部を改正する法律」により,専門職の資格名称について,男女による差をなくす措置が講じられた。現在の医療介護職において女性によって独占されているのは,助産師のみである。その助産師も,男性に開放すべきだという議論がなされている。

福祉・保健医療職へ男性が進出するメリットは多く,これまで以上に多彩なケアが可能になる。また,男性がふえることで社会的評価が上がり,労働条件や賃金も改善されることが期待される。福祉社会の「女性化」が緩和されることは,そこで働く女性の経済力の向上,誇りをももたらしてくれるであろう。福祉・保健医療職がジェンダー・フリーになることで,ケアする側,される側の双方にとって,よりよい環境がつくられることを期待する。

COLUMN 福祉労働は女性の仕事か？

圧倒的に女性が多い看護・福祉職:看護職が女の仕事という認識があるのは,なにも日本だけのことではない。日本看護協会による1998(平成10)年の調査では,看護職従事者は全体で103万123人,そのなかで男性看護師,準看護師はそれぞれ1万8091人,2万686人で全体の3.8%にすぎないが,フランスでも看護職従事者は1993年で32万505人,その90%以上が女性で占められているという(佐藤,1999)。

社会福祉もまた「女性の仕事」といわれている。なかでも保育所に勤務する女性の割合は76.8%で,介護ヘルパーなどが従事している老人福祉施設では60.9%が女性である(厚生省,1999)。また,1987年に社会福祉士および介護福祉士の国家資格が制度化されてから10年以上がたつが,その男女の割合をみると,専門的知識・技術をもって助言・指導にあたる社会福祉士では61.4%(1998年)が女性であるのに対し,直接介護に携わる介護福祉士は84.1%(1998年)が女性なのである。また,介護保険制度が2000年4月からスタートしたことにより,介護への関心も高まり,今後は在宅サービスにおいて,低賃金のパート福祉労働者,有償ボランティアや地域ボランティアなど,社会福祉に携わる女性がますます増加することが予想される。

男性をふやすか,女性が「男性的」にもなるか:本文でも述べたように,福祉労働が女性の仕事とされるのは,介護・育児・家事労働的仕事が「女性向きの仕事」であるといったステレオタイプがあるためである。まるで,献身的・犠牲的・無償的な労働を行うことが,女性の特質であるかのような考えが社会に根づいている。しかし,現実の看護・介護労働では,「体力」や「判断力」といった,「男性的」な特質も同時に必要なのである。こうしてみると,福祉労働を「女性的」と考えること自体が根本的に誤りであることに気づくであろう。「女性的」とすることで男性を排除してしまうことになるのである。また,看護や福祉に携わる女性たちの,「男性的」な特質の発揮を抑制してしまうことにもなる。

男女雇用機会均等法が1999(平成11)年4月に施行された。職業上の男女の格差をなくす努力がなされている。しかし,「女性的」職業というレッテルが貼られた看護・福祉職の現状においては,男性の数を無理にでもふやすか,女性が意図的に「男性的」になるしか道はないのである。

2節 多重な役割従事と役割間の流出関係

前節では，福祉・保健医療場面におけるジェンダーの問題を取り上げた。ここでは，これらを職業とする人たちの家庭生活にも目を向ける。そして，職場生活と家庭生活の相互の影響過程にもジェンダーが絡んでいるということについて考えてみたい。

1 職場と家庭での多重な役割従事

前節でみたように，福祉・保健医療職におけるジェンダーは，とくに女性に対して弊害をもたらす。しかしジェンダーの弊害はそれだけではない。フルタイムで働く女性に，「仕事も家事も」という具合に多重な役割を担わせることになるのである。多重な役割に従事する人間は，自尊心の向上，達成感，充実感を得る一方，いわゆる役割間の板挟みに苦しむこととなり，役割緊張，役割葛藤，心身の疲労感に陥ることになる。「男は仕事，女は家庭」という夫婦役割分担のジェンダーが自明な社会では，多重な役割の従事の問題に直面するのは，圧倒的に女性だけになってしまうのである（本シリーズⅠ巻コラム69には，看護婦とソーシャル・ワーカーの多重な役割従事と心理的健康との関連についての研究を紹介した）。

多重な役割従事の影響は，本人の心身に対してだけにとどまらない。家庭の役割を担うことは，職場の役割の質にも影響するし，職場の役割は，家庭生活にも何らかの影響を及ぼす。これを流出関係とよんでいる。たとえば，家庭役割を担うのが女性だと思いこむ傾向の強い人は，職場の女性は「片手間」で働いている，といった先入観，ステレオタイプをもちやすくなる。実際に，多くの患者たちは，医者の善し悪しを判断する材料として，その医者が男性であるか女性であるかをもち出し，女医を男性医師より信頼しない傾向があるのである（山崎，1992）。

2 専門職女性の家事負担

わが国では，女性が職業をもつ場合，結婚・出産退職し，育児に専念したあと，末子が小学生になるころに再就職するのが一般的である。さらにその場合の就労形態はパートタイムが大半である。すなわち，多重な役割に従事するといっても，あくまでも家庭の役割を優先させており，職業は家庭役割の妨げにならない時間帯や，自宅からの距離などによって決定されている（土肥，1999）。ところが，福祉や保健医療職のなかには，医者や看護婦など，ミスが許されず，責任重大で，そして長時間勤務の専門職も少なくない。家庭生活に支障のない範囲で働けるような，なまぬるさは許されない。そこで，彼女たちが大半のパート主婦と同様に家庭役割を担う場合，非常な役割過負荷となるのだが，現実はどうであろうか。

ここで，女医の場合をみてみよう。山崎（1992）は，女医（歯科医師を含む）を対象に，女性であるために発生するストレスの実態を知るという目的で質問紙調査を行った。その結果などから，「専門職として男性と対等に働きながら，母となり，家庭生活をうまく維持していくことの難しさを感じる」あるいは「医師として生きるために，結婚して自分の家族を持つことを諦める，結婚しても家庭と仕事との葛藤に苦しむ，離婚をする，離婚によって子どもに心理的被害を与える，

COLUMN-70　健康にこだわるのは男らしくない？

仕事関係のストレッサーにさらされる男性：男性の平均寿命が女性よりも短いことは歴然とした事実である。心疾患は男性に蔓延し，薬物やアルコール依存の問題なども男性に頻繁に起こっている。自殺率は，65歳までは男性が女性より高い。なかでも40歳代の中年男性の自殺率は高く，中年の危機とよばれている。42歳は男性にとって厄年とされ，青年期に選んだ自分自身の生き方，価値観，人生観，職業，配偶者，家庭などをふり返って迷う時期なのかもしれない。

こうした心身の健康における性差は，ジェンダーによるものと考えられている（Helgeson, 1994；Waldron, 1976）。男性は小さいころから達成動機を高くもつようにしつけを受けるが，この達成動機がタイプA行動を促進，ひいては心疾患をもたらすひとつの原因になっているという見解がある（Booth-Kewley & Friedman, 1987；Matthew & Haynes, 1986）。また，男性のアイデンティティは仕事に強く結びついているため，雇用状況が女性よりも男性にとってよりストレッサーとなり，自殺率を上げているという（Waldron, 1976）。近年の長期化する日本経済の低迷は，リストラや会社の倒産などのストレッサーを増加させ，これらも男性の精神的健康を蝕んでいるようにみえる。一方，女性については，男性よりも罹病率が高いことがわかっている。それは，女性の感受性の強さから，すぐに医療機関を利用し，常に保健行動に気を配っているためではないかという（Meininger, 1986；Rossiter, 1983）。男性が弱音を吐くと「男らしくない」と言われるため，ストレスで悩んでも女性のようには人に助けを求めることができず，病気になったときにはすでに手後れになってしまうのと（Helgeson, 1994），きわめて対照的である。

「男性的」であることは，健康につながる可能性も：しかし，単純に男性的であることが不健康であって，女性的であることが健康につながるというわけではない。廣川ら（Hirokawa et al., 2000）の調査結果によれば，「男性的」な人は，安易に医療機関に頼ることなく，積極的にストレスに対処する傾向があった。「男性的」とされる積極性や行動力は，前向きな健康維持行動をうながすことになるのである。これらの特性は，いざというときに人に助けを求める行動にも役立たせることができるはずである。ただ，極端に柔軟性のない男性的な人になると，ストレスに悩まされた場合でも，誰にも助けを求めることができず，寿命をより短くする結果になってしまうのである。

などの新たな問題が発生する」と述べている。エリートであるはずの女医でさえ，仕事と家庭の多重役割従事の問題に悩まされているのである。

3 日米の家事比較

品田（1999）は，日米女性の家事時間についての計量分析を行い，両国の家族関係について考察をした。両国の家事時間とのスピアマン相関係数をまとめたのが，表10-1である。それによると，子どもの人数がふえるにしたがって家事時間がふえる点は，両国に共通していた。しかし，米国では学歴や世帯収入という社会的地位によって家事時間が減少するのに対して，日本では学歴，世帯収入が高くても，それが家事時間の減少にはつながっていなかった。また，日本では，他の要因に比較して就労時間が家事時間と非常に強く関連しており，妻の就労時間が長いと妻の家事時間が減少するという関係が顕著であった。さらに，米国では夫の家事分担が妻の家事時間をかなり削減させるのに対して，日本では，夫以外（たぶん，同居の親と品田は推測している）の家族による寄与のほうが，妻の家事時間を減少させることがわかった。

わが国では，女性の就労時間と家事時間に代替的な関係があることは，きわめて自然なものとして受けとめられているようである。そして，切り詰められる家事量に限界がある以上，女性が働きに出れば忙しくなるのは当然であると考えられている。他方，米国では，高学歴，高収入層は，資力でベビーシッターや家事使用人などの「人手」を購入し，それによって家事時間

※表10-1　家事時間とのスピアマン相関係数（品田，1999）

変数	米国（NSFH調査）		日本（松山調査）	
	相関係数	サンプル数	相関係数	サンプル数
末子年齢	−0.047*	1334	−0.187**	141
子どもの人数(18歳以下)	0.248***	2363	0.243***	233
年齢	0.045**	2363	−0.187***	233
学歴	−0.186***	1919	0.038	217
世帯収入	−0.124***	1898	−0.026	221
世帯人数	0.235***	2363	0.174**	230
就労時間	−0.197***	1519	−0.532***	233
夫の家事分担率	−0.406***	1437	−0.153**	228
その他成員の家事分担率	0.133***	1634	−0.203***	228

＊ p<.1　＊＊ p<.05　＊＊＊ p<.01

を削減している。

この両国の違いについて，品田は，おそらく家事と仕事関係の意味づけの違いに由来するものであろうと考えている。つまり，わが国は家事も職業も，生活をするための義務，「仕事」であり，女性は主婦として家事を引き受ける役になった以上，仕事である家事をさぼることは許されない，と理念的に考えている。わが国の女性にとって，家庭は家事という仕事をする職場になっているのである。そして役割の過負荷は，夫ではなく親の援助によって解決してしまう。他方，米国では，家事はやらねばならない仕事というよりは，一種の「贅沢」として考えられているのかもしれない。収入があれば，家事に時間はかけずに金をつぎ込み，高い家事水準の贅沢な暮らしができるからである。

日本の保健医療職の女性にも，女医などのような高学歴，高収入の職業人がふえつつある。彼女らの多重役割従事を解決する決め手は，米国のように家事にもっと金銭を使い，それを「贅沢」ととらえ，その贅沢を夫と共有しあうことではないだろうか。

男性性・女性性の生涯発達

社会化と個性化により形成されるジェンダー・パーソナリティ：人間は，誕生した瞬間に男性か女性かの性別を特定される。幼児期には自分の性を認識し始め，その性にふさわしいと社会から期待されているパーソナリティや行動様式などを身につけていく。これがジェンダーの社会化である。土肥（1995）は，パーソナリティにおけるジェンダーの社会化は，次のように進行するのではないかと考えた。まず，人は男性的でもなく女性的でもない，未分化なジェンダー・パーソナリティからスタートする。次に社会からの期待であるジェンダーにそって，「男性的」男性や「女性的」女性としてのパーソナリティを身につける。青年期以降は，「男性的」男性や「女性的」女性にとどまる人もいる一方，個性的な生き方を模索したり，自己アイデンティティを確立しようとすることを通じて，しだいに男性的な特性も女性的な特性も自分にとっては必要であることを理解し，そしてそれらを受容し，男性性も女性性も兼ね備えた心理的な両性具有人間になる人もいるというものである（図10-A）。

老年期のジェンダー・パーソナリティは？：高齢化社会を迎え，ストレスをうまくかわし，社会的適応にすぐれたパーソナリティの高齢者に対する関心，研究が盛んになってきた。シノット（Shinnott, 1982）は，高齢者は一般に両性具有的になる傾向があり，それによって精神的健康も高まるとした。さらに下仲ら（Shimonaka et al., 1997）も，高齢になるほど両性具有性が高まり，それが社会的適応につながっていると結論づけた。老年期の男性にとっては，退職後の生活で妻や子どもに頼らなければならない状況を迎えたり，妻の死後はひとり暮らしをしなければならなくなったりと，女性的な側面を獲得することが望まれるからなのかもしれない。また老年期の女性についても，夫の死後，ひとりで自立し，たくましく生きていくことを余儀なくされ，男性的になると考えられる。このように，一人ひとりの老年期が長くなることで，従来行われてきたジェンダーの社会化は再検討を迫られることになってきたようである。

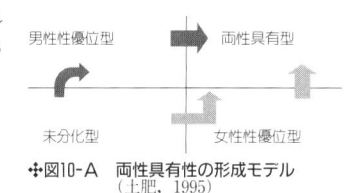

✤図10-A　両性具有性の形成モデル
（土肥，1995）

COLUMN-11

3節 夫婦関係の不全

福祉・保健医療現場において，最近「全人的」医療の必要性が重要視されている。全人的なケアのためには，患者・クライエントの家族関係を無視するわけにはいかない。ここではアルコール依存症の患者と，その患者の家族の機能不全について考えてみよう。

1 アルコール依存症の夫と，妻の共依存

アルコール依存症は「否認の病気」といわれている。家族や周囲の人から見て明らかに問題があるにもかかわらず，患者本人がいっこうにアルコール依存を認めようとしないからである。アルコール依存症の治療も，早期発見，早期治療が有効であり，早期に断酒するほど身体，脳へのダメージが少なく，家族関係もこじれることがない。治療が遅れるほど死亡率が高くなるのであるが，本人が酔っ払っているときのことを覚えていない，また罪悪感からいやなことを忘れようとする，といった理由により認めようとしない。

そこで，アルコール依存症の患者の家族は，患者にアルコールの問題を認めさせ，治療に導く役割を担うことになる。ところが，たとえば夫が患者である妻は，自分のことを犠牲にしてまでも夫を援助し，それが自分自身の唯一の存在価値とみなす，「世話焼きがやめられない，アルコール依存症の夫をもつ妻」になる傾向がある。これが妻の共依存状態である。

2 なぜ女性は共依存になりがちなのか

女性が共依存になりやすい理由として，ライトとライト（Wright & Wright, 1990）は，女性は一般に他者の存在に価値を依存し，援助の志向性が高いことをあげている。佐藤（1995）によると，女性は他者との人間関係を大切にする「関係モデル」で生き，一方，男性は家や家族から分離して独立する「分離モデル」で生きている。これは，幼児期から行われてきた，ジェンダーの社会化の結果であるといえる。

これにより，「関係モデル」で生きている女性のほうが，人間関係，対人関係の病理である共依存に，より陥りやすくなるのかもしれない。子どもや夫との関係を大切にしたいと思う妻の立場が共依存を促進し，さらに夫がアルコール依存症という環境に置かれた場合，ますます問題を深刻化する。シェフ（Schaef, 1987）は，女性を共依存に追い込んでいるのは，仕事漬けの夫を支え，良妻賢母であることを善しとする，「男は仕事，女は家庭」という性役割分担社会のシステムであると指摘した。このシステムをいまだに強く固持している日本社会においては，重大な社会問題である。

3 アダルトチルドレン

アダルトチルドレン（AC）とは，アルコール依存症の家族のなかで育ち，社会生活を送るのに支障となるような人格を形成した人たちをいう。酒を飲んで頼りにならない父親と，それに共依存してしまう母親，くり返される両親の不和から慢性的なストレスにさらされ，子どもは自分の心を防衛させるために現実を否認するようになる。そして，自分の感情表出，他人との親密な関係も否認し，自分をコントロールしてしまう。だから，他人とうまく人間関係がつくれず，不安や抑うつにさいなまれ，共感されない人生を送ることにな

COLUMN 72 アダルトチルドレン（AC）からの回復

AC（アダルトチルドレン）でみられる問題はアルコール依存症の家族に典型的にみられる「共依存」の特徴にとどまらず，虐待とその世代間伝達PTSD（外傷後ストレス障害），解離，嗜癖といった問題との関連でとらえ直されている。ACと称されるクライエントは一見おとなしく，問題を起こさない，いい子でありながら，見捨てられることを恐れたり，生き生きとした本当の自分が確信できないという空虚感に悩む。自分を守り生き残るために，「否認」をはじめ，さまざまな防衛様式を身につけているが，とくに外からの力を借りてその空虚感を埋めようとするので，人や物への強迫的なこだわりや恋愛依存，摂食障害，薬物依存など嗜癖行動と結びつくことも多い。時には，思わぬ衝動性が現れて自他を傷つけてしまうこともある。

こうしたタイプの不適応に対しては，特有の癒しのプロセスが想定されている（図10-B）。まず，「生き残り」に始まり，内なる子どもと接触して今まで覆い隠してきた現実に気づく「覚醒」の段階がある。次に，助言者やカウンセラーの前で自分の感情を表現し，体験していく。そして，コントロール欲求，自分の感情を無視する傾向，全か無かの思考行動様式など，自分の「中核課題」に取り組み，これを修正する。さらに，トラウマによる「喪失」そのものを嘆く「グリーフワーク」の段階に入り，それぞれの物語を語りながら，しだいに「変容と統合」の段階に入っていくというプロセスである。こうした癒しのプロセスをたどり，ACから回復していくために，カウンセリングのほか，とくにグループ・セラピーが有効であることがわかっている。

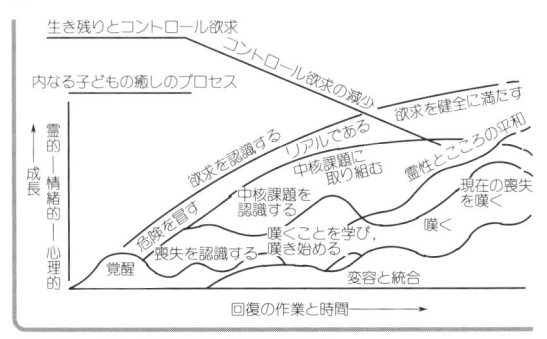

✤図10-B 内なる子どもの癒しのプロセス
（ウィットフィールド／斎藤（訳），1997）

る。

子どももアルコール依存者の共依存としてとらえる研究者もいる（Hogg & Frank, 1992；Wegschider-Cruse & Cruse, 1990）。ウェグシェイダー・クルーズ（Wegschider-Cruse, S.）は，次の5つの役割のうち，どれかひとつでも担っていれば共依存と判断できると述べている。

①イネブラー(支え手)：妻が代表的で，依存者の責任や機能まで引き受けてしまう役割
②ファミリー・ヒーロー：家族に希望や誇りがないなかで，勉強やスポーツ，仕事ができ，家族を支えようとする子ども
③マスコット：明るくふるまうことで自分に注意を引こうとする役割
④スケープゴート（犠牲者）：アルコール依存症の家庭に適応できない配偶者や子ども
⑤ロスト・チャイルド：家族のなかで孤立し，孤独感・抑うつ感を感じて引きこもっている子ども

4　機能不全家族

アダルトチルドレンは，アルコール依存症にのみみられる現象ではない。両親の離婚，親との死別，性的・身体的・心理的虐待，ネグレクト（無視・放任）が認められる場合も，「機能不全家族」に育ったアダルトチルドレンとして取り上げられる。たとえば夫婦関係が悪い家族では，子どもが夫の代理や妻の代理となり，母親や父親の寂しさを埋めようとする役割を負おうとする。

緒方（1996）は，日本のアダルトチルドレンの成因について家族の完璧主義に注目している。フリエルとフリエル（Friel & Friel, 1988）によると，完璧主義の家族は他者にも過剰な期待をかけ，自分にも他者にも批判的になる。家族に完璧主義が持続すると，子どもに否定的価値観や屈辱感が芽ばえてしまう。高学歴社会のなかで，親は子どもに学業という形で完璧主義を要求してきた。現在，不登校は社会問題として大きくとらえられている。その原因はさまざまだが，進学中学校や進学高校では，親が子どもに完璧を求めすぎて抑圧している場合もある（緒方，1996）。

5　医療従事者の共依存

実は，看護師，医師，心理カウンセラー，ソーシャル・ワーカーといった医療従事者には共依存の人が多いといわれている（緒方，1996）。エリクソン（Erickson, 1988）は，看護師の75％が，親，夫，兄弟にアルコールや薬物などの依存症患者がいたと報告し，シャペルとソレンティノ（Chappelle & Sorrentino, 1993）も，看護師の80％がアルコールや薬物の乱用，依存症，また精神的疾患の家族をもっていることを指摘している。

ただしこれらの調査結果は，依存症のワークショップに参加した少数の対象者から得たという問題がある。しかし，他者との関係に重点を置く医療従事職が，共依存とまったく関係がないとはいい切れない。「世話焼きがやめられない看護師」として共依存になっている場合，その看護師の「機能不全家族」という家庭環境が流出していると考えられなくもない。

不妊カップルのストレス

ふつうの性生活を行い，2年（現在は1年とすることもある）経過しても妊娠しない場合を不妊と定義している。不妊は夫婦の双方に重大な問題であり，タブー視される。時に離婚の一因にもなり得る。不妊に対するストレスは不妊の原因がどちらにあるかという場合によっても異なるが，通常妻が夫に比べ，ストレスが高い。

妻が受けるストレスには，次のようなものがあげられる。女性は子どもを産むという社会的通念が存在しており，女性としての機能を発揮できないことによる性役割に関するストレスである。また不妊は個人でなく家族の問題となるため，嫁としての期待による圧迫感が生じる。とくに家系・血族を重んじる日本社会では，他の先進諸国に比べ，生殖医療へと追い込む土壌があるといわれている（森，1995）。さらに同世代の子どもをもつ友人との間には劣等感が生じ，傷つく場合も多く，相談する相手も少なく，ひとりで悩みを抱える場合が多い。不妊で悩む仲間どうしのサポートも，その仲間の妊娠で，より孤独な状況を引き起こす場合もある。あらゆる場面での人間関係に関するストレスが生じる。さらに不妊治療は苦痛をともなうものが多く，妻は夫に比べ数多くの治療を受けなければならないこと，仕事をもつ場合には，通院時間や治療に時間がとられ，おおやけにできないことによる仕事に関するストレスがある。

夫に原因がある場合は，同様に性役割に関するストレスがあるが，不妊に苦しむ妻の状態にストレスを感じる者もある。夫婦相互に支え合って不妊という問題に立ち向かう場合は妻も精神的にサポートされるが，夫が妻の状態にストレスを強く感じ，サポート意欲に欠ける場合，夫婦間の溝はさらに深まることとなり，妻はいっそう孤独になり精神的問題を抱えることとなる。

不妊という問題は期限のない，保証されない夫婦に重くのしかかる問題である。それゆえ夫婦を一体としてカウンセリングを行なう必要性があり，とくに女性に対しては，新しい性役割観の獲得や歪んだ価値観の修正，妊娠以外の夫婦の新しい価値観の獲得などを目的として，精神的に支持する姿勢が必要である。現在は不妊治療を専門とする施設がふえ，治療とカウンセリングを治療方針として掲げているが，カウンセリングについては，治療方針の説明にとどまらず，夫婦の不安を軽減できるような本来のカウンセリング機能を発揮できるものを望みたい。

4節 職場のセクシュアル・ハラスメント

以前は問題とは認識されなかったことが，考える枠組みができることで「問題」化することが多々ある。セクシュアル・ハラスメントはそのよい典型例であろう。とくに，ジェンダーの顕著な医療場面では，その弊害としてのセクハラは無視できない問題である。

1 男女処遇格差

セクシュアル・ハラスメント（以下，セクハラとする）は，職場での地位や特権を利用して，自分より下の者に対して性的ないやがらせをすることである。そこで，セクハラが起きやすい職場とは，同じ職場で働く男女の間に地位の格差が大きい場合ということになる。病院などの医療関係の職場は，男性が医者，女性が薬剤師や看護師として勤務する場合が多く，セクハラの温床になりかねない。

男女雇用機会均等法が改正されたとはいえ，事実上男性のみの募集は少なくない。募集要項に性別の明記はなくても，採用されるのは男性ばかりということもある。女性は，女性の特質や感性を生かせる職務という理由で補助的な労働に配置されることが多い。また，家庭での仕事をひきずって職業を続けようとするために，パートタイム労働中心とした臨時的労働へと移行せざるを得ない状況に置かれる。

日本社会にある伝統的な終身雇用制度や年功序列処遇によって，男性が昇給，昇進，教育訓練などの機会，労働条件のより有利なポストに配置され，逆に「女性はか弱い」「女は家庭」などといった性役割観念から家事・育児などの家庭責任を女性に集中させている。まだまだ，均等法，育児・介護休業法などが社会のなかで実行されていない現実がうかがえる。

このように，日本の社会全体が女性の労働に対しての認識が不十分な点は問題だが，男性のみでなく，同じ女性の間でも「一人前の労働者」「対等の同僚」という意識が欠如し，「男性を手伝う」「結婚や妊娠・出産によって退職すべき」と思っている者が少なくない。「職場の花」とよばれ，お酒の席でのホステス的な役割を負うことは，「性的関心」の対象になっているのであり，男性から必要以上の男女の意識や関係をもち込まれることにもなる。それが時には不快な性的発言や行為となって現れ，さらにセクハラへと進行してしまう。

2 セクシュアル・ハラスメントとジェンダー・ハラスメント

セクハラは，何らかの性的な発言や行為などの性的言動があり，それが相手の不快な望まないことであれば成立する（奥山，1999）。ひと言で性的な言動といっても，直接的な「性的な関心や要求」と「性役割の強要」とは区別して考えるほうが適切であるという主張がある（労働省，1997）。すなわち，「性的な関心や要求」から行われる言動が，労働条件や労働環境に不利益な結果や影響を及ぼし，その結果，違法的な性差別と評価されることをセクシュアル・ハラスメントとよび，「性役割の強要」からの言動については「ジェンダー・ハラスメント（gender based harassment）」と区別してよぶことが提唱されている。

セクシュアル・ハラスメントにせよ，ジェンダー・ハラスメントにせよ，行為者のほとんどが男性であり，

COLUMN 14

指導教員が卒業論文の指導にかこつけて呼び出し，密室で性的関係を迫る，進学や就職に便宜をはかるから，成績評価をよくしてあげるから，と言って，性的要求にこたえるよう明示的・黙示的に求める。このような地位や権力を利用した，立場の弱い学生・職員に対するセクシュアル・ハラスメント（以下，セクハラ）の被害があとを断たない。セクハラとは，相手方の意に反する性的な性質の言動を行い，相手方に被害を与えることである。性の尊厳や性に関するプライバシーは，個人の人格の重要な内容であり，法的には人格権として保護される。人権尊重の趣旨に反するセクハラは十分違法行為となる得るのである。また，セクハラの認定は，基本的に被害者の認識を基準に判断される。つまり，作為者本人が意図するか否かにかかわらず，相手方が不快な性的言動と受けとめれば，相手方はそれにより傷つき，不利益や差別を受け苦痛を感じるので，セクハラと認定される。よく異性間でのセクハラが問題とされることが多いが，同性間でのあらぬ性的な中傷もやはりセクハラにあたる行為である。また，上下関係の間柄だけでなく，学生どうしも同様である。

大学のセクシュアル・ハラスメント対策

大学は，すべての構成員が快適な環境のもとで，安全かつ公平に教育・研究・学習および診療活動に従事できるよう条件整備を行う責任がある。大学のセクハラの防止，救済および対策として，久留米大学の例を紹介する。まず学生に対しては，新入生オリエンテーション，講義などの学生行事のなかで，また教職員に対しては，研修，会議などの機会を通じて定期的にセクハラに対する説明の機会を設け，セクハラが人権侵害であることの認識を深めるように努めている。さらに，大学の基礎教育のなかに，男女平等や人権問題，ジェンダーやセクシュアリティーの教育を位置づけ，学ぶ機会を広げている。組織としては久留米大学にはセクハラ防止・対策委員会が設置され，学内に16人の相談員が配置されている。申立人の受けた身体的・精神的被害に対する治療やカウンセリング，被った不利益の回復に最大限の努力を行う。セクハラで相談や被害申し立てをした者が，そのことを理由に不利益な扱いをされる，あるいは申し立てられた側やその他の者から報復行為を受けるといった二次被害の防止にも努める。男女が平等の意識をもち，お互いに人格を尊重し合うことがセクハラ防止の第一歩である。

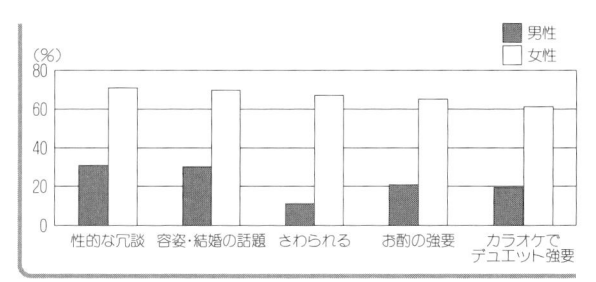

◆図10-1 実際に経験したジェンダー・ハラスメントと思われる行為（人事院，1998）

その被害者は女性である。明らかにそれとわかる性的な行為や言動は，女性にとって不快であり，セクハラとして防止したり，対処しやすい。しかし，「性役割」に関しての言動については，不快であると感じるかどうか，女性のなかでも個人差がある。さらに，男性にとっては「ほんの少しの冗談」や「親しさのあらわれ」のつもりが，受け取り側の女性にとっては耐え難いほどの苦痛である場合もある。

ただ，セクシュアル・ハラスメントが注目されることで，ジェンダー・ハラスメントに対する関心も高まったことは歓迎すべき現象だといえる。

3 男性へのジェンダー・ハラスメント

ジェンダー・ハラスメントは，一般的には，上位者の男性が，その権力や地位を利用して，下位の女性に対して性的な発言や行為を行う場合が多い。しかし，必ずしも女性が被害者で男性が行為者であるわけではなく，男性に対して女性が行う場合もあると考えられる。人事院が1997年に，一般職非現業国家公務員（男女各2,500人，計5,000人）を対象に行った調査によれば，「セクシュアル（ジェンダー）・ハラスメントと思う行為で実際に受けた経験がある」という行為について，被害を受けたと認識しているのは女性のほうが多いものの，ジェンダー・ハラスメントを受けていると認識している男性も実際に存在している（図10-1）。しかしながら，均等法では男性に対するジェンダー・ハラスメントは規制の対象外として位置づけられている。

今日では，女性の職場であるといわれてきた看護や福祉の場面にも男性が進出し，今後も男性へのジェンダー・ハラスメントは増加する可能性がある。女性はこれまで損害を受けるばかりであったため，「男性を見れば敵だと思え」式の単純な認識をもつ人もいるかもしれない。しかし男性もジェンダー・ハラスメントを受ける状況がふえつつある現在こそ，女性のなかにもあるジェンダーについての固定観念の強さや，ジェンダー・フリーの程度が試される。

4 セクハラは元から絶たねばならない

現在，問題化されるセクシュアルおよびジェンダー・ハラスメントは，事実関係を興味本位に探るといった感じで報道されることが多い。しかし，モグラたたきのように，表面化した事件だけの解決に腐心していてもハラスメントはなくならないであろう。本来，一人ひとりの能力や資質に基づいて決定されるはずの職業が，男女の性に基づいて振り分けられてしまっていることをこそ，もっと問題化していく必要がある。

COLUMN アメリカ社会におけるジェンダー意識

「そんなにオテンバだとお嫁にいけませんよ」と，母。「お嫁になんかいかないもん」と，娘。そんな娘も成長し，めでたく結婚，ハッピーエンド。このようなストーリー展開は，1980年代までの日本のホームドラマによくみられたパターンであった。しかし現在，このようなあまりにもステレオタイプに描かれた女性の生き方は，多くの人の共感をよぶことは難しい。

1970年代，80年代に，女性解放運動の影響を受けた国々においては，「女らしさ，男らしさ」「女の役割，男の役割」などのジェンダー（社会文化的性差）の考え方は，社会，個人双方のレベルにおいて，大きく変化している。たとえば，アメリカで1990年代半ばに「花嫁の父」というコメディ映画がヒットした。主人公である父親の回想シーンでは，娘は幼いころから家では父親とバスケットボールのゴールを競い，学校では猛勉強し，大学を卒業し，就職をしていた。これは，以前なら，息子の思い出としてのみ描かれるようなことであった。このように，ジェンダー格差の減少は，マスメディアの領域で表現されるようになってきた。

また，1970年代に，アメリカ社会において女性的，または男性的とみなされていた性格特性や行動様式を基準に開発されたいくつかの「男性性女性性尺度」は，現在では見直しを迫られている。それは，従来の「男性性尺度」では，実質的な男女差が出現しなくなっているためである。性差研究を，1970年代と1990年代で比較すると，男性，女性とも「男性性特性」の得点が増加している。とくに女性において，その増加が顕著であり，男性との格差は非常に小さくなっている。これは，従来「男性の領域」と考えられていた高等教育，賃金労働の場に，女性が進出した結果である。すなわち，そこで必要とされ，「男らしさ，男の役割」と命名されてきたことを，女性自身が内在化してきたからだといえる。一方，男性は，男性だけでなく女性をも交えた競争に勝つために，さらに男らしくあらねばならないと考えているということなのであろうか。

最後にウイリアムズとベストが世界30か国で行ったジェンダー・ステレオタイプ比較文化研究の結果を示す（表10-A, Brannon, 1996）。さて，読者の方々はどう思われるか？

※表10-A 調査対象すべての国で共通する「性特性」を表す形容詞（Williams & Best, 1990）

男性性	女性性
冒険心に富む・支配的・力強い・独立心がある・男性的・強い	感傷的・従順な・迷信深い

実習 19 アサーティブ・トレーニング

目的

セクシャル・ハラスメントやジェンダー・ハラスメントを受けたと感じたときに，自分の感情をうまく相手に伝えられないのはなぜだろうか？　相手との関係を壊すのではないかと心配だから，控えめでおとなしいほうが好かれると思っているから，論理的に自己主張すると生意気だと言われるから，などいろいろな理由があるだろう。そのような場合，自分の思っていることを相手に素直に伝えることが大切である。その方法を学ぶのが，アサーティブ（assertive：自己主張）・トレーニングである。本シリーズ I 巻の実習 23（Pp. 136-137）では，DESC アプローチ（describe, express, specify, choose）を用いた自己主張の方法について述べてある。ここでは，自分の感情を伝えるために必要な基本行動を知ることによって，今まで伝えられなかった気持ちを相手に伝える方法を学ぼう。

方法

Ⓐ Ⓑ それぞれの基本的行動について，自分ができているかどうかを □ の中にチェックする。

Ⓐ
1. 自分の気持ちに対して誠実 □
   - 自分の気持ちを受け止めてごまかさない。
   - それを相手に伝えるかどうかは，自分の責任で選択する。
2. 相手に対して率直 □
   - 相手に対して率直に，きちんと伝える。
   - 「私」を主語に話す。相手や他人を利用した表現をしない。（「私は～したい」「私は～と思う」「私は～してほしくない」など）
   - 相手を責めたり，遠回しに言わない。
3. お互いに対等 □
   - 気持ちを伝えたい相手に対して対等な立場をとる。
   - 自分を卑下しない。相手を見下さない。
4. 自分の行動に責任を持つ □
   - 気持ちを伝えるのも，伝えないのも，その結果は自分で責任を持つ。
   - 相手の反応や感情に責任を持つ必要はない。
   - 自分自身に対して責任を持つ。

（アスク・ヒューマンケア研修相談室編，1997）

Ⓑ
1. 肯定的にきちんと伝える □
   - 感謝，好意，喜び，愛情，自分の（長所）への愛着などを伝える。
2. 否定的な気持ちも，きちんと伝える □
   - 不快感，怒り，イライラしている，困っているなどを伝える。
3. 自分の限度を伝える □
   - 提供できる時間，プライバシーの開示，お金の支払いなどについて，「私はここまでしかできない」と伝える。
4. 自分から積極的に行動する □
   - 自分の持っている知識，能力，技術，意見を遠慮しないで表現する。
   - 相手に主導権を握らせるのではなく，自分からもしたいこと，言いたいことを積極的に表現する。

（Butler, 1992）

結果の整理

いくつチェックすることができただろうか。チェックできていない項目について，日ごろから意識して行うようにしてみよう。そして，定期的に（たとえば 2，3 か月ごとに）チェックし直してみればよいだろう。そうすることによって，自分の気持ちについて知るようになり，伝えられなかった気持ちも伝えられるようになるだろう。

考察のポイント

なによりも大切なのは，常に自分が何を感じているのか気づくことである。そして，その感情に対して素直に認めることである。相手の要求に対して，断るにしても受け入れるにしても，それを決めるのは自分自身であり，それをいったん決めれば責任のある行動をとることが必要である。自分が決断したという確信がもてれば，相手の否定的な感情に対しても，事実として受け入れることができるのである。決断したらいい訳はせず，自分自身の本音をごまかしたり，あいまいな承諾をしたりしてはいけない。自分をごまかすと，代わりに体が拒否反応を示すこともある。また，本音しか言わないことを了解してもらうと気が楽になるので，遠回しな言い方はしないほうがよい。はっきりと断り，承諾する気があるときにのみ承諾すれば，相手もいやな気持ちになったり，憤慨したりすることはない。

しかし，相手に対してもったいぶったり，見くだしたりした態度で断る必要はない。相手にも気持ちを表現する機会を与え，対等であるという考えをもつことは大切なことである。また，自分に限界を与えることも必要である。そうすることで，疲労困憊する前に他者に助けを求める方法を考えることができる。自分の時間の使い方に限界を設け，責任にも限界を設けることである。自分ひとりで何もかもを背負っていると思い込むよりも，自分はみなと同じように弱い人間であると伝えるほうが，周囲の人たちも安心できるのである。

実習 20 ロールプレイ

目 的

　実習19にひき続き，実習20においても，自己主張する方法を学んでみよう。ここではロールプレイを用いて，実際に自己主張を行い，今まで伝えられなかった気持ちを伝えた，という体験をするのである。自分自身の行動について話したり，考えたりすることも必要であるが，生活態度を変えるためには，実際にやってみることが必要である。ロールプレイ（模擬役割訓練）とは，一定の場面を設定し，そこで何を言うのか，何をするのかを前もって練習することである。そのためには，練習する主役のほかに相手役をする人が必要である。ロールプレイは演技と異なり，日常生活で起こるさまざまな対人場面が想定される。そのため，現実の場面において経験するときと同じ，不安，怒り，後ろめたさなどといった感情が体験できるだろう。また，相手役の人や観客から，自分では想像もしていなかったような，自己主張のよりよい方法を指摘してもらえるのである。声の調子やしぐさ，姿勢，目の使い方など，自分では気づくことができないさまざまなことがらを含めて，自己主張できているかどうか，誰かに見てもらおう。

方 法

(1) 具体的な目標をたてる
　（例）性差別的な偏見を言う恋人に反論する。

(2) 場面設定をする
　ロールプレイは練習者と相手役の2人で行う場合とグループで行う場合がある。グループで行う場合は，目標をたてた練習者と，その相手役，残りのメンバーは観客として参加する。練習者は，具体的に，いつ，どこで，誰にどのようなことを言われたのか，場面を説明する。必要に応じて，椅子や机，電話などを用意する。
　（例）デート中に「女なんだから料理くらいできてあたりまえ」と言われたので，「私は，女だから料理をしなければならないとは思わない。男だって料理がつくれることは大事なことだ」と反論する。

(3) ロールプレイ
　実際に練習してみる。そこで，相手役や他のメンバーから，よかった点や，もっとこうすれば役立つ点について指摘してもらう。相手役や他のメンバーは，練習者の声の調子や視線の向き，身ぶり手ぶりなどに注意して，どんどんほめるようにする（よいコミュニケ

※表10-Ⅰ　よいコミュニケーション

1	視線を合わせる
2	手を使って表現する
3	身をのり出して話しをする
4	はっきりと大きな声で
5	明るい表情
6	話しの内容が適切

ーションの取り方については表10-Ⅰを参照）。
　（例）「はっきりとしたわかりやすいことばで話していた」「目線が相手に向けられていた」など。
　相手役や他のメンバーは，もっとこうすれば役立つ点について，自分ならいつもどうしているか，自分ならどうするか，ということを練習者がロールプレイをしている間に，考えておくことが必要である。

(4) 再度ロールプレイ
　より上手に自己主張できるようにするために，相手役や他のメンバーから指摘された意見を参考にし，できそうなことを取り入れて再度練習してみる。その場合，多くの意見を取り入れるのではなく，1つか2つ，最も自分ができそうなことを選ぶことである。

結果の整理

　ロールプレイを行う前に，練習者はまず，その目的を紙に書いておき，相手役や他のメンバーから指摘されたよかった点，もっとこうすれば役立つ点についてメモをとっておくことが望ましい。記録をとることにより，自分で整理しやすくなる。さらに，ロールプレイをしてみて感じた自分の気持ちも書いておくと，後々の参考になる。

考察のポイント

　具体的な目標をたてるときは，なるべく日常生活で起こっている身近な出来事から始めることである。たとえば，「美容院で髪を切ってもらうときに，こうしてほしいとはっきり言う」などである。自分ができそうな，やさしいことから始めることが大切である。今まで伝えたかった気持ちがなかなか伝えられなかったが，ロールプレイを通じて，自己主張したときの気持ちが実感できる。あくまでも，自分の気持ちを伝える練習なのであるから，演技力を気にするのではなく，相手役や他のメンバーに指摘してもらうことによって，いろいろな方法があることに気づくことができるのである。
　相手役や他のメンバーは，練習者のよい点について注目し，批判しすぎて練習者の自信を失わせないように注意すべきである。練習者が主役であり，そのロールプレイはその人のために行っていると認識しておくことが必要である。
　ロールプレイで満足できる結果が得られたとしても，実際にできるかどうかはわからない。しかし，対人関係に対処する方法がほかにもあることを知ることによって，自己主張できると確信がもてたときに，自分ができることを試してみればよいのである。

11章 心理学的アプローチによる医療事故防止

アメリカの病院で医療事故によって死亡した患者は1997年1年間に44,000〜98,000人と推定される (Institute of Medicine, 2000)。これは交通事故、乳がん、エイズによる死亡者よりも多い。日本ではこれまで医療事故の事故数や事故による死傷者数についての全国的レベルの調査は行われていないが、アメリカとの人口比から考えて、日本でも年間に数万人が死亡しているとみることができそうだ。
ここでは、心理学の視点から「安全な医療」を検討する。

1節 医療事故のとらえ方

マスコミによる医療事故報道では、個々の医療スタッフの失敗が原因とされることが多い。しかし、事故の原因はそれほど単純ではない。

※表11-1 仕事の違いによる労働とサービスの特徴 (山内・山内, 2000)

項目	病院スタッフ(特に医師、看護師)	小学校教師	銀行の窓口係	長距離トラック運転手	農業
1 労働者に求められる資源	頭脳+肉体	頭脳+肉体	主に頭脳	主に肉体	主に肉体
2 分業の程度	高い	低い	高い	低い	低い
3 サービス内容の決定者	自分+他者(患者、同僚、上司)	自分	他者(来客、上司)	他者(運行計画者)	自分
4 サービスの特性	心理的+物的	心理的	物的	物的	物的
5 サービスの種類	多い	多い	少ない	少ない	少ない
6 操作(はたらきかけ)の対象	人+機器	人+機器	機器	機器	自然+機器
7 操作対象の切り換え頻度	多い	多い	/	少ない	/
8 サービス消費者との距離	近い	近い	近い	遠い	遠い

いずれの職種も場面や状況によって内容が異なる。この分類は厳密なものでなく、相対的違いを表している。

1 医療業務の特徴

医療事故は、医療者の立場からみれば仕事(職場)の失敗である。彼(彼女)らの職場を概観する。

患者は、病棟であっても外来であっても、乳幼児から高齢者まで年齢の幅が広く、症状や性格が異なり、ニーズも常に変化する。外来や検査室ではコンピュータが組み込まれた機器で検査し、手術室ではレーザーや超精密カメラを使って手術を行い、病棟ではコンピュータ内臓のポンプで薬剤を投与している。

医療者は、患者のさまざまな要求に応えながら、多種の医療機器を駆使して仕事をしている。医療者の仕事は、検査データを読みこなして高度な判断をする、カルテや看護記録をつけるなどの頭脳労働と、患者の体を拭く、排泄や食事を介助する、入院患者を巡回して観察するなどの肉体労働が混在している。そして、医療者の業務は、与薬(薬剤の投与)の途中でナースコールや機器のアラームが鳴ると、与薬業務を中断して病室に駆けつけ患者の処置をし、そのあとまた与薬の作業を再開するというように、複数の仕事(多重課題)を絶えず切り替えているという、他の職種と異なる特徴をもつ(表11-1)。

また、ひとりの入院患者に注射が行われる場合にも、医師が指示した薬剤が、薬剤師によって調剤されて病棟に届けられ、看護師によって施行されるというように、異なる職種の何人もによって分業されている。交替制のため、日勤の看護師が指示を受け、夜勤看護師が施行する場合もある。

夜勤

医療者の行う注射、薬剤、手術という治療は、患者に何らかの身体的介入をし、病気や怪我を治す一方で、

COLUMN-16 ハーバード大学の医学教育

アメリカの医学教育は、日本とは異なる学制をとっている。日本では、高校卒業と同時に6年制の医学部を受験することができる。医学部入学後は、最初の2年間で「一般教育科目」の単位を取得し、残り4年間は主として「医学」に関する授業が中心に据えられている大学が多い。アメリカの場合、4年制大学を卒業したあとでなければ、メディカルスクールは受験できない。さらにメディカルスクール入学後も、「医学」だけの授業ではなく、医学と関連する法律学、心理学、倫理学、人類学などの応用領域も勉強することになっている。そこには、「医学の専門家」の養成だけでなく、「幅広い知識と良識を備えた全人的な医師」の養成という哲学がある。

また、ハーバードメディカルスクールには、"Department of Social Medicine" という研究講座がある。ここでは、医療の分野で生じる倫理的ジレンマ、事故、訴訟、高齢化などの社会問題、西洋医学と東洋医学の比較などの「応用研究」が行われている。そしてこの講座の研究者たちは、医師たちといっしょに、メディカルスクールでの授業を受けもっている。授業はきわめて実践的で、医療現場で起きている問題に対し、医学とともに心理学や倫理学の分野が、解決にどう貢献できるのかという視点を提供する形になっている。

たとえば、医療現場で起きるさまざまな心理的、倫理的ジレンマを扱った科目では、多くのゲストが招かれ、ディスカッション形式で授業が進められる。①医療事故の被害者、②輸血拒否の「エホバの証人」の事務局長、③HIV感染者、④遺伝子カウンセラー、⑤精子・卵子バンク事務局長、⑥安楽死関連の団体役員、⑦臓器分配関連団体役員、⑧中絶反対団体スタッフ、⑨倫理委員会理事、⑩ゲイとレズビアンの団体スタッフ、などである。毎回、これらのゲストと学生たちの間で、熱気のこもった議論が展開され、最後に教授が解説を行う。

またハーバードメディカルスクールには、複数の博士号をもった教授がおり、ひとつの社会問題にアプローチする際、法律学と心理学では方法が違うことを教える科目もあり、学生の視野の拡大に役立っている。

日本の医学教育も、医学専門教育偏重型から脱却し、全人的教育型へ移行する時期にきているのではないだろうか。

体に傷をつけたり副作用を与えたりする行為でもある。このような患者への身体的介入を「（医的）侵襲性」という。近年ますます高度技術化している医療機器や薬剤は，疾病への効果も高いが，その一方で「侵襲性」の高いものにもなっている。つまり発達した機器や薬剤は，ある面では医療の危険を増加させている。それにもかかわらず，安全の視点での見直しは十分されてこなかった。また，病院は24時間365日，休まず動き続けており，その動きを止めて環境を見直したり整備したりする時間も，それを専門とする人材もほとんどないのが現状である。

2　事故防止の視点

病院に限らず，事故が起こると，事故につながる失敗をした人を探し，その人の責任を追及したり反省をさせたりするという対応が多い。そして，「今後は職員に注意をうながし，安全を徹底させる」といった，個人の「注意」に任せた具体性を欠く対策が発表されることが少なくない。しかし，組織には失敗（エラーや違反）を引き起こす条件が潜んでおり，その条件を探し出し，それを改善することによってのみ事故の再発防止が可能である（図11-1，Reason, 1993）。

医療事故を招いたとされる医療者による失敗を，単に個々の医療者の注意力不足による認識，判断，身体運動などの誤りとしてとらえるのは適切ではない。失敗を引き起こす多くの要因が潜み，失敗を事故に結びつけない防護システムも不十分な職場環境に置かれた人に共通の心理過程として理解するときに，本質的な

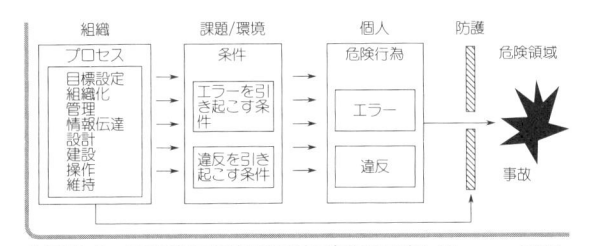

❖図11-1　組織の事故の理論的要素間の関係（Reason, 1993）

事故予防の対策が生まれる。

医療事故の予防には，生理心理学，認知心理学，人間工学，社会心理学などの心理学の各分野で研究・開発されてきた知見と研究方法を生かすことが可能である。そのためには，医療者の失敗を人と人，人と機器のインターフェイス，そして組織の失敗とみる視点が重要である。

医療事故の研究課題を「事故予防に関する課題（対応・対策）」と「事故後の対応に関する課題（対応・対策）」の2つのアプローチに分けて考えてみよう。いずれにおいても心理学の貢献できる分野は多い。まず事故予防に関する知見から説明する。

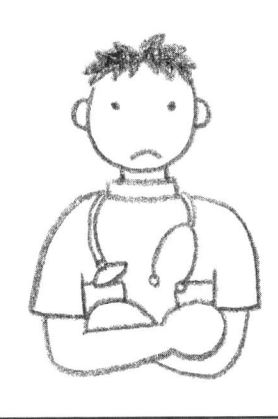

COLUMN 11　ダナ・ファーバー事件と報道

現代アメリカにおいて，医療事故および事故防止策を考える際に，「原点」といわれている事件がある。ダナ・ファーバー事件である。事件の舞台となったのは，ハーバード大学の提携病院のひとつで，全米でも屈指のダナ・ファーバーがん研究所。そして，医療事故の被害者となったのが，ボストン・グローブ紙の医療記者だったベツィー・リーマンであった。彼女は1993年夏に，37歳で乳がんと診断され，翌94年に大量化学療法を受けることになった。同年11月，リーマンは3クール目の化学療法に入ったが，副作用による苦しさを訴えながら12月3日に死亡した。そして年が明けた翌95年2月，治験データを整理していた職員が，抗がん剤が通常の4倍量投与されていた事実を発見する。投与前に，薬剤師は処方された薬の量があまりにも多いのではないかと疑問をいだき，処方箋を書いた担当医と2人で治験計画書を再検討した。しかし，20ページに及ぶプロトコルの1ページ目の要約があいまいだったため，2人は1日4g/m²が，治験で計画されたものだと思い込んだ。しかし，11ページ目には，1日1g/m²と明確に指定されていた。

医療事故であったという事実は同研究所長に伝えられ，ただちに外部の識者による調査委員会が設置された。翌3月にはボストン・グローブ紙が，1面でこの事故を報じた。死亡したのが著名な医療記者だったこと，さらに舞台が優秀な専門家が集まる研究所だったことで，大きな反響を呼んだ。これを受けて，マサチューセッツ州当局，連邦政府の医療施設評価合同委員会も，緊急査察に乗り出すことになった。外部識者による調査委員会，州当局，連邦政府という3機関は，ひとつのポリシーをもって調査にあたったといわれている。それは，「医療ミスを個人的ミスとして処理せず，事故を招いた組織（システム）自体の欠陥を徹底究明し改善する」ということであった。結果的に州当局は，10数点にのぼる組織的欠陥を指摘。また連邦政府は，①患者からの「副作用が前2回よりきつい」という訴えが無視された事実，②看護師の権限が軽んじられている事実を報告した。同研究所の調査委員会も39にわたる再発防止策を発表した。

この時のポリシーは，その後のアメリカにおける医療事故調査・事故防止策に大いに生かされることになり，96年には抗がん剤誤投与プログラムを見直したり導入したがん専門病院は7割に達した。

2節 事故予防のアプローチ

人は誰でも失敗をする。医療従事者も例外ではない。まず、失敗を心理学の視点から検討してみよう。現代の医療がチームで行われることから、集団であるからこその失敗も少なくない。事故の事例は人の失敗の起こり方について多くの有用な情報を与えてくれる。

1 エラーとルール違反

人の失敗には「エラー（誤り）」と「ルール違反（決められたルールを守らないこと）」とがある（図11-2）。エラーはさらにミステイクとスリップに分類ができる。事故予防には、まず「エラー」と「ルール違反」を区別し、それぞれを引き起こす条件を取り除く具体的対策を個人と組織の両方にたてて実行していくことが必要である。たとえば、エラーを引き起こす条件には"仕事の内容をよく知らない場合"や"時間不足"などがあるし、ルール違反を引き起こす条件には"悪いことはそう起こるものではないという思いこみ（たとえば、また誤報だろうと機器のアラームを無視する）""あいまいなルールや無意味なルール"などがある。

したがって、医療組織では、新人には十分な教育を行い、仕事への理解を深めることが医療の質を高めるとともに安全な医療に役立つ。また、医療者の時間不足や過重労働を解消することは、医療者のエラーを少なくし、患者に安全な医療を提供することになる。誰にも明瞭で意義のあるルールをつくり、医療者全員でそのルールを遵守することで、病院全体が安全な組織になる。

表11-2には、横浜市立大学病院の手術患者取り違え事故の調査報告書（1999）に記載された事故発生状況について、心理学的視点からエラーや違反とその心理的背景をまとめた（山内・山内、2000）。

2 集団におけるエラーとルール違反

複数の人、異なる職種の人がチームで仕事をする医療組織では、人が集団のなかで行動するときのプラス、マイナスの両面が現れるだろう。

メンバーの「モラール（やる気）」が低ければ違反を引き起こしやすくなるが、高すぎてもエラーや違反を引き起こす。集団で議論したり決定をしたりすれば、一人のときより多彩な見方ができ、思いこみを指摘し合うこともできる。しかし、一方では「集団的浅慮」といって、その場の雰囲気や遠慮から、誰かが言うだろうと発言をせず、貧弱な議論や決定がされてしまうことがある。また、「リスキーシフト」といって、リスクを低く見積もるというエラーを起こしたり、「皆で渡れば怖くない」とばかりにルール違反をしてしまう傾向が生じる。

集団には「同調行動」——集団の期待や圧力によって、自分の意見や行動を「集団規範（集団の意見や行動）」に一致させてしまうこと——が起こりやすい。そ

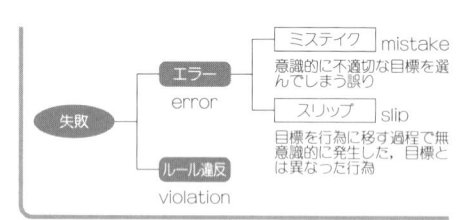

❖図11-2 失敗の分類（山内・山内, 2000）

失敗
- エラー error
  - ミステイク mistake — 意識的に不適切な目標を選んでしまう誤り
  - スリップ slip — 目標を行為に移す過程で無意識的に発生した、目標とは異なった行為
- ルール違反 violation

COLUMN 78　リスクマネジメント：北里大学病院の事例から

「朦朧たる視野に天降れる天女かとナースは面寄せ言問いたまふ」
「おだしくも自信に満ちて話さるる国主（医師）いましてわれよみがえる」

入院の患者様より看護部宛てに短歌が寄せられた。患者中心の医療・看護の実践に対する評価でもある。

2000（平成12）年3月8日、その朝のことである。出勤して間もなくの8時過ぎ、夜勤婦長より次のような報告があった。「人工呼吸器の加湿器は、すべて滅菌精製水を使用、すでに日勤で出勤した病棟婦長より報告が入っています」

ある国立大学付属病院で、人工呼吸器装着の患者に対し、人工呼吸器の加湿器に、誤って滅菌精製水ではなく消毒用エタノールを補充し、患者が亡くなられるというニュースが朝刊に掲載された日のことである。すでにMEセンターでは、人工呼吸器使用中の患者と器械の確認を開始。当院は特定機能病院（高度医療、基本的に紹介外来制）である。当日の人工呼吸器使用患者は47人。看護部ではいっそうの注意喚起もかねて、重ねて「人工呼吸器使用患者の加湿器と薬品の保管状況のチェックを看護の目でただちに再確認し報告せよ」と指示。

朝9時30分にはすべてのチェックが終了。無事が確認され、病院長に報告された。

リスクマネジメントが組織全体で実践されていることを実感する瞬間である。このような動きは、①当院が育ててきた自由にものがいえる風土、②リスクマネジメントを統括する組織全体の運用（病院レベル）、③看護部リスクマネジメント委員会の活動（看護部レベル）、④職種間の連携、関連する委員会の活動、⑤リスクマネジメントを担当する専門の部署のはたらき、⑥教育活動の実施とフィードバック、など日々の努力の結果でもある。他の病院の事故事例は他人ごとではない。すべてが教訓となる。当院に欠けているものがあれば改善する。システムがなければつくる。そういう努力を積み重ねている。

医療の高度化、複雑化ということは、それにともなう多くの危険が潜むことでもある。加えて、国の医療施策により高速回転を余儀なくされる。一人ひとりが責任ある行動をすることが基本であるが、個人の注意だけで医療事故は防げない。医療はチームで行われるからである。職員のリスク感性を高め、職員全体で一丸となって取り組む姿勢が安全な医療提供の鍵となる。

※表11-2 横浜市立大学病院事故で考えられるエラーやルール違反（ルールの欠如・不適切）(山内・山内, 2000)

	エラー，ルール違反，ルールの欠如・不適切の事項	エラー，ルール違反などを引き起こす条件や心理特性
エラー	手術室ホールの騒音で，病棟看護師の告げた患者名が手術室看護師に十分に伝わらなかったかもしれない。	マスキング＝周りの雑音によって言葉が覆われてしまう。
	手術室看護師が一方の患者（肺の手術患者）の到着を期待していたとすると，病棟看護師の言葉がその患者の名に聞こえたかもしれない。	「予見」「期待」が知覚に影響を及ぼす。
	患者とカルテを渡す入口が離れており，別々に渡したために入れ違った。	設備や機器の使いにくさはエラーを引き起こす。
	手術室で疑問が生じ，病棟に問い合わせたが「手術室におりた」という返事で，正しい患者と思いこんだ。	人は形式的に確認すると安心してしまう。
	肺手術の麻酔科医は，手術室で患者に聴診器を当てたが，心雑音に気づかなかった。心臓手術の麻酔科医は，心雑音がないことに気づかなかった。	意識的に着目しなければ，重要な情報でも見逃す（聞き逃す）おそれがある（視覚・聴覚の選択性）。
ルール違反	移送業務に対する看護師の配置が不十分だったため，2人の患者を一人の看護師が移送した。	守りにくいルールは違反を生じさせる。
	病棟看護師と手術室看護師とが患者を受け渡すとき，2人目の患者については名前を呼んだり，復唱したりすることを行わなかった。	日頃からルール違反が認められる規範（集団の暗黙のきまり）があると違反をおかしやすい。
ルールの欠如や不適切	麻酔科医は，予測される状態と患者の状態（意識レベル，剃毛の範囲）が異なるのに病棟と連絡確認しなかった。	・高すぎるモラール（やる気）はルール違反や危険な選択を引き起こす。 ・計画された行為の遂行にとらわれると，行為を起こすための条件の確認を怠りがちになる。
	執刀医は，患者の容態がカルテの記載と異なっていたにもかかわらず手術を続行した。	
	麻酔科医は，手術前回診の記録をカルテに転記していなかった。執刀医グループと麻酔科グループとの間の情報交換が不十分。	サブグループ間の情報交換は不足しがち（サブグループ内の交換で満足する）。

して，集団の多数の意見と違う意見をあえて主張すると集団内で逸脱者となりがちである(蜂屋, 1999)。この傾向は，集団の凝集性が高いほど強くなる。一般に，集団のなかで少数の者が誤りに気づくことがあっても，逸脱者になりたくないため，誤りに気づいた人が「止まろう」「やめよう」といった提案をしにくいことが多い。また，もし集団のなかに日ごろからルール違反を大目にみるような規範があるならば，ルール違反を促進するだけでなく，「その違反は危険だ」と思う人がいても違反している人に注意しにくくなる。

組織では，複数の人，複数の集団の間のコミュニケーションの失敗が事故につながることも少なくない (山内, 1995)。病院でも，医療者と患者・家族の間や医療者間で必要な情報が正しく伝わっているかという視点でコミュニケーションを見直す必要がある(山内, 2000；箕輪・佐藤, 1999)。メッセージは送り手と受け手が一致した「理解のための枠組み」（メンタル・モデル）をつくることができて初めて正しく伝わる(松尾, 1999)。

― コミュニケーション

― メンタル・モデル

3 機器の改善

産業界では「人は誤る存在」として考え，誤った操作を受け付けないシステム「フールプルーフ」や，誤った操作をしてもそれが事故につながらないシステム「フェイルセーフ」を取り入れ，機器の改善を進めてきた。

― フールプルーフ

病院はエラーやルール違反を引き起こす条件に満ちており，医療者がエラーやルール違反による危険行為を行う可能性はけっして少なくない。そこで，これらの危険行為が事故につながらない対策として，医療用の機器などには人間工学の知見が利用されるべきである（コラム79参照）。

人間工学からみた医療の安全

注意力や安全意識にばかり頼っていてはエラーを予防することはできない。うっかりミスは誰にでも起こり得るのである。医療関係者・関係機関は，道具や機器のデザインを改善することによって，エラーの確率を下げる対策にもっと力を入れるべきではないかと思われる。

医療機器のデザインをするのはメーカーの人だから自分たちには関係がないと思っている読者もいるかもしれない。しかし，ユーザーである看護師や検査技師が問題点に気づけば積極的に報告し，現場でできる改善はできるだけ速やかに実行し，できないものはメーカーに対応を求めるべきである。また，機器選定の際には医師，経営陣だけでなく，ユーザーの意見が反映されなければならない。その際，機器の性能や価格だけでなく，ユーザー・インターフェイスの面からの検討を十分行ってほしい。ユーザー・インターフェイスのチェックポイントとしては，①ビジビリティ（システムの状態がわかりやすく表示されているか否か），②コンパティビリティ（操作と動作の対応が人間の自然な認知に適合しているか否か），③標準性（標準化されたデザインに従っているか否か，他の同類の機器と同じか否か），④マッピング（スイッチや表示と機器本体との位置対応），⑤コーディング（色や形で識別性を高めること），⑥フールプルーフ（まちがった操作を受け付けないしくみ），などがあげられる。一つひとつ解説するだけの字数が与えられていないので，詳しくは拙書『失敗のメカニズム』(芳賀, 2000)の第6章「エラーを誘うデザインと防止するデザイン」などを参照されたい。

現場で工夫すれば実現できることもたくさんある。血管に入っている管にミルクを注射器で入れて入院中の赤ちゃんを死なせてしまった事故があったが，血管，消化器，呼吸器につながる管のカラーコーディングをできないのだろうか。色づけすると管の中が見えなくて困るなら，何センチおきに印をつければよい。また，病院ではさまざまな用途に注射器を利用しているようだが，そのために消毒液を点滴するような事故が起きてしまうのである。液量を量るための別の道具を用意するか，どうしても注射器が便利なら消毒液専用にし，赤いテープでも巻いておくとよい。蒸留水とエタノールをまちがえた事故の要因は，容器もラベルもそっくりだったことにある。取り違える危険があると思えば自分たちでラベルを作って貼るくらいの手間は惜しまないでほしい。

COLUMN―79

3節 事故後のアプローチ

事故を防ぐ対策と同じくらい重要なのが，事故後の適切な対処である。事故の被害や影響を最小限にすること，原因を究明し，再発防止策をたて，それを実行することなど，多くのことをいずれもすみやかに行うよう，医療組織は求められている。

1　説明

医療事故

　医療事故が社会的課題として話題になり始めたのが最近であるために，事故の説明・発表が患者・家族，医療スタッフ，そして市民にどのような影響を与えるのかが十分明らかになっていない。医療事故が起きたときに，医療者のなかで，誰が，誰に，いつ，どこで，どのように事実を伝えたらよいのかについてコンセンサスがないことが多い。そのために，被害を受けた患者や家族への事故についての説明が遅れてしまうことがある。また，同じ病院の他の部門・部署の職員に十分な情報が提供されず，病院内のうわさで聞いたり，マスコミの報道で初めて事故を知るといったこともある。一方で，事実関係や原因の調査が不十分であるにもかかわらず，医療組織の管理者が「原因は看護師の単純なミスだ」とか「事故と死因は関係がない」などとマスコミに発表してしまうことがある。

再発防止

　患者や家族は「事実を知りたい」「原因を知りたい」「病院は再発防止策を実施してほしい」という願いをもっている（加藤，1993）。病院が表面的な調査をし，事故の引き金を引いた人のみに責任を負わせ，「今後は再発防止に努力します」との抽象的な発表をするのを聞いても患者や家族は納得しない。医療組織の責任者は，まずつとめて早く事実確認を行い，「事実は何か」を発表する必要がある。その後，本格的な調査委員会を設置して根本的な事故原因を究明し，改善案を提示すべきだろう。

2　事故調査

　医療事故の調査では，失敗の原因（エラーや違反を引き起こす条件）を究明し改善するために，事故につながる失敗をした人だけでなく，組織全体について事故にかかわる人的要因，物的・環境要因の分析をすべきである。

　事故の調査では，原因の分析を行うために，既存の記録（医療現場ではカルテや看護記録）から必要な事実を抽出し，また，関係者への面接や質問紙による調査を行ったり，あるいは事故現場の観察を行ったりすることによって，記録に残されていない事実を収集しなければならない（柳田，1994）。この一連の作業では，心理学がこれまで研究技法として開発・改良してきた調査技法が活用できる（保坂ら，2000；鎌原ら，1999など）。

事故調査

　事故調査には，調査の技術や知識が求められること，組織内の人間関係に左右されない客観的立場であるべきこと，組織内で行われる場合より被害者の納得が得られやすいことなどから，第三者機関による事故調査が望ましい。

ストレス

　また，十分な事故調査を行うためには，調査を受ける当事者医療スタッフや同僚・上司，患者・家族の動揺やストレスにも配慮する必要がある，しかし，一方では，きちんとした事故調査が行われることは，これ

COLUMN 80　安全衛生活動と事故防止：産業医科大学の事例から

　医療機関は，患者にとっては治療の場であるが，同時にそこに勤務する看護師等の職員にとっては働く職場でもある。医療事故の防止には，患者に対する顧客満足（カスタマーズ・サティスファクション：CS）の側面のみならず，従業員満足（エンプロイーズ・サティスファクション：ES）からのアプローチも必要である。なぜなら，医療機関における事故が顧客側へ向かって出たものが医療事故であり，従業員側に向かって出たものが労働災害といえるからである。

　労働安全衛生法では，労働者の安全と衛生（生命，生活，人生たる生をまもる）確保に関する種々の規制がとり決められているが，医療機関も一部を除いてこの法令の適用を受ける。すなわち，看護師等の安全衛生も労働安全衛生法のもとに確保されているべきなのである。しかし，これまで医療機関が職場であるという認識が薄く，この方面の対策が遅れているのが現状ではなかろうか。

　産業医科大学では，産業医養成という社会的使命からも労働安全衛生法による種々の規定を遵守してきた。とくに医療機関の取り組みが低調である項目は，①毎月の産業医・衛生管理者による職場巡視，②毎月の安全衛生委員会の開催，③労働安全衛生教育，などであると思われるが，これらについて製造業など一般事業場と比較しても遜色ないレベルで実施されている。

　①の結果は②において報告され，要改善点がアドバイスされる。このとき注意が必要なのは，これはあくまでも巡視（パトロール）であり，査察（インスペクション）ではないことを徹底することである。巡視者と各セクションが敵対的に対峙することは避けねばならない。ゆえに巡視録でも要改善点は一度に3点までにし，同じ数だけよい点を指摘するようにしている。②では院内感染や医療廃棄物問題等が幅広く話し合われるが，必ず議論をする場とし，役割分担の押し付けあいにならないように進められる。③では針刺し対策等のほかにも，化学物質取り扱い教育等まで種々行ってきた。

　以上の結果，たとえば針刺し事故についても事故を隠すことが少なくなり，取り組み以前より報告は増加したが，感染例は激減した。本活動は組織全体の安全文化の確立をめざしているわけであるが，自分の安全を守れる人こそ他人の安全（生命）を守れるともいえるのではないだろうか。

ら関係者の「事実を知ってほしい」「事実を知りたい」というニーズを満たしての心理的なサポートにもなり得る。

事故の関係者へのサポートについては4節で検討する。

3　謝　罪

事故発生後に，いつ，誰が，どのように謝罪するかは，謝罪する立場の医療者にとっても，される立場の患者・家族にとっても重要な問題である。

医療事故と他の事故との違いのひとつに事故の被害者と加害者の明瞭性（一方がもっぱら加害者で，もう一方がもっぱら被害者であり，その立場の違いがはっきりしていること）がある。たとえば自動車事故であれば，いずれにも過失がある場合もあるし，どちらもが死傷する可能性がある。産業場面の事故でも，誤った作業をした作業者自身がけがをしたり死亡したりすることが少なくない。これに対して医療場面では，医療者が加害者，患者・家族は被害者と立場が分かれる。

医療事故後の「説明」の一部として，患者・家族は，欧米でも日本でも医療者の「謝罪」を切望している（加藤，1999；Vincent & Robertson, 1993）。一方，医療者の間では謝罪は慎重であるべきとの意見も少なくない。謝罪をすると医療者側の落ち度を全面的に認めてしまうことになり，請求される賠償額が大きくなるのではないか，訴訟を起こされるのではないかという危惧があるようである。

事故が起こると，医療者のほうも敗北感を感じたり動揺したりして，患者や家族に対して防衛的になり，接触を避けようとしたり強圧的な態度をとったりしがちになるといわれている。しかし，そのような態度は患者や家族の医療スタッフに対する不信感を強めるようである。

患者の多くは，補償を最優先に求めているのではない。「説明」「謝罪」「再発防止策が実行され，ほかの患者が今後被害を受けない保証」という患者のニーズが満たされれば，訴訟は減少するだろうとする研究者もいる（Vincent & Robertson, 1993）。

「謝罪」が必要だと思ってもどのようにしたらよいのかわからないという医療者も少なくないはずである。「謝罪」が患者・家族，医療者の双方にどのような心理的影響をもたらし，どういう法律的意味があるのか，そして医療事故ではどのような謝罪が適切なのかについて，今後さらに研究が進められる必要がある。

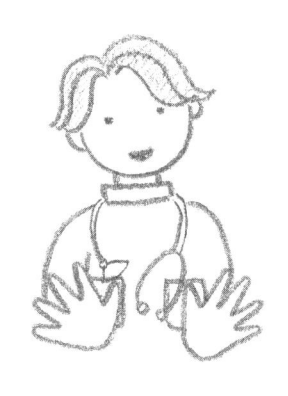

COLUMN

安全な医療と看護教育

危険はいつもそこにある：医療事故には大きく分けて不可抗力によるものと，人為ミスによるもの（医療過誤）がある。前者は人間の個別性と医学・医療の不完全性がもたらすもの，いわば医療が内包する危険の顕れであるのに対し，後者は行為者の知識不足や確実性の欠如など，人に生来備わる不完全性に起因するものである。いずれについても，医療現場には常に危険が存在することを肝に銘じる必要がある。

事故予防における教育の機能：近年，数多く報道される医療事故には，看護師が深くかかわっており，しかもその多くが医療過誤である。労災などの研究から，くり返し事故を起こす人の存在は知られており，医療の場でも，要注意者を発見し，再教育や配置転換などの対処をするという事故防止策もあり得るだろう。しかしながら，すべての行為者が過誤をおかす危険をもつことを考えるならば，全医療従事者が事故防止の方法をくり返し学び，動機づけを行うこと，知識・技術の確実性を高めること以外に医療過誤の予防策はない。

学部教育のポイント：筆者の大学では，2年次の講義「保健福祉システム論」に，リスクマネジメントを組み込み，①医療・看護過誤の類型と関連要因，②エラーを起こす人間心理，③事故発生時の対処，④事故報告の重要性，など基本事項の講義をしているが，一度の講義で習得できることは限られている。臨床実習は，事故防止学習の場としても有効であるが，同時に医療過誤に直面する危険も存在するため，学習段階に応じた事前学習が非常に重要となる。

卒後教育の重要性：臨床へ出たあとにこそ，知識・技術の確実性を高めるための学習が不可欠であり，とくに経験をふまえた「慣習の見直し」と「失敗からの学習」が重要となる。地位・立場によって事故防止教育の課題は異なり，管理職者の場合には，システム全体を見直し，リスクマネジメントを推進する方法論を学ぶ必要がある。研修会等では，具体的な事例，判例等に関心が高いが，事故防止のためには，「失敗に学ぶ」という意識に基づいた知識・技術レベルの向上と過誤の心理学的側面に関する学習がきわめて重要である。

Part 3：チーム医療の展開

4節 安全，安心な医療と心理学の貢献

これまで，日本の医療現場では，心理学の知見が活用されていたとはいいがたい。しかし，医療事故という緊急の課題に直面して，医療現場も日々の医療業務や組織の管理に役立つ具体的な研究成果を求めている。心理学の知見を幅広く生かすことが期待される。

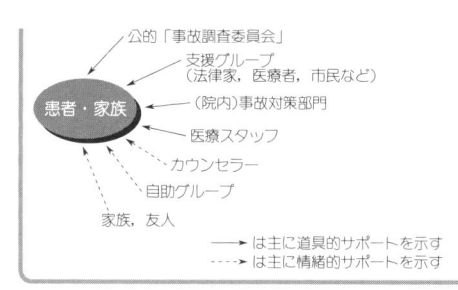

✣図11-3 医療事故発生時の患者・家族への多様なサポート
（山内・山内，2000）

1 組織改善のアプローチ

医療事故を予防したり，事故発生時に適切な対応をしたりするためには，まず組織の管理者を含めた医療者全員が「事故防止のためには個人責任の追求ではなく，組織のなかに潜む原因を究明すべき」であり，「組織の誤りを改善すべき」だという考え方をもつべきである。

ウェストラム（Westrum, 1988）によると，組織には，事故防止に取り組む姿勢によって「病的組織」「場当たり的組織」「生産的組織」とがある。危険を危険と認めない「病的組織」は論外としても，これまで多くの組織は，事故が起こると失敗した者を訓練したり不具合な設備を修理したりするというような局所的な対応ですませてしまう「場当たり的組織」だった。しかしこれからの組織は，事故を「システム全体を改良する契機」とみなすような「生産的組織」であることが必要である。つまり，事故を起こした個人・設備に部分的に注目するアプローチから，組織・システムを総合的に改善するアプローチへの転換が必要である。

事故防止

2 患者・家族，医療者へのサポート

医療事故

「医療事故のように，事故被害者に責任がない場合，その心的外傷は強まる傾向にある」「医療事故は，患者を助けるはずの医療者から患者が傷を負わせられるという点で，他の事故に比べても異例で，患者の強烈な反応を引き起こす」と指摘されている（Vincent & Robertson, 1993）。前項で述べたように，医療事故は多くの場合，医療者が加害者，患者が被害者とはっきり立場が分かれる。患者や家族からみると，過失のある医療者は無傷で，過失のない患者のみが被害を受けたことになる。本来は自分たちを援助してくれるはずの医療者から傷つけられることで，裏切られたと感じることもあるだろう。

また，事故で加害者と被害者になった医療者と患者は直接顔を合わせる近いところにいる。患者や家族は，無傷の医療者が事故後も変わらず仕事を続けている姿を見る。また，隣のベッドで別の患者が同じ医療者から手厚い医療・看護を受けている姿を見ることになる。患者や家族には，なぜ，私（私の家族）だけが……という思いが生まれる。このように，事故にあった患者や家族は，肉体的損傷だけでなく心理的に強いストレスを受ける。

ソーシャル・サポートは人をストレスから守るはた

ソーシャル・サポー

COLUMN 82 航空における安全の研究から：安全の確保とコミュニケーション

百年たらずの航空機の歴史のなかで，ヒューマンファクターの立場から最も画期的なものとしてあげられているのが，1978年にアメリカのNASAでスタートした飛行安全報告制度（ASRS）である。飛行中，そのまま放置しておけば事故になるようなインシデント，いわゆる「ヒヤリ・ハットの体験」を航空関係者の誰でもがNASAに報告できるシステムである。NASAは報告した人の秘匿性を保ちつつ，情報としてデータベース化し，月刊誌「コールバック」としてフィードバックしているものである。

これらのインシデントレポートのなかで多く訴えられている内容が，パイロットと管制官との間のコミュニケーション齟齬である。すべての航空機は，管制官の許可なくして離発着ができないがゆえに，またコミュニケーションは通信による交信であるがゆえに，両者の意思疎通の齟齬は，安全上きわめて深刻である。

パイロット側の問題は，他の航空機の管制許可を自分のものとして気づかずに横取りしたり，交信内容に疑問をもちながらも管制官に確認を行わずに解決しようと試みたり，また聞き落とした場合でも「たぶん，管制官はこう言ったであろう」などとパイロットどうしで考えたり，自分たちの期待したように行動すること等である。一方，管制官側は，決められている用語を使わなかったり，パイロットからの呼び込みに確認をしないまま機械的に許可を発出すること等である。

実際に，1977年3月27日，スペイン領カナリヤ諸島テネリフェ空港で航空事故史上最悪といわれているジャンボ機どうしの事故が発生した。パイロットと管制官との交信の齟齬が原因である。離陸許可が発出されていないにもかかわらず，「OK」のみを聞いて許可が出ているものと機長は判断した。前後の交信から副操縦士は「おかしい」と気がついたが，「いや，まちがいない」という機長のひと言で，確認しないまま離陸を開始し，衝突したものである。「テネリフェ」は，以後コミュニケーション齟齬の代名詞として使われているが，大小の「テネリフェ」が引き続き発生し，今日にいたっている。

コミュニケーションにおける確認こそ安全確保の基本と思われるが，「プライド」「期待」「憶測」「面倒くさい」などの心理的要因から確認が行われず，各種作業現場で不安全な状況が発生している。安全確保のうえで，「テネリフェの教訓」を生かしてほしいものである。

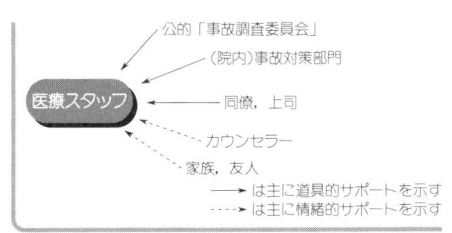

✤図11-4　医療事故発生時の医療スタッフへの多様なサポート
（山内・山内，2000）

❖表11-3　医療事故防止の課題と関連する心理学の知見

	課　題	心理学の知見（理論，概念）
事故予防	患者誤認，薬剤誤認	知覚の錯誤，記憶
	機器扱いにおける危険行為	ユーザビリティ（フールプルーフ，フェイルセーフ）
	スタッフ間のコミュニケーションエラー	リスクコミュニケーション，コミュニケーションネットワーク
	安全態度の教育	態度変容，同調行動，集団思考，モラール
	管理者のリーダーシップ	リーダーシップ論
事故後の対策	説明・謝罪	説得的コミュニケーション
	事故調査	心理学的調査技法（面接，観察，質問紙等）
	事故報道と世論	マスコミュニケーション
	当事者への心理的影響とサポート	ソーシャルサポート，モーニングワーク
	組織の見直し	集団規範，組織文化

らきをする（浦，1992）。ストレスが多い状況は心身の健康に影響を及ぼすが，他者からさまざまなサポートを受けることでその影響を和らげることができる。

図11-3に，医療事故発生時に患者（家族）にはどういう人からのサポートが必要かを示した。これらの複数のサポートが組み合わされることによって，事故にあった患者や家族は，事故後の治療や入院生活のストレス，事故の精神的な影響や紛争のストレスを緩和することができるだろう。

一方，医療スタッフにも，①日常的なストレスが心身の健康を損なってエラーや事故を招かないようにする，②エラーや事故が起きたときバックアップする，③エラーや事故のストレスを緩和し再発を防ぐ，という3つの側面のサポートが必要である（山内・山内，2000；上野ら，1999）。

とくに医療事故が発生した場合，医師や看護師などの医療スタッフは，組織のなかで起こる事故の「最後の引き金を引いた人」となり，責任を感じざるを得ない立場に追い込まれる。事故については同僚とも話しづらいため，組織のなかで孤立した存在になりがちである。組織として，事故に巻き込まれた医療スタッフをサポートする体制をつくる必要がある（図11-4）。

3　医療事故防止の研究課題

これまで述べてきた問題のほかにも，安全，安心な医療のための研究課題に心理学が貢献できることは少なくない（深田，1998；橋本，2000；吉川，1999；末永・安藤，1998）。有効だと思われる心理学の知見を事故予防と事故後の対応の2つのアプローチに分けて表11-3に示した。引用文献を参考にして，読者のそれぞれの関心に合わせて学習してほしい。

最後に，医療事故防止は，医療者だけの課題ではないことを強調しておく。従来，医療は専門分野で患者にはわかりにくい領域ととらえられてきた。しかし，事故を防ぐためには，患者も自分の受ける医療について知り，治療を選択し，プロセスを医療者とともにモニターするといった患者自身の医療への参加が欠かせない。患者がこれまでの「おまかせ」の態度を変えて，医療に主体的に参加できるようにするための支援も，これからの心理学に期待されるテーマといえよう。

インシデントレポートの効用と課題

　看護師に対して，「ヒヤリ・ハット報告」などの名称で，インシデントレポートの提出を義務づける病院がふえている。インシデントレポートは，インシデント（事故にはいたらなかったが，気づかず放置すれば事故の恐れがあった事象）を報告し，事故防止に役立てるシステムである。インシデントレポートを活用するにはどのような配慮や工夫が必要だろうか。

　まず，インシデントレポートの効用を明確にすること。その効用には，①医療者が自己の行為を見直すことによる職能向上，②即時に対策が講じられ，職場（組織）が改善され業務がやりやすくなる，③データの集積と分析による事故要因の発見と中・長期的な組織改善，が考えられる。しかし，①の自己行為の見直しや，③の中・長期的組織改善だけが重視されると，医療スタッフは報告の意義に疑問をいだいたり，報告書を書く労力を負担に感じたりするのではないだろうか。リスクマネジメントの責任者が，②の職場改善を重視し，報告に即時に対応してその後の業務に直接的なメリットが生じれば，報告する意欲が湧くはずだ。

　次に，医療スタッフ自身や組織の管理者がエラーの見方を変えること。インシデントレポートによって明らかになったエラーは組織の失敗を表していて，組織の問題点を改善するチャンスとしてとらえることが大切である。「インシデントはチーム全体でアクシデント（事故）に結びつけなかった事例」と積極的にとらえ，名前も「インシデントクリアレポート」とよんではどうだろうか。

　また，人事に使用されない保証や，将来にわたって匿名性が守られることなど，インシデントレポートの管理も重要である。さらに，報告の基準を明確にすることが必要である。アメリカの研究（浜島，1994）でも，インシデントを報告するよう指示しただけの場合に比べ，報告すべきことがらを細かく特定すると，問題点の発見率が高いことが明らかにされている。

　ところで，アメリカの航空業界では，航空会社とは独立した機関に匿名でインシデントを報告する制度が確立している。日本の医療界では，事故防止が病院ごとの取り組みとなっている。しかし，本来は地域ごと，あるいは国全体で，すべての病院のインシデントレポートを収集して分析し，事故防止策を示すことのできる専門機関が必要である。

実習 21 人はどのようにエラーを起こすのか

人はどのように「エラー」を起こすのだろうか。エラーをその発生メカニズムの視点で分類して考えてみよう。認知科学者ノーマン（Norman, 1988）は，エラーを「ミステイク」と「スリップ」の2種類に分類した。

ミステイクは「不適切な目標の選択」である。たとえば，「患者を似た名前の別の患者と思い込んで薬を渡した」「ほかの病気と診断して誤った処方をした」ような場合である。誤った目標については目標どおりに実行されるので，実行者自身が発見するのは難しい。

これに対し，スリップは「目標と異なった行為」で，不適切な行為を無意識に行う誤りである。「手術中に手元が狂い臓器を損傷させた」「使用後の汚染された注射針を自分の手に刺した」などの場合である。目標と行為の結果とが明らかに食い違うので，起こった途端に実行者が失敗したと気づくことが多い。

エラーの特性を知ることによってエラーの効果的な防止策を講じることができる。

目　的

2種類のエラー「ミステイク」と「スリップ」を，集団ゲームで体験し，その特徴を知ろう。

(1) セッションⅠ

方　法

10人以上（マイクがあれば何百人でも可）の集団で行う。1人が出題者，他全員が回答者になる。各回答者には色画用紙のカード3枚1組（15cm×10cmくらいの大きさで表裏が同色のもの。赤，青，黄の3色）を配付しておく。

(1) 出題者は次のように教示する。「今から私がものの名前を言いますので，それが鳥ならば青カード，鳥以外ならば赤カードをすばやくあげてください」
(2) 出題者は次のリストを1つずつ読みあげる。「スズメ，カエル，ニワトリ，ワシ，コウモリ，ツバメ，ペンギン」
(3) 回答者は，1つ読みあげられるごとにカードをあげて答える。自分があげたら，まわりを見回して他の回答者がどのように答えているかを観察してみよう。

結果の整理

全員がまちがえずに回答すれば，あげられたカードは全員同じ色になるはずだが，実際は，たとえばコウモリやペンギンで，赤カードと青カードが混じることが多い。コウモリを鳥と思い込んでいたり，ペンギンは鳥ではないだろうと判断して，誤ったカードをあげてしまった人は，「ミステイク」をおかしたのである。一方，ツバメは鳥だとわかっていたのにうっかり赤カードを出した人は「スリップ」をおかしたのである。

続けてセッションⅡを行おう。

(2) セッションⅡ

方　法

(1) 出題者は「次も，ものの名前を言いますので，今度は魚だったら青，鳥なら赤，それ以外なら黄のカードをあげてください」と教示する。
(2) 出題者は次のリストを1つずつ読みあげる。「フナ，カラス，ダチョウ，サンマ，チョウチョ，ドジョウ，ハクチョウ，アナゴ，ミズスマシ」
(3) 回答者はセッションⅠと同様に回答する。

結果の整理

結果の整理　今度はどうだっただろう。ドジョウやアナゴは魚ではない気がすると黄カードをあげてしまったことはなかっただろうか。また，カードの種類がふえたことや，セッションⅠとはあげる色のルールが変わったことで，鳥だと思っても，一瞬何色カードをあげたらよいか，とまどうことはなかっただろうか。まわりがあげたのであわててあげようとしてまちがった（「スリップ」をおかした）人もいたはずである。

考察のポイント

ミステイクを防ぐには，確かな知識をもち，あいまいな情報で判断しないことが重要である。そして，迷うときには，必ず適切な資料（このゲームでは魚類図鑑や鳥類図鑑）で確認すること。周囲の人に尋ねても，たまたまその人もまちがった思い込みをしていれば，みな揃ってまちがうことになる。医療現場でも，疑問に思ったら，「たぶん……だった」というのではなく，確実な資料を使って確かめることが必要である。

一方，スリップを防ぐためには，まわりのスピードに合わせようと焦らずに，自分のペースで落ち着いて対処することが重要である。また，ルールを安易に変更すると，スリップが誘発されやすい。さらに，医療現場では，急いでいても失敗しにくいような薬剤や器具を使用することも必要である。

実習 22　療育場面における理学療法：その医療事故と対策

(1) 療育施設における理学療法と医療事故

　療育施設が対象とするものは，広くいえば「発達障害」であり，それは身体的成長，運動，精神および社会性等の各成長・発達側面において単独に，あるいは重複して出現する。

　しかし多くの場合，たとえば脳性麻痺のように，単独の発達障害（運動障害）を示すということはむしろまれであり，通常は他の発達側面にも多かれ少なかれ障害を有する。そのような療育施設にあって理学療法士は，子どもたちの示す運動発達障害に対して「日常生活活動」および「社会的行為」の最大限の自立を目的に，「基本的運動機能」の改善を図り，同時に必要に応じて運動機能不全を補完する各種「補装具類の適用」や「環境調整」等を行っていく。

　その技術的方法として理学療法士は，自分自身の手足を治療道具として「患者の身体に直接触れ操作を加える」という術を基本とする。

　理学療法場面を医療事故という観点から考えると，以下のような危険因子があげられる。

① 子どものもつ最大限の潜在的運動能力を引き出すという，いわば事故と隣り合わせの状況のなかで治療・練習を実施することが多い。
② 危険から身体を守るための平衡反応や防御反応を有しない，または不十分な子どもが多い。
③ 重度・重症児や骨格系疾患等においては身体的な脆弱性，とくに骨の萎縮と脆弱性をもつ者が多い。
④ 乳幼児，重度・重症児や知的障害児においては疼痛や危険回避を訴える手段をもたない，または乏しい場合が多い。

(2)「立位・歩行練習」における事故防止対策

　上述の点をふまえ，ここでは比較的重大事故になりやすい「立位・歩行練習」の事故防止策について考えてみたい。

(1) 指導者，介助者は原則的に子どもの進行方向に位置すること。

　歩行練習中の事故は，近接監視中に前方への転倒の結果，主として頭部顔面の打撲や外傷，歯牙の破折等，比較的重大な事故を引き起こす。転倒は通常前方，すなわち進行方向に起こりやすい。したがって転倒防止のためには指導者等は，原則的に進行方向にまたは側方でかつ手の届く範囲内に位置し，両手はいつでも子どもに伸ばせるように構えていることが必要である。

(2) 歩行補助具は子どもの運動機能レベルに応じて選択すること。

　歩行獲得のための絶対条件は立位での平衡反応である。しかし脳性麻痺に代表される脳性運動障害をもつ子どもに十分な平衡反応を求めることは不可能なことが多く，そこでそれを補うための歩行補助具の必要性が生じる。

　歩行補助具使用の目的は子どもの不十分な立位バランスや下肢の支持性等を，よりよい上肢や軀幹の機能により補うものである。能力の不足分以上に補っていては練習にならないし，また反対に不足する補助では危険が大きくなる。したがって，子どもの運動機能レベルに応じて過不足ない歩行補助具を選択することが肝要である。

(3) 歩行練習は前方だけでなく，「側方」「後方」へも行うこと。

　歩行練習を必要とする子どもにとって転倒の危険性から免れることはできない。転倒は前後・左右・斜めのあらゆる方向へ起こる。脳性麻痺児の多くはその運動機能ゆえに前方へのみしか歩行できないことが多い。したがって，転倒防止のために前方だけでなく側方，後方への歩行練習も重要である。側方，後方への歩行練習は運動機能の改善のためにも非常に重要なことである。

(4) 階段，段差等の昇降練習は，手摺りの有無にかかわらず危険防止のためには指導者等は必ずそばにつくべきである。なお指導者等は，子どもの下方に位置することが必要である。

(3) 患者の立位・歩行の援助の際に留意すべきこと
(1) 一人で考えよう。
(2) グループで問題を整理しよう。
(3) 討論しよう。

(4) 視点
(1) どのような患者か（年齢，性，疾患，運動状態，精神状態，知的状態等について）。
(2) 立位・歩行の場所はどうか。

12章 医療者教育

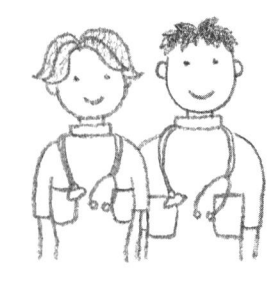

人生80年時代が到来した現在,高齢になってもできるだけ健康に過ごしたいとの思いから,人々の健康に対する関心は強くなる一方である。その証拠にテレビの健康番組の人気は高いし,健康によいとされるウォーキングやスイミングなどを生活のなかに積極的に取り入れる人々が増加してきている。すでに,人々の関心は,たんに病気にならないということにとどまらず,よりよい健康を得るためのライフスタイルに移行している。

人々の健康を守る医療者には,どんな人が求められるのだろうか? 新たにどんな教育が必要とされるのか?

1節 現代の医療教育の課題

医療技術の進歩に伴う倫理的問題,頻繁にニュースとなる医療事故など医療現場には難しい問題がある。これらの問題に真摯に取り組みながら,新たな専門知識を獲得しつつ医療を提供できる医療者が求められている。

1 期待される医療者像

① 豊かな人間性を備えた人

医療者が対象とする人々は,21世紀を担う子どもから戦争を体験している高齢者までのすべての年齢層にわたっている。近年,急速な科学の進歩により生活は飛躍的に快適・便利になり,時代の流れのなかで,人々の価値観も多様化してきている。

したがって,医療者は,さまざまな価値観をもつ人々を理解するために,幅広い知識と教養を備えていることが期待される。また,相手の立場で考えることができる柔軟な思考と想像力も求められる。

② 医療を受ける人の意思を尊重した医療を提供できる人

これまでの医療では,医師の判断と能力に基づき選択された医療が人々に提供されていた。この根底には,医師を含む医療者には,高度な専門知識があり,一方,医療を受ける人には専門知識がないという前提がある。つまり,専門知識を有する医療者が判断し選択した医療は,正しいという考えがある。しかし,この正しいはずの医療が,医療を受ける人が望んでいる医療と違っていることも多い。つまり,この方法では医療を受ける人の意思が無視される危険性がある。

今後は,医療を受ける人々の意思と自由を尊重し,人権を擁護するために,医療者と医療を受ける人との関係が変わる必要がある。つまり,医療を受ける人が,必要な情報を得て自らの意思において医療を選択する主役であり,医療者は,あくまでも脇役である。そのために,医療者には,医療についてわかりやすく説明できるコミュニケーション技術が必要とされる。

③ チーム医療のなかでの各医療者の専門性を発揮できる人

医療は,医師や歯科医師だけで提供するのではない。薬剤師や看護師,理学療法士,作業療法士などに加えて,地域医療のさまざまな担い手を含めたチームとして医療を行うことがますます重要になっている。人々の医療へのニーズは,危機的状況にあるのか慢性的な状況なのかというような健康のレベル,病院あるいは自宅といった医療を受ける場に応じてもどんどん変化していく。たとえば,病気をもたない健康な人でさえ,より健康を増進したいというニーズから医療を求めている。それに対応して医療チームは,自由自在にチームメンバーが入れ替わり,それぞれ職種が専門性を活

COLUMN 新人心理士奮戦記

精神科の心理士という仕事に携わってからは,体験しながら学んでいく毎日である。精神科では,心理学の知識だけでは何もできず,勉強不足を痛感する毎日である。

心理の仕事・役割:医療機関,とくに精神科での心理士の仕事・役割は,3つに分けられる。

1つは,デイ・ケアスタッフとして心理学的手法を用いたリハビリテーションを行うこと。2つめは,精神科医の依頼により,必要に応じた心理テストを施行し,心理アセスメントを行うこと。そして,患者さんの心理療法,カウンセリングといった治療に携わることである。

この仕事に就くまで,心理士の特権ともいえる検査や心理療法の経験がなかったため,実際に施行するとなると難しい。そのため,はじめは先輩の施行場面を見学し,スーパービジョンを受けながら技能を身につけ,経験を積んでいる。

円滑なチーム医療のために:精神科に限らず医療機関は,専門家の集まりである。そのため,心理士として最大限の力を発揮し援助を行うために欠かせないことは,情報の収集・交換だといえる。

個人の病歴や,家族歴,生育歴,宗教などはもちろん,現在の病状や治療の方向性といった精神医学,服薬している薬とその分量といった精神薬理,また,患者さんの自立と社会復帰のために必要な援助を行うための精神保健福祉法など,さまざまな分野のスタッフと情報を交換し,連携していくことで,より専門的なかかわり,アプローチが可能になってくる。

これまで,患者さんの変化や言動を情報として収集できなかったり,患者さんとの距離の取り方に苦労した。依存的であったり,拒否的であったり,要求が強すぎたりなど,こちらの力量を試すような態度に振り回されることなく,毅然とした態度で接することは,新人にとってはとても難しいことである。

しかし,新人だからこそできる新しい視点や大胆な発想,患者さんにも感じさせる新鮮さは,確実に院内の雰囲気を変えるものがあると思い,それを励みに仕事に取り組んでいる。

かして協同していくことが求められている。そのためには、それぞれの職種がお互いの専門性を熟知しておくことが基本である。

④ 倫理的・法的な知識や医療経済などの社会問題に対する知識がある人

医療の進歩にともない，脳死からの臓器移植，体外受精，遺伝子治療が行われるようになり，医療の現場では倫理的あるいは法的な問題が今後ますます増加すると考えられる。そのために医療者には、人間性への深い洞察力をもち、医学・医療に関する幅広い専門知識を有することはもちろん、倫理的・法的な知識も要求される。それとともに、医学・医療をとりまく環境の変化に適切に対応できるよう、医療経済を含めた社会問題に関する知識についても修得するよう努めることが求められている。

⑤ 医療事故を防止するためのシステムづくりに貢献できる人

医療事故

近年，医療事故が社会問題としてクローズアップされるようになってきている。注射や点滴の投与量や投与方法をミスして患者を死にいたらしめたり、手術患者をまちがえて健康な臓器を摘出してしまったりと、医療現場の不祥事が続いている。医療を受ける人々は、医療に対して不安と疑心暗鬼を生じている状態になってきている。命を守るべき医療者が、人々の命を脅かす現実は悲しむべき事態である。より安全で信頼のおける医療を提供できるよう、医療者は、医療事故の可能性を常に念頭に置き、医療事故を防止するためのシステムづくりに取り組むことが強く求められている。

2 医療者教育の課題

大学で、最新の専門知識を学生に伝授しても、2～3年たつとそれらの知識は古くなり、役に立たなくなることもしばしばである。このような状況で、学生に身につけさせたい能力は、以下のようなものであろう。

① 主体的に新しい専門知識や技術を獲得していく自己教育力。
② 現実にある問題を解決していく問題解決能力。
③ わかりやすい説明ができるコミュニケーション技術。
④ 医療にかかわるものとしての態度，価値観。
⑤ 人間を一側面からだけ理解するのではなく，心理的、社会的、身体的な統合体として理解する能力。

これらの能力を育てるための行動科学的な教育方法としては、従来の講義、文献学習、討議などに加えて、自己理解のためのエンカウンター・グループ、さまざまな状況を想定したロールプレイング、そのほかにマニュアル学習法、モデリング、実習、小集団討議、パネルディスカッションなどが考えられる。これらの教育方法のなかで、とくに医療を受ける人たちと出会う実習は、医療者教育において非常に重要なものである。

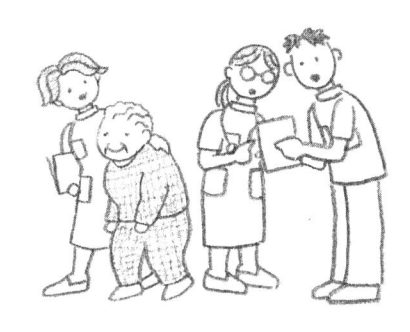

臨床心理士をめざして

臨床心理士とは：21世紀はこころの時代であるといわれて久しい。このような時代の要請に応え、わが国で臨床心理学に関する専門的な職能人である「認定臨床心理士（certified clinical psychologist）」の資格免許制度が文部省の許認可を得て成立したのが1988年のことである。医師が身体機能を改善させることをめざし、また弁護士が法制度のなかで人々が生活しやすい状態をめざすのと同様に、臨床心理士はこころのよりよい状態を得ることで人々が生活しやすくなることをめざす「こころの専門家」である。こころという目に見えないものを扱う仕事になるわけだが、実際にはどのようなことをするのであろうか。日本臨床心理士資格認定協会による資格審査規定第11条では、「臨床心理査定、臨床心理面接、臨床心理的地域援助及びそれらの研究調査などの業務を行う」と記されている。

臨床心理士の職域：臨床心理士の資格を得たからといってそのまま仕事に結びつくわけではない。たとえば、臨床心理士の資格をもって学校現場に勤務すればスクールカウンセラーとして働くことになるわけである。病院や教育現場をはじめ、企業など、臨床心理士の活動の場は60種にも及ぶ（大塚，1995）。このように多様な領域で活動しているという特質から、臨床心理士にはその場での関係スタッフとの協力が強く求められることになる。医療現場について考えるならば、患者の利益を第一にチームリーダーである医師や看護師、そして自分自身も働きやすい状況をつくり上げていくことが重要となる。

臨床心理士をめざす者として：これらの現状をふまえて、臨床心理士をめざす者に求められていることは何であろうか。大学院卒の高度専門職業人をめざす者として、その専門性を高めるための努力、知識・技能の学習や研究を怠らないことは当然のことである。これに加え、「自分のこころをみつめる」ための訓練も重要なことであろう。相手のこころの動きに敏感であると同時に、自分が今どのように感じ、何を思っているのかがわかること。簡単なようであるが、実は非常に困難なことではなかろうか。ロジャース（Rogers, C. R.）のいう「純粋性」にもつながる、心理士になくてはならないスキルであると思われる。

2節 ヘルス・プロモーション

医療者に必要とされる重要な活動には，ヘルス・プロモーション（health promotion：健康増進）教育がある。

1 疾病構造の変化

わが国におけるおもな死因は，昭和20年代後半以降，結核による死亡が大きく減少し，いわゆる3大生活習慣病といわれる3大死因（悪性新生物，脳血管疾患，心疾患）が，死因の6割以上を占めるようになってきている。また，すでに人生80年時代を迎え，今後もさらに超高齢化社会が続くことが予測される。

生活習慣病を予防し，高齢期においてもQOL（3章参照）を維持し，健康で自立して暮らすことができる「健康な長寿」を実現していくことは，人々の願いである。そのために，若いころから正しい食生活や運動などの生活習慣を身につけ，健康管理に留意するなど，生涯を通じた健康づくりをしていくことが大切である。

2 ヘルス・プロモーションとは

ヘルス・プロモーションの考え方は，もともと1946年にWHO（世界保健機関）が提唱した「健康とは単に病気でない，虚弱でないというのみならず，身体的，精神的そして社会的に完全に良好な状態を指す」という健康の定義から出発している。その後，1986年WHOオタワ憲章において「人々が自らの健康をコントロールし，改善することができるようにするプロセスである」と定義されている。

川畑（1997）は，ヘルス・プロモーションは，人々が自発的に健康的なライフスタイルをとれるように支援する教育的活動（健康教育）と，人々が健康に生活できる環境，また健康的なライフスタイルをとりやすい環境面での支援活動という2つの要素が含まれていると記している。これは，ライフスタイルの変更は個人の意思決定にゆだねられるべきものであるが，個人だけでは解決できない問題として環境面があることを指摘しているものである。

3 ライフスタイルと健康との関連

ブレスロー（Breslow, L.）らは，カリフォルニア州において，成人男女7,000人を対象として1960年代半ばから約10年間の追跡調査を行った。それによると，①喫煙しない，②過度の飲酒をしない，③身体活動を規則的にする，④標準体重を保つ，⑤十分な睡眠（7～8時間）をとる，⑥朝食をほぼ毎日とる，⑦間食をあまりとらない，といった7つの健康習慣を守っている人ほど，追跡期間中の死亡率が低いことを明らかにした。この研究成果は，アメリカでのヘルス・プロモーション教育の重要性を示すものとなった。

わが国では，平成12年度から「21世紀における国民健康づくり運動（健康日本21）」を掲げてヘルス・プロモーションの施策を総合的に推進している（図12-1）。多くの研究から得られた科学的根拠に基づいて，生活習慣病を予防するための食生活や運動，休養などの具体的目標を提示している。

COLUMN 86 — 看護学生の喫煙

看護学生の喫煙行動：日本における一般の女子学生の喫煙者率は2.0～25.6％であるが，それに比べ看護学生の喫煙者率は4.5～37.7％（岡田，1993）と，看護師同様（小林，1993；箕輪ら，1993）高い傾向がある。

なぜ，看護学生の喫煙率は高いのであろうか？　その理由として，ストレス，さまざまな日常生活や学校生活の負担感や不満足感，友人からの圧力，同居や友人喫煙者等のさまざまな影響が指摘されている（岡田，1992，1995；Okada & Kawata, 1995）。なかでも，喫煙する友人の影響は大きい。

看護師の喫煙に関する役割：学生がめざす看護者の喫煙に関する重要な役割としては，表12-Aに示すように，①喫煙をやめたい人のための「禁煙支援」，②とくに青少年が喫煙を開始することを防止する「喫煙防止教育」，③コマーシャルの禁止やタバコ自動販売機等の排除，分煙の促進等といった「禁煙環境の推進」，が考えられる。

看護学生に対する喫煙に関する教育の重要性：これらの状況や役割を考えると，看護学生に対する喫煙に対する教育の目標（Royce et al., 1990）は，①看護学生の喫煙者率の低下，②禁煙支援および喫煙防止教育のできる看護師の育成，③禁煙環境を推進する役割の認識，のようになる。

看護学生に対する喫煙に関する教育プログラム：看護学生は健康に関する学習を行う機会が多い。さまざまな授業のいたるところで，喫煙の害の内容はふれられているであろう。それゆえ，以前は「喫煙は胎児に与える害やガンの部分等で扱っているから」とか，「カリキュラムが過密でとてもこのようなプログラムは実施できない」といった傾向がある。しかし，単に喫煙の害が授業のある部分でふれられているからそれでよいといったものではなく，人間の行動としての喫煙をどうとらえ，理解していくのか，看護師はどのように禁煙支援を行っていくのか，喫煙問題とかかわっていくのかといった視点での教育が必要なのである。それゆえ「看護学生を対象とした喫煙に関する教育プログラム」（岡田，1997）のような教育が，多くの学校で実施されることを期待したい。

※表12-A　看護師の喫煙に関する役割

1	禁煙支援
2	喫煙防止教育
3	禁煙環境の推進

図12-1　健康日本21の概要

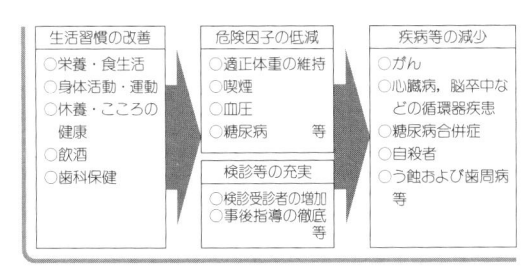

4　ヘルス・プロモーションの方略
(1)　プリシード・モデル

人々が自発的に健康的な行動をとれるようにするための健康教育として，グリーン（Green, L. W.）は，健康教育ではたらきかけの対象となる要因を先行因子，促進因子，強化因子の 3 つに分けるプリシード/プロシード・モデルが有効であると述べている（Green & Kreuter, 1991）。

先行因子は，健康教育の対象となる人々の知識，態度，信念，価値観などであり，これは行動を始める際の動機づけとなる。促進因子は，動機を行動に結びつけるのに必要な要因であり，各人の健康関連スキル，保健資源の利用可能性などが含まれる。強化因子は，行動を持続したり，くり返すために必要な報酬であり，周囲の人々の行動や態度がこれに含まれる。

従来の健康教育においては，この先行因子のみにはたらきかけ，情報を提供することが主であった。しかし，ライフスタイルの改善を目的とする健康教育では，これらの 3 つの要因のすべてに効果的にはたらきかける必要がある。また人々の健康に影響をもたらす環境にもはたらきかける必要性を説いている。

(2)　6 ステップ・メソッド

バンデューラ（Bandura, A.）によると，ある人が行動変容に成功するためには，行動変容によって，その人の望む成果が得られるだろうと考える結果期待感（outcome expectancy belief）に加え，その人自身が実際にその結果を得るために必要な行動をとることができると考える自己効力感（self-efficacy belief）へのはたらきかけが大切であると説明している（図12-2）。

とくに自己効力感は，健康行動変容の成功への大きな鍵を握っているといわれている。そこで，自己効力理論に基づく行動変容をうながすことを目的として，6 ステップ・メソッドがファーカー（Farquhar, J. W.）らにより開発された。これは，禁煙指導や食事の改善などによく使用されている。その 6 ステップは，①問題の同定，②行動変容に関する自信と参加意識の構築，③行動への気づきの促進，④実行計画の作成と遂行，⑤実行計画の評価，⑥行動変容の維持，である。

より健康的な生活とはどうすればよいのかについての知識は，今後も広く普及するであろう。しかし，その健康的な生活の実現は容易でないことは誰もが知っている。そこで，医療者に求められているものは，人々の健康行動変容を支える役割である。だからこそ，医療者も自らの生活をより健康的なものに変容させつつ，健康教育にかかわることが重要である。

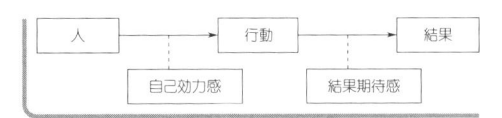

図12-2　自己効力感と結果期待感

否定的自己陳述と肯定的自己陳述

自己陳述とは：人はある特定の状況に置かれると，さまざまな考えがほとんど「自動的」に浮かんでくる。たとえば，人間関係を苦手に感じている人が懇親会などに参加するときには，「つまらないことを口にするのではないか」「私とは誰も話をしたがらないだろう」などと考えたり，「私はどうも話すのが苦手で」などと参加者の前で自己紹介をするかもしれない。このような思考や言語化は自己陳述（self-statement）とよばれ，出来事やその意味について自問自答する陳述形態をとる。すなわち自己陳述は，特定の状況において経験される個人の即時的な認知であり，その意味内容によって，否定的自己陳述と肯定的自己陳述とに分けられる。

自己陳述を測定する方法：社会的場面における自己陳述の測定は，ソートリスティング法やビデオテープ評定法などの比較的複雑な方法によって行われる。多くの臨床場面では，簡便な質問紙尺度である SISST が使用されている。SISST は，社会不安が高いクライエントの自己陳述を測定する尺度であり，とくに対異性場面の自己陳述に重点を置く。そして否定的自己陳述と肯定的自己陳述の 2 下位尺度から構成されている（オリジナルは，自己卑下，肯定的予期，否定的な評価不安，対処の 4 下位尺度）。尺度の信頼性と妥当性は多くの研究によって検討されており，いずれも SISST が有用な尺度であることが確認されている。そして，一般に高社会不安者は，否定的陳述が多く，肯定的自己陳述が少ないことが示されている。しかしながら，SISST で測定された自己陳述は，ある特定の状況下で実際に経験された思考というよりも，行動のあとに理由づけされ合理化されたものである可能性があり，場面特異的な即時の認知である自己陳述を適切に測定できているかについてはさらに検討が必要であることが指摘されている。

自己陳述の変容と適応との関連：ストレスフルな状況において発せられる個人の否定的自己陳述を肯定的自己陳述に変容することによって，不安や動機性が低減することが指摘されて以来，自己陳述の変容が社会不安の低減や対人的アプローチ能力の増大を引き起こすことが明らかにされてきた。臨床的技法としては，自己教示訓練や社会的スキル訓練（主張訓練）などがあり，いずれも否定的自己陳述を肯定的自己陳述に変容する要素が含まれている。

3節 行動科学的コミュニケーション

従来の医療は，患者が医師にすべてを任せる「お任せ」医療であった。しかし，今日求められている医療は，患者が自らの価値観や人生観に基づいて医療を選択するという意思決定を支える医療である。

1 患者中心・患者本位のコミュニケーション

これまでの患者—医療者のコミュニケーションは，医療者中心であり，医療者が患者の目標を決め，その目標を達成できるように患者の行動をコントロールしようとしていた。しかし，それでは患者の行動変容が生じないこともよく知られていることである。

よりよい生活へと行動変容を起こす主体は患者である。また，どのような医療を選択するかは患者の権利である。したがって，医療者は，患者の選択を尊重しなければならない。これからの患者—医療者のコミュニケーションは，医療者中心から患者中心へと移行し，医療者から患者への一方的なものから双方向の関係になるはずである。

医療者は，職場を離れれば，地域で生活をしている一人の人間である。この感覚を大切にしながら，患者とのコミュニケーションでは，必要に応じて生活をしている患者の立場に身を置けるかどうかが重要である。そして，医療者は，想像力を駆使し専門家の立場と患者の立場を交互に移動しつつ，患者との信頼関係を築くことができる。

園田（1996）は，最近のアメリカでの患者の見方を取り上げて，新しい医師—患者関係について検討している。

① 検査データや医師の診断などの「客観的」判断だけではなく，患者や一般の人々のそれぞれが各自の健康状態をどのように意識し，対応しようとしているのかという「主観的な」世界をも合わせて健康や病気の問題をとらえていくべきだという見方。

② 個々の症状の有無や異常の有無といったことだけから健康や病気をみるのではなく，それぞれの人が，それぞれの日常生活のなかで果たし，担っている役割や，占めている地位とのかかわりで，健康や病気をとらえるべきだという見方。

③ 局所的，部分的なことに着目するよりは，全体的，全身的なものへの着目を強調する健康観とか，あるいは身体的なものと精神的なものを分けてとらえるのではなく，それらを統一して把握すべきだという全人的医療（holistic medicine）などの見方。

以上の3つの視点は，「患者の立場に立つ」という具体的な方策を示すものだと考えられる。

2 意思決定を支えるコミュニケーション

患者の意思決定を支えるには，適切かつ十分な情報を患者に提供する必要がある。そのために医療者は，人々の理解が十分得られるような方法で情報を伝達することが求められる。医療者から人々に情報を伝達する媒体には，パンフレットやビデオテープ，ポスター，新聞の記事などがある。それに加えて，どのように説明するかという話し方も含まれている。

インフォームド・コンセントは，単なる説明と同意の形式的な手続きをすればよいということではない。

COLUMN―88　施設体験学習の感想レポートから

久留米大学医学部では，医学科1年生を対象とする授業科目「医療科学」の一環として，重症心身障害児療養施設における体験学習を実施している。学生諸君が，重症心身障害児介護チームの一員として2日間にわたって行動し，障害児や介護者との交流を通じて，医療者としての適切な態度を身につけるとともに，医療と福祉のかかわり合いを認識し，考察を深めることを目的としたものである。

以下，彼らのレポートからの抜粋である。不安が達成感に変わり，障害者（児）に対するイメージの変化を生んでいった過程がさまざま語られている。

「今回の施設体験実習を通して，私たちは日常生活では得ることのできない貴重なものを経験し，学ぶことができました。重度心身障害者とのコミュニケーションや，介護の際のチームワーク，そして自発的な行動の大切さを身をもって実感できたことは，これから医学，医療を学んでいく上で，大きく私たちを啓発していくだろうと思います」

「初めて，このような施設を訪れた私たちにとって，はじめは衝撃の連続でした。ある程度の自覚は皆あったものの，日頃とはかけ離れた光景に不安や戸惑いを感じずにいられませんでした。そして，弱き者に対する憐れみや同情といった，今思えば傲慢な気持ちさえ抱いておりました」

「数人の心身障害児が私たちの元に寄ってきて，ジェスチャーのような行動をとり始めたり，急に私たちの手を握ってにこにこし始めました。その時に私たちがかなりひいてしまったのは言うまでもありませんが，覚悟を決めて，彼らのジェスチャーに反応したり，彼らの輪の中に入って必死に話しかけました」

「体験をしていく中で，私たちが気づいたのは，障害を持っているとはいえ，みんな同じ人間なのだということです。障害を持った方々に対する先入観を私たちはごく自然な形で改めることができたと思う」

「これから医学に携わる者として，今回の体験学習は，それぞれ様々な影響を与えたと思う。心のゆとりの大切さ，自分ができることを探そうという気持ち，この体験から得て感じたことを，それぞれの将来に生かしていければ良いと思う」

（久留米大学医学部医学科施設体験学習の感想集，2000）

医療者が情報を提供し，その情報を医療を受ける人と共有するという相互関係の過程を通して，医療者と医療を受ける人が協同して意思決定を行うプロセスである。

適切な情報提供だけで行動変容ができるのは2割で，残りの8割は他の方法が必要だといわれている。そこで，自己決定をうながす効果的な方法として，以下の2つの方略を紹介する。

(1) ヘルス・カウンセリング

健康のために生活習慣などを改善する必要があると理解していても，実際に行動変容を起こすまでにいたらない人は多い。このような人の場合，健康によい行動をとろうとするときに，なぜだかわからないが不安・抑うつ・不満・怒りなどが生じてできないことがある。

このように矛盾し合う感情が存在して，自らの自己決定力で行動変容できないときには，ヘルス・カウンセリング法（個別あるいはグループ）が効果的である。ヘルス・カウンセリング法（個別あるいはグループ）とは，矛盾する感情の背後にある隠れた本当の感情に気づかせる方法である（宗像，1995）。

この方法で大切なことは，相手の話を聴くことである。相手が話し終えたときに，相手の言いたかったことや求めているものをくり返し，要約し，聞き手のことばで共感的に表現して相手に返していく。その時の相手の反応が「生き生きした表情」となるかどうかで，相手の気持ちに近づけているかどうかを確認する。この面接をくり返すことで，本人さえ気づいていなかった本当の気持ちに気づくことができるようになる。これにより，何が本当の問題なのか，自分が何をしたらよいのかがみえるようになる。そうするとおのずと必要な意思決定ができ，それにともなって必要な行動変容ができるようになっていく。

(2) セルフ・ガイダンス法

健康のために行動を変えたいときに，その本人が保健行動の変容モデルに従った教材をこなすという自己学習により行動変容する方法を，セルフ・ガイダンス法という（宗像，1995）。これは，認知行動療法のひとつである。この教材のなかには，問題にかかわる行動をとるときの「思い，気持ち，考え，学んだこと」といった気づきのプロセスを支援する自己観察日誌などがある。

3 健康的な生活者のモデルとしての医療者

喫煙をしている医療者が禁煙指導をしたのでは説得力に欠ける。鴨志田（1996）は，医師に求められているのは，精神指導者であり，教育者であり，真の意味での宗教指導者的役割と述べている。医療者は人々にとってモデルとなる健康的な生活を送り，生活にかかわる具体的助言を提供できなければならない。

行動科学的コミュニケーションは，医療者にとって人々の医療における意思決定を支えるための最も基本的な能力となるであろう。

COLUMN：臨床実習担当教員のストレス

看護者のストレス研究の動向：新人看護者や看護管理者，臨床各領域ナース（CCU，ターミナルなど）を対象にストレッサーやストレス反応の実態の研究が行われてきたが，最近になって看護教員も対象になってきた。

看護教員のストレス反応とストレッサー：坂井と名原（1997）は，看護専修学校に勤務する2年未満の新人看護教員（276人，平均年齢34.6歳，平均臨床経験年数10.8年）を対象とした研究で，身体の不調を「非常に」感じる人が10人（3.6%），「かなり」が45人（16.3%），「少し」が113人（40.9%）であったと報告している。ストレス反応を身体の側面からみただけでも6割の新人教員が異変を感じていることは，体験（緊張や不安などの本人の気がかり）や行動（性急さなどの行動パターンの変化）の側面を追加すれば，ストレス反応の報告はさらに増加すると考えられる。さらに，身体不調感と統計的に有意差が認められた悩みは，「相互信頼」「時間的余裕」「専門職性」の3項目であった。「相互信頼の悩み」は，〈先輩・同僚との人間関係に気遣いする〉など，職場での人間関係をストレッサーと感じることである。「時間的余裕の悩み」は，〈残業や仕事を家に持ち帰ることで休息がとれない〉など，仕事の多忙をストレッサーと感じることである。「専門職性の悩み」は，〈臨床を離れ医療の発達に遅れる〉など，教員になったことで生じる専門職者としての不安をストレッサーと感じることである。このように，職場の人間関係や，多忙な仕事，職業人としてのアイデンティティをストレッサーと感じていることは，従来の看護者のストレス研究の結果と同様である。

臨床実習指導者のストレッサー：看護者のストレス研究結果より類推するならば，①学校教員（学校が掲げる実習目標の達成をめぐる協同作業がうまくいかないなど）や同僚（学生指導にかかわっている間の患者ケアの協力を頼まなければならないなど），学生が受けもつ患者との人間関係，②学生の実習記録を自宅に持ち帰り，コメントをするなどの実習指導業務にともなう仕事量の増加，③実習がスムーズにいかない学生を前にしての指導者としてのアイデンティティの揺らぎ，が予測される。

看護教員と臨床指導者のストレス・マネジメント：ストレッサーやストレス反応（身体とこころ）に気づくこと，各個人に合ったストレス・コントロール方法（リラクセーションやサポートの求め方など）の実施が求められる。

4節 実習不安

医療者教育にとって、最も学びの多い学習形態が実習である。しかし、その一方で、医療現場の緊張感の漂う雰囲気、それに加えて学生が過去に体験したことのないさまざまな状況が、学生の緊張や不安を増強させ、効果的な学習を妨げている。

1 実習の意義

医療者教育において、実習は、患者の疾病の状況や家族や仕事などの社会的背景、疾病の治療・検査などの実際、患者やその家族と医療者との関係、医療チームの構成員間の関係などを理解するうえできわめて有益である。そして、患者にとっての健康上の問題を把握し、その問題解決に向けて現実的な対処をしていく実践力を育成することができる。また、実際の患者、その家族、医療者たちとの相互交流を通して、学生は単なる専門知識の習得だけでなく、医療者に求められる態度を身につけることができる。

2 実習不安とは

医療施設や、社会福祉施設などでの実習の開始が近づくと、それまではつらつとしていた学生の表情が曇りはじめる。この時の学生は、自分のもつ知識が十分だろうか、患者や家族とうまくコミュニケーションがとれるだろうか、ケアのしかたが悪くて患者の病状を悪化させたらどうしようか、精神的にも身体的にも実習を最後までできるだろうか、医療スタッフとの人間関係がうまくとれるだろうか、などと不安でいっぱいである。

要するに学生は、過去に体験したことのない状況が実習で展開されるだろうと予測し、何が起こるかわからない漠然とした落ち着かない感覚になっていると思われる。このような状態が実習不安である。実習不安の程度は、実習前が最も大きく、実習が進行するにしたがって徐々に低下していく傾向にある。

3 実習不安の軽減に向けての方略

(1) 学内演習・講義のくふう

学内演習・講義では、基本的な専門知識と確実な技術を身につけることができるように、多様な教育方法が用いられている。単なる知識や技術の伝授だけではなく、臨床現場でよく出合う健康上の問題を取り上げ、具体的で実現可能な問題解決方法を学生に考えさせるようなくふうがなされている。

また、実習に学生をうまく適応させるために、落合ら（1997）は、知識・技術に対する自信をもたせるような指導が必要であると述べている。実際に、学内演習や講義で、十分な技術練習と知識の修得に取り組ませることが、学生の自信を高めることにつながるという経験がある。

(2) 実習オリエンテーションのくふう

実習オリエンテーションは、実習に向けて学生の準備状態を整える目的で行われる。したがって、学生に実際に受けもつ患者に対するの援助の場面をリアルに想像させ、どのように患者に対処すればよいのかをいくつか実習に先立ち考えさせておくことも、実習不安の緩和に有用である。また、実習前に受けもつ患者の情報を学生に提示して、事前学習を十分にさせておく

実習オリエンテーション

COLUMN-90 看護学生の現代気質について

1970年代、高校生の気質は無気力・無関心・無責任という3無主義といわれた。転じて、「指示待ち人間」といわれる若者が出現。以後継続して見受けられる。これは価値観の変遷と戦後の経済復興の産物である。

筆者の勤務する看護学校においていえば、①自主性はないが自己中心的、②孤独に弱いのにお互い深くかかわらないし自己防衛的、③人のせいにする、など、まさに「指示待ち人間」の様相はあるが、しかし学生のアンケートによると80％の者が他人の苦痛をうれい、他者を支える人でありたい、社会の役に立ちたいと入学してくる。学生の大部分は目的意識があり、基本的にはまじめである。加えて本人・親族に入院体験やその折りに受けた看護に感銘を受けたり、反面教師として学んでいる学生が目につく。また感じ方に差異はあるにしても、十分に両親に愛されていると感じている。これは看護を志す人間の必要最小限の要素である。自分を受け入れられない者が、他者を受けとめられようはずもない。

豊かな世代に育った者にいえることは、困難の排除された横並びの平等のなかで体験的に学習をしていない。NHKの番組（「イキイキホットライン」2000年2月21日放送）で18歳までに身につけておくこととして、①対人関係をもてる、②感情をコントロールすることをおぼえる、③共感するこころを育てる、と述べているが、18歳を過ぎている学生に、これらが身についているとはいいがたい。学生の傾向を知り、プラス思考として生活習慣化する指導をいかにするかである。「指示待ち人間」は周囲に気配りができるし、情報収集家であるという。

学生に、看護に必要なのは何かと問うと、「やさしさ」だという。彼らがいうやさしさは、若者特有の価値観のなかでのやさしさであり、各年齢層に理解されるというものでもない。学生に実施していきたいものは、場所観念の訓練、所有権の教育、金銭感覚、時間の観念、読書習慣、である。言語で自分の気持ちを表現できれば、対人関係も成立しやすいし、人の助言も受け入れやすい。これは看護をする人の価値観を広げるし、人と社会の双方を視野に入れた基礎体力も育つ。それが自尊の念を育て他尊の念となる。基本的生活習慣と持久力のある体力ができれば、健康障害者に常に笑顔を向ける人になると考える。

ことも重要である。しかし，従来の情報の提示のしかただけでは，現実感のある患者のイメージを形成できない学生も多いので，映像的な情報の提供といった視聴覚教材の工夫も効果的であろう。実際に病棟の構造などを実習オリエンテーションにおいて，ビデオで紹介するようなくふうも行われている。

(3) リラクセーションの訓練

実習中の学生には，全身の筋肉が緊張したり，柔軟な思考ができなくなったり，夜間眠れなくなったり，非常に疲れが強くなったりする者がみられることがある。このような状態が続くと，効果的な学習ができなくなるばかりでなく，学習を継続することさえ難しくなる。

そこで，実習前に心と身体の緊張をほぐすために，学生にリラクセーションを経験させ体得させる試みが行われるようになってきている。リラクセーションの訓練としては，腹式呼吸や筋の弛緩法などである。これらを体得するために，リラクセーションが確実にできているかどうかを確認するフィードバック機能をもつ機器なども開発されている。リラクセーションを体得しておくと，学生は実習中でも，身体が緊張していることに気づくとリラクセーションを実行するようになり，身体に無理な緊張がかからず，緊張とリラックスのバランスがうまくとれるようになる。これらのことが結果的に，実習不安の軽減につながっていくことになる。

(4) ソーシャル・サポート・ネットワーク

近年では，携帯電話や電子メールが普及し，いつでもどこでも情報交換ができるようになった。学生も例にもれず頻繁に誰かと交信している姿をよく見かけるようになった。ある意味では，手軽に情報発信や気持ちを表現することができ，精神的な安定につながっているといえる。

しかし，玉木(1996)の研究では，看護学部学生は学年進行にともないソーシャル・サポートが減少する傾向を示し，教育学部学生とは逆の傾向を示すものであったと報告している。また看護学生において，実習の不安得点とソーシャル・サポート得点に負の相関関係を認めたとも報告している。つまり，ソーシャル・サポートが低下したことによる実習不安の上昇が生じていることが考えられる。医療者教育は，過密なカリキュラムで進められることが多く，そのこともソーシャル・サポートが十分に得られない要因となっているとも考えられる。学生生活のなかで，積極的に友人づくりができるよう支援する必要があろう。

医療者教育における実習は，単なる知識の習得だけにとどまらず，医療者としての態度までを学ぶことができる教育方法である。実習において，より効果的な学びができるように今後も研究が必要であろう。また，医療者教育は，大学などの教育養成機関だけで行うべきものではなく，医療現場のスタッフと，医療を受ける人々の協力も得ながら行うことで，真に必要とされる医療者が育っていくことになろう。

COLUMN　テスト不安

テスト不安とは，テストを受けたり，評価されたりするときに，個人が経験する刺激全般に対する反応のことである。1950年代からサラソン(Sarason, I. G.)らを中心として，テストという特定の状況における不安や不適切な行動が測定されてきた。

まず，テスト不安質問紙(TAQ：Mandler & Sarason, 1952)が作られ，1960年代には児童用テスト不安尺度(TASC：Sarason et al., 1960)がよく用いられた。テスト不安は測定時期によって大きく変動する「状態不安」の典型的なタイプであり，スピルバーガー(Spielberger, 1978)はこのモデルに基づいて青年版テスト態度検査(TAI)を開発した。大学生を対象としたテスト不安尺度(TAS：Sarason, 1978)は多方面で使用されている。テスト反応尺度(RTT：Sarason, 1984)は，これまでのテスト不安尺度の集大成として作成され，懸念，課題に無関係な思考，緊張，身体症状の4つを測定するものである(表12-B，矢敷・岩永，1998)。

※表12-B　テスト反応尺度(矢敷・岩永，1998)

試験について日頃考えたり，感じたりしていることについて，全くあてはまらない(1)，ほとんどあてはまらない(2)，ややあてはまる(3)，非常によくあてはまる(4)の4段階評定する。懸念(1〜8)，課題に無関係な思考(9〜15)，緊張(16〜22)，身体症状(23〜30)ごとに合計得点を求める。得点が高いほどテスト不安が強いことを示している。

1　試験期間中，ふとこの試験に落第したらどうしようと考えることがあります
2　難しい試験を受けていると，合格できるかどうか気になります
3　試験を受けている時，他の人はどんなに頭が良いのだろうかと考えていることがあります
4　試験を受ける前，落第するのではないかと心配になります
5　試験を受けていて，よく，なんて難しいのだろうと思います
6　試験中，なんて出来が悪いのだろうと思います
7　試験期間中，他の人がどうしているのか気になります
8　こんな試験に煩わされなければよいのにと思います
9　試験期間中，試験と関係のないことばかり考えています
10　試験中，とりとめのない考えが頭に浮かんできます
11　試験を受けている間，どこか他のところにいることを考えていることが時々あります
12　試験中，今日の出来事ばかり考えています
13　試験を受けている間に，2，3回空想にふけることがあります
14　試験期間中，夢想にふけります
15　試験期間中，最近のできごとばかり考えています
16　試験の前は，苦悩と不安でいっぱいになります
17　試験が近づいてくると考えるだけで，コチコチになります
18　試験の前は，いらいらします
19　試験の日には不安になります
20　試験の前は不安です
21　重要な試験の前は，いても立ってもいられません
22　試験期間中，目前に迫ってくる試験のことを考えると，落ち着かなくなります
23　試験期間中，身体のことが気になります(かゆみ，痛み，汗，吐き気などの感じ)
24　試験の前や最中に，ときどき身体が震えていることに気がつきます
25　試験の前は，おなかの調子が悪くなります
26　重要な試験を受けている時，頭が痛くなります
27　試験の前になると頭が痛くなります
28　試験の後，めまいがすることがあります
29　試験の前や最中に，よく手が冷たくなります
30　試験を受けていると，口が渇いてきます

実習 23　看護学生の生活改善講座

看護学生も豊かな社会で成長し，自分が好むと好まざるとにかかわらず，幾重にも保護されガードされたなかで成長することになり，体験することが少ない。自己中心で狭視野になりがちなところを，できるだけ多くの実体験を通じて，是正し自己をふり返ることができ，自己の体力とそこから生じる事象を通じて問題は自分で解決しなければならないことを理解させたい。

目的

自然のなかで集団生活を通じて，体力，笑顔，思いやり，メンバーシップ，忍耐などを実体験する。

方法

(1) 3泊4日の集団宿泊訓練
　①実施時間は，国立施設の活動時間内5分前行動
　　6：30～21：00
　②テレビ・ラジオなし
　③食事は，支給食
　④入浴は，指定時間内（ただし洗髪は日程中1回）
　⑤自然を観察・満喫し，自分をふり返る。
　⑥問題発生時，グループで考え，解決の努力をする
　⑦毎就寝前，各班長による反省・伝達事項
　⑧実施時期は，8月4週目
　⑨衛生看護専攻科1年全員（18～21歳）
　⑩起床／6：30，就寝／22：15

(2) 全野外活動（雷雨以外は決行）
　①初日は，午後より活動　～21時まで
　　活動内容　高度差約250mの渓流歩き，約4km
　　所要時間　約3時間
　　夜間活動　夕食後3時間
　②2日目
　　活動内容　高度差約700mの登山
　　所要時間　3時間　昼食　下山2時間
　　夜間活動　夕食後3時間
　③3日目　朝の行動は前日に同じ
　　活動内容　オリエンテーリング
　　所要時間　6時間30分
　　グループ　9グループ（5人一組の8グループと教員1
　　　　　　　グループの編成）
　　指定ポイントおよび課題（未解決の場合罰則あり）
　　夜間活動　3時間
　④4日目　4：15起床
　　活動内容　自然の畏敬にふれる，日の出観賞
　　4：30出発～6：00到着，7：00下山，
　　掃除，集会，朝食
　　9：00 ミーティング・各係個人反省文作成
　　12：00 出発，16：00 帰校・解散

結果の整理

実質3日の野外活動で，徹底した体力の消耗をはかった。集団で寝食・入浴をした生活の経験がなく，マナーへの介入もあり，学生は楽しい反面，しだいに疲労をつのらせていった。1室7～8人で就寝したが，翌日への配慮がなく睡眠不足を呈する。しかし行程を追うにしたがって，離反していた学生も協調性が出てきた。他者への配慮もみられるようになる。最後の早朝登山は，朝日を見た感動で疲れを払拭していた。5分前行動も，日を追って厳守できるようになった。

考察のポイント

医療はチーム医療であるから，団体生活を通じて社会性・協調性も養っていかなければならない。いつも誰かが自分を守ってくれるなかで成長してきた学生は，自らを分析し，自らを問いかけるということをしたことはあるまい。対人処理の原理に「必要と方法があれば，道は自ずから開ける」とある。学生が現場を変える必要がない限り，何を言ってもむだである。患者の立場にたって看護を考えるには，疑似体験をしながら相手の立場にたつということを学ぶのがわかりやすい。体力がなければ，他者への配慮や笑顔もおぼつかないことを知る。集団の入浴は，人前で裸になることで羞恥心を考え，毎日シャンプーできないことで，相手のニーズやつらさを知る。山に迷っては友人のありがたさを知り，疲れても自分の足でたどり着かなくてはならない。

学生に切実に感じてもらうことからすべてが始まる。「誰にもどうにもしてやれない」状況をつくり，「自分でどうにかするしかない」と考えさせ，窮地に追い込まれたものがワラをもつかむ気持ちを察知し，ワラよりましな対策を提示し，解決するように仕向けることで達成感を教える。想像できない者には体験させるしかない。抽象的・言語的なことを実感することが少ないのであるから，「百聞は一見に如かず，百聞は実体験に如かず」を実施することである。実質3日間の野外活動では，教員も同一行動をとるが，学生は体力のなさに気づき，それが笑顔や気配りに影響することを知る。体力のなさが自然を観賞するゆとりもなくしていることに気づく。良好な人間関係なくしては，チームで行う看護は成り立たない。チームで円滑に仕事をするには，ともに働く人を大切にし，人を理解することから出発することである。エゴグラムをとってみると，M字を示すものが多い。Adultの部分は年月を追うにしたがって成長するものであろうし，FCも少しはダウンすると考える。成長とともにI am OK. You are OK. となるように指導しなければならない。教師の役目は学生の能力を引き出し，励まし，努力を認め，達成感をともに味わうことである。いっしょに巻き込まれて学んだことは覚えるという。体験できることを，実感しながら学ぶことは脳裏に残ると考える。

実習 24 カウンセラーのためのスーパービジョン教育

スーパービジョンとは，一般的にスーパーバイザー（指導者）が，スーパーバイジー（指導を受ける者）に専門的な具体的技術を教育訓練する方法である。

今回は，心理療法のことについてのみ述べることにする。心理療法におけるスーパービジョンは，スーパーバイジーに具体的な専門技術を身につけさせる教育訓練である。

心理療法にはさまざまな学派があるので，筆者が専攻している精神分析学を主に述べる。ここでは，心理療法とカウンセリングは同義語として使い，カウンセラーとは心理療法を施行する人であり，クライエントとは心理療法を受けにくる人として，ここでは使用する。

目 的

スーパービジョンの目的は，専門的な具体的技術を身につけることにある。具体的に述べるなら，カウンセラーがクライエントとの関係性で起こってくるクライエントのこころの動きや自我の強さ，カウンセラーに向けてくるこころの動きや感情（転移），また心理学的な見立て，そして，クライエントに，どうこころで起こっていることを伝えるか（解釈）等の指導，助言を受けることである。そのなかでは，カウンセラー自身が自らのこころの構えで，クライエントに向けてしまう感情（逆転移）を理解し，クライエント理解や治療，援助に役に立つような助言をも受ける。

方 法

スーパービジョンを受ける方法として，個人で受ける方法とグループで受ける方法がある。回数としては週1回〜2週に1回と，スーパーバイザーやカウンセラーの諸条件で決めることが多い。

カウンセラーが自分の行っている事例をスーパーバイザーに呈示する。呈示の方法は，逐語録をそのまま呈示する方法と事例をその都度まとめて報告する形がある。そのなかで取り扱われることは，カウンセラーがクライエントのこころをどう見立て，理解し，どう介入したいかということであり，それらの考えを話し合うために，カウンセラーの治療的態度について「なぜ，そこで，そのような介入をしたのか」を中心に話し合われる。また，カウンセラーの治療的態度が，自分の感情に左右されず介入されているか，もし，そうでなければ，なぜそのような反応をしてしまったのか（逆転移）をスーパーバイザーと話し合うことで，治療的な態度についても考える機会となる。

効 果

スーパービジョンを受けることで，クライエントのこころの状態を把握することができる。たとえば，自我の強さ，中心的な葛藤は，どう解釈を行えばよいのか。転移をどう気づき，どう介入するか。それらの技法を学べる。またそれと同時に，カウンセラーのこころの癖やこころの構え，逆転移に気づき，どう治療，援助できるかをも考える機会となる。精神分析学でいう中立的態度を身につけることが可能となる。これらはもちろんのこと，それ以上に，とくに初学者はクライエントに安心して対応できることも事実である。

筆者の経験から，初心者のうちは，週1回，逐語録で報告することが有益であったように思う。そこでまずクライエントの今までの経歴，来談経路，家族歴，生育歴を具体的に呈示する。そして，クライエントに対する質問のしかた，それらの情報からクライエントのこころの動き，自我の強さ，どのような不安を抱えているのか，それをどう防ごうと思っているのか等の精神力動的見立てをスーパーバイザーと話し合えた。このことは，クライエント理解に役に立ったし，どうクライエントと接すればよいのか，治療的態度はどうすればよいのか，また解釈をどのようにすればよいのかも，その都度，考えさせられたり，指導を受けた。これが，今の心理臨床家としての自分を支えているように思う。そして，臨床家としての態度がいつの間にか身についたように感じる。

まとめ

以上，スーパービジョン教育の目的，方法，効果を述べた。マイナス面を強いてあげるならば，スーパーバイザーをみつけるのがたいへんなことと，スーパービジョンを受けているときに，カウンセラーがクライエントへの解釈のタイミングが早くなることが多々みられることであろう。

しかし，スーパービジョン教育は，どの分野でもそうであるが，この効果は，こころの専門家になるには必要不可欠である。

Part 4

21世紀における医療の行動科学：カレント・トピックス

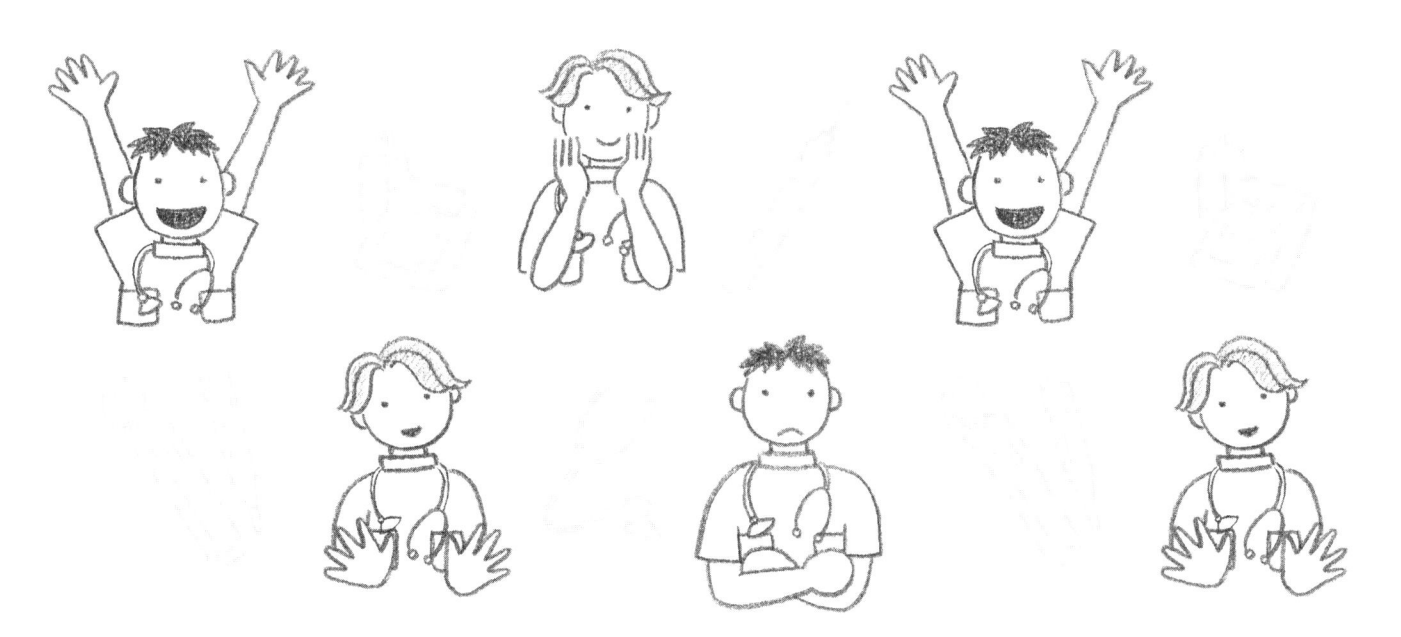

　保健医療者として，21世紀のこれからの医療のなかで，国民や患者の健康を守り，保健医療や環境，社会とよりよい関係を築き，さらにそれらをよりよく変えていくために何ができるのだろうか。

　そこで，Part4では，教育研究・医療・コミュニティにおける人々の健康支援，福祉の向上に果たし得る学問としての医療の行動科学の可能性と問題解決の戦略をカレント・トピックスとして取り上げる。13章の「社会の変化と家族の変容」では，現代社会の諸相の変化と家族の変容，それにまつわる健康問題を取り上げるとともに，共生社会の創成実現に向けて取り組むべき緊急の課題と対応を学ぶ。14章の「癒しと代替医療」では，全人的医療のひとつの役割として期待されている癒しのインターフェイスとしての代替医療のアプローチの適応と限界について学ぶ。15章の「災害等の特殊な状況における支援ネットワーク」では，偶発的に起こる大規模な自然災害や犯罪等の重大な危機的事件の被災者，被害者支援のあり方を学ぶ。16章の「医療看護場面における研究と倫理的問題」では，臨床研究遂行のためのスキル向上のためのインフォームド・コンセントの充実と論理的思考を学ぶ。

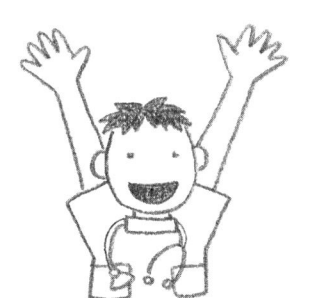

13章 社会の変化と家族の変容

近代から今日までの経済, 社会の変化は現代生活にさまざまな影響をもたらしている。家族の概念や形態は変化し, 多動や衝動性のめだつ子どもの問題行動から, 超高齢化の問題まで社会現象として議論されている。情報化社会の発展は, 対人関係の様式を変化させてきた。そのなかで個人がいかに自己価値感を築くかは, 年齢を問わず普遍的に重要なことである。心理臨床も根源的にはこの問題を扱うのである。

1節 社会の変化と現代生活, 心理

21世紀を迎え, 日本社会は近代化から高度成長の過程を完了して成熟社会の時代に移行した。この変化は個々人の生活や心理に何をもたらすのだろうか。

1 成熟社会における自己価値感

(1) 成熟社会の家族と子ども

成熟社会においては教育, 就労, 生活形態が均質なものから多様化していく。このような変化は, 子どもの養育や発達の領域でも当然起きている。たとえば小・中・高校生における長期欠席者の一貫した増加傾向と, フリースクールなどの代替する教育スペースの増加がある。この現象を青年期（教育を受ける期間）が延長していくとともに教育形態が多様化していく過渡期のプロセスと理解する視点もある（滝川, 1995）。

(2) 社会の変化と自尊心

このような状況においては家族や子どもが将来に向けてもつ価値目標も当然多様化する。その結果現在の自分を支える自己評価が不確かとなり, 自尊心が揺ぎやすい状況も増している。心理学の見地からは, 自尊心とは個人が自分に当てはまると信じている一連の性質や特性あるいは属性に関する個人的評価, 評価の対象として自己をとらえた結果生まれる自己反映的態度と定義される（前田, 1998; Harter, 1989）。この自尊心はメンタルヘルスの重要な指標としても考えられており, とくにその個人が重要と考えている領域における自己評価に影響を受けることが報告されている（Harter, 1989）。1980年代の高度成長を背景にした高学歴志向の強い社会における代表的な子ども像は, 村田（Murata, 1995）が分析したように, 自分自身についてのイメージが漠然としていると同時に自分への不満は高く, 学業の達成などへのこだわりも強い, 内向し「神経質」なものだったといえよう。一方90年代に入ると, 社会的に注目を集める子ども像は, 外に向かって「むかつき」「キレる」子どもたちとなった（佐藤, 1998; 松本, 1998）。一見内向から外向へと180度転換したかにみえるこれらの子どものイメージであるが, その実情にはより慎重な検討が必要である。個々の事例をみると, たとえば, 内向し, 人との差にこだわり, 否定的な自己評価をもっていた子どもが, 挫折体験を契機に「キレる」という経過がある。すなわち同じ子どもが, 結果として両極端な問題行動を示すことがある。

2 情報化社会と対人関係

(1) コミュニケーションの方法の変化と多様化

社会における急速な情報化の流れは, 対人関係における情報交換の道具や場を大きく変化させた。とくに,

COLUMN-92　子育てとアサーティブ・トレーニング

育児不安に陥りやすい人とは：乳幼児を抱えた母親の育児は, 仕事と異なり区切りがない。育児に不安や疲労感, 葛藤を感じている母親は多い。育児不安は「無力感や疲労感あるいは育児意欲の低下などの生理現象をともなって, ある期間持続している情緒の状態あるいは態度」をさす（牧野, 1982）。牧野（1983）によれば, 育児不安の程度と最も深く関連しているのは, 夫婦関係, 夫の育児に対する参加・協力度, 続いて家族以外の人間関係の広さや深さの要因であり, 母親の就労状況や年齢, 家族形態はまったく関連していなかったという。育児不安に陥りやすい人は, 人との関係が希薄な人, 人間関係に対して自分から消極的だと思っている人, 夫を含めた人間関係のなかで一種の孤立感がある人（佐々木, 1996）といえる。

アサーティブ・トレーニングによる子育て支援：80年あまりの長い人生に, せいぜい2人の子を生み育てる現代の女性にとっては, 出産・育児も人生の転換点・危機のひとつである。子育てという自分の人生の選択に責任をもち, 主体的に周囲の人たちとかかわりながら生きていく。そのためには, 自己の感情や意思を相手に十分伝わるように自己表現することが不可欠である。

多くの対人スキルは, 子ども時代に身につけるものである。ある種のスキルをもっていない親や, 社会的スキルの訓練に無関心な親に育てられた子どもは, 家庭外でもその機会がなかったとすると, ある種の対人スキルが学習されないことになる。

今まで対人スキルを学習するチャンスがなかった人は, 今から学び, 訓練すればよい。

人の行動様式は「攻撃的」「非主張的」「主張的」の3つに分けられる。攻撃的でも非主張的でもない,「自己肯定, 他者肯定」の, 周囲と調和した自己主張能力を身につける訓練が, アサーティブ・トレーニングである。適切な対人関係スキルの獲得は, 人とのつながりを大切にしながらも, 判断・選択の痛みを引き受ける主体としての自己の成長につながり, 自尊感情を高める。

地域や大学などが主催する母親向けの講座に, アサーティブ・トレーニングを取り入れたものがある。講座終了後, 自助グループに移行するものも多い。これらを支援するスタッフとしての活動も地域臨床支援活動のひとつである。

ポケベル，携帯電話，インターネットなどの情報機器やシステムにより，今までになかった対人ネットワークがさかんになった（Miller & Slater, 2000）。同時にここでは，従来の対人交流におけるルールが適用しにくい状況など，否定的側面も生じている。

(2) 情報化と心理療法の変化

テレビゲームやインターネットは，対人不安の高い子どもたちに，内心を吐露しやすい間接的なコミュニケーションの方法と場（ヴァーチャル・リアリティー）を提供している。このようなアクセスの容易さは専門的な治療にも利用されている。筆者の属する大学病院精神科の行動療法グループが開設した強迫性障害の患者のためのホームページのようなメンタルヘルス・プログラムもつくられており，このようなサービスは今後も増加すると思われる（海老原ら，1998）。同時に，このような情報メディアのシステムがもつ匿名性は，各人の言動や行動が他者にもたらす現実的な結果に対する責任をあいまいにするともいえる。

(3) 対人関係において変わらない要素

このような対人関係の方法や場の急激な変化の一方で，その心理的機能の中核には普遍的な要素が存在する。たとえば，対人関係の機能を情緒的・実際的なサポートを得られる親密な関係をつくり維持することと定義すると，複雑に変容する対人関係についても，その機能を評価することができる。そうすると，たとえば携帯電話やインターネットをめまぐるしく使い分けているという，現象面では同じにみえる子どもたちのなかにも，それを社会生活で適応的に行っている者と機能不全状態にある者との違いもみえてくるのではないかと思われる。このような親密な対人関係の形成・発達の理論としてアタッチメント理論の研究が広く行われるようになった（Holmes, 1993）。この流れの背景には，対人関係の急激な変化の時期において，基底にある普遍的な機能を明らかにすることが求められている状況があるといえよう。

> アタッチメント

3 自己決定とメンタルサポート
(1) 情報化社会と治療者―患者関係

多様化し情報化する社会では，個人は自己実現のための多くのモデルや選択肢にふれる機会が得られる。医療においてもインフォームド・コンセントやエビデンス・ベースド・メディシンなどの概念が導入され，治療者―患者関係で，対等に医療情報を共有し意思決定を行うモデルがめざされている。逆に個人が主体的に多様な場や情報にかかわることができない場合は，いわゆる「情報弱者」の立場に置かれることになる。

> 自己実現
> インフォームド・コンセント
> エビデンス・ベースド・メディシン

(2) ネットワークから孤立する母子

社会的スキルや情報を生かす能力にハンディをもったユーザーに対してのサービスも重要である。筆者らの産後の女性についての調査では，膨大な育児に関する情報やサービスの氾濫のなかで，むしろ育児不安や産後うつ病をもちながらサポートを得ていない女性が多く存在する事実が明らかになった（吉田ら，1998）。女性の社会進出や少子化傾向において，このような女性や育児への適切なサポートシステムはいまだ不足している事実にも注目すべきであろう。

> サポート

COLUMN 保健室登校

保健室登校が不登校生徒の解決の糸口として認められるようになったが，保健室登校とは常時保健室にいるか，特定の授業には出席できても，学校にいる間は主として保健室にいる状態をいう（日本学校保健会の調査時の解釈）。

1997（平成9）年の日本学校保健会「保健室利用状況調査」によれば，1996（平成8）年度1年間に保健室登校の生徒のいた学校の割合は，小学校37.1％，中学校58.1％，高等学校44.4％で，中学校での保健室利用者が多い。男女比では，男子より女子に多くみられる。1校あたりの保健室登校の人数は，小学校1.7人，中学校2.6人，高等学校2.4人となっている。

保健室登校の子どもは，「人とうまくかかわっていくことができない」「自分のことをうまく表現できない」など，対人関係に問題をもつ子が多いので，保健室での対応は，養護教諭の行う健康相談活動のなかでも，かなり専門的対応が求められる。

保健室登校の初期，子どもは自分の殻のなかに閉じ込もっているが，保健室という独特の空間のなかで養護教諭との温かいふれあいにより癒され，くつろぎ，エネルギーを回復して，だんだん自由に動けるようになる。そして保健室を訪れる子どもと養護教諭のかかわりをみて対人関係を学び，人間関係を広げ，時には保健室の仕事を手伝い，人の役に立つことができることで自信を得，教室復帰へとつながっていく。養護教諭の対応は，治療的かかわりから教育的かかわりへと移行し，やがて終結する。

保健室登校を引き受ける場合は，保護者，子ども自身，学級担任をはじめ，学校全体が，保健室登校を本当に望んでいるのかを確認することが大切である。

とくに高校では，義務教育と違って単位取得が必要なので，生徒自身の学ぶ意欲が大いに関係してくる。また，学級担任をはじめ学校全体が，その受け入れ体制や支援体制について共通理解をはかり，スクールカウンセラー等のアドバイスを受けて関係者間で対応を検討したり，役割分担も明確にしておく必要がある。

2節 子どもの問題

子どもの問題を，発達する脳との関連から分析する研究が積み重ねられている。これらの知見は，子育てや教育の現場にどのように生かされるだろうか？

※表13-1 学習障害の定義（文部省，1999）

学習障害とは，基本的には全般的な知的発達に遅れはないが，聞く，話す，読む，書く，計算する，推論するなどの特定の能力の習得と使用に著しい困難を示す，様々な障害を指すものである。

学習障害は，その背景として，中枢神経系に何らかの機能障害があると推定されるが，その障害に起因する学習上の特異な困難は，主として学齢期に顕在化するが，学齢期を過ぎるまで明らかにならないこともある。

学習障害は，視覚障害，聴覚障害，知的障害，情緒障害などの状態や，家庭，学校，地域社会などの環境的な要因が直接の原因となるものではないが，そうした状態や要因とともに生じる可能性はある。また行動の自己調整，対人関係などにおける問題が学習障害に伴う形で現れることもある。

学習障害および類似する学習上の困難を有する児童生徒の指導方法に関する調査研究協力者会議（平成11年度中間報告　学習障害児に対する指導について）

下線は筆者による

1　新たな視点：学習や行動障害の生物学的基盤

(1)　学習のつまずき

軽度で部分的な学習や行動上の障害をもつ子どもたちへの取り組みが，教育の領域でも本格的になされるようになった。これにともない，障害の原因について，文部省の学習障害に関する平成11年度の中間報告にも示されているように（表13-1，下線参照），中枢神経の機能障害が想定される事が明記された（文部省，1999）。

この考えは，①神経生理学的研究で示された，大脳機能が左右に分化しながら発達する過程の障害（Larsen et al., 1990），②情報処理過程のある一部分に対応すると考えられる局在した大脳機能低下などの所見（Kaneko et al., 1998），③同胞親族で同じ障害の出現率が高まっており，さまざまな形で遺伝子レベルで障害が伝達されていると報告されている遺伝研究（Smith et al., 1990）に基づいている（Anderson et al., 2000）。

(2)　問題行動の理解と対応

また行動の自己調整，対人関係などにおける問題（表13-1，下線参照）についても，精神障害の分類と手引き（DSM-IV；APA, 1994）において注意欠陥および破壊性行動障害と定義され，その病態や病因についても中枢神経機能の障害仮説が主流となってきている。これらも，①神経伝達物質と行動パターンの関連についての神経化学的研究，②注意集中を要する課題中の脳波の分析，および脳内の血流量などから各部位の活動レベルを画像としてしめすfMRI (functional magnetic resonance imaging) の所見などの神経生理学的研究，③実行機能などさまざまな認知機能を明らかにする神経心理学的研究，④同胞親族についての遺伝学的研究，に基づいている（Tannock, 1998）。

このような軽度の発達学的な障害をもつ子どもたちは，従来子ども本人の意欲や親のしつけの問題としてとらえられ，矯正指導の対象とされやすかったと思われる。しかし中枢神経機能の障害としてとらえる視点が前述した研究に裏打ちされることによって，その障害を補って，生活・教育環境や課題，指導法に個別のくふうを加える治療教育の方向へと移行してきたのである。また注意や衝動制御の障害を示す子どもには，後述する薬物療法の選択肢も示されている。

2　行動制御の問題

(1)　"問題児"の理解

学校や家庭での問題行動の系統的な調査（Pliszka, 2000）から，注意や衝動コントロールに障害をもつ子

COLUMN　子育てまっ最中

子どもを生み育てることは女性としてあたりまえのことで，母親になったらお母さんはニコニコと明るい太陽のような存在であれ，そうすれば，家庭は円満で子どもはスクスクと育つもの——このようなお母さん太陽説が子育て講座などでは語られることが多い。世の中のお母さんたちはそんなことは百も承知である。それができないから苦しんでいるのだ。

以下に，中学1年，小学2年，幼稚園年長と，3人の男の子を育てているお母さんの奮闘記を紹介したい。母として，妻として，人間として真剣に生き，苦しみ悩んでいる姿が胸を打つ。

私には3人の男の子がいる。小2と年長の2人には知的な遅れがある。どこででもひっくり返り泣き続け，パニックを起こす次男の扱いにくさが，私の育て方の問題ではなく，障害ゆえに起こっていることだとわかり，むしろ救われたように感じた。けれども3人の子どもたちのうち，2人も知的な遅れがあるとなれば，私のなかに何かふつうでないものがあるのだろうか？世間の人は何と思っているのだろうか？　私たち夫婦の将来はどうなるの？　長男の将来に悪影響が出るんじゃないかしら？と，次つぎと不安が押し寄せ，ふと気がつくと涙があふれている。

自分が障害児をもつとは思ってもみなかった。つらい自分の感情にふたをすることで子どもの障害を直視することを避けたり，「障害」ということばがついただけで，私のなかで子どもたちの価値がまったくなくなったときもあった。子どもたちの日常の世話をすることがつらくてつらくてたまらない。けれども代わってくれる人は誰もいない。泣いたり，わめいたりすれば少しは気がすむのかもしれないが，自分の感情を爆発させることはしないし，できない。私が泣けばそれを受けとめるのは夫だ。夫も傷ついているし，男だから私よりも傷が浅いなどということはない。私がつらければ夫も同じようにつらいのだ。

育てにくく一生心配し続けることがわかっている子どもでも，親は育てていかなければならない。私はここ何年も朝までグッスリ眠ったことがない。いつも睡眠不足で疲れきっている。

障害児をもっていることで私自身は以前と何も変わっていないのに，私の評価がまったく別のものになった衝撃は大きい。

それでも暗闇に薄日が射すときもある。兄弟で同じ障害者として助け合っていけるかもしれない。子どもの変化を成長として認め，折り合いをつけてゆこう。

どもたちが3〜5％という一定の割合で存在することが明らかになった（APA, 1987）。このような特徴をもつために学校生活や家庭生活に著しい障害を生じている子どもたちの行動の起こる機序は何であろうか？バークレー（Barkley, 1997）らは自身や他の多くの研究結果をもとに，種々の問題行動は行動（反応）抑制の欠陥として総括できると考えた。そしてこの欠陥は，脳内に存在する（前頭前野と線条体をつなぐ）行動抑制システムの活動が低下することにより引き起こされると推測している。メチルフェニデートなどの中枢神経機能を刺激する薬物の使用により，問題行動が明らかに改善するという治療結果はこの仮説を支持している（Jacobvitz et al., 1990）。

※表13-2　子どものためのうつ病自己質問票（村田，1996）

Birleson のスケール　　　　　　　　小学・中学　年　組　番　男・女

わたしたちは，楽しい日ばかりでなく，ちょっとさみしい日も，楽しくない日もあります。みなさんがこの一週間，そんな気持ちだったら当てはまるものに○をつけて下さい。よい答え，悪い答えはありません。思ったとおりに答えて下さい。

	いつもそうだ	ときどきそうだ	そんなことはない
1. 楽しみにしていることがたくさんある。	[ ]	[ ]	[ ]
2. とてもよく眠れる。	[ ]	[ ]	[ ]
3. 泣きたいような気がする。	[ ]	[ ]	[ ]
4. 遊びに出かけるのが好きだ。	[ ]	[ ]	[ ]
5. 逃げ出したいような気がする。	[ ]	[ ]	[ ]
6. おなかが痛くなることがある。	[ ]	[ ]	[ ]
7. 元気いっぱいだ。	[ ]	[ ]	[ ]
8. 食事が楽しい。	[ ]	[ ]	[ ]
9. いじめられても自分で「やめて。」と言える。	[ ]	[ ]	[ ]
10. 生きていても仕方がないと思う。	[ ]	[ ]	[ ]
11. やろうと思ったことがうまくできる。	[ ]	[ ]	[ ]
12. いつものように何をしても楽しい。	[ ]	[ ]	[ ]
13. 家族と話すのが好きだ。	[ ]	[ ]	[ ]
14. こわい夢を見る。	[ ]	[ ]	[ ]
15. 独りぼっちの気がする。	[ ]	[ ]	[ ]
16. 落ち込んでいてもすぐに元気になれる。	[ ]	[ ]	[ ]
17. とても悲しい気がする。	[ ]	[ ]	[ ]
18. とても退屈な気がする。	[ ]	[ ]	[ ]

3　子どもの抑うつ

(1) 見過ごされやすいうつ病

うつ病はしばしば身体症状や身体的違和感として表現される。その結果，身体疾患として内科などを受診し，うつ病としての診断を受けないために，不十分な治療のままで遷延化しているという問題が指摘されている（Gelenberg, 1999）。その一例として，日本では周産期のうつ病は少ないと考えられていたが，系統的な調査によると，欧米と同程度にみられることが報告されている（Kitamura et al., 1996 ; Yoshida et al., 1997 ; Yamashita et al., 2000）。

(2) 児童・思春期のうつ病

成人においてさえも見過ごされやすいうつ病であるが，ましてや児童や思春期においてはうつ病の主症状である抑うつ・悲哀感が言語的に表現されにくいという問題がある。しかし1980年代以降，子どもに合わせた質問紙（Bierlson et al., 1987）や面接法が考案された（表13-2，村田，1996）。この結果から児童期や思春期にもうつ病は少なからず存在し，学業不振や不登校，時には薬物依存，自傷行為や自殺にもつながる看過できない問題であることがわかった。また逆に思春期に自殺した50ケースの遺族などを対象とした調査では，その60％においてうつ病に罹患したと推測できるという報告もある（Marttunen et al., 1991）。

また前述した学習障害や注意欠陥/多動性障害と診断される子どもたちも，うつ病のリスクをもっている（Biederman et al., 1996）。これらの子どもが，学校や家庭で失敗や叱責を多く体験した結果，自己評価が低下し，青年期になって抑うつ状態になる危険率は高い。

COLUMN：お父さんの出番ですよ：高校生のストレス

高校生は，思春期の心身両面とも不安的な時期にあり，対人関係の悩みから強いストレス症状を呈する生徒もいる。しかし，いやなことがあっても周囲になぐさめたり助けたりする人がいて，高いストレス反応を示さない生徒もいる。このような個人をとりまく人たちによる援助をソーシャル・サポートといい，そのストレス反応を軽減する有効性については述べられてきた。

さて，子どもたちが社会生活にかかわる主たる窓口は，家庭であり学校である。現在，その家庭と学校での社会資源をソーシャル・サポートとして十分生かしきる方向性が各方面で検討され始めている。ここでは，父親が悩みをもつ子どもたちの有力な支援者としてコミットすることの重要性について，ある進学校の男子高校生を対象に検討した筆者らの調査結果を述べる。

父親サポートが，先生との関係あるいは友人との関係ストレッサーによる抑うつ反応に対してストレス軽減効果があるかどうか，もしあれば，どのように効果的であるのかを明らかにするために，ストレッサーのレベルに応じて3群（ストレッサー低・中・高レベル），父親サポートの程度に応じて2群（父親サポートlow・high）に分類して，比較検討した。図13-A(a)に示すように，先生との関係のストレッサーによるうつ反応は，父親サポートlow群では，ストレッサーのレベルが上がるにつれて高くなった。ところが，父親サポートhigh群のうつ反応は，ストレッサーが高レベルになっても上がることはなかった。一方，図13-A(b)に示すように，友人との関係ストレッサーによるうつ反応は，ストレッサーのレベルが上がるにつれて高くなったが，その傾向は父親サポートlow群ほど顕著であった。

これらの結果は，父親サポートのうつ反応を軽減する効果は，ストレッサーの種類にかかわらず有効であったが，先生との関係ストレッサーが強大になったとき，とくに有効であることを示唆している。父親の励まし・なぐさめ（情緒的サポート）を意外と男子高校生も求めているのではないだろうか。お父さん，出番ですよ。

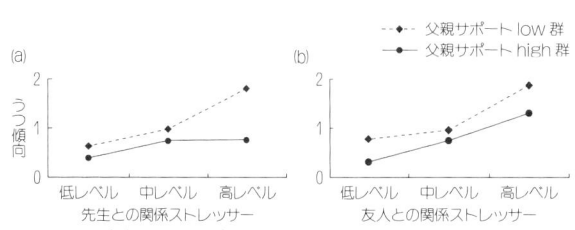

✤図13-A　先生との関係・友人との関係ストレッサー，うつ傾向と父親サポートとの関連性

3節 変化する家族の形態

わが国では「家」の概念が、家族のありようにも現れてきた。明治の近代化から、第2次世界大戦の終わり、高度経済成長時代から現代までの「家」の概念の変遷と、今日の少子化現象を考える。

1 「家」の概念の変遷

(1) 社会・経済の変化と「家」

日本の伝統的な家族は本来、農耕文化を反映した母系家族であり、近代までは大家族であった。しかし、明治時代になって中央集権国家を築くために戸籍が作られて以降、「家」意識が強くなったといわれる。「家」は、家長を筆頭に3世代以上の家族からなり、長男が家督を相続しながら、代々受け継がれていくもので、これこそが「家」の繁栄であると考えられていた。このため必然的に結婚は出産をともなうもので、それが「嫁」の当然の務めであった。男児が授からなければ養子を迎えてでも、「家」を絶やさないようにすることが家族の価値観となっていた。

しかし、家族のあり方は社会のそれと密接に連動する。この半世紀に起きた社会のさまざまな変化によって、「家」に対する意識や家族の形態は変化してきた。まず、第2次世界大戦の敗戦後における民主化がひとつの契機となった。1950年の婦人参選権が象徴するように、形のうえでの男女平等が認められるようになってきたことは、それまでの家長を頂点とする拡大家族の概念に揺らぎをもたらした。次いで高度経済成長期を迎え、工業化、都市化など産業構造が変化したことが、家族のあり方に大きな影響を与えた。働き手となる若い世代を中心にして、農村部から都市部への人口の流出が始まり、そのことによって、農村部の拡大家族は減少し、都市部において核家族化が始まることとなった。そして1960年代以降、経済の成長が高まり、生活に余裕が生まれてきたと同時に家庭用電化製品の普及化による変化が起こった。つまり両親や祖父母の生活上の知恵や経験が、必ずしも重要ではなくなってきた。

(2) 核家族の増加

これと相まって、若い世代を中心に、「家」という煩わしい意識に縛られることをきらう風潮が生まれた。このことは、親世代からの干渉を避け、夫婦と子どもによる新しい自由な家庭のあり方に憧れ、核家族をつくることに拍車をかけた。最近の総務省統計局の国勢調査によると、現在では核家族世帯の割合は60%近くに達し、しかも単独世帯の割合も約25%となっており、これらのことは、拡大家族がますます減少していることを示唆している(総務省統計局、2001)。しかも実際の家族の生活状況をみると、伝統的な慣習が残る3世代家族ですら、住まいとしては2世帯住宅の志向が強いといわれて久しい。これらを総合すると、核家族が今日の日本の家族の形態のみならず、機能においても主流となっているといえよう。

このような事態を老人家族の問題ととらえた牧原(1993)は、「若年者、壮年者がいなくなり、過疎化した農漁村において、老夫婦、または伴侶をなくした単身の老人が、ひっそりと暮している」ことに対し、「これも一種の核家族化といえるかもしれないが、むしろ

COLUMN-96

父親の崩壊

これまでの日本社会に、父親が、というよりも父親の権威のようなものがないのは、この国が母性社会だからではなく、多分に文脈的、歴史的なものである。日本の厳父のモデルというのは、明治期に即席の近代化のために武家モデルを模してつくられたが、昭和期にはいると基盤を失ってしまった。私が「父親崩壊期」とよぶその時期に育ったのは、厳父モデルをみてきた世代だったが、残念ながら彼らの背景にあった社会経済状況はそうした厳父モデルを信じさせてくれるような安定したものではなかった。そして戦時中にできあがった半軍事的な体制は、戦後も基本的には継続されたのである。だから日本は経済戦争には非常に強かった。エコノミック・ソルジャーというわけである。

庇護社会：そうやってできあがった体制の特徴は、父親がそこにはいないということである。どこにいたかといえば、企業や会社の一部にだった。つまりこの体制は、家庭の構造を中心にみてみると、ちょうど母子というか、女子どもをひとつのペアにして考えて、「生めよ増やせよ」「健全男子育成」を目標にして、国が子どもたちを同心円状に保護する、よい兵士と良妻賢母を再生産するようにできている。

私は、この構図を「庇護社会」とよんでいるが、そこには、①「お上」の前ではみなが平等である、②「すべきこと」をすれば「お上」が自分を庇護してくれる、③国家社会はいつも安心できる場所である、という特徴がある。この体制は、上述のように父親がいないという点を除けば、明治以来の家族国家主義の延長にあるが、心理的な結果は、母親が子どもととても密接、というよりも母親が子どもの鏡だということで、①からは平等主義が、②からは他律主義が、そして③からは「甘え」が結果として生まれる。そして、少なくとも1980年代までの日本のあらゆる組織が、このモデルで理解できるような、どこを切っても金太郎状態だった。

日本社会の精神病理：これまでの日本は庇護社会という意味で、母性的なものを期待し、それを求める社会だった。この時代の終末期に現れた子どもの精神病理が、家庭内暴力、そして校内暴力、さらには登校拒否だった。これら「甘え」の病理である。親や「お上」への甘えが噴出した結果で、庇護社会が子どもを支えきれなくなったということである。

いるべき人間がいなくなった家族崩壊といったほうがよいかもしれない」という。

2　少子化がもたらすもの

今日の家族形態を語るうえでは，少子社会の到来も見逃せない。内閣府国民生活局の国民生活白書(2002)から出生率をみてみると，終戦直後の1947～1948年の異例な高率を示した第1次ベビーブームと，そのとき誕生した人たちが出産年齢をむかえた1971～1974年の第2次ベビーブームのときを除けば，低下の一途をたどってきた。そして，最新の数値は，この10年の1.5程度の横ばい状況を経て，2001年には1.33となっている(厚生統計協会，2003)。この要因として，高学歴などを背景とした女性の就業率の上昇や晩婚化で出産可能な期間が短縮したこと，仕事と育児の両立の難しさやさまざまな社会生活上での楽しみがふえたために子どもが「宝」や「生きがい」ではなくなったこと，教育費の負担感や子どもの将来への不安感が強くなったことなどがあげられる。

前述の総務省の調査(2001)によれば，子どもの78.6％が核家族のなかで暮らしている。しかも末子が3歳未満の家庭では母親の就業率は28％で，小学生がいる家庭になると68％と上昇し，中学生を持つ母親になると75％近くとなる。このように今や共働き家族はあたりまえになっている。一方父親も，家庭よりも職場優先の企業風土によって，残業等長時間労働は日常で，単身赴任や長期出張もめずらしくない。こうなると，やはり核家族のなかにおいてさえ，子どもが育っていく環境のなかで親が不在の状態となり，本来の因習から抜け出した，自由で主体的な核家族とよぶにはふさわしくない状況が生まれている。

3　今後の家族の多様化

さらに，女性の社会進出が進んだことで，子どもをもたない，夫婦だけの生活もふえつつある。女性が経済力を身につけたことと相まって，「女の幸せは結婚」と考えない女性が，若い世代ばかりか中高年層でもふえている。このことは，近年離婚の増加を引き起こしている。今後は，法律上の結婚形態にとらわれずにパートナーと暮らす者や，結婚形態を必要としないかのように「シングル」生活を好み独身のまま生きようとする者もふえていくであろう。こうなると，欧米に増加しているような，離婚を経験している一方の親とその子どもの家族や，非婚によるシングルマザーもけっしてめずらしくはなくなっていく。

心理・精神医学的に遭遇する臨床例をみると，育児不安，乳幼児の問題行動，分離不安，新しい環境への適応障害，いじめや不登校，摂食障害，思春期の諸問題まで，そのほとんどが家族の問題抜きには考えられない。核家族の増加により家族形態と機能の変容が問題となって久しいが，現代の日本社会はさらなる家族変容の時を迎える。私たち臨床家には，家族のありようを認識したうえで，心理・精神医学的諸問題に対応することが求められる。

育児不安
いじめ
摂食障害

大学生の視点からみた家族

家族とは，個々人が帰属する，社会における最もミニマムな共同体のひとつである。家族の構成員たちが生活していくには，何らかの形で収入を得，それを，仕送りや小遣いなどの現金形態をとるにしろ，あるいは毎日の食事や学費などへと変形するにしろ，各構成員に分配していかねばならない。これが扶養・被扶養の関係であるが，大学生という存在も，往々にして，依存の度合いの軽重はあるものの，被扶養者の立場にある。たしかに，授業料や独り暮らしにかかる経費などを，アルバイトや奨学金のみで賄うことも可能ではあろうが，その場合は，学業や，「学生の特権」たる「自由な」活動（サークル活動や友人との交流など）に割く時間・費用を削らねばならないはずである。

したがって，成人したり，就業可能年齢に達したりしてはいても，自分ひとりの所得で生計を立てることは少ない，賃金労働システム内におけるマージナルマン（境界人）としての大学生の存在が定立する。このとき，家族は，このような大学生を扶養もしくは経済的に援助してやる主体として，大学生にとって重要な役割を担っている。

一方，大部分の大学生の生活を考えるうえで重要なファクターに，独り暮らしという生活形態がある。「独り暮らし」に対する大学生の印象は，「気楽」「家族の目を気にせずに友人や恋人と交流できる」「自分の好きなようにライフスタイルを決められる」など，肯定的なものが多い。つまり，独り暮らしをすることによって，大学生は，ときに家族がもち得る閉塞性・過剰干渉性・煩瑣性・過密性などから解放され，ストレスを感じる局面を減らすことができる。傾向として，独り暮らしを始めて1か月弱ほどの間は，ホームシックや人恋しさにとらわれたり，炊事・洗濯などの家事に面倒くささを感じ，家族との同居生活にもどりたがるものの，慣れていくと独り暮らしのメリットを実感しエンジョイできるというパターンが多いようである。

このように，大学生にとっての家族とは，扶養の主体として重要であり肯定的にとらえられるべき存在でありながら，精神的にはすでにある程度の自立心を獲得しているこの年齢層にとって，煩瑣な存在・関係性でもあるといえる。すなわち，大学生にとっての家族は，意識化されているにしろいないにしろ，往々にして，このアンビバレントの構造に組み込まれているのである。

COLUMN

4節 超高齢化がもたらす問題

超高齢化するわが国では，今日の高齢者の孤独とそれに関連する精神の障害を認識し，またその家族のメンタルヘルスにも注意をしなければならない。健全な社会を築くために今後は柔軟な発想が必要となる。

1 高齢者の孤独と自殺

第2次世界大戦以前は，人生50年といわれていた。それから50年あまりを経た今日は，人生80年の時代である。65歳以上の高齢者は全人口の約17％を占めているが，今後も増加し，西暦2020年には全人口のおよそ24％になると予測されている（総務省統計局，2001）。現在，このような超高齢化社会がもたらす問題として，医療費の増加や介護問題などがさかんに各メディアによって取り上げられているが，ここでは社会の変化や家族の変容という観点から考えてみたい。

従来の拡大家族の下では，人は自分の高齢期とその孤独感を思い煩う必要はなかった。子ども，とくに長男家族と同居し，親密な関係のなかで人生を送るのが当然であった。しかし，今日の家族形態や家族関係のなかではどうであろうか。この問題について考えるとき，高齢者の自殺に関する研究が示唆することは多い。上野ら（1981）の60歳以上の自殺者994例の調査によると，生活状況は家族と同居している者が最も多かった。次いで独り暮らし，夫婦2人暮らしと続き，子どもと2人暮らしの者が最も少なかった。この結果から，上野らは「独り暮らしであるから淋しく孤独であるというのではない。むしろ，家族と同居の中で信頼する身内から理解されず，冷たく疎外されていることのわびしさが老人にとって耐えられない孤独であり，これが自殺の動機になっていることを見逃してはならない」と述べている。ちなみに高齢者の単独世帯は，全世帯の約5％を占める。これらの独居老人の場合は，より老人の孤独感を深めることにもなりかねないし，またうつ病などの精神疾患が存在する場合も，周囲からの気づきを得にくいことにもなる。森田ら（1986）は，高齢者の自殺率がきわめて高かった地区の調査から，重要な要因として「老人の孤立する傾向」をあげ，「役に立たなければ生きている価値がないとする社会が，高齢者の自殺を多くしている」と指摘している。そのうえで，「家族や地域社会における老人の位置づけの改善が今後の課題である」と述べている。

2 回想法の効用

アメリカの精神科医バトラー（Butler, 1963）は，それまで否定的にとらえられてきた高齢者の回想を肯定的に再検討し，個人の人生をふり返る方法として回想法を提唱した。従来は，健常老人を対象にグループ回想法が大きな普及をみせてきたが，日本でも黒川（1995）らを中心に，認知症疾患にこの心理療法が応用されている。また浦部ら（2000）は，認知症患者に個人回想法も試みている。これは，配偶者や家族も同席するので，家族が認知症高齢者を理解することにもつながっている。

回想法

3 高齢者と家族のメンタルヘルスのために

一方，核家族化が進み，さらに家族の形態が多様に

COLUMN-98　新ゴールドプラン

わが国の老人福祉は，老人福祉の制定前は主として，貧困と虚弱等の状態にある老人を施設に入所させて保護する施設保護が中心となっていた。しかしながら，戦後の社会経済の変化，とくに老齢人口の増加と家族構造の変化，扶養意識の減退，核家族化の進行，住宅事情の悪化等によって，老人をとりまく諸問題は深刻化し，その複雑さを増してきている。このような背景のもとに，1955（昭和30）年に老人福祉法が制定され，老人の福祉の向上をはかるための施策が総合的に推進されることになった。わが国では今後，高齢化がさらに進行することが予測され，こうした社会状況を背景に，1988（平成元）年12月，厚生大臣，大蔵大臣，自治大臣の3大臣の合意事項として，「高齢者保健福祉推進十か年戦略（ゴールドプラン）」が策定された。1993（平成5）年度には，地域の実情に応じたサービス展開をはかるため，すべての市町村・都道府県において，地域の高齢者のニーズをふまえ，将来の保健福祉サービスの目標を設定する老人保健福祉計画が作成された。さらに1994（平成6）年12月には，この老人保健福祉計画をふまえてゴールドプランの全面的な見直しが行われ，各種高齢者保健福祉サービスの整備目標や引き上げ，今後取り組むべき施策の基本的枠組みの呈示を内容とするゴールドプランが策定された（表13-A）。

※表13-A 「高齢者保健福祉推進十か年戦略」の見直し—新ゴールドプランの概要—（抜粋）

1. 整備目標の引上げ等（平成11年度末までの当面の整備目標）
（詳細略）
2. 今後取り組むべき高齢者介護サービス基盤の整備に関する施策の基本的枠組みの策定

〈基本理念〉
　利用者本位・自立支援，普遍主義，総合的サービスの提供，地域主義

〈サービス基盤の整備〉
(1) 在宅サービス
　・かかりつけ医の充実強化
　・ケアプランの策定
　・配食サービス，緊急通報システムの普及
(2) 施設サービス
　・特別養護老人ホームの基準面積の拡大（個室化の推進）
　・充実した介護力を整えた老人病棟の整備推進
　・福祉用具の積極的導入による施設機能の近代化
(3) 寝たきり老人対策〈新寝たきり老人ゼロ作戦の展開〉
　・地域リハビリテーション事業の実施，市町村保健センターの整備
(4) 痴呆性老人対策の総合的実施
　・痴呆性老人の治療・ケアの充実（グループホームの実施等）

〈支援施策〉
(1) マンパワーの養成確保
　・養成施設の整備，研修体制の整備
(2) 福祉用具の開発・普及の推進
　・福祉用具の研究開発・普及の促進
(3) 民間サービスの活用
　・民間サービスの積極的活用によるサービス供給の多様化・弾力化
(4) 住宅対策・まちづくりの推進（建設省と協力して推進）
　・シルバーハウジング等の高齢者対応型住宅の整備
　・高齢者・障害者に配慮されたまちづくりの推進

（平成6年（'94）12月18日大蔵・厚生・自治3大臣合意）

なりつつある今日，高齢者がもたらす心理，社会的諸問題への援助を，家族だけに頼るような従来の体制は不可能である。

2000年の厚生省の調査によれば，高齢者を介護している家族の約60％が，食事や排泄，入浴などの世話の負担が大きいと答えている。しかし，問題はこれに限ってはいない。家を留守にできない，ストレスや精神的負担が大きい，十分な睡眠がとれないなど，高齢者を抱える家族の心身両面にわたる負担は大きい。高齢者のなかでも，とくに認知症高齢者をもつ家族にとっては，さらに大きな負担となろう。

介護保険制度
2000年に介護保険制度が発足したが，北九州市若松区の，とくに認知症の症状のみられる高齢者への対応は，地域全体で支える構想が特徴的である。保健・医療・福祉・地域連携推進協議会と地域ケア研究会が中心的役割を担って，かかりつけ医―専門医―病院―施設等の連携を緊密にし，救急や啓発活動に努力している。

このような医療，福祉の領域はもとより，高齢者のニーズに応じた社会資源が整備され，地域の支援体制や自助グループなど，柔軟で多面的なネットワークが築き上げられる必要があるのではないだろうか。

4　幼老共生の試み

これらは高齢者を保護の対象とする発想であるが，碇（2000）はその著書で，「老いと死を他人に委ねざるを得ないと思い込んだところから現代人のある種の不幸が生じている」という。彼は，中国のウイグル自治区いわゆるシルクロードの農村部で，子どもの生活環境，子どもと老人の関係，そして超高齢者の生活について，文部省の助成を受けて3年間にわたり調査した。そして高齢者の社会的役割について，「自分の人生に自信を持つに至った人は，やがて幼いころの自分を懐かしむように，目の前の幼い生命に深い愛情を感じるようになるに違いない。これこそ，本当の静かで豊かな老いの人生のスタートである。老いてこそ幼い者の気持ちが見えてくる。『老人』にとって最良の生活，それは幼老共生の生活である」と述べ，幼老共生の具体的な風景をイメージしている。

現在，日本でも各地の幼児の集まるところや小・中学校で，地域の高齢者と子どもとの交流の場を設けようとしている。高齢者の長い人生で培った知恵や奥深い経験を介して，両者がふれ合うことで，子どもたちを豊かにはぐくもうとの意図である。これが，碇（2000）の提唱する幼老共生にも通じる試みのひとつといえようが，超高齢化社会を「問題」とみなすのではなく，社会に有用な人材として再認識し，地域社会の環境を整えていく意義は大きい。

超高齢化社会

高齢者にとっては，いかに今までの職業人としての生活に区切りをつけるかが，課題のひとつであろう。老いに不安や恐れをもつ者自身が，その老いを受容し，自分らしく生きていくために，自ら社会的役割を問い，これまでの自分の人生や家族との関係についてとらえ直す時代がきているといえよう。

COLUMN　介護保険制度の発足

これからの日本は世界でも類をみない超高齢化社会に入る。高齢化率は2010年には，22.0％になると推計されている。要介護人口は急速に増加し，重度化・長期化している。高齢者の医療費はふえ続け，現行の医療保険制度では対応できなくなってきた。また家族機能等の変化で老老介護や老人虐待など家庭の看護力が弱まっている。そこで介護の負担を社会全体で支え，利用者の希望を尊重した総合的なサービスが安心して受けられるしくみとして介護保険が発足した（図13-B）。

しかし，2000年4月の発足直前になって，65歳以上の「第一号被保険者」の保険料が半年間凍結，その後の1年間は半額となり，最初から「負担と給付」を明確にするという保険原則が崩れた。そのほかにも問題は山積みである。たとえば，①元気で痴呆の高齢者が，一次判定で実際の介護度より低くなる，②要介護認定の不公正，③介護難民，介護浪人とよばれる人たちの問題，④ショートステイの利用日数制限，⑤介護保険の報酬単価設定によるサービス低下の恐れ，等々。これらの問題を解決し，よりよい制度としていく必要がある。

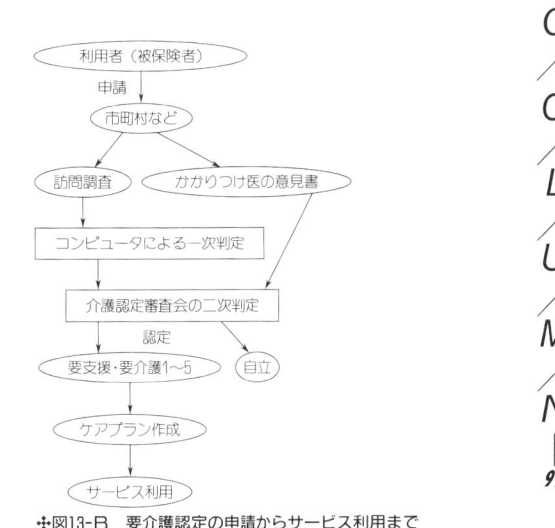

✢図13-B　要介護認定の申請からサービス利用まで

実習 25 いのちの電話相談養成プログラム

1953年，イギリスで始まった市民運動である「いのちの電話」は，今や世界400数か国に広がり，日本でも49センター（2002年現在）が活動している電話相談機関である。

日本では，自殺者が年間3万人を超え，近年増加の傾向にある。地域社会，学校，家庭が変容し，人と人のきずなやつながりが薄れてきている現在，なんらかの要因が重なり，絶望感，孤独感に陥り，自殺の危機に追い込まれている人にとって，いのちの電話の存在は貴重である。自殺したいほど苦しんでいる人たちが，それでも電話をかけてきて，見知らぬ相手との対話を求める気持ちに，電話相談員はどのようにして寄り添えるのであろうか。

いのちの電話は，電話相談員の認定までに体系的な研修プログラムが用意されている。基礎的講義，カウンセリング訓練，電話相談実習等の長期の養成講座を終え，認定後も継続研修（スーパービジョン）の参加を義務づけられる。各県単位でその養成プログラムは異なるが，基本的枠組みは変わらない。以下，研修プログラムの一環として実施されるロールプレイの初期段階を実習しよう。

目 的

「電話相談」のロールプレイを通して，電話相談の特徴（面接相談との違い）に気づく。また電話をかける側（コーラー），受ける側（相談員）の役割を交代し，感情をフィードバックし合うことで，傾聴の重要性に気づく。

方 法

コーラー役，相談員役，観察者（時計係）の3人一組になる。全体的な流れを把握するために，時計係を指導者が受け持ってもよい。最初は1回につき5分程度。慣れたら10～15分に時間延長する。時計係が開始と終了の合図をし，ロールプレイのあと，コーラー，相談者，観察者がそれぞれの立場から，コメントをし合い，記録をとる。さらに，役割を交代して同様に続ける。

(1) 第1段階：面接相談ロールプレイ

お互いに顔を見合わせながら，通常の面接相談のように，コーラー役が相談員に悩みを話す（悩みは，その時点で未解決な問題を避けるよう指示する）。相談員は相手の話を傾聴する。交わされることばの8～9割をコーラー役，残り1～2割を相談員が占めるような割合。相談員役は，やや前向きの姿勢をとり，適度に視線を合わせ，頷きながら，「はい」「ええ」「なるほど」「うんうん」など，あいづちを打ちながら聞く。「淋しかったんですね」「それは，イライラしたでしょう」（感情の明確化），「彼はなぜそこまで怒ったんでしょうねえ」「いつからそんな感じがしていたんですか」（オープン・クエスチョン：開かれた質問）等も相談員が返せるよう心がけるとよい。

「相談員のどのような態度が受けとめてもらえたと感じたか，感じなかったか」について，お互いに率直な感想を言い合い，役割を交代する。

(2) 第2段階：電話相談ロールプレイ

お互いにうしろ向きになる，あるいは眼にマスクをかけるなどして，お互いの姿が見えない状況で，上記のロールプレイの要領で実施する。相談員は，コーラーの声を手がかりに主訴は何か，いだいている感情は何かを探りつつ，コーラーに対して傾聴の態度を示すよう努める。お互いに感想を言い合い，役割を交代する。

(3) 第3段階：シェアリング

それぞれのグループでの気づきを複数のグループ間で，あるいは全体で分かち合う。言語化できなかった気づきを他のグループの報告から感じとる。ここでも傾聴の態度が尊重される。

結果の整理と評価

通常の面接相談と違って電話相談は視覚情報がないために，コーラーも相談員もどのような心情に陥りやすいかについての気づきを実感する。たとえば，沈黙に対しての不安の大きさなどが示されることもある。また，電話相談では，ことば，声の調子，大きさ，抑揚，間の取り方などの聴覚情報がコーラーに与える影響の大きさにも気づけるとよい。

グループ内でお互いに感想を言い合う，グループ間や全体で気づきをシェアリングするという実習のプロセスを通して，相手に自分の話をしっかり受けとめてもらえる体験ができているか，ふり返ってみたい。

実習 26 エンパワーメント教育の実践プログラム

エンパワーメント（empowerment）とは，社会の中で無力感・疎外感（パワーの欠如状態：powerlesness）のなかにある人々が，自尊感をもち，自分の力で問題を解決し，主体的に生きていけるように力をつけることである。その方法として共同活動（グループ）が活用される。活動に参加し，メンバーどうしで対話を行い，それにより自己信頼感と問題意識・仲間意識が高揚され，実際の主体的行動へとつながる過程をとる。

地域福祉・保健・医療の分野で，住民や患者・障害者やその家族などを援助する方法として注目されている概念である。

目 的

グループメンバーの一人ひとりが，自己信頼感・自尊感を獲得ないし回復し，自己効力感をもって社会の中で主体的・自律的に生きていけるようになることを援助する。

方 法

(1) グループ
同じ問題をもったメンバー（4～12，3人）とファシリテーター（2人）のグループをつくる。

(2) 話し合い
1か月に1回90分，8回を1セッションとする。

話し合いにおいては受容的，傾聴的態度が求められる。ファシリテーターはメンバー一人ひとりの話し合いへのコミット状態を把握し，安心して自由に話せる雰囲気をつくる。寡黙なメンバーにも発言をうながすことは必要であるが，セッションの初期には無理強いしない。メンバー間の発言の多寡やリーダー的存在はあってもよいが，グループ全体がリーダーに支配されないよう配慮する。

(1) 前期（第1回～3回）自分を語る：第1回は自己紹介を中心に，2回，3回は，当面の問題や不安，困っていることを話題にしていく。ここでなら言えること，ここで聴いてもらいたいことなどが出てくる。

(2) 中期（第4回～5回）問題を明確化し対応方法を探る：何が問題，どうしたい，何ができる，こんな時どうする，知りたいこと，などを話題にする。グループ内での情報交換や教え合い，グループ活動外での情報収集など，主体的な動きをうながす。

(3) 後期（第6回～8回）行動してみる：やってみてできたこと，できなかったことなどを話題とする。まだこの時期には，グループ内でできたことをグループ外でやってみる。最終回は全体をふり返り，それぞれにとってこのプログラムはどういう意味があったか，これからの自分についてを語り合う。

(3) 記録
メンバーがそれぞれ1冊のノートをもち，プログラムの開始から終了まで自分の記録をつくる。ファシリテーターはグループ全体の記録をする。

(1) 開始時の記録：話し合いにはいる前に「いま困っていること，不安」「プログラムに期待すること」の2点について参加メンバー全員に書いてもらう。

(2) 各回ごとの記録：自分の気持ち，感じたこと，気づいたこと，参考になったこと，などを記録する。1か月間のことについてもふり返り，考えたことやできたことなどを記録する。

(3) 終了時の記録：「プログラムに参加して（自己評価）」「これからに向けて」というテーマでまとめる。

結果の整理

記録とメンバー自身の自己評価を基に，個々のメンバーの変化，グループの変化を整理・評価する。

考察のポイント

(1) 自己信頼感が増したか。
(2) 実際の行動変容・態度変容があったか。
(3) メンバー間に相互支持・仲間意識の高揚があったか。

発 展

現在，エンパワーメント教育として定まった方法があるわけではない。グループの特性や問題の特性に合わせて，活動内容，活動頻度，期間など方法の工夫をしてみよう。セッション期間中にメンバーによる企画で特別活動（お楽しみ会，交流会，見学会，勉強会など）を一つ加えることによって大きな効果が得られることもある。

教育プログラム終了後，自主的活動等に発展することも少なくない。その際のフォローやサポートも必要であろう。場合によっては引き続きグループでの対話が必要となることもある。その場合は再度，新たなセッションとして発展させていく。

14章 癒しと代替医療

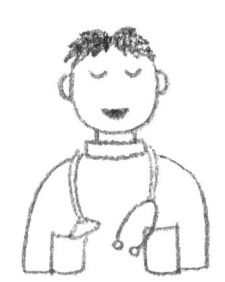

21世紀は人間一人ひとりを尊重する「個性の時代」である。人間を平均値でとらえる医学から、個人を中心とする医学へのパラダイムシフトが必要とされている。数千年の昔を起源とする伝統医学をはじめとして、古今東西にわたって存在する相補・代替医療は、そのための知恵の宝庫といえるかもしれない。人間を身体的・精神的・霊的存在として、全体性の回復をめざす医療が望まれている。

1節 「癒し」の時代

近代科学の発展は人類に大きな富と便利さをもたらしたが、その代償として、環境問題、精神的荒廃などの問題をも引き起こすことになった。孤独感、不安感を抱えながら、「生きている実感」や「癒し」を求める人たちがふえている。

1 「癒し」とは

最近、「癒し」ということばが頻繁に使われるようになった。さまざまな「癒し」グッズが出まわり、「癒し」ということばは1999年の流行語大賞にまでなっている。筆者のボディワークの授業では、実に受講理由の半数以上が「癒されたい」といったものであった。「癒し」を流行ものと認識する大学生が冗談半分に書いたと差しひいて考えても、20歳前後の若者にふさわしいことばとは思えない。そもそも「癒し」とは何か。ちなみに広辞苑（第4版）で引いてみると「癒し」ということばは見あたらない。「癒す」は記載されており、「病気や傷をなおす。飢えやこころの悩みなどを解消する」となっている。

現代は「こころの時代」と表現されるように物質的豊かさとは反対にこころに空虚感を抱く人々がふえている。また、かつて不治の病とされた病気は姿をひそめ、平均寿命も大幅に延びているにもかかわらず、健康や病気にかかわる不安感、医療に対する不信感を抱いている人は少なくないと考えられる。近代西洋医学を否定して、新興宗教・自己開発セミナーなどに傾倒し、結果として、自らの命を捨てることとなるような事件が世間をにぎわせる。それは、特殊な人の特殊な行動というよりは、現代社会に生きる私たちの誰もが陥る危険性を秘めたものといえるかもしれない。

2 治療と癒し

「治療」と「癒し」の違いとは何であろうか。身体の部分的な異常に対して、その原因を除去することにより正常な機能を回復するという考え方が「治療」であり、そこには「病気でなければ健康である」という二律背反的な健康観が背景にある。それに対して「癒し」は、人間を身体的・精神的・社会的・霊的存在として、その全体性を考慮しようとするものと考えられる。前者は、からだとこころを区別して原因を客観的普遍的に探求しようとする「近代科学」の立場にあるが、後者には、人間を個別的にとらえようとする「古くて新しい」姿勢がある。臨床検査値や診察上の所見が正常であるにもかかわらず、具合の悪さを訴える場合は「不定愁訴」と診断されるか、「何でもないから大丈夫です」と言われることはよく聞く話である。現代社会は、「病気ではないが健康でもない」状態であり、「治療」の対象とはなりにくい人が多いといえよう。

COLUMN ｜ **書いて表現する癒し**

人生を生きてきて、〈あの時はあれでよかったんだ〉と自分で自分の行動を肯定してみて、やっと落ち着いた気持ちになったことがいく度もあった。けれども、いったん落ち着いたかにみえた思いも、またすぐに吹き出てきてしまい、ますます落ち着かない気持ちになってしまう。つらい苦しいネガティブな思いをいくら重いふたをして押し込めても、必ずいつか大きなエネルギーで爆発するかのように出てきてしまうことが何度もあった。

〈押し込めて見て見ぬふりをしてもだめなんだ〉と、その時、初めて気がついた。〈どうしたらいいのだろうか、どうやったら、こころの平安がやってくるのだろうか〉。身もこころも疲れ果て、それでも癒される方法を探し求め、躍起になっていた。

そんな時、ひとつの方法でもあり学びでもあるセルフ・カウンセリングと出合った。まさに読んで字のごとく、ひとりでできる・書いて・読むカウンセリングである。思いを吐き出すということは、相手をまちがえれば迷惑にもなる。けれども紙ならば書いて表現してスッキリしても誰の迷惑にもならないし、言わなければよかったという後悔の念も必要ない。見たくなかったらどこかへしまうこともできるし、破いてしまうこともできる。そんなわけで、たいへん便利な方法である。

思い込みと、相手や問題に対するイメージの固着や見方、考え方が強まってしまうことを防ぐために、三原則（自分と他人を自他境界線に分けて、具体的に、時間順に書いていく）といくつかのルール（「……」は言ったこと、〈……〉は思ったこと）がある。それさえ覚えてしまえばよいのである。書いた用紙を何度も何度も読み返すと不思議なことに冷静になっていく自分を発見することができる。問題や相手との距離ができてくるのであろう。自分にとって受け入れがたい事態が起こったとき、唇をかんでつらさに耐えたり、思わず相手を罵ったり、〈どうして私だけ〉とか〈いつもどうしてこうなるの〉〈あの人のほうが悪くて私は悪くない〉と、相手や自分を裁き続けたときの不快でむだなエネルギーがだんだん薄れていく。

自分の生きてきた歴史を自分で自由にセルフ・カウンセリングの方法で表現してみる。がんばった自分を誰にはばかることなく褒め、受けとめ、実感したとき、〈あー、楽になった〉と深く呼吸することができる。これが私の癒しの方法である。

3 「癒しのわざ」の再認識

からだとこころが密接に関連しているという考え方は，実は何千年も昔に端を発するが，つい最近まで，「科学的」ではないと断じられてきた考え方であった。

医学の祖といわれる古代ギリシャのヒポクラテスは，「健康は，自分自身の内部や自分を取り囲む環境と調和がとれたとき始めて実現される。……こころの中で起こることはすべてからだの現象に影響を与えている」といった見解を述べており，「まず，傷つけることなかれ」「自然治癒力を崇めよ」という二大訓戒を遺している。ヒポクラテスの理論は非常に示唆に富むものであったが，やがて，時代の推移とともにこれら古代の医学的真理は忘れ去られ，医療の変化のなかに埋没していった。

やがて，17世紀のフランスの哲学者ルネ・デカルトが「人間はこころとよばれる精妙な抽象概念と，からだという具体的な実体との，異なる2つの要素からなる」と心身二元論を提唱したことから，「からだ」と「こころ」についての研究には異なったアプローチが必要であると考えられた。その結果，「からだという具体的な実体」こそが科学的研究の対象になったのである。たしかに，デカルトの時代は，迷信や宗教的教義による混迷の時代であったので，からだの機能を科学的に研究し，医学を進歩させるためには，二元論的思想は有効なものであった。実際，この思想はその後の医学の科学的発展に大いに貢献した。その後，「ほとんどの病気や感染症はそれぞれ特定の微生物によって引き起こされる」という「特定病因説」が出現し，ロベルト・コッホ，ルイ・パストゥールらの研究を皮切りに次々と成果をあげた医学的発見がその説の正当性を裏づけた。そして，20世紀における科学的治療法の発達は多くの病気を克服し，その成果により現代に生きる私たちは大いに恩恵を受けている。しかし，からだを機械のようにとらえることに違和感を感じ始めているのもまた事実である。また，いかなる臨床検査のデータでも明らかにはならないが，病気の治癒に影響する「何か」の存在や，特定病因説という単純な因果論では説明不可能な病気の存在も明らかになりつつある。

医者と患者の関係性においても，かつて，患者の胸に直接耳をあてるなど，肌と肌を介した診断法が主流であった時代は，「肌の接触こそ，医者にとって，もっとも古く，もっとも有用な癒しのわざ」(Thomas, 1983)であったが，医学の進歩とともに，医者の関心は病気そのものに向けられるようになり，医者にとって患者は「研究上の対象物」あるいは「医学的データの集積物」となってしまった。医者のすべきことは，患者が医者の指示に従うよう要求し，症状に合わせた適切な治療法を選択することで検査結果を改善し，症状を軽減することとなった。そこで選択される治療法は，薬，手術，放射線などを利用した外的介入であり，人間のからだとこころに備わっている自然治癒力を引き出すような方法ではない。

現在の「癒し」ブームは，現代社会が抱えるさまざまな問題を背景としつつも，「科学的」であるものから排除されてきた「古くて新しい何か」を求める意識がはたらいているとは考えられないだろうか。

心身二元論

「香森の館」創業について

「香森の館」創業について：ストレスの多い今日，癒しを求めていろいろな方法がとられている。私はアロマテラピーと出会い，趣味が高じて「香森の館」を設立。総面積2,836m²の敷地半分にハーブを植え込んでいる。残りの敷地は，温泉が出たので浴場施設を構え，木造建築に泥壁，下はたたきの土間といった構造である。ボーッとする空間での癒しをモットーとしている。よい香りと静かな環境の「香森の館」は，天然温泉につかったあと，こころにやさしい音楽が奏でられる部屋で，その人の状態にあった香りをキャリアオイルにブレンドし，オイルマッサージのようなことを行っている。このようにして，心身ともリフレッシュすることを目的に，ストレス解消の手伝いができればと，施設建設に取り組んだ。

癒しを求めて：顧客のなかに，40歳代の男性がいる。彼はエリートの道を歩き，公務の職に就いている。仕事上，コンピュータとのつきあいが多い。時どき，うつ状態になる。初夏のころ，彼は不眠を訴え，目に見えて疲れてきた。元来，風呂好きだったようで，温泉目当ての来客だった。アロマオイルトリートメントをすすめてみた。湯上がり後，柑橘系の香りを使って首筋や肩，背中と，バックボディーを軽いタッチで，身体全体をもみほぐすオイルマッサージのようなことを行う。部屋のなかは，こころにやさしい音楽が静かに流れている。彼はすぐに，気持ちよさそうに寝息をたてはじめた。その夜はぐっすり眠れたと喜んでいたが，数日後，勤務中の時間帯でありながら，切羽詰まったように，夕方の予約の電話を何度もしてきた。このような状態がくり返され，重症のときは，仕事を抜けだして来ていた。スタッフはみな，彼のことをよく知っていたので，ふつうに接待し，やさしく目を見つめて話を聞くように努めた。彼はゆったりと過ごし，「ここに来るとこころが休まる」と言っていた。

また，家庭の事情で妻子と別居中であった彼は，私が早朝，ハーブ園の手入れをしていれば，散歩の途中と言って立ち寄り，園内を落ち着きなく歩き回る。私は見かねて，支柱の突っ張りを手伝ってもらうよう願い出た。不器用さに驚いたが，子どもみたいにはしゃぐ姿に，純粋さが現れていた。

よい香りのところには，よい気が集まってくるという。「香森の館」(http://kowmori.hoops.ne.jp)が疲れた人の癒しの場になるよう努めている。

COLUMN-101

2節 「癒し」としての代替医療

人間を「からだ・こころ・たましい」といった"全体性"の立場からとらえ、その全体的な統合をはかり、人間が本来もっている機能を果たせるようにするアプローチが必要とされている。

1 「病は気から」の科学的検討

デカルトから引き継いだ機械論的な考え方の一方で、人間のからだを機械的な部品の寄せ集めとしてではなく、全体論的な観点から考えようとする試みもなされた。

キャノン(Cannon, W.)は、からだには自らの内部環境を一定に保とうとするシステムがあるとして、それをホメオスタシス(homeostasis)と名づけた。そして、このホメオスタシスは単に神経系と生化学物質が相互に調和を保っている状態のみをさすものではなく、日常におけるさまざまな出来事がからだに影響を及ぼすと指摘した。

フロイト(Freud, S.)は心理的外傷体験がある種の身体的疾患という形で現れるという説を提唱したが、ここから生まれた精神分析学の理論は、その後も身体的疾患に応用研究された。アレキサンダー(Alexander, F.)は、慢性疾患の多くはその原因として、日常生活のなかでの絶え間ないストレスがあげられるという見解を発表し、やがては「心身医学」という新しい学問に発展することになった。その後も、心身相関に関する詳細な検討が試みられ、こころの状態が病気に影響するという古くからの考えが再び認識されるにいたった。また、宇宙飛行士の健康状態を検査するNASA(米国航空宇宙局)の医療班が、ストレスは免疫を低下させるという証拠を提出したのを始めとして、免疫系とこころの状態の結びつきを示唆する研究が報告され、やがて、精神神経免疫学(psychoneuroimmunology：PNI)の誕生をみるにいたった。精神神経免疫学は、心(精神－内分泌系)、脳(神経系)、自然治癒系(免疫系)の3つの学問分野を統合したものであり、現在もさまざまな分野の研究者による検討がなされている。

2 代替医療の定義とその内容

代替医療とは、「近代西洋医学以外の医療」と簡単には定義される。すなわち、近代西洋医学を基盤にした医療の代替としての医療のことである。また、代替医学とは、「現代医学を補完し、またはそれに替わりうる医学体系および治療法の総称」とも定義される。個々の代替医療に関しては、数千年もの歴史を有するものから、比較的最近に始まったものも含まれており、一括して論じることは難しい。その理由としては、十分な経験や科学的な証明、内容、体系化されたコンセプトおよび方針などが、それぞれの治療法で異なるためである。唯一共通した代替医療の治療コンセプトは、患者自身の自然治癒力を賦活し、自己回復力を目覚めさせ、精神と身体のバランスを整え、免疫力を強化することをめざしているところである。

代替医療には、大きく分けて、①伝統医学、②現代医学に対抗して生まれた比較的新しい医療体系、③民間療法、などがあげられる。伝統医学としては、アー

COLUMN 102 — 自己開示による健康増進

何かいやな出来事があったとき、その気持ちを誰にも話さずにいると、その出来事を知らず知らずのうちに反芻し、身体の調子まで悪くなることがある。逆に、人に話すと、その出来事について整理され、身体の調子もよくなることがある。こうした経験は日常場面においても臨床場面においても観察されるが、その効果を実証的に検討したのはアメリカのペネベーカー(Pennebaker, J. W.)と彼の追従者たちである。

ペネベーカーの実験手続きにおいて、参加者は1日20分、3～4日間連続して筆記あるいは発話によって、これまでの人生のなかで最も外傷的な、あるいはストレスに満ちた出来事について開示(disclosure)するよう求められる。その際、外傷体験に関するこころの奥底の情動や思考について開示することが強調される。開示は筆記でも発話でもひとりで行われ、その内容については誰からのフィードバックも与えられない。

上記の手続きによって、健常大学生や成人の心身の健康が長期的には増進することが数多く報告されてきた(詳しくは、Pennebaker, 1997)。たとえば、医師訪問回数、免疫機能、学業成績、再雇用などの指標においてポジティブな結果が示されている。最近では、ぜんそく患者の肺機能の向上や慢性関節リウマチ患者の症状の低減も報告されている(Smyth et al., 1999)。

外傷体験の開示が心身の健康を増進させる効果は示されているが、その根底のメカニズムは十分には明らかにされていない。現在では、認知的変化が健康に寄与する大きな要因と考えられている。すなわち、「認知語」("理解した・わかった"といった「洞察語」、"なぜならば"といった「因果関係語」の両者をあわせたもの)がしだいに増大していくことが健康に大きく寄与しているとされている。しかしながら、こうした認知的変化がどのような生物学的経路を経て身体的健康の変化に寄与しているのかは十分には明らかにされていない。

また、これまでの研究の多くが健康な大学生を対象としている点も問題である。臨床群の症状を対象とした研究は始まったばかりであり、開示が真に健康の増進をもたらすものであるのかどうかを明らかにすることも今後の課題といえる。

14章　癒しと代替医療

ユルヴェーダ，漢方・針治療などを含む東洋医学を始め，チベット医学，ユナニ（アラブ・イスラム）医学などがある。近代西洋医学が300年程度の歴史しかないのに対して，それらの伝統医学は数千年以上の歴史をもっている。なかでも，アーユルヴェーダは，ヒポクラテスの四体液説や，漢方，仏教医学にも大きな影響を与えたという説がある。古代ギリシャ医学，インド医学，中国医学は，いずれも人間をひとつのまとまった存在ととらえており，全体のなかのバランスの乱れが病気の原因と考えていた。WHOの1993年の報告によると，現在は発展途上国の人々の80％がいわゆる伝統医学に頼っているという現状がある（藤波，1999）。現代医学に対抗して生まれた比較的新しい医療体系には，用手療法，心理療法，生体磁気を利用したもの，健康食品・機能性食品による治療法など，さまざまなものが含まれる。

　直接からだにはたらきかけることにより心身のバランスを回復させていく用手療法には，アレクサンダー・テクニック（Alexander technique），フェルデンクライス・メソッド（Feldenkrais method），ロルフィング（Rolfing），ヘラーワーク（Heller work），オステオパシー（Osteopathy），日本の指圧，マッサージ，操体法などがある。なかでも，アメリカで公的に認知されて専門の大学をもつオステオパシーは，心理的外傷などによって生命エネルギーの流れが身体の部分にブロックされ，本来からだやこころがもっているはずの流動性が失われてしまうという考えに立脚したものであるが，他の用手療法も類似した概念をもつものが多い。生命エネルギーの思想として，東洋においては，数千年の昔から中国や日本では「気」，インドでは「プラーナ」という概念がある。太極拳，気功，ヨガなどは，それらの思想を背景とするものである。表14-1には，NCCAMが分類する相補・代替医療の分類を示す。

3　身体的・精神的・社会的・霊的健康と代替医療

　フルフォード（Fulford, 1996）は，病気を押さえ込み「克服」する医学ではなく，潜在的な自己治癒力を発現させる医学としてオステオパシー治療を実践したが，「患者は解決すべき問題をかかえる人，おさえつけるべき病気をもつ人としてではなく，身体的・精神的・社会的・霊的な次元でのバランスを回復するために助けを必要としている人」との見解を示した。そして，治癒は自然の力のなせるわざであり，からだはバランスを崩したとき自然な状態にもどろうとする力があるので，その力を人為的に生かすことが可能であるとした。さらに，からだとこころは分離できないひとつのもので，どちらかが治癒すれば，確実に他方が自然に楽になっているとも考えた。また，部分を修正することにより，全体が回復するという考え方を示した。ロルフィングや日本における操体法などを始めとした他の用手療法，さらには，その他の多くの代替医療も，その手法，発展の過程，国や地域こそ異なっても，これらの考え方と同様の観点に立脚している。

　現代医学は画期的に進歩したが，人間の治癒という現象には，愛，やさしさ，たましい，霊性といった現代科学がまだ解明できていない領域が大いに関係して

COLUMN　笑いによる健康づくり

　笑いやユーモアを感じることが，健康支援や病気治癒の効果を示すことが現代において確認されたのは，アメリカのジャーナリスト，ノーマン・カズンズ（Cousins, 1979）の笑い療法のエピソードにおいてである。対ソ連の文化外交の激務に起因して膠原病にかかったカズンズは，喜劇映画を観て，あるいはジョーク集を聴いて笑っては，ついには職場復帰できるまでに回復した。

　笑いやユーモアによる健康づくりの長期効果：この笑い療法の報告が発端となり，日ごろよく笑いユーモアを体験することはストレス反応の生起を緩和させることが，大学生（上野ら，1992），企業の管理職（尾関ら，1992），高齢者（髙下，1998）を対象とする調査によって確認されている。

　笑いやユーモアによる健康づくりの即時効果：また笑いやユーモアの短期間の健康支援効果として，笑いという呼吸作用による内臓器官の活発化，唾液中の分泌型免疫グロブリンA（S-IgA）の濃度の上昇（Lefcourt et al., 1990）やがん細胞への抵抗力の指標である血液中のNK細胞の活性化（伊丹ら，1994）などの免疫力の向上，リウマチにともなう痛みを鎮める（吉野ら，1996）など，身体的健康への影響が確かめられている。

　他方で，笑いやユーモア体験が感情や気分を快くする，不快な感情を浄化する，ストレス状況に対して見方を肯定化し距離をおく（「情動焦点型コーピング」といえる），主要なストレッサーとなる対人関係を有和化するなど，感情面によい影響を及ぼして精神的健康をもたらすとも考えられる。

✥図14-A　求菩提（くぼて）わらい講（髙下，1997）

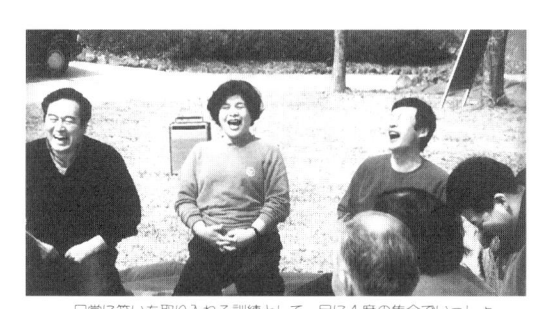

日常に笑いを取り入れる訓練として，月に1度の集会でいっしょに笑う活動が福岡県豊前市で試みられている。

いる。がんの自然退縮などを始め，病気に精神状態が関与している可能性を示唆する数多くの症例も検討されている。現代科学が獲得してきた知識を捨て去ることなく，人間をからだ・こころ・たましいという全体のまとまりとしてとらえ直すことが必要とされているのではないだろうか。

表14-1　相補・代替医療の分類（米国NCCAMの分類）
（渥美，1999を一部改変）

I) 医療の実践における代替システム	V) 用手療法
・はり ・アーユルヴェーダ ・コミュニティベースのヘルスケア ・環境医学 ・ホメオパシー医学 ・ラテンアメリカの僻地医療 ・アメリカ原住民の療法 ・自然食品 ・自然療法 ・過去のライフ治療 ・シャーマニズム ・チベット医学 ・伝統的東洋医学	・指圧 ・アレクサンダー・テクニック ・生体場治療 ・カイロプラクティック医学 ・フェルデンクライス・メソッド ・マッサージ療法 ・オステオパシー ・リフレクソロジー ・ロルフィング ・タッチ療法 ・Tragen法 ・Zone治療
II) 生体磁気の応用	VI) 心身のコントロール
・ブルー光治療と人工光照射 ・電気的はり ・電磁場 ・電気刺激と磁気神経刺激装置 ・磁気共鳴スペクトロスコピー	・芸術療法 ・バイオフィードバック ・カウンセリング ・ダンス療法 ・誘導イメージ療法 ・ユーモア療法 ・催眠療法 ・瞑想 ・音楽療法 ・祈禱療法 ・精神療法 ・リラクセーション法 ・サポートグループ ・ヨガ
III) 食事・栄養・ライフスタイルの変化	
・ライフスタイルの変化 ・食事療法 ・Gerson療法 ・マクロバイオティックス ・メガビタミン ・栄養補強剤	
IV) ハーブ医学	VII) 薬理学的・生物学的療法
・オオハンゴンウソウ-Echinacea ・ショウガの根 Ginger Rhizome ・イチョウの葉抽出液 Ginkgo Biloba ・朝鮮ニンジン Ginseng Root ・野菊の花 Wild Chrysanthemum ・アメリカマンサク Witch Hazel ・黄色ギシギシ Yellowdock	・抗酸化剤 ・細胞療法 ・キレーション療法 ・代謝治療 ・酸素化剤（オゾン，パーオキサイド）

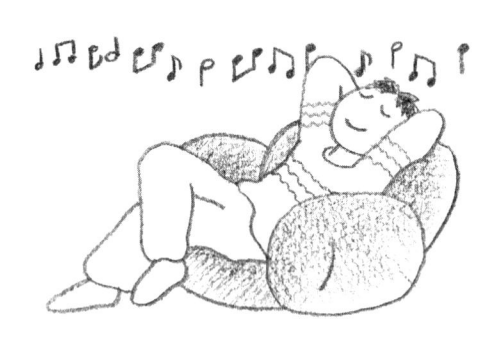

COLUMN-104　「自力本願」・「他力本願」

現代のスポーツは，専門化と大衆化，競技化と健康化の二極分化している。大衆化と健康化にみられるスポーツは，運動不足の解消，ストレスの解消，生活習慣病の予防などに大いに貢献している。一方，専門化と競技化にみられるスポーツは，スポーツ本来のもつ「勝つ楽しさ，喜び」を求めて発展しているが，アスリートたちはさまざまな問題を抱えている。そのなかのひとつに，他人には計り知れない自己との戦いがある。彼らは試合やゲームに挑むとき，今までの経験や日ごろの練習の質や量で，「これだけ練習をしたのだから」と，心のなかで勝ちを信じて取り組む。

しかし，それとは裏腹に「ジンクス」や「神だのみ」に頼る自分を発見する。スポーツのなかでも対ヒトで行われ，直接ヒト（相手）と格闘する武道では，その発祥が真剣勝負にあることから，勝ちは「生」につながり，負けは「死」を意味し，自分の心（恐怖心・不安）に勝つことが義務づけられる。生涯のうち60数回の真剣勝負を乗り越えてきた宮本武蔵は，『独行道』（宮本武蔵著）のなかで「仏神は尊し，仏神をたのまず」と「自力本願」の姿勢を貫いてきているが，かたや，親鸞のいう「他力本願」，仏や神の力を信じることもある。いずれも，自分を信じる，仏を信じる前に「人事を尽くしたかどうか」が問題となる。アスリートたちにとって人事を尽くすことが練習であり，その後のことは「天命を待つ」となるものではなかろうか。

人が生死をかけて戦うとき，必勝の信念と，恐怖や不安に打ち勝ち，冷静に判断できる状態をつくる必要がある。その心の状態を松本（1975）は，「仏教から出てきた"不動心，不動智，柔軟心，無念無想，無心，虚心"などの言葉は柔術各流で使用されている。これは武芸の修行において最重要視された心の修練が，生死に関連したゆえに，最終の段階では宗教的，道徳的な極地と一致したことにほかならない」と説明している。また，宮本武蔵は『五輪書』で「兵法の道におゐては心の持ちやうは，常に心に替る事なかれ。常にも，兵法の時にも少もかはらずして，心を広く直にして，きつくひっぱらず，少もたるます，心のかたよらぬやうに，心をまん中におきて，心を静にゆらがせて，其ゆるぎのせつなもゆるまぬやうに能々吟味すべし」と，「平常心」「平常体」の必要性を強調している。つまり，よい成績をあげたり，勝つ楽しみを得るには，日ごろの練習や訓練が大切であり，常に「平常心」や「不動心」で立ち向かう姿勢が必要であろう。

3節 「代替医療」の現状, 未来および課題

21世紀は, 近代医療を軸としつつも, 相補・代替医療を統合した第3の医療が目指されるべきであろう。そのためにも, 有効性・安全性を客観的に検討し, 根拠に基づいた代替医療を実証していく必要性がある。

1 代替医療の到来とその背景

筆者が初めて代替医療なることばを聞いたのは, 3～4年前のことである。それから間もなく, 1998年には「日本代替医療学会」が設立され, 第1回学術集会が開催されている。この学会では, 後述する幅広い代替医療とよばれるものを検証, 公開することでその臨床的意義を評価し, 主流となっている医療への位置づけを明らかにすることが行われた。また同年には,「日本代替・相補・伝統医療連合会議 (Japanese Association for Alternative, Complementary and Traditional Medicine : JACT)」が発足された。ここでも, 類似した討議が行われたが, 代替医療学会と異なる点は, 通常医学との統合がよびかけられたことであった。

まずここでは, わが国における代替医療の到来の背景を探ってみたい。それは, わが国固有の医療体系からの必要性というよりも, かつて心身医学がそうであったように, アメリカからの代替医学・医療なるものの逆輸入的な側面を指摘しなければならない。

重要な背景としては, 近代西洋医学の恩恵を十二分に享受してきたはずのアメリカ合衆国国民の代替医療への関心の高まりというトレンドをあげることができよう。国は代替医療へのアメリカ国民の高いニーズといった社会的圧力に応える形で1991年に国立衛生研究所 (National Institute of Health : NIH) 内に, 代替医療調査室 (Office of Alternative Medicine : OAM) を創設し, 代替医療に関する科学的な評価を行うことになった。OAMの設置目的は, ①代替薬物医学治療の評価を促進する, ②代替療法の効果を調査し, 評価する, ③代替医療に関して一般市民と情報を交換する情報収集センターを創設する, ④代替医療の治療におけるリサーチトレーニングを支援することであった。そこでの調査によれば, 予想を上回るアメリカ国民の高い代替医療受診率に加え, それに費やす自己負担額の高さが明らかとされた。その後OAMは, 1999年に国立相補・代替医療センター (National Center for Complementary and Alternative Medicine : NCCAM) へと名称変更され, そこには巨額な予算が割り当てられている (1999年度は5000万ドル)。

また, もうひとつの視点としては目下アメリカ議会で審議中の医学的療法アクセス法 (Access to Medical Treatment Act) といった医療システムの根幹にかかわる法律との関係も無視できない。なぜならば, この法案の主旨は「誰でも個人は, 自分が望む治療法をたとえ食品医療局 (Food and Drug Administration : FDA) の許可が得られないものであっても, 医師など健康管理実践者からこれらを受ける選択権がある」ことを保障する法律だからであ

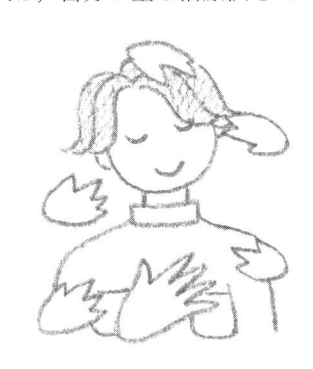

COLUMN 音楽療法

音楽療法は, 音楽のもつ感情への直接的作用を応用して, 感情の発散や制御, 社会的接触の促進, リハビリテーションを目的として行われている。音楽療法には, 演奏型と聴取型の2つがあるが, ここでは癒しという点から, 聴取型の音楽療法についてふれる。

聴取型の音楽療法は, 音楽を聴くことで感情を発散させてカタルシスやリラクセーションを誘導することを目的として行われ, ストレス・コントロールに用いられることが多い。私たちは, 憂うつな気分のときには暗くて静かな曲を, 友人と楽しく騒いでいるときには快活な音楽を聴いていることが多い。気分によって聴きたい音楽が異なるのは, その時の気分にあったテンポや感情価をもった音楽が受け入れられやすいためで, このような気分と音楽との関係を「同質の原理 (iso-principle)」とよぶ。実際の臨床場面ではジャンルを問わず患者がその時に聴きたい (すなわち, 好きな) 音楽を用いることが多いのも, 聴きたい音楽の多くが, 自分の気分と同質の音楽だからである。聴きたい音楽だからこそ, 違和感なく音楽を受け入れることができ, カタルシスやリラクセーションにつながっていく。

音楽の異質な側面 (患者の気分と異なる感情価をもっていること) は, 現在とは異なる感情を引き出すはたらきをする。たとえば, 静かな音楽から快活な音楽へとしだいに変えていくことで, 元気な気持ちを導くことができる。音楽療法の導入段階では, その時の気分にあった音楽を用いて (同質の原理), 音楽への共感を高め, 感情の発散をうながす。これによりリラクセーションを誘導する。次の導出段階では, 目的感情に同質な音楽へと徐々に変えていくことで, 患者の感情状態を変容させるという方法を用いる。そのため, 現在の感情に同質な音楽のほかに, 目的感情に同質な音楽やそれに移行するための中間的な曲想をもつ音楽とを組み合わせて使用する。参考までに, 精神科医のポドルスキー (Podolsky, 1954) が用いた音楽を表14-Aに示した。症状のもつ活動・気分状態に同質な側面と異質な面をもつ音楽が用いられている。

※表14-A ポドルスキーの用いた音楽の例

不安神経症	うつ状態	高血圧
デュカス 魔法使いの弟子	レスピーギ ローマの祭り	バルトーク ピアノソナタ
ボロディン 交響曲第2番	リムスキー・コルサコフ シェエラザード	バッハ ヴァイオリン協奏曲
バルトーク 町人貴族組曲	シベリウス フィンランディア	ブルックナー ミサ曲

る。

日本の医療システムは，これまでFDAに準ずる形で管理・運営されてきたといわれる。しかしながら，わが国において代替医療に関する国家的レベルでの調査や評価を行おうとする動きは現時点ではみられない。したがって，日本代替医療学会やJACTの設立の背景には，アメリカでの代替医療に関する動態を視野に入れた，医療に従事する医師の側からのよい意味での危機意識の反映とも考えられよう。

2 日米の代替医療の現状

(1) アメリカの代替医療

1991年のOAMの調査で，アメリカ国民の34％は，何らかの形で代替医療を受診しており，調査当時の代替医療への出費額は137億ドルであったが，わずか数年で270億ドルにまで跳ね上がっている（Eisenberg et al., 1993）。これは，アメリカの全医師に対する自己負担医療費に匹敵する。また，当初は代替医療の恩恵を受けているのは，低所得者層であると予想されていたが，実は大学教育を受けた中流から上流の階層以上の比較的若い世代の人たちから支持されていることが明らかとなった。

さらに，医師による代替医療に関する意識調査では，70～90％が代替医療を肯定的にとらえており，内科医の70％が何らかの代替医療のトレーニングを受けたいと回答している。また，このような需要に応じるためには，医師の養成機関である大学の医学教育にも代替医療に関するカリキュラムが導入されている。アメリカでは，125校中75校までが代替医療に関する講座をもっている（Wetzel et al., 1998）。NIHは代替医療の科目を少なくとも1つは医学生に受講させることを推奨しており，その実施率は50％に及んでいる。

また，医療経済的な視点から眺めると，代替医療に保険が適用され始めている。すなわち，アメリカでは公共保険財源の枯渇が心配され，民間の健康保険へのシフトが行われているが，全米では健康保険組合が治療費が比較的安価である代替医療を給付対象に検討し始めているようである。

(2) 日本の代替医療

日本においては，厚生労働省をはじめ公私立の研究機関が行った代替医療に関する調査は実施されていないようであるが，今西ら（1999）の調査報告によれば，代替医療を実施しているものが73.4％，実践していないものが26.6％であった。また，代替医療および補完医療ということばを聞いたことがあるかにかに関しては，聞いたことがあるとするものが45％，聞いたことがないとするものが55％であった。この事実は，ことばを知らなくても実践しているものがかなりいることを意味している。

日本では，漢方医学を実践しているものが70％以上であり，これは代替医療の実践率と一致する数値である。つまり，日本では代替医療といえば漢方医療と同義とも考えられる。また，患者から漢方以外の代替医療に関して相談を受けた医師が40％以上いることは，わが国においても潜在的には代替医療の需要は高いことを物語っている。医学部における漢方医学の講義実

COLUMN リラクセーションで癒されるのか

「リラクセーションで癒されるのか」というのは難しいテーマである。リラクセーション技法には，さまざまなものがある。代表的な自律訓練法をはじめとして，ジェイコブソン（Jacobson, E.）の漸進的筋弛緩法，アロマテラピー等，さまざまである。最初に，筆者を中心にして大阪府立こころの健康総合センターストレス対策課で行った，適応障害における自律訓練法の効果を紹介し，次に，それをふまえて，癒しになるかどうかを論じてみたい。

適応障害と自律訓練法：〈全体では〉こころの健康総合センターで行っている，自律訓練法の習得を目的としたリラックスセミナーに参加した適応障害者30人を中心に行った。測定指標として心理検査ではGHQ（精神健康調査票）12項目版と日本語版気分プロフィール検査（POMS）を，生理機能検査では血圧や脈拍数を，精神・神経免疫学的検査として抗TNP抗体値（自然界に存在するトリニトロフェノールの抗体である）を用いた。表14-Bで明らかなように，心拍数とGHQの値およびPOMSのうつ尺度値（D）は有意に減少した。このことは，自律訓練法の効果が生理・心理指標において認められたといえる。〈習熟度との関連〉自律訓練法の習熟度と各指標の変化の関連を検討した。習熟群は，標準群や脱落群に比べて免疫機能や心拍，GHQの値は有意に改善していた。すなわち，よく練習をしマスターできたものは，各指標の値が改善していた。

癒しになるのかどうか：適応障害に対する自律訓練法の効果は，副交感神経優位の効果を示していると考えた。そのために，不安・緊張・焦燥症状が軽快したといえる。ストレスの観点から考えると，構成要因である心身やこころに現れる反応であるストレス反応を軽減させる効果はあるが，ストレッサーへの対応，すなわち原因の解明と改善につながっている面は少ない。もちろん，個人要因（性格傾向・行動パターンや価値観，コーピングなど）へのはたらきかけはあるが……。

原因への対応を含めて「癒し」と考えるならば，癒しの部分は少ない。しかし，「癒される」をストレス反応の軽減と把握するならば，なっているといえるのではないか。

※表14-B　各指標の変化

	TNP(μg/ml) mean±S.D.	GHQ mean±S.D.	心拍 mean±S.D.	POMS(D) mean±S.D.
1st.	317.3± 90.3	7.7±3.7	81.4±11.9	59.7±11.8
2nd.	346.7±123.8	3.3±3.4**	74.9±13.9*	52.7±10.8*

1st. vs 2nd.　　**$p<0.01$　　*$p<0.05$

施率は，約40％程度であるが，診療での実践率は漢方薬の処方率は70％にも及ぶことから，医学教育での漢方をはじめとする他の代替医療に関する教育の必要性が期待されている。

しかしながら，漢方医への調査によれば漢方医療を代替医療と容認できない，または抵抗を感じるものが25％いる。これは，日本では古来より漢方薬を使用してきた歴史を有し，漢方薬が保険薬として認められていることに加え，鍼灸やなどの東洋医学も保険適用となっており，日常的に使用しているなどの背景が主たる理由であろう。

3　代替医療の未来と課題

欧米において相補・代替医療は確実に普及し，その評価基準や評価体制も国家的レベルで整備されつつあるようである。一方，日本では西洋医学を基盤とする医療を中核としながらも医療のなかに東洋医学の医療も包含している特殊性を考慮すれば，日本は西洋医学とその他の伝統医学での医療を統合した医療，すなわち「統合医療」の先進国とも考えられる。しかしながら，多かれ少なかれ日本の医療システムも相補・代替医療的方向性へとシフトしなければならない時期にきていることは否定できない。

以下に，相補医療，代替医療，さらには統合医療の重要性が今後ますます高まる背景を指摘しておきたい。

① 疾病構造の変化により，西洋医学での治療では治りにくい疾病が蔓延していること。

② 高額医療機器による早期発見，早期治療による医療費の圧迫。

③ 代替医療には，現通常医療が失いかけている「精神性・霊性」といわれる部分，すなわち，こころにはたらきかける部分が少なくないこと。

④ 代替医療は，人のこころとからだの真の健康を考える有効な手段であり，それは医療費削減にも貢献できること。

⑤ 代替医療の有効性の評価基準は，西洋医学のそれとは異なるとのWHO指針が出されたこと。

以上が，わが国でも今後相補・代替医療が必要とされる理由と考えられる。今後わが国においては，相補・代替医療を一歩進めて統合医療の実現をめざして取り組む時期が到来しているのかもしれない。

一方，代替医療の課題としては，近年注目を集めているエビデンス・ベースド・メディシン（EBM：病態生理学的な理論や個人の経験だけではなく，科学的にデザインされた臨床疫学研究の根拠に基づいて医療上の判断を行うこと）の視点から代替医療の客観性，再現性，普遍性を検討することが必要であろう。

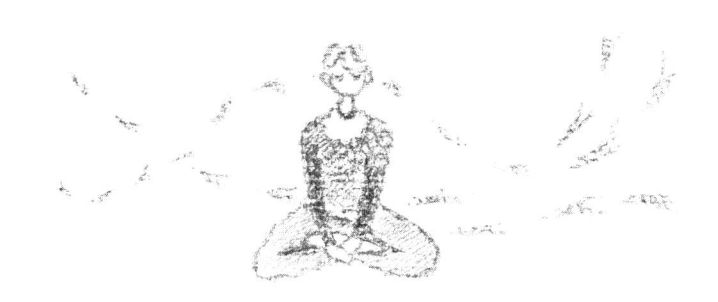

COLUMN：高齢者の恋愛はどうみられているか？

高齢者の性に対する理解のなさ：「おじいちゃん，おばあちゃんになっても，なかよく手をつないで歩けるような結婚がしたい」と，自らの結婚観について語るある友人の言葉がよみがえる。たぶん，ひと昔前の台所洗剤のCMに登場した老夫婦の姿が，彼女の脳裏に焼きついていたのであろう。ところで，私たちは高齢者の性をどのように受けとめているだろうか。残念ながら生殖期間を過ぎてしまった高齢者に対しては，「いやらしい」とか「いい年をして」というのが大方の見解であるように思える。高齢化社会となった今，ターミナルケアなどが議論されているように，長い間タブーであった死への科学的な研究もしだいに盛んになってきた。しかし，そうした取り組みも，一般の人に対する高齢者の性の理解へはまだ結びついていない。

高齢者も異性を求めている：高齢者のセクシュアリティについての研究によれば，性への関心がないという男性はわずかに5～6％で，女性に比べて性交頻度も多く，積極的に性的行動を求めていることがうかがえる。また，女性でも性的関心がないのは20～30％にすぎず，70％もの人が何らかの性的関係を求めている。とくに55％もの女性が「精神的な愛情」を求めているのである（荒木・井口，1995）。

異性とのつきあいを通して，豊かな老後生活を：現代女性のライフコースは長期化しており，婚前期間が長く，結婚後に短期間で出産，生殖や子育てから解放され，その後，死ぬまでに30～40年あまりの高齢期を生きることになる。男性も，60歳の定年後から死ぬまでに，平均10年以上の期間がある。では，こうした長い高齢期に，日本人は性的欲求を現実的に求め続けているのだろうか。残念ながら，日本人の老婚率は先進諸国に比べ，きわめて低い。それは，高齢者自体の道徳観念，たとえば「世間体が悪い」「年がいもない」といったものが障害となっているという（吉沢，1988）。「男女7歳にして席を同じうせず」といった教育制度が染みついている世代にとっては，無理もないことであろう。しかし，共学の教育制度で育ってきた私たちの世代になれば，性についての考え方も異なり，60歳，70歳での再婚や再々婚はあたりまえになるかもしれない。異性を求め，求められというのは，性的魅力のある自分を自覚でき，自尊心を満たす源にもなるはずである。高齢者自身が，もっと積極的に性的欲求を満たすようになってもいいと思う。

実習 27 子どものためのストレス・マネジメント

目 的

　近年，子どもをとりまく環境は複雑化し，子どもたちの抱えるストレスも多様化している。そのため，子どもたち自身がストレス・マネジメントのスキルを習得することで，個人が日常的に，健康の維持，適応の促進に努めることが必要である。

　本実習においては，子どもが苦手とする場面を子どもたちの目線から，楽しく克服するワークの指導を目的とする。

方 法

(1) 導入

　まず，子どもたちに「これから"こんなときどうしよう"というときについて考えて，"こんなときどうしよう"を"こんなときだって大丈夫！"になるようなワークをするよ」と伝える。また，「このワークは楽しいと感じながらするものだから，考えているときに気持ちや気分が悪くなったときは中断しようね」とひとつの約束を交わしておく。

　つまり，これからどのようなことを行い，どのようになることを目的としているのかを子どもたちにはっきりと伝えることで，不安感を除去し，モチベーションを高めるのである。

(2) リストの作成

　「こんなときどうしよう」と思う苦手な場面を10場面あげて箇条書きし，苦手な場面のリストを作成する。

(3) ひとつの場面を取り上げて，やってみよう！

(1) どうしてその場面が苦手なのか考えてみよう。そして，どういうところが具体的に苦手なのかや，過剰に不安感をもっていないかを確認しよう。

(2) どうしたらその場面を解決することができるか考えてみよう。また，そのいろいろな方法をあげてみよう。

(3) (2)であげた解決方法のなかから一番いいものを決めよう。

(4) フィードバック（結び）

　ワークをしてみての感想や難しかったところなどを聞き，このワークで導いた解決方法を生かして実際の場面で実践できるように励ます。また，リストの残りの9つの場面についても同じように手続きを踏み，解決方法を導き出すことをすすめる。そして，ひとつでもたくさんの「こんなときどうしよう」という苦手な場面が「こんなときだって大丈夫だよ！」になるように毎日の生活のなかで個人がストレス・マネジメントを行うように伝えて終わる。

結果の整理

　こどもたち自身が苦手とする場面におけるその解決方法を，ワークを通して自分自身で導き出したことで，「苦手な場面があっても大丈夫」という自己効力感をもてたか。それを実践し，克服する意欲をもったか。また，実際に取り上げたひとつの場面の克服だけではなく，ワークをしたことが，どれだけ意識し考える場となったか。また，方法論をスキルとして身につけられたかを重視する。

考察のポイント

　ワークを行うなかでどれだけ子どもたちの目線に立ち，子どもたちに受け入れられやすい表現をしたがが大切である。苦手な場面を克服するという手続きを「楽しい」「やればできる」という感覚を与えながら進めることが，子どもたちが日常的にこのワークを生かすポイントである。

発 展

(1) 数日後にワークを生かして苦手な場面を克服した「できたよ・レポート」を提出してもらう。あるいはその報告をする。そのことを通して，自分自身のがんばりやその結果を自分で褒められるように奨励し，自己効力感を高め，スキルの習得を強化する。

(2) 苦手な場面のリストや自分の導き出したひとつの場面の解決方法をグループで話し合う。そのことにおいて，自分だけではなくみな苦手な場面があることを知る。

(3) (2)での気づきが，グループ間でピア・サポートできる関係づくりに役立つように支援する。

(4) 同じワークで，大きな問題（クラスやグループ内の困った場面など）をグループ単位で扱い，行うことで，ひとりでは無理なことでもグループで解決していくように努めることをすすめる。

実習 28 トライ！ 今どき人気の民間療法

代替療法として民間療法は流行や信仰的な要素が強く否定的な意味合いのもの，反対に治療困難（手の施しようがない）状態から著しく改善したもの等，有効性・活用性の判断は一般に難しいものであるが（米国医師会，2000），ここでは，有効性・活用性が高く，手軽で広く一般に普及している橋本敬三先生の「操体法」を取り上げることとした。

操体法では生命の健康維持に4つの基本的要素「息（呼吸）・食（飲食）・動（身体活動）・想（精神活動）」をおき，とくに動について詳しく紹介されている。「人間は動く建物」，すなわち家の四隅の柱を4本の足，棟木を背骨と考え，これが立ち上がって動いているのが人間と考える（図14-Ⅰ）。この家の構造や動き方の法則を無視した動作から生じる歪みが脊柱に集中し，この脊柱の歪みがさまざまな病気や不調の原因になるとしている。

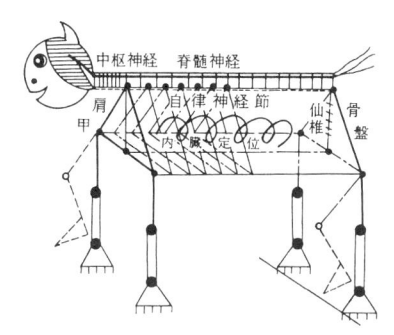

✢図14-Ⅰ 人間は動く建物（橋本, 1993）

目 的

からだを痛くない方向，気持ちよい方向へ動かすことでからだの歪みを正常にもどし，健康体を取り戻す。

方 法

(1) **基本的な原則**
(1) 痛くない方向へ動かす。
(2) ゆっくりと動かし，その感覚を味わう。
(3) 気持ちのよいところで動きを止め，その気持ちよさを2～3秒味わって，瞬間的に脱力する。
(4) 常に息を吐きながら動かす。

(2) **踵伸ばしの操体**（腰の歪みを整える：図14-Ⅱ）
仰向けの姿勢で踵を直角にやや力を入れ，下肢を交互にゆっくり伸ばしてみる。左右の伸び具合をみて，よく伸びるほうの踵を息を吐きながらゆっくり伸ばし，伸びきったら3～5秒後に瞬間脱力する。そのままの姿勢で一息ついて3～4回くり返す。抵抗は操者が踵に親指をあて，伸びる踵に若干の抵抗を与える。

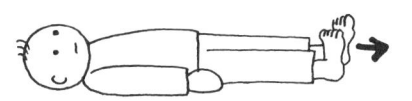

✢図14-Ⅱ 踵伸ばし（橋本, 1993より作成）

(3) **膝立て倒し**（腰・背中を整える：図14-Ⅲ）
仰向けで両膝を軽くそろえて立てる（1/2屈曲）。ゆっくりと左右に膝を倒し，快・不快を調べる。それから不快から快方向に息を吐きながらゆっくりと倒し返し，膝が床についても倒す動きを続け3～5秒後に瞬間脱力する。膝立て姿勢で一息ついて2回くり返す。抵抗は膝を倒す動きに若干の抵抗を与える。

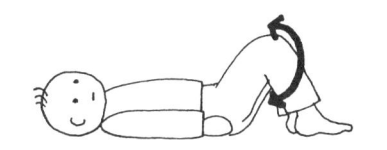

✢図14-Ⅲ 膝立て倒し（橋本, 1991より作成）

(4) **うつ伏せ膝引き上げ**
うつ伏せ姿勢で膝を自分の脇腹のほうにゆっくりと交互に引き上げる。左右の引き上げ具合をみて，引き上げやすいほうの膝を息を吐きながらゆっくりと引き上げ，3～5秒後に瞬間脱力する。一息ついて2～3回くり返す。

結果の整理

(1) 実施前と実施後のからだの状態を比較する。
仰臥位での足の長さは同じか，左右の肩の高さは同じか，左右の耳の高さは同じか，また自覚症状などを細かく観察を行う。

(2) 操体法は正しく効果的に行われているか。
①総体の動きは痛い・苦しいことをしない。
②体操のように一定のリズムに従わない。
③スポーツのような力とスピードを必要としない。
④感覚的な快方向に息を吐きながらゆっくり動かす。
⑤適当な位置まできたら，ためを行い瞬間脱力する。
⑥一人でするときは抵抗を与えると効果が高い。

考察のポイント

高齢者や慢性的な不調では数回で健康体にもどることは少なく，「少しずつゆっくりと」が基本である。健康はのんびりから始まるのである。

15章 災害等の特殊な状況における支援ネットワーク

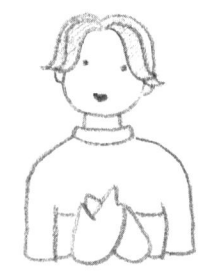

ここでは，1節から3節までは災害や重大事故・事件等に巻き込まれた人々のメンタルヘルス・ケアについて述べる。精神医学的疾患としては，外傷後ストレス障害（PTSD）を理解することがこうした人々へのケアにつながる。具体的には人為災害と自然災害時の危機介入やケアについて述べる。また4節では，妊娠母体の搬送という，やはり危機的介入が必要となることがらについて説明する。

1節 外傷後ストレス障害（PTSD）とは

外傷後ストレス障害は，非常に今日的概念でありながら，わかりやすい疾患というわけではない。ここでは，外傷後ストレス障害について，その歴史的意義をふまえつつ解説する。

1 戦争とPTSD

外傷後ストレス障害（posttraumatic stress disorder：PTSD）は，今日もっとも一般臨床家や市民の注目を集めている精神疾患のひとつである（米国精神医学会（APA）によるPTSDの定義は表15-1参照）。精神医学や心理学に疎い人でも，たとえばトラウマということばを聞けば，それがいわゆる心的外傷をさすことばとして理解できるだろう。統合失調症はもちろんのこと，うつ病や一般の不安障害さえも，精神疾患に対する根強い偏見からなかなか社会的に認知されないことを考えると，このようなPTSDへの関心の高さはきわめて異例である。ここにPTSDがもつ同時代性があるし，逆にPTSDに対する多くの誤謬が生まれる源泉ともなっている。

《欄外》不安障害

このように述べると，PTSDとはつい最近になって現出した疾患概念のように感じられるかもしれないが，実際はそうではない。現実に起こった出来事が人間の精神にどのような影響を与えるかについては文学上の一大テーマであるし，それは精神医学や心理学の領域でも同じである。なかんずく戦争は，PTSD概念の成立に決定的な役割を果たした。古くは南北戦争当時から心的外傷にまつわる観察があったらしいが，はっきりと臨床家や研究者の関心を集めるようになったのは，精神医学や心理学が学問体系として成立した20世紀になってからである。

その大きな契機となったのは，第1次世界大戦である。数か月で終わると考えられていた戦争が長いこう着状態に陥り，頭上に無数の砲弾が飛び交うなかで多くの兵士が塹壕に閉じ込められた。レマルクは，小説『西部戦線異常なし』でそのようすを生々しく表現しているが，実際に多くの兵士が，身体的外傷がないにもかかわらず戦闘不能の状態に陥ってしまった。これがいわゆる砲弾ショック（shell shock）である。

さて，しかしながらこうした現象は大戦の終結とともに忘れ去られてしまった。不思議なことに，こうしたいわゆる戦争神経症（war neurosis）は，あらたに戦争が起こるたびに精神医学や心理学の領域でクローズアップされ，戦争が終結するとともにいつの間にか忘れ去られるという運命をたどった。しかしながら，この泡沫的といってもよい概念を一変させたのはベトナム戦争である。戦場での急性ショック状態から兵士としての能力を喪失するという文脈は，ベトナム戦争

《欄外》戦争神経症

COLUMN-108　犯罪被害者支援活動における臨床心理士の役割

近年，犯罪等に関連した外傷後ストレス障害（PTSD）との心身への影響やそのケアの重要性が指摘されている。

このような流れを受けて，福岡では，2000年から福岡犯罪被害者支援センターが設立され，支援活動が行われている。これらの実践を通じて，私たちがめざしている臨床心理士としての役割を示す。

聴くこと：被害者カウンセリングでは，不快で生々しい感情や世の中が危険に満ち溢れているような感覚，整理されないまま残っているトラウマ性の記憶のなかで，被害者が再び生きる力を回復することが大切となる。そのためには，臨床心理士は心理的・物理的に被害者のそばに寄り添うことが重要となる。被害者の心理的援助とは，被害者が自分の身体と心を自分自身でコントロールしていけるという感覚を取りもどすことを目的とする（表15-A参照）。

いま，起こっていることの説明：被害者がいま，体験している症状はいずれも理由があって起こっている当然の反応であることを説明することが大切となる。PTSDのメカニズムや症状，対応について，本人や家族に解説したり，パンフレットなどを用いて心理教育を試み，病気の理解をうながすことで，「被害を受けたら，出てくるのがあたりまえの症状である」「苦しんでいるのは，自分だけではない」といった語りを引き出す。

今後の生活に具体的な指針を与えること：被害者がある程度ひとりで行動できるまで症状が回復してきたら，今後の生活の具体的な指針を与えることも大事である。警察や訴訟の見通しを聞いて，その後の予定をたてる，医者に行く，証拠をとっておく，家族に話す等のほか，ふつうの生活をする，運動をする等の指針を具体的に示すことが必要である。そうすることによって，被害者自身の行動範囲が徐々に広がり，被害や症状だけにとらわれることがなくなってくるのである。

※表15-A　被害者カウンセリングの要点（古賀ら，2001）

- 犯罪事件，事故直後の危機介入（急性症状への対応）
- 長期カウンセリング（慢性症状への対応）
- PTSDとその症状に対する反応についての心理教育
- 暴露による認知構造の修正，自責感の軽減
- 2次被害への対応（警察，弁護士や裁判制度，メディアの反応，家族，友人，近隣の人々の反応，医療関係者の反応）
- 被害者自身の社会生活行動への具体的な支援

※表15-1　DSM-IVによるPTSDの定義（抜粋）（APA, 1994 より）

A. イベント性の定義
　　患者は実際に危うく死ぬ，または重症を負うような出来事に遭遇し，強い恐怖感や無力感に襲われた。
B. 再体験症状群（以下の1つ以上）
　(1) 侵入性想起
　(2) 反復的な悪夢
　(3) フラッシュバック
　(4) 契機に晒された際の心理的苦痛
　(5) 契機に晒された際の生理的反応
C. 回避・情動麻痺症状群（以下の3つ以上）
　(1) 外傷にまつわる思考・感情・会話の回避
　(2) 外傷にまつわる活動・場所・人物の回避
　(3) 外傷時の想起不能
　(4) 重要な活動への関心・意欲の著しい低下
　(5) 孤立感・疎遠感
　(6) 感情の範囲の縮小
　(7) 未来の短縮感
D. 覚醒亢進症状（以下の2つ以上）
　(1) 入眠困難・睡眠維持困難
　(2) 易刺激性
　(3) 集中困難
　(4) 過度の警戒心
　(5) 過剰な驚愕反応
E. 障害の持続期間が1か月以上続いている。
F. 障害は臨床的に著しい苦痛や社会的な機能障害を引き起こしている。

帰還兵の長期的研究によって大きく変わった。戦争は兵士に一時的なショックをもたらすだけではなく，その人の人生を脅かしかねないような，あるいは人間としての能力をも喪失させかねないような深刻な後遺症をもたらすということである。事実，少なからぬベトナム戦争帰還兵は，帰国後も従軍前のような社会適応ができず，さまざまな精神症状で苦しんだ。そしてPTSD概念自体もまた，ベトナム戦争が終結しても忘れ去られることはなく，それどころかますますその意義を深め，今日にいたっているのである。

2　PTSDの現代性

戦争とならんでPTSD概念の発展をうながしたのは，犯罪被害者に対する研究やケアである。アメリカでは，ベトナム戦争帰還兵の心的外傷が問題化した1980年代から，当時大きな影響力をもちつつあったフェミニズム運動の高まりもあって，とくに性犯罪被害者への調査や研究がさかんに行われるようになった。たとえば，強姦等の性犯罪に遭遇した被害者が，PTSDやうつ病をはじめとしたメンタルヘルス上の問題をどのくらい抱えるかについては，フォアとロスバウム（Foa & Rothbaum, 1998）の総説に詳しい。

そして，こうした性犯罪被害者のメンタルヘルス上の問題が俎上にあげられると同時に，当然のごとく被害者に対するケアや支援の方策についても検討が重ねられた。たとえばアメリカでは，1970年代から各地でレイプ・クライシス・センターが開設され，1975年には全米にネットワークを張る非営利団体であるNOVA（National Organization of Victim Assistance）が誕生し，民間レベルでの積極的な支援活動が行われて現在にいたっている。また1984年には犯罪被害者法が制定され，司法レベルでも被害者の人権やプライバシーの尊重が保証されるようになった。

さて，またこの1980年代には，ほかのさまざまなイベントでもPTSDに関する研究が進んだ。次節で述べるような自然災害や人為的災害はもとより，交通事故などのより日常的なイベントでもPTSD研究が行われ，活発に議論されるようになったのである。ところで，わが国ではどうであろうか。わが国も第2次世界大戦ではベトナム戦争とは比較にならないほどの未曾有の戦禍を被り，多くの人々の心に癒しがたい傷跡を残した。しかしながらアメリカとは異なり，ごく一部の研究者を除けば精神医学的な関心がもたれることはなかった。わが国でPTSDの本格的な研究が始まったのは，ほとんど1996年の阪神・淡路大震災以降といってもよいのである。

ストレス・マネジメント・プログラムのメタ分析

心理学関係の文献データベース，PsycLITを使用して，1996年から1998年にかけて英語で書かれた論文のなかから，キーワードにストレス・マネジメントを含んでいるものを検索すると，223件が選び出された。それらの論文のなかで，ストレス・マネジメント・プログラムとして研究されていた頻度をグラフに示した（図15-A）。

このグラフをみると，ストレス・マネジメント・プログラムとして実行されている技法は実に多様だが，大きく分けると，認知・行動的なアプローチ，リラクセーション，運動の3つに分けられる。

認知・行動的なアプローチとしては，認知行動療法やその理論を応用した技法が行われている。認知行動療法とは，さまざまな問題を抱えている人の，その問題に対する考え方や感じ方，あるいは問題への対処方法を変えていくことを目標とした方法をいう。ソーシャル・スキル・トレーニングやストレス免疫訓練なども広い意味での認知行動療法である。

リラクセーションとしては，自律訓練や漸進的筋弛緩法だけでなく，瞑想や瞑想を応用した方法も多く行われている。音楽療法のなかにも，音楽を聴くことのリラクセーション効果を期待したものがある。運動のなかでは，とくに有酸素運動にストレス緩和効果が認められている。具体的な内容としては，ウォーキングやエアロビクスなどもあるが，踏み台昇降のような単純な動作の有酸素運動も採用されている。

この3つのエリアのなかから，自分に合うもの，好きなものをひとつずつ選んでみて，自分の抱えている問題や気分に合わせて使い分けてみてはいかがだろうか？

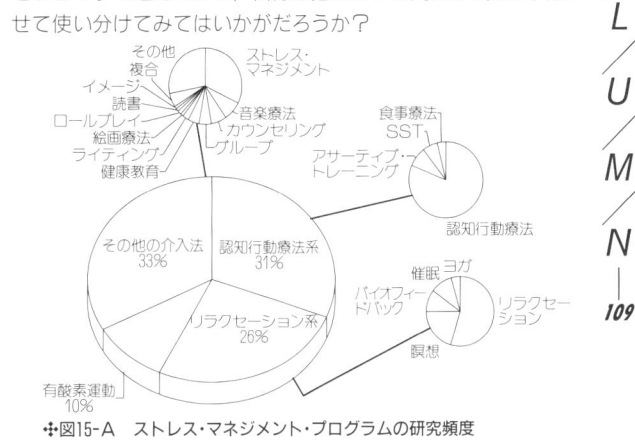

✤図15-A　ストレス・マネジメント・プログラムの研究頻度

2節 人為災害とPTSD

産業革命以来，航空機事故や船舶事故，ビル火災や原発事故といった人為災害（科学技術災害）はほとんど毎日のように起こっている。ここでは，人がそうしたイベントに遭遇したときに引き起こされるPTSDについて説明する。

1 人為災害の種類

ひと言で人為災害といっても，さまざまな種類と特徴がある。代表的な災害を以下に列挙してみる。

(1) 輸送災害

航空機事故や列車事故，船舶事故，バス事故などである。とくに大型輸送機関の事故の場合，多くの乗客が罹災してしまうため災害性が一気に高まってしまう。また，そうした乗客の多くがたまたま乗り合わせただけの寄り合い的な集団なので，事故後すぐに離散してしまい，系統だったケアが行いにくい。また航空機事故などでは，地上の住民等に被害が出ることも少なくない。

(2) 現住建造物火災

ホテルや旅館といった宿泊施設の火災，あるいはマンションなどの住居施設の火災，デパートや商業ビルなどの公共施設火災などがある。いずれも多くの被災者が出現し，とくに熱傷患者や焼死者が出現しやすい。宿泊施設や公共施設火災の場合は，輸送災害と同じように被災者が離散してしまう場合が多いのも特徴である。

(3) 産業施設事故

化学工場や石油コンビナートなどの工場火災や原発事故，あるいは炭鉱事故などがあるし，産業廃棄物汚染等も場合によっては人為災害となり得る。これらの事故の特徴は，周辺地域住民等へ与える影響が大きい複合災害の形を呈することである。また数多くの従業員が被災することも特徴である。

2 人為災害時のメンタルヘルス

人為災害とメンタルヘルス上の問題については，戦争と同様に昔からその関連が指摘されてきた。たとえば19世紀には，当時多発していた鉄道事故による精神障害が鉄道神経症（railway neurosis）として，神経学者の関心を集めていた。ただし現代のPTSD概念として人為災害被災者を調査したのは，やはり1980年代からである。

以後，現在まで調査が行われた有名な人為災害だけを列挙してみると，輸送災害としては，イギリス・ケグワース村やアメリカ・ロングアイランド沖の航空機事故，航空ショー事故，フリーエンタープライズ号（フェリー）事故などがある。また産業施設事故でも，有名なスリーマイル島の原発事故やチェルノブイリ事故の被災者調査などがある。わが国でも，地下鉄サリン事件をはじめとして，ガルーダ航空機事故や東海村の原発事故，えひめ丸沈没事故などの人為災害で被災者に対するメンタルヘルス調査が行われた。

これらの報告から，事故後に出現するさまざまなメンタルヘルス上の問題をわかりやすくフローチャートに示すと，図15-1のようになる。さまざまな因子がPTSD発症に絡んでいることがわかると思う。

COLUMN-110　高齢者虐待のネットワーク：被害者にも加害者にも支援を

高齢者虐待の被害者は要介護高齢者であり，とくに重介護を必要とする高齢者や痴呆性高齢者であるが，加害者として扱われる介護者もまた被害者である。高齢者虐待が家庭で起こった場合，加害者はその家族であることが多いが，介護者も介護負担を抱えたストレス状況のなかでの被害者だという視点を忘れてはならない。しかし，現段階では被害者にも加害者にも支援体制が確立されているとはいえず，試行錯誤の段階である。

大阪では，1997年10月から大阪後見支援センター（愛称「あいあいネット」）が知的障害者，認知症高齢者，精神障害者の権利擁護にかかわる相談を開始している。1998年5月からは大阪弁護士会高齢者障害者総合支援センター（愛称「ひまわり」）が相談事業を開始している。また，1999年10月から全国で，社会福祉協議会を事業の実施主体として地域福祉権利擁護事業が開始され，2000年4月に成年後見制度が創設されたが，まだ専門職にも住民にも十分周知されているとはいえない状況である。もちろんこれらの制度は直接，高齢者虐待の被害者を救済する制度ではないが，財産管理や福祉サービスの利用を促進することに有効であり，経済的虐待を防止したり介護負担を軽減することにつながるだろう。

しかし，高齢者虐待の被害者を心理的にサポートする体制は整っていない。とくに高齢者虐待の加害者であり，被害者でもある家族への援助が考えられることは少ない。虐待を発見したホームヘルパーや保健師・看護師が，被害者である高齢者を援助しながら，その一方で家族を援助しているのが精一杯の状況である。家族を精神的に，心理的に援助するカウンセラー等の専門職の登場が待たれる。

当事者としての立場から家族への援助が期待できるのが，「公益社団法人　認知症の人と家族の会」や各地で組織されている「寝たきり高齢者介護家族の会」等の当事者組織である。これらの会では家族介護者のストレスを軽減する役割を果たしている。交流会や集いの会では，家族を看取った会員を含め，会員がお互いの介護体験を語り合う。そこではピア・カウンセリングが展開され，専門職のアドバイスにはない，他の家族からのサポートが行われている。

高齢者虐待が社会問題化されにくい現状では，高齢者虐待のネットワークの拡大は早急には期待できない。しかし，専門職をはじめ，市民，当事者などの多くの方々が知恵やアイデアを出し合い連携することから始めることが大切である。

15章　災害等の特殊な状況における支援ネットワーク

❖図15-1　事故後に出現するメンタルヘルス上の問題

(1) 被災者に起こる時系列変化

事故直後の茫然自失感や情動麻痺といった，急性ストレス障害（ASD）が主たる問題となっている時期がまず現れる。この時期はメンタルヘルス上の問題がみえづらいが，ASD症状が強いほど予後が悪いという報告もある（金，2001）。やがて，災害時ショックから立ち直りかけたころにPTSD症状が顕在化してくる。

(2) PTSDに影響を与える因子

PTSD症状の回復にはさまざまな因子がかかわってくる。まずは周囲の人々の理解が重要である。しばしば，PTSD症状が長引くにつれ周囲の無理解が起こり，結果として2次被害が被災者に生じる。また事故時の状況も，被災者のトラウマの程度に大きな影響を与える。なかんずく，事故が死亡事故（fatal accident）かどうかは，決定的なほど被災者の予後を左右する。すなわち，生き残ったことへの罪責感（survivor's guilt）が生じてしまう。そのほか，熱傷や放射線被爆といった慢性的な身体問題を抱えてしまった場合にも，被災者のPTSD症状は長引くであろう。また人為災害の場合には，多くの職員や乗務員も被災してしまうことも問題である。彼らの多くは職務上の責任を抱えているため，うつ状態に陥りやすい。

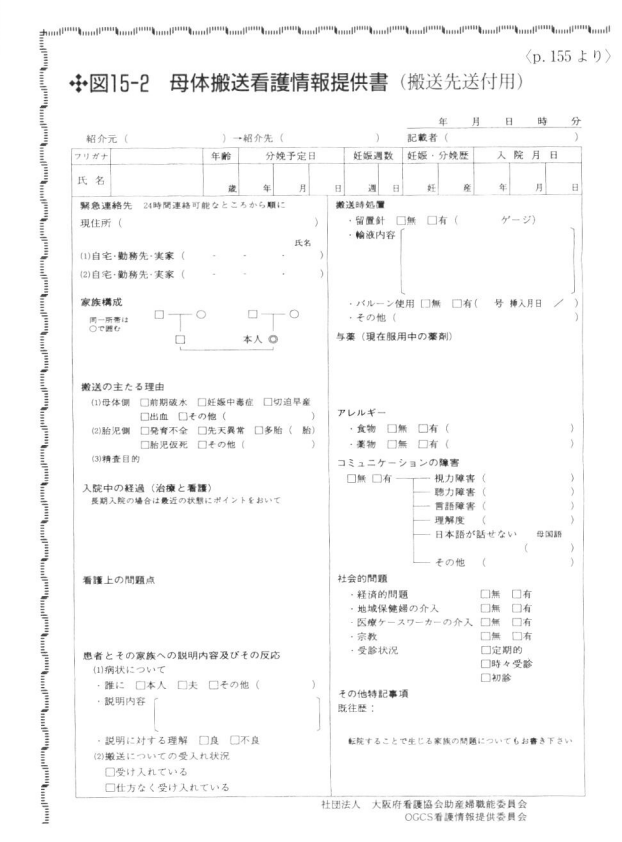

❖図15-2　母体搬送看護情報提供書（搬送先送付用）〈p.155より〉

COLUMN-III　広範囲な児童虐待防止のためのネットワークを地域レベルで！

　虐待による子どもの死亡例があとを絶たない。先日の新聞に，近隣の住民が児童相談所に通報，警察が介入し子どもを保護した，という記事があった。「放っておくと子どもの命が危険」と警察による予防的保護がなされた例である。被虐待児が急増するなかで，平成12年5月に議員立法として「児童虐待防止法」が提案され，平成12年11月から施行された。虐待の通告に対する児童相談所の立ち入り調査・警察介入による保護が法的にも可能となった事例であろう。

　大阪における児童虐待防止ネットワークは，全国に先駆けて官民協働の努力で構築されてきた。その原点ともなったものは，1970年代から始まった母子保健への積極的取り組みであり，被虐待児の早期発見に努力してきた保健師活動であった。また，保健師による育児相談，家庭訪問等は，親子の生活，経済，家族，近隣関係のみえる生活の場からの育児支援であり，予防的援助を視野に入れての取り組みであった。一方，児童虐待防止ネットワーク構築の必須条件として，関係機関の連携の強化があげられる。母子保健の取り組みで培ってきた保健，医療，福祉機関との太い連携を基軸に，大阪では1988年全国で初めての実態調査を実施し，虐待児数の多さ，機関が抱える虐待児の特徴の違い，深刻さ等を提言してきた。また，民間機関である「子どもの虐待ホットライン」「Child Abuse 研究会」等は，関係機関，職種への情報発信基地としての役割をもち，今日にいたっている。1995年に「第1回全国児童虐待防止大会」が大阪の地で開かれたのは，広範で厚い層による児童虐待防止ネットワークへの取り組みの象徴であったと考える。

　いま，大阪では地域レベルの児童虐待防止ネットワーク（図15-B）が住民参加のもとで，広範囲に網のごとく展開されつつある。

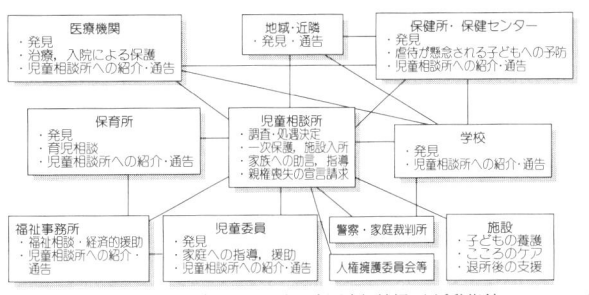

❖図15-B　地域におけるネットワーク（大阪府保健婦・士活動指針マニュアルより）

3節 阪神・淡路大震災における救援活動

1995年1月17日5時46分,淡路・神戸を中心に直下型の激震(M7.2)が起き,6,000人以上の死者を出して,関西における地震安全神話はもろくも崩れ落ちた。昨日のことのように思われるこの大地震から,はや7年が過ぎ,地震などまるでなかったかのように私たちの記憶から風化されつつある今こそ,もう一度,あの震災で私たちが学んだことについて考えてみたい。

1 救援活動に参加するまで

震災時,西宮市に在住していた大阪府立看護大学(以下,看護大学と称す)のT先生から看護大学の災害救援チームを組織することを提案されたのは,震災発生6日目であった。小児科の医師でもあるT先生は,地震発生時から居住地である西宮を中心にボランティアとして医療活動を行い,現場での医療活動の実態から看護大学としてぜひともチームを組んで医療活動に参加すべきであるという必要性と希望をもたれていた。T先生は,看護大学がチームとして参加する意義について以下のことを説明された(千代豪,1995)。

① 現場の看護に対するニーズ:初期の救急活動の段階は終了し,長期的な視野にたった健康管理が問題となりつつある段階となったため看護者の役割への大いなる期待。
② 大学の社会的貢献:隣接地にある医療系大学としての社会的貢献として意義。
③ 教育効果:教員が学生に与える教育的効果。
④ 大阪府のイメージ向上:知事発言によるイメージ低下の回復および隣接地としてのイメージ向上。
⑤ 教員の学習の場:生きた実践の場における教員の学びと今後の災害看護への発達の寄与。

これに対して,入試等のため多忙な時期である,開学まもない看護大学として教員のチームを組む余力はなく,また救援活動できるかどうかの実力も未知数である,など反対の意見もあったが,教職員や学生にも被災者がいることや,被災地に最も近い都道府県の看護大学として何かをしなければいけないとの決意から,学長命令という形で独自に救援チームを組むことになった。そして,学長から教員に要請という形で教職員の同意を得ることができ,また,大阪府庁へは学長はじめ事務局の努力で了解をとることができた。当初は看護大学独自のチームとしてNGOの指揮下に入ることを考えていたが,NGOの会議に出席したときに,NGOの職員から,医療チームと合同の動きをしたほうがよいという意見や,救援活動のため,たまたまその会議に出席していた自治医大の地域医療学のO先生からの助言もあり,看護独自の活動ができるまで自治医大と行動をともにすることになった。

自治医大のキャンプはたまたま看護大学に縁の深い先生の自宅であったことも,お互いに協力体制を組むには幸いした。結局,自治医大に協力するという形で看護大学のチームとして派遣することが決定し,看護大学内に阪神大震災被災地救援活動事務局を開設したのはT先生が提案されてわずか2日目であった。このように決定が早急にされたのは,大学の決定としての通常の手続きをとらなかったこともあり,それについては賛否両論があろうと思われる。しかし,教職員の一刻も早く救援活動に参加し何か役に立ちたいという熱い思いが,この決定にいたらしめたのだと思われる。

COLUMN 救急医療のネットワーク:被災地病院の体験から

阪神・淡路大震災時の状態:震災直後の状況は次のようなものであった。
1) ライフライン:電気/69分の停電,ガス/16日後に液化天然ガスの整備,31日後に完全復旧,水/11日後に復旧,井戸水により一部トイレは使用可。
2) 職員数:地震発生後1時間では34人,24時間後でも148人(60%)の人数しか確保できなかった(表15-B)。
3) 来院患者数:入院患者にプラスして外来,病棟とも患者数が激増した。外来患者は5日程度で来院数は減少したが,通常の2倍近い入院患者が病棟にいたことになる(表15-C)。
〈マンパワーにかかる問題〉上記のように通常の半分の職員で2〜3倍の外来,入院患者の対応を余儀なくされた。職員の20%の家屋は全壊から部分壊の被害を受けており,通勤道路は閉鎖され,公共交通は完全麻痺をしていた。職員のほとんどは被害者でありながら,仕事をしなければならない状況であった。他府県の医療ボランティアが来院したのは,5日後からであり,マンパワー的にはかなり落ち着いた時期でもあった。ボランティアの受け入れに慣れない病院職員は,その人数の少なさとも相まって,どのように対応してよいのかわからず,有効な活動をしてもらえなかったと考えている。
〈物質的過不足の問題〉医療機器,医療用具,薬品などのすべてが欠乏状況であった。食料,飲料も不足しており,患者に満足な食事の提供も困難であった。支援物資が届くようになって,数日は何でも必要としたが,しだいに不必要な物が大量に溢れることになった。
〈必要な医療の提供と安全確保〉患者の搬送ルート確保の困難さと,確保されてもその搬送する交通網と手段は大きい問題であった。通信網さえ途絶しており,他病院への依頼と搬送手段はほとんど欠落していたといわざるを得ない。
望まれるネットワーク:〈ライフラインに関する問題〉災害の規模にもよるが,阪神・淡路大震災のような広地域の災害では,行政レベルでの対応がシステマティックに動かなければ対応できない。しかし,自治体での自己対応は事前に準備をしておく必要性がある。
〈マンパワーの確保〉職員も被害者であり,交通網もない状況での仕事は困難を極める。医療従事者は自分と家族を犠牲にし

2 連携

(1) 学内の連携

事務局は，事務局代表，補佐そして自治医大との連絡調整係の3人で構成した。看護大学は短期大学部と看護学部があり，まずその教員のなかからボランティアを募った。基本的に2人1組で行動できるようにスケジュールを組み，連絡事項については，看護個人記録を記載すること，活動報告書を事務局に提出すること，その当日の人が翌日の人に電話連絡をするという形をとった。事務局には1人が必ず常駐し，被災地に出向いているチームや自治医大とおもに電話で連絡調整を行った。当初，学内の連絡についても右往左往していたが，とにかく詳細にすべて連絡ノートに記載する，連絡を密にとることを心がけていた。さらに，趣旨に賛同する人たちから，物心両面にわたり援助をいただいたことをここに付け加えたい。

(2) 活動の連携

1月25日より2月13日にわたる救援活動は，自治医大の診療所のある夙川小学校，烏帽子中学校，最終的にはとくに看護ケアが必要な指定外の避難所であった阿弥陀寺に，その看護活動の拠点を移した。当初，自治医大診療所では，実態把握のため保健所と話し合いが行われ，状態の悪い人に対しては福祉行政と連携し，ショートステイできるように配慮された。看護大学の活動拠点となった阿弥陀寺にも1月31日以降，保健所の保健師，医師が来訪し，阿弥陀寺の被災者の情報提供を行うようになった（以後，保健所の巡回は毎日行われた）。

しかし，医療チームの巡回や他府県から応援にきた保健所巡回が重なり，地区担当保健所との巡回の調整や情報の共有については整理が必要であった。看護大学の活動内容については，看護個人記録を作成し，個人の記録として書きとめた。もちろん毎日，自治医大，保健所との連絡はとっていたが，最終日にその後の継続医療の資料として，阿弥陀寺を引き受けてくれる慶応大学医療班，担当地区の保健所，自治医大に看護活動のまとめとして報告を行った。

3 救援チームとして参加した成果

看護大学の救援活動を報告書としてまとめ(1995.7.1.)，関係者，各大学，関係施設に配布した。震災を契機に災害看護学の体系化が急務となり，看護大学においても救援活動を契機に災害看護の調査研究の必要性から，「災害看護学の体系化に関する研究」（末原（研究代表），1998）を行い，現在も災害看護の教育に関する研究を継続して行っている。将来は看護大学において災害看護学を確立したい希望をもっており，看護における危機管理においても災害看護の体系化の必要性を痛感している。

以上，阪神淡路大震災の救援活動に看護大学が参加した経緯について述べた。ことば足らずも多々あるが，あの震災から学びとらなければならないもの，忘れてはならないものが多くある。最後に，お亡くなりになられた方のご冥福と，今なお続く被災地の復興を心からお祈りいたします。

COLUMN

ても仕事という観念があり，出勤が当然で，出勤しなかった職員が責められるということもあった。これはお互いにあとに残るこころの傷として問題であり，職員の確保と後方支援のスムーズ化が求められる。可能なら，被害者である職員の出勤は最低限にしても医療活動ができる体制が望まれる。

〈物的支援〉被災地での不足品が効率的に援助できる方策がたてられれば理想的であろう。支援品の受け入れ，整理，分配，備蓄に想像以上の時間と人が必要であり，マンパワーの不足を助長する。

〈必要な医療提供のためのルートづくり〉通信網，交通網の遮断の規模によるが，国家レベルでの対応がタイムリーに実施できなければ，患者搬送は不可能に近い。また，広域での確かな情報収集による後方支援，すべての医療施設に平均してできる後方支援の体制も望まれる。

さらに病院では，このような体制がすぐにできない可能性も考慮した対策を考えておかなければならない。病院間の通常と緊急時のネットワークづくりを真剣に考えておかなければならない。被災地病院として，その必要性を理解しているが，施設の組織を越えたシステムづくりはかなり困難と考えている。

※表15-B 職員数（三宅，1996）

地震発生後	医師	看護師	その他	計
1時間	6	25	3	
24時間	33	83	54	148
	(33人中)	(137人中)	(73人中)	(243人中)

※表15-C 来院患者の推移（三宅，1996）

月日	来院患者数	来院患者状況			
		死亡	帰宅	転院	入院
1/17	322	50	41	23	208
18	108		72	6	30
19	79		52	4	23
20	64		42	3	19
21	26		14	0	12
22			11	0	3
23	6		2	0	4
24	2		0	0	2

4節 大阪における母体搬送での看護連携ネットワーク

医療現場に高度先端技術が導入されるに至ってもなお，産科救急への対応が遅れ，周産期の妊産婦死亡率，新生児死亡率が高率であった大阪では，全国に先駆けて，母体搬送，新生児搬送を行うシステムが誕生した。ここでは，このシステムの概要をみていくことにする。

20世紀半ばまでは，わが国において新しい命が誕生するところは，人の生活の営みの場所である自宅においてであった。それが工業化にともなう経済復興とともに施設へと移行し，医療専門職の手にゆだねられるようになり，妊産婦はそこで管理された分娩を迎えることになった。施設で分娩が行われるようになって，自宅分娩の時代よりは新生児死亡や妊産婦死亡は減少していった。しかし，1960年半ばを迎えても産科救急への対応は遅々として進まず，大阪での周産期死亡率や妊産婦死亡率は全国平均と比べて高率であった。その結果，その汚名を返上すべく対策を講じる動きが起こり，産婦人科医会が中心となって医療機関の連携をうながし，相互支援体制の構築に乗り出したのである。

周産期医療

それから約10年の後に，周産期医療分野にも高度先端医療が導入され，胎児ならびに胎児付属物の診断技術の発達，未熟児の生育限界の拡大，新生児外科の進展などにより，一次医療機関で対応しきれない状況に陥った場合，最適医療機関へ母体搬送や新生児搬送を行うしくみが誕生した。大阪府下では他府県に先駆けて，未熟児や先天異常児への高度医療を提供するシステム，すなわち新生児診療相互援助システムが1977年に開始し，それから10年遅れて1987年に産科婦人科相互援助システム（コラム113参照）が開始した。このシステムは医療機関相互が連携・協力し，診療情報提供書を介して診療情報の交換により診療内容を継続させ，妊産婦ならびに胎児・新生児に多大の便益をもたらした。この2つのシステムの運用により当初の目的は一応達成されたが，近年の生殖医療がもたらす新たな問題や課題が浮上し，より複雑で専門性が問われる現状を迎えている。

一方，看護サイドから母体搬送事例を眺めると，診療情報提供書には現在実施されている看護ケアを継続し，看護ケアを遂行するうえで必要な看護情報が入手できず，欠落していることがシステムの開始後，搬送事例を受けた施設の助産師たちより指摘されるようになり，その解決策を求める声が起こってきた。

搬送の必要な事態が生じたときには，一つでも有効な情報の入手と判断・処置が患者の予後を決定する。看護は診療と異なり，独自の機能として，24時間継続して患者を観察し，ケアする責任を負っている。搬送元から搬送先へ，患者の現症と看護上の問題や課題に関する情報が有効な手段で伝達・連携されることは，患者の救命をもたらすとともに科学的な看護・管理につながるのである。

このような観点に基づいて，社団法人大阪府看護協会助産師職能委員会（以下，大看協という）では「母体搬送システムと助産師の関わり小委員会」（以下，委員会という）を1992年に発足させ，大阪府下の産科医療機関の連携をはかる体制を整えていった。

(1) 第1段階：提供書の普及（1992年～1996年6月）

1994年9月から，大阪府下の産科医療機関に母体搬

COLUMN 113　大阪府における産婦人科診療相互援助システム

大阪における母体搬送の歴史は，大阪産婦人科医会が妊産婦死亡の減少をはかるために1967年から実施した実態調査から始まった。当時大阪での妊産婦死亡数は年間100人を超えており，死亡原因は分娩時の出血によるものが多数を占めていた。産科における救急は母と児の複数の生命の救命と救助が最前提である。これらの実態調査の成果をふまえた対策が検討され，1987年4月に大阪府下に診療連携と産婦人科救急対応をめざした産婦人科診療相互援助システム（obstetrical gynecological cooperative system：OGCS）が開始した。それから15年が経過した現在，大阪府下ではもちろんのこと，わが国の地域総合周産期医療システム構築に大きな貢献を果たしている。

OGCSは大阪府下にある公的総合病院を中心に，現在は41施設（基幹病院6施設，準基幹病院9施設）で運用されている。システムが開始してから大阪における産科救急症例の実態が明らかになった。1992年度の母体搬送事例の調査から，産科救急症例は1年間の分娩数（34,576例）の約1割を占めており，かつ二次救急例（転送を要する）は分娩数の2.5%（800〜900例）を占めていることが判明した。そのおもな内容は，切迫早産や前期破水など未熟児出生の危険をもたらすもの45%，胎児発育不全や胎児仮死などの児のリスクがあるもの44%，産科出血や妊娠中毒症など母体への異常や合併症に関するものが50%であった。大阪府下での周産期死亡率と妊産婦死亡率はOGCS開始後に漸時低下し，システムの有用性が指摘されている。

救急医療体制における重要な位置を占める患者の受け入れについては，OGCS活動開始当初は診療機関相互の電話連絡による連携が主であった。5年後の1991年に患者受け入れ病院にファクシミリが設置され，受け入れ病院相互間の連絡と，基幹病院である府立母子保健総合医療センターに空床情報が集約され，各病院に空床情報サービスの提供が開始し，受け入れ可能な施設が毎朝各医療機関に提示されるようになった。

空床情報サービスは1994年に大阪府医師会に開設された大阪府救急医療情報センターに移行し，現在は基幹病院・準基幹病院にパソコン端末が設置され，施設からの入出力も可能となった。しかし，NICUの慢性的な空床不足の現状と事例に適した施設の選定にはいまだ電話交信によるところが多く，システムの整備が期待されている。

送事例が発生した場合に提供書（図15-2, p.151参照）の使用を依頼した。当初は大看協の助産師会員がいる産科医療機関94施設に提供書と記入マニュアルを郵送した。母体搬送時に提供書を使用した場合は，大看協にも提供書の写しの返送を依頼すると同時に，OGCS基幹病院・準基幹病院における母体搬送事例での提供書の使用度を調査した。

提供書の使用状況や事例の内容について大看協の職能集会や，関連学会に報告し，大阪での取り組みの啓発活動を行い，浸透をはかった。

(2) 第2段階（1996年7月〜2000年度）

1996年からは，大阪府下の病院のほかに診療所や助産所にも提供書の使用依頼を行った。2002年2月末日までに委員会で把握したこれまでの提供書の使用例は816例であった。年度毎にその使用状況は増加していった。とくに，大看協の会員が勤務していない施設である診療所や助産所の利用が少しずつではあるが増加してきていることは，母体搬送時には提供書を使用するということが普及してきていると考察できる。

OGCS加盟病院どうしへの搬送は，搬送全体の約35％を占め，その他の病院からOGCS加盟病院への搬送は56％を占めるようになった。また，搬送された事例の状況が改善し，搬送元の施設へバックトランスファされる事例にも使用されていることが実証された。

搬送理由は，切迫早産事例43％，前期破水（PROM）事例28％，子宮内胎児発育不全事例13％，妊娠中毒症事例12％，多胎事例11％，合併症事例5％，前置胎盤事例4％となっていた。提供書を使用することで，搬送に社会的ハイリスク事例がもつ問題や課題が明らかになり，搬送を受け入れる施設助産師などから有用であるとの評価を受けている。

1996年厚生省は，総合的な周産期医療体制の整備計画を開始し，各都道府県に総合周産期センターの設置に着手した。この計画を受けて，委員会は全国の助産師職能委員会に看護の連携の重要性と提供書の有用性を説いた。その結果，1999年5月社団法人日本看護協会総会での助産師職能集会において発表の機を得た。

(3) 第3段階：21世紀に向けて

1994年9月から今日までの母体搬送事例のほとんどは大阪府下の施設に受け入れられているが，なかには府下に受け入れ先施設がなく，兵庫県や和歌山県などの近接した他府県の施設に収容され，治療を受けている。このことは，たんに受け入れ施設の確保という課題を解決するのではなく，近畿地区という広域領域での連携システムで母体搬送を考える必要性が出てきていることを物語っている。そのためにも共通の情報を基盤とした診療情報と看護情報が必要となってくる。

現在は診療情報書と看護情報書はそれぞれ別個に存在し，両者が一体となって搬送元施設から搬送先施設に情報が伝達されてはいない。今後は両者が一体となった情報提供書となるように医師サイドと看護サイドが連携することが望まれ，大阪府医師会，産婦人科医会との協議をはかっている。さらに，情報の伝達手段として，インターネットを用いて情報交換ができる方法も検討がいるであろう。新しい世紀に向けてのネットワーク構築をめざしたい。

ふえている産後の抑うつ

赤ちゃんの誕生は，母親や家族にとって本来喜ばしいことである。しかし一方，昔から「産後の肥立ちが悪い」という言葉があるように，産後は精神の機能障害が好発する時期であることは，わが国でもかなり以前から知られていた。産後の抑うつは精神医学的には，マタニティブルーズ，産後うつ病が主である。そしてこれらの発症原因や病態像が明らかになってきたのは，実はここ十数年のことである。

マタニティブルーズは，出産直後から1週間以内に，抑うつ気分や涙もろさを主徴として現れる。わが国でも全産婦の約3割が経験すると報告されているが，基本的には1〜2日で自然寛解するため，治療の必要はないとされている。

これに比べ，産後うつ病は近年とくに注目されるようになっている。その大きな理由として，発症率が10人に1人と高いこと，しかもそれは，早期発見，早期介入，治療が必要なことなどがあげられる。だが実際には，家族や医療スタッフは赤ちゃんや母親の身体症状に目を向けがちである，母親自身が抑うつ気分をためこんでしまうなどの理由により，周囲が十分に配慮できないまま見過ごしてしまう危険性をはらんでいる。

病態としては，産後3か月ごろまでに発症し，抑うつ症状が2週間以上続くものであるが，その中核症状は興味の喪失や集中力の低下など，他のうつ病と何ら変わりはない。しかし産後うつ病の場合は，母親としての過剰な罪責感や育児に対する自信のなさ，それにともなう不安など，この時期に特有の傾向もみられる。その発症の背景として，ホルモン変化などの妊娠・出産にともなう生物学的要因に加え，人生上の望ましくないライフ・イベントや，夫や家族からのサポートの欠如，本人の性格傾向などの心理社会的要因との関連についての報告が多くなされている。

さらに産後うつ病は，母親の問題のみにとどまらず，赤ちゃんの情緒・認知・行動発達にも大きな影響を及ぼすことがすでに報告されている。これらをふまえて，吉田と山下（1999）は，医療現場だけでなく，地域レベルでの母親のスクリーニングやその後のメンタル・ケアのプログラムの開発・検討を行っている。このようなシステムが一日も早く確立され，出産をめぐる母子のメンタルヘルスの向上につながることを願ってやまない。

実習 29 消防士におけるPTSDスクリーニングの実際

目的

災害や事件，事故で救援活動に従事する消防隊員は，大きな心理的影響を受ける。久留米大学（医学部，心理学研究科）では，福岡市消防局と共同でメンタルヘルスの専門家チームを結成して，PTSD（外傷後ストレス障害）に関する調査を実施した。

本調査では，第一次調査として質問紙調査を行い，第二次調査で構造化面接を実施した。ここでは，第一次調査として使用したPTSDのスクリーニングテストについて論じる。PTSDの可能性が高い隊員をスクリーニングし，その後の第二次調査へつなげることを目的としている。

方法

2001年2月に第一次調査として福岡市消防局に勤務する消防職員全員を対象に質問紙調査を行い，1,025人中，709人の回答を得た。質問紙では身体的症状，睡眠障害，不安や抑うつなど一般的な症状評価を行う精神健康調査票（GHQ 28）と，PTSDに焦点を置いた改訂版出来事インパクト尺度（impact of event scale-revised：IES-R）を用いて，回答者がこうむった精神的ストレスとその影響について検討した。

(1) GHQの概要

GHQは精神症状およびその関連症状をもつ人々が容易に回答でき，その結果から症状の評価・診断を目的とする28項目からなる質問紙検査である。神経症症状および不安や社会的な機能の不全さをも反映するものであり，神経症のみならず，緊張やうつをともなう疾患性を判別するのに有効である。

各項目について，4種類の選択肢のいずれか，自分の現在の状態にあてはまる箇所に○を記入する。

判定法の区分（臨界）は，5/6点である。全神経症者の90％が6点以上，健常者の86％は5点以下となり，この基準がスクリーニング的な意味での弁別点である（中川・大坊，1996）。

(2) IES-Rの概要

IES-RはPTSDの想起（intrusion）症状，回避（avoidance）症状，過覚醒（hyperarousal）症状を測定するための尺度である（表15-Ⅰ）。22項目の各項目に対して，最近1週間にどのくらい強く悩まされたかについて，「全くなし・少し・中くらい・かなり・非常に」の5段階で評定する。5段階に0〜4の数値をあてはめて，合計点と下位尺度得点を算出する。合計点は0〜88点に分布する。先行調査研究では，24/25点を区分点としており，この基準がスクリーニング的意味での弁別点である。本調査では，より偽陰性を減らすために区分点を20/21点に設定して感受性をあげた。

結果の整理

第一次調査としてのPTSDスクリーニングの結果，709人中，47人にPTSD陽性反応がみられ，第二次調査該当者となった。

考察のポイント

一般に質問紙を用いた調査は，それだけで診断を行えるものではない。しかし，本調査が目的としたように，ハイリスク者を抽出するには非常に効率的な方法であると考えられる。

ハイリスク者の心理的苦悩は多岐にわたり，うつ症状，身体化，アルコール依存，あるいは対人関係の不適応などとして現れてくる。PTSDという病態は，うつ病やPTSD以外の神経症などの，他の精神障害を高率にあわせもつという特徴がある。そのため不眠や不安などの特異性の低い症状の背景にPTSDが存在している可能性は高く，そのことを知っておく必要がある。

したがって，PTSDをきちんとスクリーニングするためにも，今回はIES-RだけでなくPTSD症状と合併しやすいうつ症状など，他のストレス反応をみるためにもGHQを用いて調査することにより，丁寧なスクリーニングができたと思われる。

※表15-Ⅰ　改訂版出来事インパクト尺度
（Weiss & Marmar, 1997 より一部抜粋）

(IES-R) お名前＿＿＿＿（男・女 ＿歳）記入日 H.＿年＿月＿日					
下記の項目はいずれも，強いストレスを伴うような出来事にまきこまれた方々に，後になって生じることのあるものです。＿＿＿＿に関して，この1週間では，それぞれの項目の内容について，どの程度強く悩まされましたか。あてはまる欄に○をつけてください。（なおお答に迷われた場合は，不明とせず，もっとも近いと思うものを選んでください。）					
（この1週間の状態についてお答えください。）	0.全くなし	1.少し	2.中くらい	3.かなり	4.非常に
1	どんなきっかけでも，そのことを思い出すと，そのときの気もちがぶりかえしてくる。				
2	睡眠の途中で目ざめてしまう。				
3	別のことをしていても，そのことが頭から離れない。				
4	イライラして，怒りっぽくなっている。				
5	そのことについて考えたり思い出すときは，なんとか気を落ちつかせるようにしている。				
6	考えるつもりはないのに，そのことを考えてしまうことがある。				
7	そのことは，実際には起きなかったとか，現実のことではなかったような気がする。				
8	そのことを思い出させるものには近よらない。				
9	そのときの場面が，いきなり頭にうかんでくる。				

実習 30　PTSDの評価面接

　外傷後ストレス障害（post-traumatic stress disorder：PTSD）に関する評価面接を行う場合，治療的意義だけではなく，法的側面（裁判等での証拠資料となる）を考えた面接が重要となる。したがって臨床的な面接とともに，より診断に正確を期すために，構造化された面接を行うべきである。もちろんPTSDには情動麻痺等のいわゆる陰性的症状群と，覚醒亢進症状群などの陽性的症状群といった相反する症状があるなど，全体像を把握しづらい。そうしたPTSD諸症状の把握のためにも構造化面接は有効である。さて，PTSDの診断をするための構造化面接はおもに以下の3つがある。

①　SCID（DSM-Ⅳの構造化臨床診断面接）
②　CAPS（PTSD臨床診断面接尺度：clinical-administered PTSD scale）
③　CIDI-PTSD（統合国際診断面接：composite international diagnostic interviewのPTSDのためのモジュール）

　以上のうち，近年最も臨床上用いられるCAPSは，1990年にPTSDのために開発された構造化面接法であり，DSM-Ⅳの基準（表15-1，p.149参照）に沿ってPTSDの17の症状について評価を行う。現在診断と生涯診断がつけられるように設計されている。また，子どものためのCAPS-Cも作成されており，もっぱら被虐待児等の診断に用いられる。ただし，こうした構造化面接には1回の面接に相応の時間がかかるほか，熟練した技術と臨床経験を必要とするため，専門家によるトレーニングを受ける必要がある。またIES-R（実習29参照）などの自記式質問紙も，こうした診断面接をする際の参考資料としては有用である。

目　的

　飛鳥井らが訳出した日本語版CAPS（松下，2000）を用いて，PTSDの評価面接を行う。

方　法

　CAPSは構造化された面接法であり，DSM-Ⅳに従って6つの診断基準に沿って進めていく。
　まず基準Aの「外傷的出来事」の有無であるが，本人が語る外傷的な出来事について，基準Aの条件を満たしているかについて細かく聞きながら査定するこの項目はPTSD診断のいわば根幹をなす部分であり，外傷的出来事がないか，あったとしても基準に該当しない場合にはPTSDなしとして面接は終了する。もし外傷的出来事が基準Aに該当したならば，続いてPTSDの3つの症状群（B・C・D項目）について尋ね，それぞれの頻度と強度を5段階（0～4点）で評価する。その後，基準Eの「障害の持続時間（1か月以上）」と，基準Fの「社会的機能の障害」もあわせて評価し，PTSDの診断は終了する。またCAPSでは，オプションとしてしばしばPTSDに随伴する症状群（生存したことへの罪責感情や離人症状等）についても査定することができる。

　総合評価（全般的な妥当性・重症度・改善度）
(1)　妥当性は面接への協力度や精神状態などで判定。
(2)　重症度は主観的苦痛感・機能障害・面接中の態度・回答する際の話し方などで判定。
(3)　改善度は前回の評価面接時点を基準として症状の変化を評価する。なお，以前に面接を行っていない場合は，6か月を基準として症状の変化を評価する。

結果の整理

　完全な（full）PTSDの基準は，A項目を満たしており，症状がB項目1個以上，C項目3個以上，D項目2個以上で条件を満たす。基準Eは1か月以上。基準Fは強度2点以上である。これ以外はfull PTSDではない。ただし，PTSDの基準を満たさなくてもサブクリニカルな状態として部分PTSDを定義することは可能である。なお，部分PTSDの定義には諸説がある。

考察のポイント

　CAPSにおいては上述したような質的診断とともに，B・C・D各項目に記載された頻度・強度を合計することによって，症状の程度を量的に測定することもできる。ただし日本語版CAPS総得点に関しては，まだ妥当性・信頼性が検討されていない。しかしながら，一応の目安として総得点が50点以上であればPTSDの症状として臨床上中等度以上であると考えられる。

発　展

　PTSDの患者は，大うつ病やパニック障害，解離障害など他の精神障害を並存している場合が多い。ケスラーら（Kessler et. al., 1995）の研究では，PTSD患者のなかで男性の88％，女性の79％がなんらかの精神障害を同時に発症している。そのために，たとえば精神疾患簡易構造化面接法（mini international neuropsychiatric interview：MINI）などを活用し，並存精神障害の存在にも注意する必要がある。

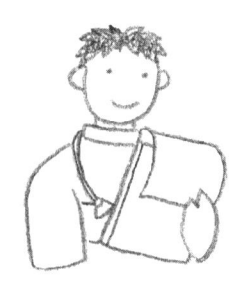

16章 医療看護場面における研究と倫理的問題

医療や看護の領域では近年，系統だった研究の必要性が広く知られるようになってきた。これにともなって，研究対象となる現象は広範囲に及ぶとともに，現象を把握するための方法論も非常に多様化，複雑化している。
この章では，医療看護の分野において，これらの活動を行う際の基本的なテクニックと倫理的な留意点について述べる。

1節 科学的研究における倫理的配慮

医療看護活動では，研究対象が人間，とりわけ患者であることが多い。したがって，通常の研究で要求される以上の配慮が必要となる。

1 研究対象となった人の権利擁護

医療看護の現場では，参加者の人権と尊厳を守ることが，実験的研究であれ，調査研究であれ，あるいは援助的な介入についての評価研究であれ，絶対的条件となる。

人間の研究参加者をともなった研究を実行する場合の倫理規定をそれぞれの専門学会が公表しているが，倫理的な必要条件は次の3つに要約できるだろう（竹内，1996）。

① 研究参加者の自主的参加
② 身体的・心理的な害や苦しみを与えないこと
③ 匿名または情報の秘密保持

研究参加者の権利と尊厳を擁護する問題は，科学的研究のもつ一般的な問題であるが，とりわけ医療看護場面では，医療や看護における倫理性の問題，医療従事者個人の道徳観の問題，ひいては人間としての倫理観の問題へとつながる。

しかし，これらの問題をただたんに，医療従事者個人のものへと帰してしまうには，その問題の大きさと影響性からみて正しくない。そこで，研究参加者の権利を擁護するためには，十分な倫理性と科学性に立脚した専門家による批判の場が必要となる（Diers, 1979）。幸い今日では，病院や大学では研究対象となる人の権利と尊厳が守られることを保証するための適切な手続きが，インフォームド・コンセントとして組織だてられるようになってきた。

2 研究参加者の安全性

研究者が守るべき倫理的原則のひとつとして，アメリカ心理学会はコラム115に要約するような倫理規準を公表している。この綱領は自明のことであるが，研究の厳密性や正確性を守ることと，研究参加者への安全性を守ることとのあいだにさまざまな矛盾や葛藤が実際には生じる。

次のような人間の心臓血管系反応をパラメータとするストレス研究を考えてみる（Tsuda et al., 1996）。心理的・行動的要因と循環器系疾患とのあいだの関連性を実験的に検討するストレス研究では，被験者に不快や苦痛をどのようにうまく引き起こすことができるかとともに，それらの心理的過程が血圧や脈拍などの心臓血管系反応にうまく反映させることが可能かどうかが問題となる。

COLUMN-115　人間を対象とした研究の倫理綱領

アメリカ心理学会が1981年に公表している人間を対象とした研究の倫理綱領の一部を，小川（1987）から引用抜粋して以下に示す。

研究に関するインフォームド・コンセントを研究参加者から得ることに関する倫理規準（4項）
危険性のない研究を除いて，研究参加者との間に互いに義務と責任を明示した公正で明確な契約を事前に交わしておくこと。

安全性に関する倫理規準（6項）
研究手続きによって身体的・精神的苦痛，危害，危険性が生じる可能性がある場合は，その危険性から参加者を守らねばならない。また，その恐れがある場合は，参加者にその恐れのあることを知らせねばならない。

研究参加を辞退する自由に関する倫理規準（7項）
研究参加者が研究参加を辞退する自由，いつでも参加を中断できる自由を十分認めること。

デブリーフィング（debriefing）に関する倫理規準（8項）
研究が終了した後，研究がどんなものであったかを説明し，研究中に生じた可能性のある誤解を解くように心掛けなければならない。また，科学的，人道的立場からその説明を延長したり，保留したりした方がよいと思われる場合は，何らかの悪影響が出ていないかを見極め，それがないことを保証しなければならない。

プライバシーに関する倫理規準（10項）
研究によって得られた参加者に関する情報は，参加者の同意を得ないかぎり秘密として保持しなければならない。第三者がこの情報を入手する恐れのある場合は，秘密保持のための計画を参加者に伝えておかねばならない。

これらの成功はすべて，使用するメンタルストレス・テストの性質や負荷の程度に依存している。しかしながら，上記の倫理規準にしたがえば，被験者を身体的・心理的な害や不快から守るためにあらゆる予防策を講じなければならず，ストレス反応を誘発しようと企てる実験の目的と矛盾する。

　この場合，研究者は被験者に苦痛や困惑をできるだけ引き起こさないですむメンタルストレス・テストを探すことになる。たとえば，電撃やノイズの脅威にさらす代わりに，暗算などの問題やコンピュータ・ゲームのような精神運動課題を使用するかもしれない。しかしながら，情動ストレスと心臓血管系反応性との問題に対する妥当な回答を得るためには，被験者に脅威，当惑，不安，心配などの心理的な嫌悪感を喚起する実験法に頼らざる得ない。ストレス負荷の強度が十分でないと，有意な心臓血管系反応の変化が起こらず，実験のインパクトが弱いものになってしまう。

　また，メンタルストレス・テストの価値は，これらのテストが引き起こす心臓血管系反応が診断学的，病因論的，予防論的に意味のあるものかどうかにかかっている（津田，2001）。そこで，循環器系疾患にすでに罹患している患者や臨床的に危険因子を有する疾病罹患性の高い個人にメンタルストレス・テストを負荷して，彼らの反応性や回復までの反応パターンが健常者のそれと異なることを示そうとする（併存的妥当性，Rozanski et al., 1994）。

　対象者が患者などの場合には，実験的に症状を誘発させることで深刻な問題が生じるかもしれず，研究者として後の責任にかかわる根本問題となりかねない。したがって，そのようなアクシデントが生じないよう，あるいは生じても十分な対応が可能なように事前に準備しておくことが大切となる。

3　研究参加者のプライバシーの保護

　研究過程における情報の必要性は，研究参加者よりもむしろ研究者のためであることが多い。当然，情報を提供した人の不利になるように利用してはならない。

　アンケート調査などによって得られた研究参加者の個人的な見解や情報に対する安全弁の役割を果たす手続きとして，プライバシー（匿名と秘密）の保持があげられる（Polit & Hungler, 1987）。たとえば，研究参加者に名前の記入を求めなければ，対象者の匿名は保証できる。また，回答の内容をコンピュータで数量的に自動処理するとともに，研究以外の目的で個人情報を外部に洩らさないことを研究参加者に約束をして，秘密保持の誓いを行う。

　事例研究などを発表する場合は，個人が容易に特定できないように，プライバシーの保護と人権尊重の立場から，仮名にしたり若干のフィクションを加えることも必要となる。

COLUMN-116　もしがん関連遺伝子をもっていることがわかったら

　最近の分子生物学の分野の発展はめざましいものがあるが，そのなかで明らかになってきたことのひとつに，人体を構成する細胞には核のDNAのなかにがん遺伝子とがん抑制遺伝子が含まれているということがある。がん遺伝子はそれが増幅されることによってがん化が生じ，がん抑制遺伝子は変異が生じることによってがん化が生じるという仮説が打ち立てられた。しかしながらいまだ必要条件を満たしているに過ぎず，十分条件は満たされていない。そもそもこれらの遺伝子は何のために人体のDNAに含まれているのであろうか。地球ができたのが約40億年前だそうであるが，その後，単細胞動物が出現し，現在の多くの臓器が高度に分化した多細胞動物まで進化してきている。その過程のなかではすべてよい（有利な）現象ばかりが生じているのではなく，地球環境のその時どきの変化に対応すべくやむなく何かを取引材料として生き延び，その結果が，後々進化とよばれる現象としてとらえられているのではないだろうか。

　環境変化に対応すべく何か機能を付加するためにがん遺伝子やがん抑制遺伝子とよばれる遺伝子もどこかの時点で導入されたと考えられる。それらはまったく新しく細胞自体がつくり上げたものであるかもしれないし，出来合いの遺伝子，すなわち近くにいたウイルスや細菌がもっていたものを拝借したのかもしれない。とりあえず急場をしのいだが，それらの遺伝子は勝手に機能したり，変異を起こしやすいという性質があったのかもしれない。ただし多細胞動物では個体間の遺伝子を交じり合わせるという多様性を獲得するための安全弁を用意し，個体は死ぬが種は絶滅から免れるというシステムを取り入れた。そこでこれらの遺伝子も何とか今日まで保たれてきたのであろうと思われる。

　またがん患者の平均年齢は50歳以降のものが多い。すでに子孫をつくったあとにがんが生じてくるということである。ということは，がん関連遺伝子に変化があっても種の保存には影響がないことになる。このように考えてくると，がん関連遺伝子をもっていることが現在の私たちを存在させてくれているともいえる。そこで大事なことは，がん関連遺伝子をもっていることを怖がるのではなく，それらの遺伝子を取り入れることによって生じた進化という現象が用意してくれたこの貴重な人生を精一杯享受して，死ぬまで立派に生きることではないだろうか。

2節 インフォームド・コンセント

研究対象者の権利と尊厳を守りながら、研究の妥当性や厳密性、正確性を守る対策のひとつは、研究への参加は研究参加者のまったくの自由であるとして、その旨を告げ、同意を得るというインフォームド・コンセントの手続きを踏むことである。

1 インフォームド・コンセントの基本的な考え方

インフォームド・コンセントについては、内容を知らされたうえでの研究または治療についての同意という意味であるが、わが国では「十分な説明に基づく同意」、あるいはたんに「説明と同意」と和訳されている。現在では、国際的な共通語としてのインフォームド・コンセント（informed consent）をそのまま用いるようになりつつある（池永，1994）。

インフォームド・コンセントの具体的な方法と内容は、必ずしも一般化されているわけではないが、一般に次の2つの段階から構成される。

① 研究者側からの十分な説明を行う。この場合、表16-1に示すような情報を明記した文書を準備し、研究参加者の理解が得られるよう、懇切丁寧に説明する。

② 研究参加者側が理解、納得、同意、選択を行う。参加者本人の意思を最大限尊重し、参加者がその内容を理解するための十分な時間的余裕をもったうえで、同意する・同意しないの選択をすることができるように配慮する。

研究対象者が、幼児や精神障害者のように自己判断をする能力がないと目される場合には、対象者の法律上の保護者から同意を得ることが大切である。

2 臨床試験とインフォームド・コンセントの実際

インフォームド・コンセントを得ることは、どの研究においても必要だが、とくに実験的性格の強い研究については不可欠な条件となる。新薬を人に投与して有効性や安全性を確かめる臨床試験を例にして、インフォームド・コンセントの実際について述べる。

新しい薬物が臨床で実際に使用されるようになるまでには、いくつかの段階を踏まなければならないが、最終的には人体への有効性を確認するために、臨床試験を行わなくてはならない。臨床試験は、新薬を初めて人に使う実験であり、慎重さが求められる。これは、一般に「二重盲検比較試験（double blind controlled test）」とよばれる方法を用いて行われる。

二重盲検比較試験

すなわち、新薬と従来の薬あるいは偽薬（プラセボ）とで治療効果を比較するとき、被験者となる対象を無作為（ランダム）にこれらの薬のどちらか一方の群に割りつける。科学的必要条件からすると、研究目的や方法を患者に説明することによって、その患者の行動が変化し、正確なデータが得られにくくなるというマイナス面が考えられる。

そこで、被験者と処方する医師のどちらにも、ど

※表16-1 インフォームド・コンセントのために網羅すべき情報（竹内，1996）

研究目的
研究方法、用いられる手続き
リスクあるいは不快の性質と量（ただし、研究の利益がリスクにまさること）
予想される（対象者の）利益
秘密の保証
質問の機会

COLUMN-117 死の判定はどの時点？

1997（平成9）年10月から施行された臓器移植法案の脳死による人間の死の判定をめぐって、各界で議論が沸き上がったことは記憶に生々しい。死の判定について考えてみよう。

死の判定基準の背景には人類の文化の歴史がある：洋の東西を問わず、個体の死とは別に魂の存続を信じたり、死者の復活が信じられた時代があった。それはそれで当時の社会的背景から意味のある基準であったわけで、科学的にナンセンスと批判することはまちがっている。つい最近まで人間の死を心停止で判断した基準は、近代社会の人間の生活ではおおむね実際的なものであった。社会を構成する法律や倫理規範も、この死の判定基準を基礎につくられてきたのである。

医学の発達が人間の死の判定基準を変えた：脳死による死の判定は明らかに、現在医学の発達の途上で生まれた概念である。心臓の拍動が停止する前に、脳幹を含む全脳髄の不可逆的な機能喪失の状態（これを脳死と定義する）で人間の死を判定し、速やかに移植手術を行って移植の成功率を上げたいという医療従事者のニーズが、新しい死の判定基準を社会に提唱したのである。

脳死は人間の死の究極的判定基準ではない：脳死による死の判定は、生物学的にみて究極的な死の判定基準だろうか。たしかに、個体の死（正確には「個体としての機能死」）は脳死と一致すると考えられるが、細胞レベルの死は個体の死よりも遅れるのがふつうである。この細胞とて最良の条件で生かし続けても一定の寿命がある。しかし、細胞の核には人間のゲノムがあり、このDNAは条件さえよければ不滅の寿命をもっている。生命科学の発達は、人間の死には、①ゲノムの死、②細胞の死、③個体の死、④社会・精神的な死、といった段階がある可能性を示唆している。今回の脳死の議論では、このなかの「個体の死」と「社会・精神的な死」を同じ土俵にあげて議論したための混乱もみられた。今後、人間の死の判定に新しい基準が導入される可能性もあるわけで、その時代の人間の社会生活の実態と合わせて判定基準をつくっていく必要がある。重要なことは一部の専門家たちの論議だけでなく、国民的な論議を巻き起こすことにより合意形成がなされるべきだということである。

薬が処方されているのか，判定が終わるまでお互いにわからないようにしておく。この手続きが，試験結果にかたより（バイアス）や予断が入るのを排除する大切な手続きとなる。そうであるからこそ，研究参加者には試験の目的，期待できる効果のほか，副作用などのマイナス情報も十分に説明し，納得を得たうえで同意してもらうことが基本的に必要となる（青木・伊藤，1994）。

　ところが，医療看護場面では研究参加者が患者であることが多い。医療看護の提供者から研究の協力を要請されれば，実質的に拒否しにくくなることがある。そこで，このような患者心理を理解して，「患者は試験に参加しなくても不利益を被らない」ことを医療看護スタッフ側は保証する責任がある。一度参加に同意しても，それを取り消せる自由があることも知らせておかなければならない（コラム115参照）。

3　研究許可手続き

　当該の研究が，研究参加者にとって不利益にならないとだれが判断するのかが，次の問題である。立案した研究方法が倫理的必要条件と対象者の安全性を満たしているかどうかについて，その研究に直接にかかわっていない第三者の客観的意見が必要となる。

　日本ではこれまで，インフォームド・コンセントを通じて得られた同意契約書は，入院や手術などのような医療に関しては存在していたが，研究のためのものはあまり取り交わされてこなかった。しかし近年，大学や研究所，研究の行われている施設では，学識経験者による倫理委員会を設置して，研究対象の権利がどのように擁護されているのか，提出された研究計画書を審査し，研究参加者の権利と尊厳を守るシステムやガイドラインが確立しつつある。

4　データ収集後に行う研究についての説明

　研究者は研究データの収集がすんだあと，研究の目的と研究状況を研究参加者に知らせる必要がある（コラム115参照）。たとえば，心理診断テストとして汎用されているロールシャッハ・テストや絵画統覚法（TAT）などの投影法について考えてみる。被験者に実際に何を測定するのかを前もって知らせずに行うテストという点では，欺瞞的方法といえる。検査者は左右対称のインクの染みについて何に見えるのか，またどうしてそう見えたのかなどを尋ねて，被検査者の精神内界に潜む葛藤や不安，パーソナリティなどを測定する資料とする。もし，そのテストが自分の心の中まで探るものであることがわかっていたなら，被検査者は同意しなかったかもしれない。

　したがって，欺瞞の使用によって，被検査者がいだいた不快な感情を最小とするために，検査が終了したあと，検査者は被検査者に対して，その手続きについて説明するとともに，その必要性と価値について知らせる（原岡，1990）。

スパゲッティ症候群

　スパゲッティ症候群とは，持続的植物状態患者が生命維持装置をつけられて，人工呼吸装置，人工栄養チューブ，水分補給のための点滴チューブ，持続導尿のチューブ，心電図・脳波・血圧・脈拍・呼吸などの持続的モニターなど，たくさんの管や電気コードに囲まれている状態のことをいう。つまり，これらの管や電線に囲まれて，まるでスパゲッティのような状態で生かされ続けることから，故中川米造大阪大学教授が命名し，「単に生き長らえることだけがすべてか」という，現在の末期医療に対する警鐘として社会に広がったとされている。

　その背景には，延命医療の発達と，患者の権利意識が明確に示されるようになってきたという時代の変遷があると考えられる。医療技術の長足の進歩によって，延命技術は限りなく発達し，その結果，過剰な医療，無理な延命が行われるにいたっている。このような現代の死と医療のあり方に対する根本的な反省の現れとして，1967年に聖クリストファー・ホスピスが設立され，1969年にはキューブラー-ロス（Kübler-Ross, E.）の『死ぬ瞬間』が出版された。アメリカでは1960年代に「患者の人権運動」が始まり，1975年には世界医師会が「ヘルシンキ宣言1975年東京修正」を採択，続いて1981年には「患者の権利に関するリスボン宣言」を採択し，「患者は尊厳のうちに死ぬ権利を持っている」と宣言している。このような時代の流れのなか，医療は，旧来のパターナリズムの終焉と患者の死ぬ権利や自己決定権を大幅に取り入れる新しい生命倫理（バイオエシックス）を導入することとなった。その新しい動向の一環として，患者への説明と同意（インフォームド・コンセント）の普及，生命の質（QOL）の追求，尊厳死・自然死あるいはリビング・ウィルの問題が浮かびあがり，スパゲッティ症候群もこれらの問題に真剣に取り組むひとつの契機となっている。

　このように，スパゲッティ症候群という用語は，医療技術の限りない進歩とそれにまつわる人間性との相克を論じるときの象徴的現象として用いられているが，学術用語としては必ずしも認知されているわけではなく，医学，看護学，心理学のそれぞれの領域の事典類には記載はない。『現代用語の基礎知識』（自由国民社）に，1991年から「カタカナ・外来語／略語」のなかで定義だけが，1998年からはさらに「生命倫理」のなかの「尊厳死」の項目の一部として論じられている。

3節 医療看護場面における介入

医療看護場面における研究の最大の目的は，実践を科学的に行うことで医療看護の質を向上させ，対象者によりよい効果的な医療看護を提供することにある。ここではストレス・マネジメントとヘルス・プロモーションの介入プログラムの実際例を示す。

1 心臓病患者に対するストレス・マネジメント

ツルジスニッカ・グリーンとステプトー (Trzcieniecka-Green & Steptoe, 1996) は，心臓病患者のクオリティ・オブ・ライフ（QOL）に及ぼすストレス・マネジメントの効果を完全無作為化統制試験 (randomized control test) によって評価した（図16-1）。すなわち，心筋梗塞の発作，あるいは冠状動脈のバイパス手術を受けてから3か月経過した患者を，ストレス・マネジメント群とコントロール（対照）群に無作為に分けた。前者にはリラクセーションを主体とするグループ支援の介入（たとえば，筋弛緩によるリラクセーションを練習したり，患者どうしで怒りやいらだちをどう処理したらよいか，生活のテンポをゆっくりさせるにはどうしたらよいか，人間関係の重要性などを話し合う）を10週間行い，後者にはストレス・マネジメントを実施せずに通常の治療を施して，2群の予後（たとえば，主観的幸福感や不安，日常生活の自立度などのQOL）を比較する。

ストレス・マネジメント介入前のQOL評価指標の値に大きな差異がないことを確認するため，介入前にこれらの指標について測定を行った。無作為割りつけという操作によって，この2群はストレス・マネジメント介入前は確率的に同じ集団であったと仮定してよい。したがって，測定結果の違いはストレス・マネジメントが実施されたか否かだけに求めることができる。

得られた結果の一部を図16-2に示す。コントロール群と比較して，ストレス・マネジメント群の不安や主観的幸福感，日常生活の自立度などのQOLは有意に高かった。これらの結果より，ストレス・マネジメントが心臓病リハビリテーション患者のQOLを改善するうえで有効であったことが実証的に証明されたといえる。

ここで留意すべきことは，純粋に研究目的でストレス・マネジメントの評価を行う場合には，評価の対象とされたストレス・マネジメントの効果がどの程度有効かわからないために行うのであるから，コントロール群に対しては通常の治療以外，何も行わないことが多い。しかしこれでは，ストレス・マネジメントの効

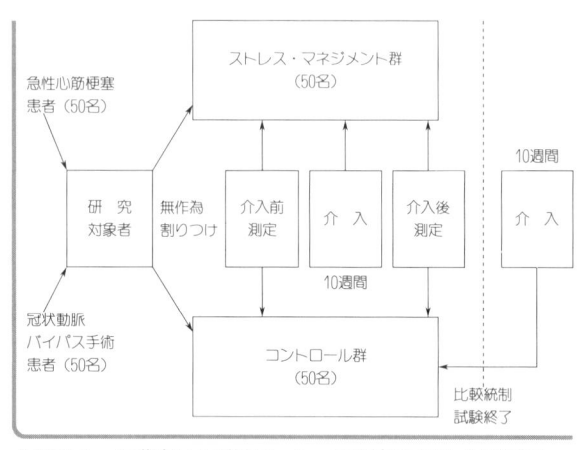

※図16-1 心臓病リハビリテーション患者のQOLに及ぼすストレス・マネジメント評価デザイン
（Trzcieniecka-Green & Steptoe, 1996 より作成）

COLUMN 19　ホスピス・ケアから緩和ケアへ

ホスピスは，中世ヨーロッパにおいて聖地巡礼の途中に病や過労で倒れた巡礼者を，修道女たちが手厚く介抱したことが始まりであるといわれている。その後，キリスト教の衰退とともに，その活動はほとんど進展がみられなかった。20世紀に入り，近代ホスピスの祖といわれるシシリー・ソンダース博士によって1967年に聖クリストファー・ホスピスがイギリスの地に開設された。終末期ガン患者のケアをチームで科学的に取り組もうとするホスピス運動の本格的な開始である。

この運動は，終末期患者への対応に苦慮していた医療者を中心に，一種の社会運動として世界中に広まった。それぞれの国情に合わせてその形態もさまざまに変化していった。イギリスでは約200の独立施設型ホスピスが，国土の広いアメリカでは，約1,600の在宅型ホスピスが生まれた。カナダでは，ホスピスということばがフランス語で，精神障害児や老人性痴呆のある患者のための施設といったことを意味するため，緩和ケアということばを用いて，ホスピス運動が広がった。そして現在60か国以上の国々でホスピスが設立され，そのケアの理念・哲学が急速に普及した。

WHOは1990年にホスピスで行われているケア，すなわちホスピス・ケアの内容を取り入れた新しい末期ガン患者への医療の提言を行った。その内容は，終末期患者への積極的で全人的なケアであり，換言すると，痛みをはじめとする症状のコントロールや精神的，社会的，霊的問題の解決を最重要課題とするケアの提唱である。ケアの最終目標は，治療が効を奏さなくなった患者への単なる延命ではなく，患者とその家族を包括して可能な限り最高のQOL (quality of life) の実現をめざすことである。

WHOは，このケアは末期にとどまらず，もっと病期の早い患者に適応することによる利点も多いことから，早期から治療とともに適用するべきとも述べている。このようなガン医療における終末期医療を含む新しいケアの考え方を，緩和ケア (palliative care) とよぶ。日本においては，WHOの提言と同じ1990年に厚生省が「緩和ケア病棟入院料」を新設し，国として緩和ケアを実践する病棟を経済的に援助し，充実をはかろうとしてきた。その成果は2002年3月現在，全国で95施設，1786床を数えるまでになった。

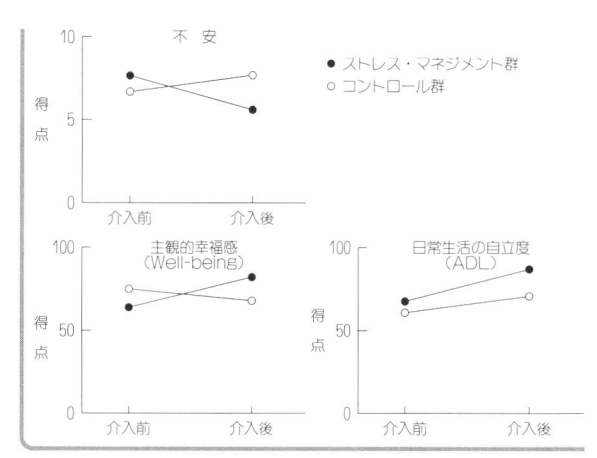

※図16-2 心臓病リハビリテーション患者のQOL(不安，主観的幸福感，日常生活の自立度)に及ぼすストレス・マネジメントの効果
(Trzcieniecka-Green & Steptoe, 1996 より作成)

果が十分に期待された場合，これらの恩恵をコントロール群は受けないこととなり，医療看護場面において均等なサービスを提供するという点で問題が残る。

そこで，彼らの研究では，ストレス・マネジメント介入後の測定を終えたあと，コントロール群に対して約3か月遅れでストレス・マネジメント群に実施したのと同じ介入プログラムを実施している。

この操作は，完全無作為化統制研究デザインの長所を生かしながら，被験者にも均等なストレス・マネジメントのプログラムサービスができる点で倫理的な配慮を行ったものといえるだろう。実際，コントロール群の患者は，ストレス・マネジメントの導入後，QOLのいろいろな側面で改善がみられた。

2 禁煙に対する介入プログラム

シュワルツ（Schwartz, 1987）は，禁煙プログラムの効果に関する416の研究のメタ分析を通じて，1年後の成功率は医師による助言のみで約6％，ニコチンの代用品としてニコチンガムを使った場合11％，行動変容プログラムとニコチンガム使用の併用で29％にまで達することを報告した。

もしこの場合，禁煙プログラムに参加しなかった患者をコントロール群として，禁煙介入群の結果とを比較した研究デザインでは，禁煙群とコントロール群とのあいだの「主体性」という点で問題が生じる。インフォームド・コンセントによって治療に参加することに同意した患者のみを対象とした場合，禁煙などのヘルス・プロモーション教育に参加する患者とそうでない患者とでは，健康行動に対する動機づけや保健指導に対するコンプライアンス（専門家の指示，助言に応じる行動）に関して違いがある（武藤・福渡，1994）。

すなわち，自主的参加者が少ないグループに同一のプログラムを実行しても同じ結果が得られるとは限らないからである。外的妥当性を脅かすこの種のかたよりを避けるためには，実験群とコントロール群を無作為に割りつける完全無作為化統制試験がここでもまた適用できる。

科学（サイエンス）・技術・アート

心理士が学ぶべきもの――サイエンスとアート：カウンセリングや心理療法の教育では，「サイエンスとアート」を学ぶ必要があるといわれる。サイエンスとは，基礎心理学や医学などから得られた知見であり，基礎になる研究活動である。「からだの追求」を究極の課題とする「医療臨床」は，まさにサイエンスである。そのため医療臨床の対象は，「疾病」あるいは「問題」そのものであり，症状の診断・査定あるいは治療効果の評価に関しても症状の変化をとらえることが重要になる。

一方，得られた知識や技術を実際の場面で介入していくプロセスはまさにアートである。臨床の場での課題は単に疾病や問題を査定し，治療効果を評価していく作業ではない。どのような心理士が，どのようなクライエントに，どのような介入を，どのような状況で行い，どのような結果が生じたかについては，同じものが2つと存在しない。臨床におけるアートとは，疾病や問題そのものではなく，「それを抱える人間」に対するアプローチであり，人間と人間のかかわり合いそのものなのである。

拮抗するサイエンスとアート：綿密な実験計画をたて，統計的手法によって導き出された客観的事実に基づくサイエンスと，単純に数量化することができない人と人とのかかわり合いを取り扱うアートでは，方法論がまったく異なる。そのため，サイエンスとアートではお互いに相容れないもののように感じる。事実，医療臨床では，「からだの追求」が課題とされ，実践活動においてもアートの部分が軽んじられているように思える。また心理臨床では，文字どおり「こころの探求」が対象とされるため，サイエンスについての知識が乏しくなりがちである。しかし，両者がめざすところは決して異なるものではない。サイエンスもアートも人間の健康を願っての処置である。

サイエンスとアートの融合：治療を受けるクライエントには，最良の治療を選択し，本人が納得したうえでそれを受ける権利がある。治療効果に目を奪われて，個人の内的側面が無視されたり，あるいは治療のプロセスばかりに注目し，治療効果があいまいになることは，クライエントにとってマイナスでしかない。すなわち，臨床場面では，サイエンスとアートという2つの要素が必要であるといえる。科学的な探索を進め，高度の知識と技術を身につけたうえで，決して単なる数値や結果のみで表すことのできない人間と人間との関係性，またそのプロセスをアートフルに実践していくことが，これからの臨床場面に求められるといえよう。

4節 評価研究とクリティカル・シンキング

医療の行動科学は実践科学である。実践科学の特徴として、実践―理論―研究の3つの側面が深くかかわっている。医療看護の過程は、クライエントの健康状態についての情報収集と分析から問題を同定（診断）し、問題解決に向けて介入を試み、最終的にその結果を評価するといった系統的な活動である（津田・福澤、1994）。

1　評価研究

医療看護場面で試みられる介入プログラムやシステムが効率的で効果的であることを検証する研究方略のひとつとして、評価研究（evaluation research）が注目されている。

評価研究とはふつう、「プログラムの効果を決定したり、プログラムそのものを改善するために行われる記述と判断の過程」として定義されている（Holzemer, 1989）。すなわち、今後の意思決定と次のプログラムに役立たせるために、得られた結果の良否と実施面の検討を行う。

ところで、研究を行う際の習慣として、研究参加者からインフォームド・コンセントを得ることについてはすでに述べた。しかし、これが治療や看護実践に結びついた評価研究であればあるほど、どこまでが治療や看護で、どこからが研究なのか区別がつきにくく、研究の対象者としての同意を逐一とらなければいけないのか判断が難しい。

新しい実験的なプログラムに関する評価研究は研究参加者に対して、直接的な利益と知識の蓄積を通じての間接的利益をもたらす可能性を有するが、同時にまた、何らかの身体的、心理的、社会的損傷をもたらす危惧もある。そこで、評価研究によって生まれるこれらのリスクと利益のバランスを考慮しながら、倫理上の問題について意思決定をくだすとともに、研究参加者の保護を考える姿勢が必要となる。

2　クリティカル・シンキング

近年、評価研究では、クリティカル・シンキング（critical thinking）のスキルを活用することで、思案と洞察のいわゆる「アハー（Ah）」体験をくり返しながら問題解決を試みている（Cristensen & Kenney, 1995）。

図16-3に示すように、クリティカル・シンキングの過程は問題解決には不可欠な思考スキルといえる。クリティカル・シンキングは専門的知識基盤に基づいて、経験とコンピテンス（有能性）、態度、基準（専門的ならびに知的標準）の4つから構成されているが、これらの構成要素を有機的に結びつけるとともに、これらが効果的に機能するためにはいろいろなスキルが要求される（表16-2，Alfaro-LeFevre, 1995）。

クリティカル・シンキングを行うための方略としては、論理的思考（たとえば具体的な方略として、「なぜか」「これ以外にまだ何かあるか」を問う、「もし……ならば、どうなるか」を考える等）が最も重要であるが、直観や試行錯誤も適宜用いられる。

3　医療看護場面のクリティカル・シンキング

医療看護場面では、道徳や倫理の問題に直面することが多く、さまざまな倫理上の問題について意思決定

COLUMN-121　日本人の死生観

医学部の学生のとき、級友の一人が自殺した。明朗で優秀な学生であったが、3か月たらずの間に2度も事故にあい、「自分は生きる価値がないんじゃないか」と悩んだ末の死の選択だったようだ。キリスト教国でも自殺の多い国はあるが、日本人の自殺は日本古来の「生死の隔壁」の薄さに由来すると考えられている（河合、1991）。

日本古来の死生観：梅原猛によると、仏教以前の原「あの世」観として4つの命題があげられている。
1) あの世はこの世とまったくアベコベの世界であるが、この世とあまり変わらない。
2) 人が死ぬと魂は肉体を離れてあの世で神となり、先祖の霊といっしょに暮らす。人間の死体を「亡骸（なきがら）」とよぶのはそのためである。
3) すべての生き物にも魂があり、死ねばあの世へ行ける。
4) 魂は自然と同じように生死の循環の旅をするのであり、誕生は祖先の魂の再生である。

こうした古来の死生観は、日本人の自然観に根ざしており現代まで生き続けている。親鸞も「二種回向」という魂の循環説（往相回向と循相回向）を説いている。本来は仏教は強い因果応報の世界を説く宗教であるが、現代は宗教観が希薄となっており、相対的に古来の死生観が日本人の思いのなかに再びよみがえってきている観がある。「いじめ」に苦しんで「死」を選択する10代の少年が急増しているのもその現れではないだろうか。

現代の死生観（2つのアンケート調査から）：柏木（1995）と立川（1998）は、まったく別々に死生観についてのアンケート調査を行ったが、これらはきわめて近似した結果を示している。「死後の世界はあると思いますか」の問いに対して、いずれの調査でも30％前後の人が「ある」と答えている。一方、「生と死の世界は連環している」と答えた者は60％以上、「死者の魂を信じる」は54％で「信じない」の13％を上回っていた（立川、1998）。死後の世界のイメージについては、50％以上の人が、「暗い」「気味が悪い」と感じていた（柏木、1995）。無作為のアンケート調査ではないが、おおよその傾向として、死後の世界をはっきりと認識する人は30％くらいだが、魂の不滅を信じる人がほぼその2倍近くいるという結果といえる。死後の世界に明るく希望的なイメージを抱く人は少ないようである。

死について語らない日本社会：臨床の現場で死や死後の世界

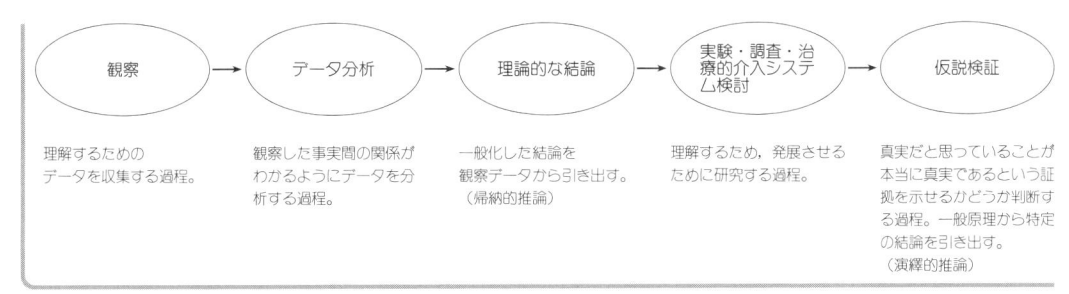

16章 医療看護場面における研究と倫理的問題

```
観察 → データ分析 → 理論的な結論 → 実験・調査・治療的介入システム検討 → 仮説検証
```

理解するための
データを収集する過程。

観察した事実間の関係がわかるようにデータを分析する過程。

一般化した結論を観察データから引き出す。
（帰納的推論）

理解するため，発展させるために研究する過程。

真実だと思っていることが本当に真実であるという証拠を示せるかどうか判断する過程。一般原理から特定の結論を引き出す。
（演繹的推論）

※図16-3　クリティカル・シンキングの過程　(Alfaro-LeFevre, 1996より作成)

をくだすことが必要となる。多くの場合，正しい答えはなく，いずれの答えにも長所と短所がある。

たとえば，ひとり暮らしのAさんは高齢者で，糖尿病の悪化のために足を切断しなければならなくなった。彼は，「足を失うくらいなら，死んだほうがましだ」と言っている。このようなケースに対して，クリティカル・シンキングは次のように適用できる。

① 当事者の視点から問題を明確にする（Aさんは，手術を拒否する権利はあるのか。だれにこのことを決める権利があるのかということを考える）。

② 自分の個人的価値観に気づき，それがヘルスケア上の意思決定に関与する自分の能力にどう影響しているのかを知る（もし，手術を拒否する権利はだれもないと考えたなら，Aさんを援助する行為に自分の能力がどう影響しているのかを考える）。

③ 別の方策を考え，結果を予測して，検討する（もし，Aさんの子どもが彼の介護を引き受けたなら，福祉のサービスが得られたなら，Aさんはどう判断するのかについて考える）。

価値観　④ 患者の価値観に基づいて，それぞれの結果を予測し，利害を評価する（どの選択肢がよいか，逐次検討する）。

⑤ 結果を行動に移し，結果を注意深く観察する。

※表16-2　クリティカル・シンキングに必要とされるスキル
(Alfaro-LeFevre, 1995より一部抜粋)

○問題発見のために系統的なアプローチを駆使する評価スキル
　（選択した理論とモデルに基づいて，問題を評価する）
○データの正確さと安定性を検討する評価スキル
　（測定用具の信頼性）
○関連のある情報を分析する診断スキル
　（問題を示唆する情報を抽出したり，1つに統合したり，パターン化したり，不足する情報を補定するなどの情報処理）
○証拠を示して結論を裏づける診断スキル
　（正確な結論を引き出し，複数の結論を考慮する判断過程）
○根本的な問題を特定し，課題の優先順位を設定する計画スキル
　（実施内容と目標の決定の総合的な計画立案）
○一連の上記の過程を評価，修正する実施スキルと評価スキル
　（意思決定過程とその実行にかかわる評価）

COLUMN

を話題にして患者および家族と語り合うことはきわめてまれである。なぜなら，「死」はあくまで喪失であり不幸と苦悩の象徴であるからである。その理由は上記のアンケート調査が物語っている。日本古来の死生観はこころの奥底にあるものの，現実に死を間近に控える状況では，それが人々のこころの支えになっているという印象は乏しい。一方で，仏教やその他の宗教が多くの日本人の死生観を形成しているという現実も存在しないと思われる。別のアンケートで「突然あと3か月の命ですと言われたらどうするか」との問いに対しては，「愛する人と旅に出たい」と答えた人が最も多かった。それは，ある意味で，今とこれからの人生は本当の自分の望むものではないという潜在意識を彼らがもっていることを示している。現代日本社会では「死」は非日常であることを示すものだが，これを裏返せば今の日常が「非自然」「非魂的」になっているといえるのではないだろうか。

死に対峙する：死は忌むべきものなのだろうか？　死によって人は自分が自然の一部であることと，魂的存在であることを強く意識するようになる。良寛は，辞世の句で，「うら（死）を見せ表（生）を見せて散るもみじ」と詠んでいる。死と生は一体であり，死を意識しない人生は本来の生ではないという意味が込められている。松尾芭蕉は「閑かさや岩（死）に染み入る蝉の声（生）」と詠んで，生が死に染み込むことによって静寂のある人生が生まれるという思想を表現している。聖書は，「私たちの齢は70年，健やかであっても80年。しかもその誇りとするところは苦労と災い」であると告げ，だから「あなたの若い日にあなたの創造主を覚えよ」と警告している。そのうえで，キリストを信じる者に「永遠のいのち」と「肉体の復活」を約束している。

臓器移植の時代の死生観：近年，「臓器移植を前提とした脳死は人の死か」という議論が高まった。さらに，バイオテクノロジーによって生命操作やクローン人間創造も可能になってくると，生と死の意味が混沌としてきて，医療の意義も変質する時代に突入したと認識しなければならない。それはとりもなおさず「人間とは何か」「生きるとは何か」を自分に問うことである。今こそ「死」が「私の生（一人称の死）」として認識され，そこから医療者として堅固な生命観，死生観が再構成されるべき時期である。

実習 31 リビング・ウィルの作成

　医学は戦後，めざましい発展を遂げ，とくに医療の面で，それがいかに人生に多大の貢献をしたかは，はかりしれない。しかしその反面，近年行き過ぎも出てきて，治る見込みもないのに延命一辺倒の治療が行われるようになった。かくて患者のQOLの低下や家族の悲嘆は見るに堪えないものとなった。近年，死は誰のものかといった論調の，いわゆる尊厳死思想が澎湃(ほうはい)として起こってきたのである。

目　的

(1) 尊厳死

　人は誰でも人生の幕を閉じるときには，安らかな自然の死を願うものではないか。助かる見込みもないのに，いたずらに生命を引き延ばすようなことを願うだろうか。こうした無益な延命を拒否して，安らかな自然の死を求める——これが尊厳死で，自己決定権の主張である。それはわが憲法第13条の自由及び幸福追求の権利という基本的人権から流出するものである。自己決定権の承認はいまや世界的潮流といっても過言ではない。

(2) リビング・ウィル

　リビング・ウィル（living will，以下LWと略す）は，日本尊厳死協会では「尊厳死の宣言書」と訳している。それはことばの意味というより，内容に則した意訳である。LWは末期において，無益な延命を拒否する旨の患者の「医師に対する指示書」だからである。

　わがLWには次の3つのことが謳われている。

　(1) 不治の状態となり，すでに死期が迫っている場合には，いたずらに死期を引き延ばすための延命措置はやめてほしい。
　(2) ただし，苦痛を和らげる処置は最大限にしてほしい。そのため，麻薬などの副作用で死期が早まってもかまわない。
　(3) 数か月以上にわたり，植物状態に陥ったときは，いっさいの生命維持装置をとりやめてほしい。この場合，拒否の対象はあくまで延命措置だけで，それ以外の医療措置を含むものではない。なお延命措置として行われる水分や栄養の経管補給が拒否の対象であることはいうまでもない。

　要するに，LWはこのように患者が自分の残り少ない生命について，そのQOLを高めようとするものにほかならない。

方　法

(1) わがLWの作成方法

　15歳以上の意思能力のある人なら誰でも作成できる。協会の所定用紙に署名押印して，これを協会に登録すればよい。登録は入会を意味し，年会費3000円，ただし夫婦会員は2人で4000円の支払いを要する。入会すると登録のうえ，LWのコピー2通と会員証が協会から送られてくる。

(2) LWの呈示

　LW（コピー）は，医師への呈示によってその効力を生ずる。呈示は誰からなされてもよい。LWの取り消しはいつでも自由である。

(3) LW呈示の効力

　医師はLWの呈示をうけたときは，その指示に反して延命治療を施すことはできない。したがって医師が延命治療から手を引いたあとで患者が死亡しても，医師が法的責任を問われることはない。逆に指示に反して延命治療を続けても，治療費の請求権は発生しない。それどころか患者に無用の苦しみをさせたとして，患者またはその遺族から慰藉料請求を受けかねない。

結果の整理

(1)　日本医師会は1992（平成4）年，それまでとっていた協会へのいささか冷たい態度を一変し，尊厳死を容認するとともに，LWについても医師によって尊重されることが望ましいとするにいたった。

(2)　日本学術会議も，1994（平成6）年，尊厳死の容認はもとより，LWについてもインフォームド・コンセントの法理に従えば，医師によって尊重さるべきは当然であるとした。日本学術会議はわが国において最高の権威ある学術団体であり，しかもそれが公正な第三者的立場で出した結論であるから，それがいかに大きな重みをもつものであるかはいうまでもない。

評　価

　東海大安楽死事件に対する横浜地裁判決（1995（平成7）年）において，事案は広義の安楽死事件で尊厳死とはまったく本質を異にするが，尊厳死やLWにも言及し，わが協会が多年提唱してきた主張をほぼ全面的に容認している。LWが尊厳死へのパスポートといわれる所以である。

発　展

　日本尊厳死協会の躍進は平成の世を迎えてからで，1989（平成元）年初頭の会員数はようやく7,000人，それが1999（平成11）年春までの10年間に90,000人に達するというめざましい発展を遂げた。しかしこれは単なる一時的ブームではなく，その主張の正当性に裏づけられた巨大な発展のエネルギーを蔵していることが看過されてはならない。

実習 32 死にゆく人への援助：ロールプレイ

【実習1】死の準備教育における家族や医療者への自分の最期に対する意思の伝え方の演習場面

　高齢者と家族への調査結果から、終末期に入院する高齢者が最期の過ごし方や亡くなる場所の要望を家族に伝えていたのは14％にすぎず、要望を聞いていた家族の5割はその願いをかなえるよう対応していた。また、健康な高齢者では、自身の死について配偶者と一度も話したことのない人が3割に達するなど、死に対する準備の乏しい状況が明らかになり、家族や医療者に自分の最期に対する意思を伝える学習の要望が8割と高いことが示された。そこで、健康な高齢者への死の準備教育プログラムを毎年実施し、そのなかの1セッションで「家族や医療者に自分の最期に対する意思を伝える」というロールプレイを行っている。

目　的

　自分の最期に対する意思を家族や医療者に伝えることを学ぶ。

方　法

　事例は55歳の会社員。肺がんで手術、放射線、化学療法を受けた。効果はあまりなく病状が進行して、主治医からは余命数か月といわれている。呼吸困難や痛みなどの苦痛と、あとに残す妻や大学生の子どものことを考え、眠れない夜が続いている。面会時の患者、妻、息子と医師、看護師の話し合いの場を想定し、次のように進める。

(1) ロールプレイの目的と進め方、注意事項を説明する。
(2) 参加者を、登場人物に応じて数人〜10人程度のグループに分ける。
(3) シナリオを渡して説明する。
(4) 役割を決め、参加者が状況を共有できるよう、事例の展開に関する打ち合わせや確認を行ったあと、配置を決め、各役割について具体的なイメージを描く。
(5) 15分程度演技を実施する。
(6) 時間があれば、役割を交替して演技を行う。

結果の整理

　患者・家族役、医師・看護婦役、観察者それぞれが、演技を通じて感じたこと、考えたことをメモする。そのあとにグループで討議して結果を整理する。結論を導くのではなく、討議の過程を重視してグループメンバーの多様な感情や考え方を導く。

考察のポイント

　各役割の考察の視点としては、患者・家族役では、置かれた状況を思い描きその人の感情も共有できたか、それを相手に伝えることができたか、伝えたことが理解された、あるいはされなかったという感覚や感情、態度も含めて相手に対応してほしかったことなどである。医師・看護師役では、患者・家族の体験を聴き取り、感情とともに理解し、それをフィードバックできたか、自身の対応姿勢やパターンに気づけたか、困難に感じた場面などである。観察者は、各演技者の意思の伝え方を中心に、言語的、非言語的コミュニケーションを注意深く観察して、演技者がその場面で何を意図したのか、どのように感じたのかなどを尋ねたり、観察者が受けとめたことを率直に伝える。とくにすぐれた場面や対応はぜひグループメンバーで共有したい。また、自分の考えや価値観を押しつけたり、解決を急いだり、感情的になるなどの対応も時にみられるが、それを指摘するよりは過程をふり返ったり、ほかの対応を検討することで対応の選択肢を広げることができる。

　このロールプレイと実施後の討議を通じて、参加者が自分の気持ちに向き合い、意思の伝え方のパターンを知り、参加者の多様な考え方にふれ、家族や医療者とのコミュニケーションを深めて意思を伝達する方法の発展をうながす。

【実習2】ロールプレイを活用した面接トレーニング

目　的

　ロールプレイによりクライエントの置かれている世界を体験し、気持ちに近づき、共感的理解を体験するとともに自己理解を深めて面接技術の向上をうながす。

方　法

　場面は参加者の状況と参加目的にあわせて、呈示または参加者の体験した事例で行う。進行と結果の整理は【実習1】に準ずる。

考察のポイント

　面接の開始から終結までの過程、および各場面のクライエントと面接者の心理過程の分析をする。また、コミュニケーション技術として、関係性の構築、非言語的コミュニケーション技術、共感、受容などについて参加者自身がふり返るとともに、観察と討議を通じて理解と面接技術を修得し向上をはかる。

発　展

　グループの了解のもとで録音やVTRを活用して、検討資料とすることも効果的である。また、沈黙、緊張、怒りや悲しみなどの感情のほとばしりなど、対応困難な場面に対する検討も面接技術の向上に役立つ。

文献

本文

●1章
[引用文献]

Brammer, L. M. 1973 *The helping relationship : Process and skills.* Englewood Cliffs, N. J. : Prentice-Hall, Inc.

Byrne, M. L. & Thompson, L. F. 1978 *Key Concepts for the Study and Practice of Nursing.* (2nd ed.) Saint Louis : The C. V. Mosby Company. 小島操子・佐藤禮子・鈴木志津枝・井上智子・小松浩子（訳）1984 看護の研究・実践のための基本概念 医学書院

Farquharson, A. 1987 セルフ・ヘルプ・グループの機能と役割 第1回〈セルフ・ヘルプ・グループ・セミナー〉講演から 看護学雑誌, **51**(1), 48-53.

太湯好子 1996 ナースと患者のコミュニケーション：豊かな看護をするために メヂカルフレンド社

Hall, E. T. 1966 *The hidden dimension.* Garden City, N. Y. : Doubleday & Co., Inc. 日高敏隆・佐藤信行（訳）1970 かくれた次元 みすず書房

稲岡光子 1986 非言語的コミュニケーションによって伝えられるもの 南 裕子（編）看護MOOK17 看護とコミュニケーション 金原出版

柏木哲夫 1980 臨死患者ケアの理論と実際 死にゆく患者の看護 日総研出版

柏木哲夫 1992 ターミナルケアとコミュニケーション サンルート・看護研修センター

木戸幸聖 1983 臨床におけるコミュニケーション 創元社

katz, A. H., 1993 *Self-Help in America : A Social Movement Perspective.* Twayne Publishers. 28-40. 久保紘章（監訳）1997 セルフヘルプ・グループ 岩崎学術出版社

Porter, E. H., Jr. 1950 *An Introduction to Therapeutic Counseling.* Houghton Mifflin Co.

Riessman, F. 1985 New Dimention in Self-Help. *Social Policy*, **15**(3), Winter, 2-5.

高橋正子 2000 セルフヘルプ・グループ、サポートグループの役割 梶山祥子・原 信子（編）慢性疾患をもちながら生きる人々へのサポート 南山堂

[参考文献]

稲岡文昭 1986 言語を媒介とするコミュニケーション 南 裕子（編）看護MOOK17 看護とコミュニケーション 金原出版

川口孝泰 1998 ベッドまわりの環境学 医学書院

箕輪良行・佐藤純一 1999 医療現場のコミュニケーション 医学書院

Northouse, P. G. & Northouse, L. L. 1992 *Health Communication, Strategies for Health Professionals.* (2nd ed.) Stamford, Connecticut, Appleton & Lange. 信友浩一・萩原明人（訳）1998 ヘルス・コミュニケーション これからの医療者の必須技術 九州大学出版会

Travelbee, J. 1971 *Interpersonal Aspects of Nursing.* Philadelphia : F. A. Davis Co. 長谷川 浩・藤枝知子（訳）1974 人間対人間の看護 医学書院

恒藤 暁 1999 最新緩和医療学 最新医学社 30-43.

Wiedenbach, E. & Falls, C. E. 1978 *Communication KEY TO EFFECTIVE NURSING.* New York : The Tiresias Press. 池田明子（訳）1979 コミュニケーション 効果的な看護を展開する鍵 日本看護協会出版会

●2章
[引用文献]

Beck, A. T. 1963 Thinking and depression : I. Idiosyncratic content and cognitive distortions. *Archives of General Psychiatry*, **9**, 324-333.

フリードマン, M. & ローゼンマン, R. H. 河野友信（監訳）新里里春（訳）1993 タイプA：性格と心臓病 創元社

Greene, W. A., Goldstein, M. & Moss, A. J. 1972 Psychosocial aspects of sudden death. A preliminary report. *Arch Intern Med.*, **129**, 725-731.

河野友信 1999 情報とストレス 河野友信・久保木富房（編集）現代のエスプリ別冊 現代のストレス・シリーズⅢ 現代的ストレスの課題と対応 至文堂

厚生省 1995 平成6年度突然死に関する研究 厚生科学研究費補助金成人病対策総合研究事業

厚生統計協会（編）2002 国民衛生の動向

黒木宣夫 2000 過労死・自殺と労災認定 予防医学, **42**, 51-56.

Lazarus, R. S. & Folkman, S. 1984 *Stress, appraisal and coping.* New York : Speinger. 本明 寛・春木 豊・織田正美（監訳）1991 ストレス心理学 実務教育出版

Lown, B. 1990 The Mikamo lecture. Role of higher nervous activity in sudden cardiac death. *Japanese Circulation Journal*, **54**, 581-602.

Reich, P., DeSilva, R. A., Lown, B. & Murawski, B. J. 1981 Acute psychological disturbances preceding life-threatening ventricular arrhythmias. *Journal of the American Medical Association*, **246**, 233-235.

Rosenman, R. M., Brand, R. J., Jenkins, C. D., et al., 1975 Coronary Heart Disease in the Western Collaborative Group Study ? Final follow-up Experience of 8 1/2 Years. *Journal of the American Medical Association*, **233**, 872-877.

坂野雄二 1995 認知行動療法 日本評論社

Scheier, M. F. & Carver, C. S. 1985 Optimism, coping, and health. : Assessment and implications of generalized outcome expectancies. *Health Psychology*, **4**, 219-247.

Seligman, M. E. P. 1990 *Learned Optimism.* New York : Pocket Books. 山村宜子（訳）1991 オプティミストはなぜ成功するか 講談社

下田光造 1941 躁うつ病の描線性格について 精神経誌, **45**, 101-102.

Smith, T. & Anderson, N. 1986 Models of personality and disease : An interactional approach to Type A behavior and cardiovascular risk. *Journal of Personality and Social Psychology*, **50**, 1166-1173.

Solomon, F., Temoshok, L., O'Leary, A. & Zich, J. 1987 An intensive psychoimmunologic study of long-surviving persons with AIDS. *Annals of the New York Academy of Sciences*, **496**, 647-655.

Suls, J., Gastorf, J. W. & Witenberg, S. 1979 Life events, psychological distress, and the Type A coronary-prone behavior pattern. *Journal of Psychosomatic Research*, **23**, 315-319.

Tellenbach, H. 1976 *Melancholie, Problemgeschichte, Endogenitat, Typologie, Pathogenese Klinik.* 3. Aufl. Springer, Berlin, Gottingen, Heidelberg, New York. 木村 敏（訳）1978 メランコリー みすず書房

Temoshok, L. 1985 Biopsychosocial studies in cutaneous malignant melanoma : Psychosocial factors associated with prognostic indicators, psychophysiology and tumor-host response. *Social science and Medicine*, **20**, 833-840.

Temoshok, L. & Dreher, H. 1992 *The type c connection : The behavioral links to cancer and your health.* 大野 裕（監修）1997 がん性格：タイプC症候群 創元社

戸ヶ崎泰子・坂野雄二 1993 オプティミストは健康か？ 健康心理学研究, **6**, 1-11.

上畑鉄之上 2001 近年の過労死労災の認定状況に関する考察 産衛誌, **43**, 314.

山崎勝之 1995 タイプA性格の形成過程 心理学評論, **38**, 1-24.

●3章
[引用文献]

Aaronson, N. K., Bullinger, M. & Ahmedzai, S. 1988 A Modular approach to quality of life assessment in cancer clinical trials. *Recent Results Cancer Reseach*, **111**, 231-249.

Ferrans, C. E. & Powers, M. J. 1985 Quality of Life Index : Development and Psychometric. *Advanced in Nursing Science*, **8**, 15-24.

Karnofsky, D. & Burchenal, J. 1949 The Clinical Evaluation of Chemotherapeutic Agents. C. M. MacLeod (Ed.) New York : Columbia University Press. 191-205.

黒田裕子 1992 クオリティ・オブ・ライフ（QOL）その概念的な側面 看護研究 **25**, 98-106.

荻原 勝 1978 日本人のクオリティ・オブ・ライフ 至誠堂

Padilla, G. et al. 1983 Quality of Life Index for Patients with Cancer. *Research in Nursing and Health*, **6**, 117-126.

Schipper, H. 1988 Assessment of treatment in cancer. In G. S. Teeling (Ed.) Measuring Health : A Practical Approach. New York : John Wiley & sons. 109-139.

シッパー，H. 1989 がん患者における Quality of Life の測定 TOPICS／第2回日本臨床精神腫瘍学会から「がん患者におけるQOL」を中心に 月刊ナーシング, **9**, 448-451.

Schipper, H. 1990 癌治療における Quality of Life 癌と化学療法, **17**, 716-725.

Schipper, H., Clinch, J., McMurray, A. & Levitt, M. 1984 Measuring the Quality of Life of Cancer Pateints : The Functional Living Index-Cancer : Development and Validation. *Journal of Clinical Oncology*, **2**, 472-483.

世界保健機構・精神保健と薬物乱用予防部（編）田崎美弥子・中根允文（監）1997 WHO/QOL-26 手引 金子書房

[参考文献]

Bowling, A. 1991 *Measuring Health : A review of quality of life measurement scales.* Library of Congress Cataloging-in-Publication Data.

Ferrans, C. E. & Powers, M. J. 1992 Psychometric Assessment of the Quality of Life Index. *Research in Nursing and Health*, **15**, 29-38.

福原俊一・鈴鴨よしみ・尾藤誠司・黒川 清 2001 SE-36 日本語マニュアル ver.1.2 （財）パブリックヘルスリサーチセンター

日野原重明 1993 生きることの意味 岩波出版

黒田裕子 1992 クオリティ・オブ・ライフ（QOL）その測定方法について 看護研究, **25**, 182-192.

南 裕子 1988 Quality of Life 概観：その背景と研究上の問題 保健医療行動科学会年報, 1-14.

永田勝太郎 1992 QOL 全人的医療がめざすもの 講談社

上田 敏 1992 リハビリティーションの世界 三輪書店

山崎久美子 1997 医療の健康心理学 島井哲志（編）健康心理学 培風館 141-142.

●4章
[引用文献]

Aldrich, C. K. 1999 *The medical interview.* New York : Parthenon Publishing Group. 田口博國（訳）2000 医療面接法 医学書院

新井宏明（編）1999 健康福祉の活動モデル 医学書院

新井宏明・丸地信弘・山根洋右・島内 節・岩永俊博（編）1997 健康の政策科学 医学書院

Cavanagh, S. J. 1991 *Orem's model in action.* London : Macmillan. 数間恵子・雄西智恵美（訳）1993 オレムのセルフケアモデル 医学書院

Dennis, C. M. 1997 *Self-care deficit theory of nursing.* St. Louis : Mosby-Year Book. 小野寺杜紀（監訳）1998 オレム看護論入門 医学書院 MYW

Erikson, E. H. 1950 *Childhood and society.* New York : Norton. 仁科弥生（訳）1980 幼児期と社会1，2 みすず書房

Havighurst, R. J. 1953 *Human development and education.* New York : Longmans, Green & Inc. 荘司雅子（監訳）1995 人間の発達課題と教育 玉川大学出版部

日比野省三・岩永俊博・吉田浩二 1999 保健活動のブレイクスルー 医学書院

JKYB研究会 1996 「健康教育とライフスキル学習」理論と方法 明治図書

金子道子 1999 「オレム看護論」概説 金子道子（編）看護論と看護過程の展開 照林社 144-252.

Kelly, D. B. (Ed.) 1997 *Caring for the diabetic soul.* Alexandria, VA : American Diabetes Association. 石井 均（監訳）1999 糖尿病こころのケア 医歯薬出版

久保紘章・石川到覚（編）1998 セルフヘルプ・グループの理論と展開 中央法規

Maslow, A. H. 1962 *Toward a psychology of being.* New Jersey : Van Nostrand. 上田

吉一（訳）　1982　完全なる人間　誠信書房
松下拡　1990　健康学習とその展開　勁草書房
宮原伸二　1994　これからの健康づくり　三輪書店
宮本真巳　1996　セルフケアを援助する　日本看護協会出版会
宗像恒次　1992　行動科学からみた健康と病気　メヂカルフレンド社
中川米造・宗像恒次（編）　1989　医療・健康心理学　福村出版
西田真寿美　1995　セルフケアをめぐる論点とその評価　園田恭一・川田智恵子（編）健康観の転換　東京大学出版会　157-174.
野嶋佐由美（監）　2000　セルフケア看護アプローチ　日総研
小田兼三・杉本敏夫・久田則夫（編）　1999　エンパワメント　中央法規
萩原俊男・三上洋（編）　1996　からだの科学：QOL　188　日本評論社
岡知史　1999　セルフヘルプグループ　星和書店
Orem, D. E. 1985 *Nursing*. (3rd ed.) St. Louis ; Mosby. 小野寺杜紀（訳）1995　オレム看護論（第3版）　医学書院
Roy, S. C. 1986 *Essentials of the Roy adaptation model*. New York : Appleton-Century-Crofts. 松木光子（訳）1992　ロイ適応看護論入門　医学書院
富野康日巳（編）　2000　生活習慣病　JNNスペシャル，68．医学書院
津田彰　1992　健康心理学　船津孝行（編）心理学　ナカニシヤ出版　143-164.
津田彰　1994　ストレス社会におけるメンタルヘルス　の場恒孝・野中平平（編）QOL生存の質を高める生きかた　38-53.
津田茂子・津田彰　2000　行動医学の実際　ヘルスカウンセリング，3，82-87.
渡辺俊之・本田哲三（編）　2001　リハビリテーション患者の心理とケア　医学書院
山崎喜比古・三田優子　1995　セルフ・ヘルプ・グループの展開とその意義　園田恭一・川田智恵子（編）健康観の転換　東京大学出版会

●5章

[引用文献]

Belloc, N. B. & Breslow, L. 1972 Relationship of physical health status and health practices. *Preventive Medicine*, 1, 409-421.

Fukuda, S., Morimoto, K., Mure, K. & Maruyama, S. 1999 Posttraumatic stress and change in lifestyle among the Hanshin-Awaji earthquake victims. *Preventive Medicine*, 29, 147-151.

Fukuda, S., Morimoto, K., Mure, K. & Maruyama, S. 2000 Effects of the Hanshin-Awaji Earthquake on posttraumatic stress, lifestyle changes, and cortisol levels of victims. *Archives of Environmental Health*, 55, 121-125.

今中雄一・森本兼曩　1985　実践的健康理論構築の試み1　主観的健康感の構造分析　日本公衆衛生学雑誌，32，6.

Inoue, C., Takeshita, T., Kondou, H. & Morimoto, K. 1996a Healthy lifestyles are associated with higher lymohokine-activated Killer cell activity. *Preventive Medicine*, 25, 717-724.

Inoue, C., Takeshita, T. & Morimoto, K. 1996b Cigarette smoking is associated with the reduction of lymohokine-activated killer cell and natural killer cell activities. *Environmental Health and Preventive Medicine*, 1, 14-19.

Inoue-Sakurai, C., Maruyama, S. & Morimoto, K. 2000 Posttraumatic stress and lifestyles are associated with natural killer cell activity in victims of the Hanshin-Awaji Earthquake in Japan. *Preventive Medicine*, 31, 467-473.

Karasek, R. A. 1979 Job demand, decision latitude, and mental strain : Implication for job redesign. *Administrative Science Quarterly*, 24, 285-308.

Kusaka, Y., Kondou, H. & Morimoto, K. 1992 Healthy lifestyles are associated with higher natural killer cell activity. *Preventive Medicione*, 21, 602-615.

Kwon, Y. K., Maruyama, S. & Morimoto, K. 2001 Life events and posttraumatic stress in Hanshin-Awaji Earthquake victims. *Environmental Health and Preventive Medicine*, 6, 97-103.

Lawton, M. P. 1975 The Philadelphia Geriatric Center Morale Scale : a revision. *Journal of Gerontology*, 30, 85-89.

Maruyama, S. & Morimoto, K. 1996 Effects of long workhours on lifestyles, stress and quality of life among intermediate Japanese managers. *Scandinavian Journal of Work, Environment & Health*, 22, 353-359.

Maruyama, S., Sakurai, C., Kwon, Y. S., Fukuda, S. & Morimoto, K. 1999 Assessing stress reactions in the victims after the Great Hanshin-Awaji Earthquake. In M. Sato, H. Tokura & S. Watanuki (Eds.) *Recent Advances in Physiological Anthropology*. Fukuoka : Kyushu Univ. Press. 225-230.

Maruyama, S., Kwon, Y. K. & Morimoto, K. 2001 Seismic intensity and mental stress after the Great Hanshin-Awaji Earthquake. *Environmental Health and Preventive Medicine*, 6, 165-169.

丸山総一郎・森本兼曩　1990　ライフスタイルとQOL　QOL研究会（編）Quality of Life：QOLの目指すもの　リブロ社　129-186.
丸山総一郎・森本兼曩　1991　ストレッサー評価とストレス反応の定量化　*Therapeutic Research*，12(9)，233-243.
丸山総一郎・佐藤寛・森本兼曩　1991　労働者の働きがい感と健康習慣・自覚症状との関連性　日本衛生学雑誌，45(6)，1082-1094.
丸山総一郎・森本兼曩　1995　職務満足度と生活満足度の関係におけるモデレーターの検討　産業ストレス研究，3，71-79.
丸山総一郎・森本兼曩　1996a　ライフスタイルによる成人病予防とその効果　和田攻・Medical Practice編集委員会（編）患者指導ガイド（増補版）文光堂　7-12.
丸山総一郎・森本兼曩　1996b　産業医学とQOL　萬代隆・日野原重明（編）Quality of Life：医療新次元の創造　メディカルレビュー社　73-84.
丸山総一郎・森本兼曩　1997　ライフイベントを評価する　産業ストレス研究，4，2-8.
丸山総一郎・森本兼曩　1998　中高年のライフスタイルと健康：健康で働き続けるために総論　ライフスタイルと健康　労働衛生，39(6)，428-431.
丸山総一郎・森本兼曩　1999　社会経済変革期のQOL　産業ストレス研究，7，29-35.
丸山総一郎・森本兼曩　2002a　職場における生活習慣病予防その3　ストレスと心身の健康　産業医学プラザ　産業医学振興財団　30-38.
丸山総一郎・森本兼曩　2002b　シックハウス症候群について　心療内科，6(2)，114-120.

Morimoto, K. & Wolff, S. 1980 Cell cycle kinetics in human lymphocyte cultures. *Nature*, 288, 604-606.

Moromoto, K. 1990 Lifestyle and genetic factors that determine the susceptibility to production of chromosome damage. In G. Obe & A. T. Natarajan (Eds.) *Chromosomal Aberations : Basic and Applied Aspects*. Berlin : Springer-Verlag. 287-301.

Morimoto, K., Maruyama, S. & Ezoe, S. 1995 Quantitative assessment of stressors and stress reactions. In T. Furukawa (Ed.) *High-technology, population wealth and health*. Tokyo : Maruzen planet. 115-127.

Morimoto, K., Takeshita, T., Inoue-Sakurai, C. & Maruyama, S. 2001 Lifestyles and mental health status are associated with natural killer cell and lymphokine-activated killer cell activities. *The Science of the Total Environment*, 270, 3-11.

森本兼曩・星旦二・川上憲人・三浦邦彦　1986　健康づくり習慣の実態とその確率に関する調査研究　東京都衛生局（編）健康づくり技法に関する研究報告書　1-46.
森本兼曩（編著）　1991　ライフスタイルと健康：健康理論と実証研究　医学書院
森本兼曩・丸山総一郎　1992　生きがい感と健康　環境衛生，39(9)，10-14.
森本兼曩・丸山総一郎・江副智子・濱島ちさと　1992　老人のライフスタイルとQOL　環境衛生，39(9)，15-20.
森本兼曩　1994　ライフスタイル環境と健康度との関連性に関わる予防医学的研究　*Deutsche Medizinsche Wochenschrift*, 16, 50-62.
森本兼曩・竹下達也・竹内亨・丸山総一郎・江副智子・井上知真子・中島円　1995　ストレス反応の意味するもの：遺伝子変異からJob Satisfactionまで　産業ストレス研究，3，12-24.
森本兼曩　1997　ストレス危機の予防医学：ライフスタイルの視点から　日本放送出版協会
森本兼曩・丸山総一郎・江副智子・桜井知真子　1997　震災ストレスによる包括的健康影響評価　厚生の指標，44，17-23.

Nakayama, K., Yamaguchi, Y., Maruyama, S. & Morimoto, K. 1997 Effects of shiftwork on lifestyle and mental health status of employees of a major Japanese electrical manufactures. *Enviornmental Health and Preventive Medicine*, 2, 16-20.

Nakayama, K., Yamaguchi, K., Maruyama, S. & Morimoto, K. 2000 Relationship of lifestyle factors, personal character and mental health status of employees of a major Japanese electrical manufacturer. *Environmental Health and Preventive Medicine*, 5, 144-149.

永田頌史　1998　産業心身医学　心身医学，38，485-493.

[参考文献]

Berkman, L. F. & Bleslow, L. 1983 *Health and ways of living*. New York : Oxford University Press. 森本兼曩（監訳）1989　生活習慣と健康　HBJ出版局

Guadgnoli, E. & Mor, V. 1990 Social interaction and scale. In B. Spilker (Ed.) *Quality of Life Assessments in Clinical Trials*. New York : Raven Press. 丸山総一郎・森本兼曩（訳）1993　社会的相互関係の検討と尺度　Quality of Life 研究会（編）Quality of Life：臨床研究における評価　丸善プラネット　83-92.

Hayashi, N., Tamagawa, H., Tanaka, M., Hanioka, T., Maruyama, S., Takeshita, T., Morimoto, K. & Shizukuishi, S. 2001 Association of tooth loss with mental health status of male workers. *Journal of Occupational Medicine*, 43, 351-355.

Holmes, T. H. & Rahe, R. H. 1967 The social readustment rating scale. *Journal of Psychosomatic Research*, 11, 213-218.

Isshiki Y., Nakajima, M., Maruyama, S., Takeshita, T. & Morimoto, K. 2002 Increasing obesity among male workers in Japan : 1992-1997. *Environmental Health and Preventive Medicine*, 6, 256-259.

Kanner, A. D., Coyne, J. C., Schaefer, C. & Lazarus, R. S. 1981 Comparison of two modes of stress measurement : Daily hassles and uplifts versus major life events. *Journal of Behavioral Medicine*, 4, 1-39.

Kawakami, N., Kobayashi, F. & Araki, S. 1995 Assessment of job stress dimensions based on the Job Demand-Control model of employees of telecommunication and electric power companies in Japan : reliability and validity of the Japanese version of Job Content Questionnaire. *International Journal of Behavioral Medicine*, 2, 358-375.

河野慶三・丸山総一郎・森本兼曩　1996　所属職場におけるストレス対策の必要性を認める者と認めない者の差異：ホワイトカラー中間管理者を対象とした調査　ストレス科学，11，164-168.

Maruyama, S. & Morimoto, K. 1997 The effects of lifestyle and Type A behavior on the life-stress process. *Environmental Health and Preventive Medicine*, 2, 28-34.

丸山総一郎・河野慶三・森本兼曩　1994　中間管理者のメンタルヘルスに関する予防医学的研究（第1報）：ライフスタイルと労働生活満足度との関連性　日衛誌，49，887-901.
丸山総一郎・河野慶三・森本兼曩　1995　中間管理者のメンタルヘルスに関する予防医学的研究（第2報）：部課長における長時間労働のライフスタイル，ストレス及び労働生活満足度への影響　日衛誌，50，849-860.

メンタルヘルスケア実践ガイド編集委員会（編）2002　メンタルヘルスケア実践ガイド　産業医学振興財団

森本兼曩　1999　現代人の生活とストレス：現代的ストレスの課題と対応　至文堂　46-59.
森本兼曩・丸山総一郎　2001　ライフスタイルと心身の健康　心身医学，41，241-251.

Nakayama, K., Yamaguchi, K., Maruyama, S. & Morimoto, K. 1997 Association of smoking with other lifestyle factors and mental health status of Japanese factory workers. *Enviornmental Health and Preventive Medicine*, 2, 11-15.

大森健一・島　悟（編）　1998　臨床精神医学講座18　家庭・学校・職場・地域の精神保健　中山書店

Shizukuishi, S., Hayashi, N., Tamagawa, H., Hanioka, T., Maruyama, S., Takeshita, T. & Morimoto, K. 1998 Lifestyle and periodontal health status of Japanese factory workers. *Annual Periodontology*, 3, 303-311.

Sobue, I., Takeshita, T., Maruyama, S. & Morimoto, K. 2002 The effects of low Kmaldehyde dehydrogenase (ALDH2) Phenotype on drinking behavior in Japanese university student. *Journal of Studies on Alcohol*. 63(5), 527-530.

Takeshita, T., Maruyama, S. & Morimoto, K. 1998 Relevance of both daily hassles and the ALDH2 genotype to problem drinking among Japanese male workers. *Alcoholism : Clinical and Experiental Research*, 22, 115-120.

Warr, P., Cook., J. & Wall, T. 1979 Scales for the measurement of some work attitude and aspects of psychological well-being. *Journal of Occupational Psychology*, 52, 129-148.

Zung, W. W. K. 1965 A self-rating depression scale. *Archives of General Psychiatry*, 12, 63-70.

● 6 章
[引用文献]

足達淑子（編）　2001　ライフスタイル療法　医歯薬出版

Ajzen, I. 1985 From intention to actions. In J. Kuhl & J. Beckman (Eds.) *Action-control*. Heidelberg : Springer.

Antonovsky, A. 1987 *Unraveling the mystery of health*. San Francisco : Jossey-Bass. 山崎喜比古（監訳）　2001　健康の謎を解く　有信堂

Bandura, A. 1986 *Social foundations of thought and action*. New Jersey : Prentice Hall.

Becker, M. H. 1974 The health belief model and personal health behavior *Health Education Monographs*, 2, 324-508.

Fishbein, M. & Ajzen, I., 1975 Belief, attitude, intention and behaviour. Reading, MA. : Addison-Wesley.

Friedman, M. 1996 *Type A behavior*. New York : Plenum Press. 本明　寛・佐々木雄二・野口京子（訳）　2001　タイプA行動の診断と治療　金子書房

Green, L. W. & Kreuter, M. W. 1991 *Health promotion planning*. Mountain View, CA : Mayfield Publishing Company. 神馬征峰・岩永俊博・松野朝之・鳩野洋子（訳）　1997　ヘルスプロモーション　医学書院

肥田野直・本明　寛・山本多喜司（監）　1995　健康教育の心理学　実務教育出版

Kasl, S. V. & Cobb, S. 1966 Health behavior, illness behavior and sick role behavior. *Archives of Environmental Health*, 12, 246-266.

木村登紀子　1999　医療・看護の心理学　川島書店

Kobasa, S., Maddi, S. R.& Kahn, S. 1981 Hardiness and health. *Journal of Personality and Social Psychology*, 37, 1-11.

厚生省（監）　1997　平成9年版厚生白書　ぎょうせい

Leventhal, H., Zimmerman, R. & Gutman, M. 1984 Compliance. In W. D. Gentry (Ed.) *Handbook of behavioral medicine*. New York : Guildford. 369-436.

Matarazzo, J. D. 1980 Behavioral health and behavioral medicine. *American Psychologists*, 35, 807-817.

宗像恒次（監）　2001　生活習慣病とヘルスカウンセリング　日総研出版

宗像恒次　1996　最新行動科学からみた健康と病気　メヂカルフレンド社

野口雅子　1998　健康心理学　金子書房

岡堂哲雄（編）　1991　健康心理学　誠信書房

Peterson, C., Maier, S. F. & Seligman, M. E. P. 1993 *Learned helplessness*. 津田　彰（監訳）　学習性無力感　2000　二瓶社

Prochaska, J. O., Di clemente, C. C. & Norcross, J. C. 1992 In search of how people change. *American Psychologist*, 47, 1102-1114.

Rosenstock, I. M. 1966 Why people use health services. *Milband Memorial Quarterly*, 44, 94-127.

坂野雄二　1995　認知行動療法　日本評論社

Smith, J. A. 1983 *The idea of health*. New York : Teacher College Press. 都留春夫・佐々木百合子・藤田八重子・山元由美子（訳）　1997　看護における健康の概念　医学書院

Stolte, K. M. 1996 *Wellness nursing diagnosis for health promotion*. Philadelphia : Lippincott-Raven Publishers. 小西恵美子・太田勝正（訳）　1997　健康増進のためのウェルネス看護診断　南江堂

津田　彰・羽山順子　2001　心理行動と健康支援　日本健康支援学会（編）　健康支援入門　北大路書房　136-144.

津田　彰・亀田敦子　2001　健康心理学　村井健祐（編）　応用心理学の現在　北樹出版　111-129.

津田　彰・片柳弘司・溝田かよ　1996　ストレス，パーソナル・コントロールと健康　行動科学，35，3-17.

津田　彰・牧田　潔・津田茂子　2001a　ストレスはどのように健康を左右するのか　行動医学研究，7，91-96.

津田　彰・津田茂子　1999　人が心身に危険な食習慣に至る理由　食生活，93，14-20.

津田　彰・津田茂子　2000　行動医学の実際　ヘルスカウンセリング，3，82-87.

津田　彰・吉水　浩・燃払ひさ・尾坂良子・Steptoe, A.　2001b　大学生の健康関連行動と健康知識，健康知識，久留米大学比較文化研究科比較文化年報，10，1-68.

[参考文献]

Pender, N. J. 1996 *Health promotion*. New York : Appleton. 小西恵美子（監訳）1997　ペンダーヘルスプロモーション看護論　日本看護協会出版会

島井哲志（編）　1997　健康心理学　培風館

園田恭一・川田千恵子（編）　1995　健康観の転換　東京大学出版会

山崎喜比古・朝倉隆司（編）　1999　生き方としての健康科学　有信堂

● 7 章
[引用文献]

Cohn, N. 1961 Understanding the process of adjustment to disability. *Journal of Rehabilitation*, 27, 16-18.

Dembo, T., Leviton, G. L. & Wright, B. A. 1956 Adjustment To misfortune : A problem of social psychological rehabilitation. *Artificial Limbs*, 3, 4-62.

Fink, S. L. 1967 Crisis and motivation: A theoretical model. *Archives of Physical Medicine and Rehabilitation*, 48, 592-597.

Fraiberg, S. 1974 Blind infants and their mothers. In M. Lewis & L. A. Rosenblum (Eds.) *The Effect of the infant on its caregiver*. Vol. 1. Wiley. 215-232.

塙　和明・徳田克己・髙玉和子　1996　わかりやすい児童福祉論　文化書房博文社

Hersen, M., Kabacoff, R. I., Van Hasselt, V. B. & Null, J. A. 1995 Assertiveness, depression, and social support in older visually impaired adults. *Journal of Visual Impairment and Blindness*, 89(6), 524-530.

稲浪正充・小椋たみ子・Rodgers, C.・西　信高　1994　障害児を育てる親のストレスについて　特殊教育学研究，32(2)，11-21.

Knussen, C. & Sloper, P. 1992 Stress in families of children with disability : A review of risk and resistance factors. *Journal of Mental Health*, 1(3), 241-256.

木船憲幸　1986　精神薄弱児に対する普通児の態度と交流経験との関係　特殊教育学研究，24(1)，11-19.

小西雅子　1970　肢体不自由児の障害受容に関する研究　特殊教育学研究，7，1-9.

Li, L. & Moore, D. 1998 Acceptance of disability and its correlates. *Journal of Social Psychology*, 138(1), 13-25.

Linkowski, D. C. 1971 A scale to measure acceptance of disability. *Rehabilitation Counseling Bulletin*, 14, 236-244.

Linkowski. D. C. & Dunn, M. A. 1974 Self-concept and acceptance of disability. *Rehabilitation Counseling Bulletin*, 18, 28-32.

宮本文雄・平田幸宏・野村勝彦・宮沢　脇・角田隆男・小美濃みつる・横尾螢子・大野由三　1989　精神遅滞幼児の統合保育に関する研究：障害幼児と健常幼児のかかわりの分析を通して　筑波大学学校教育部紀要，11，95-109.

高瀬安貞　1956　身体障害者の心理：更正とその指導　白亜書房

田中千穂子・丹羽淑子　1990　ダウン症児に対する母親の受容過程　心理臨床学研究，7(3)，68-79.

WHO 1980 *International Classification of Impairments, Disabilities, and Handicaps*.

WHO 2001 *International Classification of Functioning, Disability and Health*. http://www3.who.int/icf/icftemplate.cfm

Wright, B. A. 1960 *Physical disability : A psychological approach*. New York : Harper & Row.

[参考文献]

Fukunishi I., Hosaka, T. & Aoki, H. 1994 Depression in physical rehabilitation. *Neurology, Psychiatry and Brain Research*, 2, 123-125.

福祉士養成講座編集委員会　1997　障害者福祉論　三介護福祉士養成講座3　中央法規

保坂　隆（編）　1996　リハビリテーション心理学　現代のエスプリ　至文堂

厚生省大臣官房　障害保健福祉部企画課（監修）　1998　障害者ケアマネージャー養成テキスト［身体障害者編］

小島蓉子・飯田紀彦（編）　1997　障害者福祉論　介護福祉士選書3　建帛社

才藤栄一・渡辺俊之・保坂　隆（編）　1995　リハビリテーション医療心理学キーワード　N&N　パブリッシング

関　宏之　1992　障害者問題の認識とアプローチ　大阪市職業リハビリテーションセンター

関　宏之　1994　障害者問題の認識とアプローチ　中央法規

社会福祉の動向編集委員会（編）　1999　社会福祉の動向　中央法規

徳田克己　1999　「おどししつけ言葉」に関する研究III保育所保育士の使う言葉について　日本教育心理学会第41回総会発表論文集，665.

● 8 章
[引用文献]

Kramer, M. 1974 Reality shock. St. Lowis. : C. V. Mosby.

水田真由美　2002　新卒看護婦の職場適応に関する研究：リアリティショックからの回復過程と回復を妨げる要因　平成13年度大阪府立看護大学大学院看護学研究科修士論文

宗像恒次・及川尚美　1986　リアリティショック：精神衛生の立場から　看護展望，11(6)，2-7.

若狭紅子　1999　危機的状況にいる新人看護婦：現状と求められる対応　看護管理，9(1)，6-13.

● 9 章
[引用文献]

細見　潤・中野素子・池田政和・藤本洋子・安藤幸代・片平久美　1998　医療従事者のメンタルヘルスに関する調査　精神医学，40，83-91.

稲岡文昭　1988a　Burnout現象とBurnoutスケールについて　看護研究，21，27-35.

稲岡文昭　1988b　米国における燃えつき現象研究の動向　土居健郎（監修）　燃え尽き症候群：医師・看護婦・教師のメンタル・ヘルス　金剛出版　23-31.

厚生省　1996　国立病院・療養所における看護婦等の二交替制勤務の実施について

久保真人・田尾雅夫　1991　バーンアウト：概念と症状，因果関係について　心理学評論，34，412-431.

久保真人・田尾雅夫 1992 バーンアウトの測定 心理学評論, **35**, 361-376.
車谷典男・甲田茂樹 1992 生活の質を高める勤務編成への提案：ナースの生活時間を追う！ 看護学雑誌, **56**, 697-703.
舛森とも子・白川こずえ・加々美和枝・下谷あけみ・行光美音子 1988 看護婦の Burnout と職場環境・性格との関連について 看護研究, **21**, 69-77.
松田久美子 1988 看護者の Burnout とエゴグラムに示される個人特性との関連 看護研究, **21**, 181-188.
宗像恒次 1996 最新 行動科学から見た健康と病気 メヂカルフレンド社
宗像恒次・稲岡文昭 1988 わが国の燃えつき現象全国調査の概要 土居健郎（監修）燃え尽き症候群：医師・看護婦・教師のメンタル・ヘルス 金剛出版 32-55.
日本看護協会 1998 1997年「看護職員実態調査」結果
大橋俊夫 1992 夜勤が体に与える影響 看護学雑誌, **56**, 690-695.
鈴木みずえ・柏木とき江・岡美智代・上地 勝・Osei-Hyiaman, D.・谷中豊子・佐賀亮子 1997 病院勤務看護婦の精神健康度とライフスタイルの関連性：パスダイアグラムを用いた検討 看護研究, **30**, 145-153.
田尾雅夫 1989 バーンアウト：ヒューマン・サービス従事者における組織ストレス 社会心理学研究, 91-97.
田尾雅夫 1990 保健・医療サービス従事者における人間関係 心理学評論, **33**, 88-101.

● 10 章
[引用文献]
Chappelle, L. S. & Sorrentino, E. A. 1993 Assessing co-dependency issues within nursing environment. *Nursing Management*, **24**, 40-44.
土肥伊都子 1999 "働く母親"，多重役割の心理学 東 洋・柏木恵子（編）社会と家族の心理学 ミネルヴァ書房
Erickson, A. M. 1988 Co-dependence and nursing. *AD Nurse*, Sep./Oct., 20-21.
Friel, J. & Friel, L. 1988 *Adult Children : Secrets of dysfunctional family*. Health Communications.
Hogg, J. A. & Frank, M. L. 1992 Toward an interpersonal model of codependence and contradependence. *Journal of Counseling & Development*, **70**, 371-375.
人事院 1998 「国家公務員セクシュアル・ハラスメント調査」結果について
緒方 明 1996 アダルトチルドレンと共依存 誠信書房
奥山明良 1999 職場のセクシャル・ハラスメント 有斐閣
労働省 1997 職場におけるセクシュアル・ハラスメントに関する調査研究会報告について
佐藤悦子 1995 女性臨床家の課題「家族療法研究」12 27.
Schaef, A. W. 1987 *When society becomes an addict*. Harper & Row. 斉藤 学（監訳）1993 嗜癖する社会 誠信書房
品田知美 1999 日米女性の家事時間：家族における近代の位相 社会学評論, **50**, 362-374.
杉本喜代栄 1999 ジェンダーで読む福祉社会 有斐閣
Wegscheider-Cruse, S. & Cruse, J. R. 1990 *Understanding co-dependency*. Health Communications.
Wright, P. H. & Wright, K. D. 1990 Measuring codependents's close relationships : A preliminary study. *Journal of Substance Abuse*, **2**, 335-344.
山崎久美子 1992 働く女性の結婚とストレス：女医の場合を中心に 現代のエスプリ, **300**, 39-48.
[参考文献]
青野篤子・森永康子・土肥伊都子 1999 ジェンダーの心理学 ミネルヴァ書房
春日キスヨ 1997 介護とジェンダー 男が看とる女が看とる 家族社
小室豊允（編集代表）・梶 博久・吉沢 勲（編著）1989 介護者のための老人問題実践シリーズ 2 老人の性 中央法規
杉本喜代栄 1997 女性化する福祉社会 勁草書房

● 11 章
[引用文献]
深田博巳 1998 インターパーソナルコミュニケーション：対人コミュニケーションの心理学 北大路書房
蜂屋良彦 1999 集団の賢さと愚かさ：小集団リーダーシップ研究 ミネルヴァ書房
橋本洋子 2000 NICU とこころのケア：家族のこころによりそって メディカ出版
保坂 亨・中澤 潤・大野木裕明（編）2000 心理学マニュアル面接法 北大路書房
Institute of Medicine 2000 *To Err Is Human : Building a Safer Health System*. Washington, D. C. : National Academy Press. 医学ジャーナリスト協会（訳）2000 人は誰でも間違える：より安全な医療システムを目指して 日本評論社
鎌原雅彦・宮下一博・大野木裕明・中澤 潤（編）1999 心理学マニュアル質問紙法 北大路書房
加藤良夫 1993 医療過誤から患者の人権を守る ぶどう社
加藤良夫 1999 医療事故対策 日本病院会雑誌, **46**, 39-48.
吉川肇子 1999 リスク・コミュニケーション 福村出版
松尾太加志 1999 コミュニケーションの心理学 ナカニシヤ出版
箕輪良行・佐藤純一 1999 医療現場のコミュニケーション 医学書院
Reason, J. T. 1993 The human factor in medical accidents. In C. Vincent, M. Ennis & R. J. Audley (Eds.) *Medical Accidents*. Oxford : Oxford University Press. 安全学研究会（訳）1998 医療事故 ナカニシヤ出版 1-18.
末永俊郎・安藤清志（編）1998 現代社会心理学 東京大学出版会
上野徳美・古城和敬・山本義史・林 智一 1999 ナースをサポートする：ケアのための心理学 北大路書房
浦 光博 1992 支え合う人と人：ソーシャル・サポートの社会心理学 サイエンス社
Vincent, C. & Robertson, I. H. 1993 Recovering from a medical accident : the consequences for patient and their families. In C. Vincent, M. Ennis & R. J. Audley (Ed.) *Medical Accidents*. Oxford : Oxford University Press. 安全学研究会（訳）1998 医療事故 ナカニシヤ出版 173-190.
Westrum, R. 1988 *Organizational and interorganizational thought.* : World Bank Workshop on Safety Control and Risk Management. Washington, D. C.
山内桂子 1995 信楽高原鉄道事故が訴えるもの：エラーと人間関係 山内隆久（編）人間関係事例ノート ナカニシヤ出版
山内桂子 2000 病院では情報は正しく伝わっているか？ 日本心理学会第64回大会発表論文集, 1140.
山内桂子・山内隆久 2000 医療事故：なぜ起こるのか，どうすれば防げるのか 朝日新聞社
柳田邦男 1994 事故調査 新潮社
横浜市立大学医学部附属病院の医療事故に関する事故調査委員会報告書 1999

● 12 章
[引用文献]
Green, L. W. & Kreuter, M. W. 1991 *Health promotion planning, an educational and environmental approach*. Mayfield Publishing.
鴨志田恵一 1996 「糖尿病のセルフコントロール」をどう考えるか 日本保健医療行動科学会（編）日本保健医療行動科学会年報 Vol.11 自己決定の行動科学 メヂカルフレンド社 15-22.
川畑徹朗 1997 健康教育とヘルスプロモーション 島井哲志（編）現代心理学シリーズ 15 健康心理学 培風館 152-164.
宗像恒次 1995 行動変容のヘルスカウンセリング：セルフケアへの支援 医療タイムズ社 1-113.
21世紀医学・医療懇談会 1996 21世紀の命と健康を守る医療人の育成を目指して（第1次報告）
落合真喜子・太田原裕美・有村優子・田畑みや 1997 臨床実習における不安とストレス感情その2 看護展望, **22**(3), 101-105.
園田恭一 1996 ヘルスプロモーションとセルフケア 中川米造・宗像恒次（編）応用心理学講座13 医療・健康心理学（第4版）福村出版
玉木敦子 1996 看護学生の不安とソーシャルサポートネットワーク：教育学部生との比較 日本保健医療行動科学会（編）自己決定の行動科学 日本保健医療行動科学会年報 Vol.11 メヂカルフレンド社 144-161.

● 13 章
[引用文献]
American Psychiatric Association (APA) 1987 *Diagnostic and Statistical Manual of Mental Disorders*. (3rd ed.) Washington, D. C. : American Psychiatric Association.
American Psychiatric Association (APA) 1994 *Diagnostic and Statistical Manual of Mental Disorders*. (4th ed.) Washington, D. C. : American Psychiatric Association. 高橋三郎・大野 裕・染矢俊幸（訳）1996 DSM-IV 精神疾患の診断・統計マニュアル 医学書院
Anderson, G., Dover, M., Yang, B., Holahan, J., Shaywitz, S., Marchione, K., Hall, L., Fletcher, J. & Shaywitz, B. 2000 Adrenomedullary function during cognitive testing in attention-deficit / hyperactivity disorder. *Journal of the American Academy of Child and Adolescent Psychiatry*, May 39(5), 635-643.
Barkley, R. 1997 *ADHD and the Nature of Self-Control*. New York : Guilford Press.
Biederman, J., Faraone, S., Mick, E., Moore, P. & Lelon, E. 1996 Child Behavior Checklist Findings Further Support Comorbidity between ADHD and Major Depression in a referred sample. *Journal of the American Academy of Child and Adolescent Psychiatry*, **35**(6), 734-741.
Birleson, P., Hudson, I., Buchanan, D. G. & Wolff, S. 1987 Clinical evaluation of a self-rating scale for depressive disorder in childhood (Depressive self-rating scale). *Journal of Child Psychology and Psychiatry*, **28**, 43-60.
Butler, R. N. 1963 The life review : An interpretation of reminiscence in ten aged. *Psychiatry*, **26**, 65-76.
海老原竜二・中川彰子・代示 唆・代示千佳・有村達之・Park, J-M.・Marks, I. 1998 強迫性障害のホームページによる啓蒙，教育，治療メンタルヘルス 岡本記念財団 研究助成報告集, 10, 37-42.
Gelenberg, A. 1999 Depression is underrecognized and undertreated. *Archives of International Medicine*, **159**, 1657-1658.
Harter, S. 1989 Causes, Correlates, and the Functional Role of Global Self-worth : Life-Span Perspective. In J. Kolligian & R. Stennberg (Eds.) *Perceptions of Competence and Inconpetence Across the Life-Span*. New Haven, Ct. : Yale University Press. 67-100.
Holmes, J. 1993 *John Bowlby & Attachment Theory*. 黒田実郎・黒田聖一（訳）1996 ボウルビイとアタッチメント理論 岩崎学術出版社
袿 浩一 2000 お父さん，お母さん，楽になろう 三五館
Jacobvitz, D., Sroufe, L. A., Stewart, M. & Leffert, N. 1990 Treatment of attentional and hyperactivity problems in children with sympathomimetic drugs : a comprehesive review. *Journal of the American Academy of Child and Adolescent Psychiatry*, **29**, 677-688.
Kaneko, M., Uno, A., Kaga, M., Matsuda, H., Inagaki, M. & Haruhara, N. 1998 Cognitive neuropsychological and regional cerebral blood flow study of a developmentally dyslexic Japanese child. *Journal of Child Neurology*, **13**(9), 457-461.
Kitamura, T., Sugawara, M., Sugawara, K. et al. 1996 Psychosocial study of depression in early pregnancy. *British Journal of Psychiatry*, **168**, 732-738.
厚生統計協会 2003 厚生労働省平成13年人口動態統計の概況

黒川由紀子　1995　痴呆老人に対する心理学的アプローチ：老人病院における回想法グループ　心理身障学研究, **13**, 169-179.
Larsen, J. P., Hoien, T., Lundberg, I. & Odegaard, H. 1990 MRI evaluation of the size and symmetry of the planum temporale in adolescents with developmental dyslexia. *Brain Lang*, **39**(2), 289-301.
前田和子　1998　日本語版学童用自己概念測定尺度の作成と標準化：Harter モデルの日本への適用　お茶の水医学雑誌, **46**(2), 23-33.
牧原　浩　1993　現代の日本家族が抱える諸問題　精神医学, **35**(4), 349-355.
Marttunen, M. J., Aro, H. M., Henrikson, M. M. et al. 1991 Mental disorders In adolescent suicide. DSM III-R Axis I and II diagnosis In suicide among 13- to 19-years-old In Finland. *Archives of General Psychiatry*, **48**, 834-839.
松本英夫　1998　行為障害の子どもの情緒発達：子どもの攻撃性と情緒発達　教育と医学, **46**(10), 64-71.
Miller, D. & Slater, D. 2000 The Internet : An ethnographic approach. New York : Berg. ix, 217.
内閣府国民生活局（編）　2002　平成13年度国民生活白書
森田昌宏・須賀良一・内藤明彦ほか　1986　新潟県東頚城郡における老人自殺の実態　社会精神医学, **9**, 390-398.
文部省　1999　学習障害及びこれに類似する学習上の困難を有する児童生徒の指導方法に関する調査研究協力者会議　学習障害児に対する指導について（報告）　平成11年7月
Murata, Y. 1995 Childhood depressive disorder. *Asian Medical Journal*, **113**, 1413-1416.
村田豊久　1996　学校における子どものうつ病：Birleson の小児期うつ病スケールからの検討　最新精神医学, **1**, 131-138.
Pliszka, S. 2000 Patterns of psychiatric comorbidity with attention-deficit/hyperactivity disorder. *Child and Adolescent Psychiatric Clinics of North America*, **9**(3), 525-540.
佐藤泰三　1998　校内暴力と少子化　臨床精神医学　増刊号：高齢少子化時代の精神保健・医療　73-82.
Smith, S. D., Pennington, B. F., Kinberling, W. J. & Ing, P. S. 1990 Familial dyslexia : Use of genetic linkage data to define subtypes. *Journal of the American Academy of Child and Adolescent Psychiatry*, **29**(2), 204-213.
総務省統計局（編）　2001　平成12年度版国勢調査
滝川一廣　1995　思春期心性と現代の家族　精神神経学雑誌, **97**(8), 586-598.
Tannock, R. 1998 Attention Deficit Hyperactivity Disorder : Advances in Cognitive, Neurobiological, and Genetic Research. *Journal of Child Psychology and Psychiatry*, **39**(1), 65-99.
上野正彦・庄司宗介・浅川正洋ほか　1981　老人の自殺　日大医誌, **40**, 1109-1119.
浦部雅美・尾籠晃司・一宮　厚　2000　痴呆患者における個人回想法の試み：Life review としての回想法をとおして　第15回日本老年精神医学会抄録集, 92.
Yamashita, H., Yoshida, K., Nakano, H. et al. 2000 Postnatal depression in Japanese women : Detecting the early onset of postnatal depression by closely monitoring the postpartum mood. *Journal of Affective Disorder*, **58**, 145-154.
Yoshida, K., Marks, M. N., Kibe, N. et al. 1997 Postnatal depression in Japanese women who have given birth in England. *Journal of Affective Disorders*, **43**, 69-77.
吉田敬子・上田基子・山下　洋　1998　妊娠・出産をめぐる母子の情緒的関係：妊産婦と子どもの関係　教育と医学, **46**(10), 13-22.

● 14章
[引用文献]
渥美和彦　1999　相補：代替医療　教育と医学, 4-13.
Eisenberg, D. M., Kessler, R. C., Foster, C., Norlock, F. E., Calkins, D. R. & Delbanco, T. L. 1993 Unconventional medicine in the United States. Prevalence, costs, and patterns of use. *New Engl. J. Med.*, **328**, 246-252.
藤波襄二　1999　ホリスティック医学　教育と医学, 26.
Fulford, R. C. 1996 *DR. FULFORD'S TOUCH OF LIFE : The Healing Power of the Natural Life Force*. New York : Arthur Pine Associates, Inc.　上野圭一（訳）　1997　いのちの輝き：フルフォード博士が語る自然治癒力　翔泳社
今西二郎　1999　海外および日本における代替医療　教育と医学, 14-21.
新村　出（編）　1994　広辞苑（第4版）　岩波書店
Thomas, L. 1983 *The Youngest Science*. New York : Vi-King Press. 56-57.
Wetzel, M. S., Eisenberg, D. M. & Kaptchuk, T. J. 1998 Courses involving complementary and alter native medicine at use medical School. *JAMA*, **280**, 784-787.
[参考文献]
Barlow, W. 1973 The Alexander Technique. London : A. M. Heath and Company Ltd.　伊東　博（訳）　1989　アレクサンダー・テクニーク　誠信書房
Dacher, E. S. 1992 PNI Psycho Neuro Immunology The New Mind/Body Healing Program. New York : Paragon House Publishers.　中神百合子（訳）　1995　心身免疫セラピー：精神神経免疫学入門　春秋社
グラバア俊子　1988　ボディ・ワークのすすめ：からだ自己発見　創元社
橋本敬三　1978　からだの設計にミスはない：操体の原理　柏樹社

Heller, J. & Henkin, W. A. 1986 *Bodywise*. New York : William Morris Agency, Inc.　古он良太郎・杉　秀美（訳）　1996　ボディワイズ：からだの叡知をとりもどす　春秋社
Locke, S. E. & Colligan, D. 1986 *The Healer Within*. Barbara Lowenstein Associates, Inc.　池見酉次郎（監修）　1990　内なる治癒力：こころと免疫をめぐる新しい医学　創元社
高橋則己　1995　アーユルヴェーダの知恵　講談社
Weil, A. 1995 *Spontaneous Healing*. Alfred A. Knopf, Inc.　上野圭一（訳）　1995　癒す心, 治る力：自発的治癒とはなにか　角川書店
林　義人　1999　代替療革命　廣済堂出版
ジャクリーン，C．ウートン・津谷喜一郎　1998　オルタナティブ医学：米国の動向　からだの科学, **195**, 15-20.
丁宋鐵　1998　アメリカで積極的に評価される代替医療　アサヒメディカル　6月号 32-35.
鈴木信孝　1999　代替療の海外での状況　医学の歩み, **191**, 293-297.

● 15章
[引用文献]
千代豪昭　1995　大阪府立看護大学阪神・淡路大震災救援活動報告書, 21-31.
APA 1994 *diagnostic and Statistical Manual of Mental Disorders*, (4th ed.) Washington DC : American Psychiatric Association.
Foa, E. B. & Rothbaum, B. O. 1998 *Treating the Trauma of Rape. Cognitive-Behavioral Therapy for PTSD*. New York : Guilford Press.
金　吉晴（編）　2001　心的トラウマの理解とケア　じほう出版
末原紀代美（研究代表）　1998　災害看護の体系化に関する研究報告書　平成8～9年度科学研究費補助金・基盤研究（C）　課題番号 08672689
[参考文献]
Austin, L. S. (Ed.) 1992 *A Responding to Disaster : A Guide for Mental Health Proffesionals*. Washington D.C. : American Psychiatric Press.　石丸　正（訳）　1996　災害と心の救援　岩崎学術出版
Foa, E. B., Keane, T. M. & Friedman, M. J. (Eds.) 2000 *Effective Treatment for PTSD*. New York : Guilford Press.
Herman, J. L. 1992 *Trauma and Recovery*. New York : Basic Books.　中井久夫（訳）　1996　心的外傷と回復　みすず書房
中根允文・飛鳥井　望（編）　2000　臨床精神医学講座S6　外傷後ストレス障害（PTSD）　中山書店
太田保之（編）　1996　災害ストレスと心のケア　医歯薬出版

● 16章
[引用文献]
Alfaro-LeFevre, R. 1995 *Critical thinking*. Philadelphia : W. B. Saunders Company.　江本愛子（監訳）　1996　看護場面のクリティカル　シンキング　医学書院
青木和夫・伊藤景一　1994　はじめての看護研究　医学書院
Cristensen, P. J. & Kenney, J. W. (Eds.) 1995 *Nursing process*. (4th ed.) St Louis : Mosby.　江川隆子・小田正枝・松田たみ子（監訳）　1996　看護診断入門　廣川書店
Diers, D. 1979 *Research in nursing practice*. Philadelphia : Lippincott Company.　小島通代・岡部聡子・金井和子（訳）　1993　看護研究　日本看護協会出版局
原岡一馬　1990　心理学研究の方法と問題　ナカニシヤ出版
Holzemer, W. L. 1989　評価研究の定義とモデルの概念化　看護研究, **22**, 4-9.
池永　満　1994　患者の権利　九州大学出版会
宮里勝政　1993　タバコはなぜやめられないか　岩波新書
武藤孝司・渡邊　清　1994　健康教育・ヘルスプロモーションの評価　篠原出版
Polit, D. F. & Hungler, B. P. 1987 *Nursing research*. Philadelphia : Lippincott Company.　近藤潤子（監訳）　1994　看護研究　医学書院
Rozanski, A., Bairey, N., Krantz, D. S., et al. 1994 Mental stress and the induction of silent myocardial ischemia in patients with coronary artery disease. In A. Steptoe & J. Wardle (Eds.) *Psychosocial processes and health*. Cambridge : Cambridge University Press. 147-165.
Schwartz, J. L. 1987 *Review and evaluation of smoking cessation methods*. NIH Publication No. 87-2940.
竹内登美子（監）　1996　看護研究サクセスマニュアルナース専科　7月臨時増刊号
Trzcieniecka-Green, A. & Steptoe, A. 1996 The effects of stress management on the quality of life of patients following acute myocardial infraction or coronary bypass surgery. *European Heart Journal*, **17**, 1663-1670.
津田　彰　2001　4部　因果関係を探る科学的研究：3章　生理学的研究　下山晴彦・丹野義彦（編）　2001　講座　臨床心理学2　東京大学出版会　261-283.
Tsuda, A., Steptoe, A., West, R., Fieldman, G. & Kirschbaum, C. 1996 Cigarette smoking and psychophysiological stress responsiveness. *Psychophysiology*, **126**, 226-233.
津田茂子・福澤弘美　1994　適応看護モデルに基づく看護過程　井手道雄（編）　ケーススタディ看護診断ガイド　廣川書店　128-147.

実習

● 3　自律神経系機能の評価：心理生理学的アプローチ
[引用文献]
Fouad, F. M., Tarazi, R. C., Ferrario, C. M., Fighaly, S. & Alicandri, C. 1984 Assessment of parasympathetic control of heart rate by a noninvasive method. *American Journal of Physiology*, **246**, H838-H842.
Friedman, B. H., Thayer, J. F., Borkovec, T. D., Tyrrell, R. A., Johnson, B. H. & Columbo, R. 1993 Autonomic characteristics of nonclinical panic and blood phobia. *Biological Psychiatry*, **34**, 298-310.
Grossman, P., Beek, J. v. & Wientjes, C. 1990a A comparison of three quantification methods for the estimation of respiratory sinus arrhythmia. *Psychophysiology*, **27**, 702-714.
Grossman, P., Stemmler, G. & Meinhardt, E. 1990b Paced respiratory sinus arrhythmia

as an index of cardiac parasympathetic tone during varying behavioral tasks. *Psychophysiology*, **27**, 404-416.

Hayano, J., Mukai, S., Sakakibara, M., Okada, A., Takata, K. & Fujinami, T. 1994 Effects of respiratory interval on vagal modulation of heart rate. *American Journal of Physiology*, **267**, H33-H40.

Hayano, J., Sakakibara, Y., Yamada, A., Yamada, M., Mukai, S., Fujinami, T., Yokoyama, K., Watanabe, Y. & Takata, K. 1991 Accuracy of assessment of cardiac vagal tone by heart rate variability in normal subjects. *American Journal of Cardiology*, **67**, 199-204.

Kamada, T., Miyake, S., Kumashiro, M., Monou, H. & Inoue, K. 1992 Power spectral analysis of heart rate variability in type As and type Bs during mental workload. *Psychosomatic Medicine*, **54**, 462-470.

Krittayaphong, R., Cascio, W. E., Light, K. C., Sheffield, D., Golden, R. N., Finkel, J. B., Glekas, G., Koch, G. G. & Sheps, D. S. 1997 Heart rate variability in patients with coronary artery disease: differences in patients with higher and lower depression scores. *Psychosomatic Medicine*, **59**, 231-235.

Pomeranz, B., MaCaulay, R. J. B., Caudill, M. A., Kutz, I., Adam, D., Gordon, D., Kilborn, K. M., Bargaer, A. C., Shannon, D. C., Cohen, R. J. & Benson, H. 1985 Assessment of autonomic function in humans by heart rate spectral analysis. *American Journal of Physiology*, **248**, H151-H153.

Richards, J. E. & Casey, B. J. 1991 Heart rate variability during attention phases in young infants. *Psychophysiology*, **28**, 43-53.

Sakakibara, M., Takeuchi, S. & Hayano, J. 1994 Effect of relaxation training on cardiac parasympathetic tone. *Psychophysiology*, **31**, 223-228.

榊原雅人 1992 心拍変動のスペクトル分析による自律神経機能の評価：鏡映描写課題における検討 心理学研究, **63**, 123-127.

● 4 あなたはどの病気にかかる？：主観的病気罹患性を測定する
[引用文献]

Becker, M. H. & Maiman, L. A. 1975 Sociobehavioral determinants of compliance with health and medical care recommendations. *Medical Care*, **13**(1), 10-24.

Leventhal, H. & Cameron, L. 1987 Behavioral theories and the problem of compliance. *Patient Education and Counseling*, **10**, 117-138.

Weinstein, N. D. 1980 Unrealistic optimism about future life events. *Journal of Personality and Social Psychology*, **39**(5), 806-820.

● 5 小児喘息児のQOL調査
[引用文献]

Christie, M. J., French, D., Sowdeu, A. et al., 1993 Development of child-centered disease-specific questionaires for living with Asthma. *Psychosom Medicine*, **55**, 541-548.

津田 彰・津田茂子 1998 日本版小児喘息児のQOL尺度の開発 第27回日本心身医学会九州地方発表（熊本）

● 6 療養環境のデザイン
[引用文献]

川口孝泰 1998 ベッドまわりの環境学 医学書院

厚生省（編） 1995 厚生白書（平成7年度版）'94 財団法人厚生問題研究会

● 7 生活習慣病の予防・治療のための健康づくりへのアプローチ
[参考文献]

橋本佐由理ほか 1997 運動・食生活・健康管理の自信感に関する調査研究 日本保健医療行動科学会年報, **12**, 205-222.

● 9 健康のイメージ：図解KJ法
[引用文献]

川喜田二郎 1967 発想法 中央公論社

● 14 スポーツ障害のリハビリテーションプログラムの実践
[引用文献]

市川宣恭（編） 1992 スポーツ指導者のためのスポーツ外傷・障害 改訂第2版 南江堂 198.

[参考文献]

大貫義人（編著） 1999 スポーツ医科学 中央法規

中込四郎（編著） 1994 メンタルトレーニングワークブック 道和書院

西山逸成・坂本静男（編著） 1997 大学生のため健康科学 医歯薬出版 71.

● 15 論理的思考訓練：正確な原因帰属を行う
[参考文献]

Zechmeister, E. B. & Johnson, J. E. 1992 Critical Thinking. International Thompson Publishing. 宮元博章・道田泰司・谷口高士・菊池 聡（訳） 1996 クリティカルシンキング《入門篇》／1997 クリティカルシンキング《実践篇》 北大路書房

● 16 医療者のための自己成長ワークショップ
[参考文献]

鈴木浄美 1997 行動変容のテクニック講座 ヘルスカウンセリング Vol.1 No.5

● 17 バーンアウト調査
[引用文献]

稲岡文昭 1988 Burnout現象とBurnoutスケールについて 看護研究, **21**, 27-35.

● 19 アサーティブ・トレーニング
[引用文献]

アスク・ヒューマンケア研修相談室（編） 1997 アダルト・チャイルドが人生を変えていく本 アスク・ヒューマンケア

Butler, P. E. 1992 *Self assertion for Women*. San Francisco: Harper Collins. 山本真理子（監訳） 監訳工房とも（訳） 1996 女性の自己表現術：ノーといえる自分づくり 創元社

● 21 人はどのようにエラーを起こすのか
[引用文献]

Norman, D. A. 1988 *The Psychology of Everyday Thing*. New York: Basic Books Inc. 野島久雄（訳） 1990 誰のためのデザイン？：認知科学者のデザイン原論 新曜社

● 22 療育場面における理学療法：その医療事故と対策
[参考文献]

千代丸信一 1989 小児科領域における医療事故 理学療法ジャーナル, **23**, 521-526.

江原定吉 1976 運動療法におけるリスクとその対策 理学療法・作業療法, **10**, 5-12.

服部一郎ほか 1984 リハビリテーション技術全書 医学書院 789-801.

● 24 カウンセラーのためのスーパービジョン教育
[参考文献]

ブレナー，C. 山根常男（訳） 1986 精神分析の理論 誠信書房

フロイト，A. 外林大作（訳） 1982 自我と防衛 誠信書房

フロイト，A. 北見芳雄・佐藤紀子（訳） 1982 児童分析 誠信書房

ブルック，H. 鑪 幹八郎・一丸藤太郎（編訳） 1978 心理療法を学ぶ 誠信書房

国分康孝（編） 1990 カウンセリング辞典 誠信書房

神田橋條治 1992 治療のこころ② 精神療法の世界 花クリニック神田橋研究会

神田橋條治 1997 対話精神療法の初心者への手引き 平成9年 花くりにっく神田橋研究会

前田重治 1976 心理面接の技術：精神分析的心理療法入門 慶應義塾大学

前田重治 1978 心理療法の進め方：簡易分析の実際 創元社

前田重治 1986 カウンセリング入門 有斐閣

西園昌久 1985 精神分析を語る 岩崎学術出版

氏原 寛ほか（編） 1999 カウンセリング辞典 ミネルヴァ書房

氏原 寛・成田善弘（編） 2000 臨床心理学③ コミュニティ心理学とコンサルテーション・リエゾン 培風館

● 26 エンパワーメント教育の実践プログラム
[参考文献]

小田兼三・杉本利夫・久田則夫（編著） 1999 エンパワメント実践の理論と技法 中央法規出版

清水準一・山崎嘉比古 1997 アメリカ地域保健分野のエンパワーメント理論と実践に込められた意味と期待 日本健康教育学会誌, **4**(1), 11-18.

● 27 子どものためのストレス・マネジメント
[参考文献]

竹中晃二（編） 1997 子どものためのストレスマネジメント教育 北大路書房

● 28 トライ！ 今どき人気の民間療法
[引用文献]

米国医師会（編） 田村康二（訳） 2000 アメリカ医師会がガイドする代替療法の医学的証拠 泉書房

橋本敬三 1991 万病を治せる妙療法 脳山漁村文化協会

橋本敬三（監修） 1993 写真・図解操体法の実際 農山漁村文化協会

● 29 消防士におけるPTSDスクリーニングの実際
[引用文献]

Weiss, D. S. & Marmar, C. R. 1997 The Impact of Event Scale-Revised. J. P. Wilson & T. M. Keane (Eds.) *Assessing Psychological trauma and PTSD*. New York: The Guilford Press. （飛鳥井 望 日本語版作成）

中川泰彬・大坊郁夫 1996 日本版GHQ精神健康調査票手引（改訂版） 日本文化科学社

[参考文献]

岩井圭司ほか 1998 災害救援者のPTSD：阪神・淡路大震災被災地における消防士の面接調査から 精神科治療学, **13**(8), 971-979.

金 吉晴ほか 2001 心的トラウマの理解とケア じほう

松下正明（編） 2000 臨床精神医学講座 Special Issue 6 外傷後ストレス障害（PTSD） 中山書店

上里一郎（監修） 2001 心理アセスメントハンドブック（第2版） 西村書店

Wilson, J. P. 1997 *Assessing psychological trauma and PTSD*. New York: The Guiford Press.

● 30 PTSDの評価面接
[引用文献]

Kessler, R. C., Sonnega, E. J. & Bromet, M. et al. 1995 Posttrumatic stress disorder in the national comorbidity survey. *Arch Gen Psychiatry*, **52**, 1048-1060.

松下正明（総編） 飛鳥井 望ほか（編） 2000 臨床精神医学講座 Spcial Issue 6 外傷後ストレス障害（PTSD） 中山書店

高橋三郎ほか（訳）　1996　DSM-IV精神疾患の診断・統計マニュアル　第1版　医学書院　435-436.

［参考文献］

Branchard, E. B., Hickling, E. J., Taylor, A. E. & Loos. 1995 Psychiatric morbidity associated with motor vehicle accidents. *The Journal of Nervous and Mental Disease*, **183**, 485-504.

コラム

● 4　患者の訴え
［参考文献］

藤田主一・園田雄次郎（編）　1998　医療と看護のための心理学　福村出版

● 5　家族看護学
［参考文献］

Friedman, M. M. 1986 *Family Nursing : Theory and Assessment*. Appleton & Lange. 野嶋佐由美（監訳）　1994　家族看護学理論とアセスメント　へるす出版

鈴木和子・渡辺裕子　1997　家族看護学理論と実践　日本看護協会出版会

● 10　怒りのセルフ・コントロール
［引用文献］

Williams, R. B. & Williams, V. 1993 *Anger Kills*. New York : Random House Value Publishing, Incorporated. 河野友信（監修）　岩坂彰（訳）　1995　怒りのセルフコントロール　創元社

● 12　心身症と性格特性：失われた感情と体感
［引用文献］

Sifneos, P. E. 1973 The prevalence of "Alexithymic" characteristics in psychosomatic patients. *Psychother. Psychosom.*, **22**, 255.

● 13　机上のタイムマシン（CAVE）
［引用文献］

セリグマン, M.　山村宜子（訳）　1991　オプティミストはなぜ成功するか　講談社

● 14　臨床情報処理心理学の誕生
［引用文献］

Brewin, C. R. 1988 *Cognitive Foundations of Clinical Psychology*. Hove : Lawrence Erlbaum.

Dryden, W. & Rentoul, R. 1991 *A cognitive-behavioral approach*. Chapman & Hall Ltd. 丹野義彦（監）　1996　認知臨床心理学入門　東京大学出版会

御領謙・菊池正・江草浩幸　1998　最新認知心理学への招待　サイエンス社　23.

Teasdale, J. D. 1985 Psychological treatments for depression : how do they work ? *Behavior Research and Therapy*, **23**, 157-165.

Teasdale, J. D. 1988 Cognitive vulnerability to persistent depression. *Cognition and Emotion*, **2**, 247-274.

● 15　産業カウンセラーの役割と業務
［引用文献］

児島達美　1998　産業心身医学の実践(2)　カウンセラーの立場から　心身医療, **10**(7), 55-58.

● 16　過労死・突然死の動物モデル
［引用文献］

津田彰・田中正敏　1991　ストレスによる動物の突然死　現代のエスプリ, **289**. 至文堂

● 19　心臓リハビリテーション患者のQOL
［引用文献］

足達寿ほか　1994　日循協誌, **29**(1), 29-33.

● 20　老年者とユーモア
［引用文献］

McGhee, P. E.　1979　*Humor : Its origin and development*. New York : W. H. Freeman & Company. 島津一夫（監訳）　1999　子どものユーモア：その起源と発達　誠信書房

高下保幸　1998　在宅高齢者のユーモアのセンスと健康度の関係　福岡大学総合研究所報 No. 217, 47-63.

上野良重・高下保幸・原口雅浩・津田彰　1992　ストレス緩和要因としてのユーモアのセンス　人間性心理学研究, **10**, 69-76.

山田冨美雄　1999　豊かなシニアライフのためのストレスマネジメント　日本健康心理学会第12回大会発表論文集, 61.

● 23　死の告知と不安
［引用文献］

坂田三允（編）　1998　シリーズ生活を支える看護　日本人の生活と看護　中央法規

● 26　遅刻・欠席日数からみた中学生の学校ストレス
［引用文献］

三木澄代・上地安昭　2000　高校生の遅刻行動の実態とその心理・教育的援助に関する研究　日本カウンセリング学会第33回大会発表論文集, 374-375.

金吉春（編）　2001　心的トラウマの理解とケア　じほう

● 32　死にゆく人への援助：ロールプレイ
［参考文献］

高良聖　1998　サイコドラマ，カウンセリング実習　平木典子ほか（編）　北樹出版

河野雅資（編）　1997　患者―看護婦関係とロールプレイング　日本看護協会出版会

森田洋司　1991　「不登校」現象の社会学　学文社

永冨香織・命婦恭子・津田彰　2001　学校ストレスの指標としての遅刻・欠席日数　日本心理学会第65回大会発表論文集, 764.

岡安孝弘・嶋田洋徳・丹羽洋子・森俊夫・矢冨直美　1992a　中学生の学校ストレッサーの評価とストレス反応との関係　心理学研究, **63**(5), 310-318.

岡安孝弘・嶋田洋徳・坂野雄二　1992b　中学生用ストレス反応尺度の作成の試み　早稲田大学人間科学研究, **5**(1), 149-158.

● 29　ライフスキル教育の実践
［引用文献］

WHO 1994 Life skills education in school. JKY研究会（訳）　1997　WHO・ライフスキル教育プログラム　大修館書店

● 31　精神科のソーシャル・スキル・トレーニング
［参考文献］

福岡県SST研究会（編）　1999　事例で学ぶSST　日総研出版

伊藤順一郎・後藤雅博・遊佐安一郎（編）　1995　精神リハビリテーションⅠ　援助技法の実際　星和書店

小此木啓吾・深津千賀子・大野裕（編）　1998　心の臨床家のための必携精神医学ハンドブック　創元社

● 33　健康概念はいくつあるの？
［引用文献］

高橋和巳　1993　心地よさの発見　三五館

多々納秀雄　1999　九州大学健康科学センター（編）　新版健康と運動の科学　大修館書店 11-14.

● 34　脳の活動を唾液で調べる
［引用文献］

Yamada, S., Yamauchi, K., Yajima, J., Hisadomi, S., Maeda, H., Toyomasu, K. & Tanaka, M. 2000 Saliva level of free-MHPG as a biological index of anxiety disorders. *Psychiatry Research*, **93**, 217-223.

矢島潤平・津田彰・山田茂人　2000　コントロール可能性と神経内分泌系　生理心理学と精神生理学, **18**, 71-72.

Yajima, J., Tsuda, A., Yamada, S. & Tanaka, M. 2001 Determination of Saliva free-3-methoxy-4-hydroxypheylglycol in normal volunteers using gas chromatography mass spectrometry. *Biogenic Amines*, **16**, 173-183.

● 36　脳と免疫系のクロストーク
［引用文献］

池見酉次郎　1963　心療内科：病いは気からの医学　中公新書

広川勝　1993　神経・内分泌・免疫系のクロストーク　学会出版センター

● 37　ナチュラルキラー細胞の測定
［引用文献］

Nakata, A., Araki, S., Tanigawa, T., Miki, A., Sakurai, S., Kawakami, N., Yokoyama, K. & Yokoyama, M. 2000 Decrease of suppressor-inducer (CD4+CD45RA+) T lymphocytes and increase of serum immunoglobulin G due to perceived job stress in Japanese nuclear electric power plant workers. *Journal of Occupational and Environmental Medicine*, **42**, 143-150.

● 39　自己実現って何だろう
［引用文献］

山田冨美雄（編）　1997　医療の行動科学Ⅰ　医療行動科学のためのミニマム・サイコロジー　北大路書房

吉森護（編著）　1998　人間関係の心理学ハンディブック：人間関係の欲求　北大路書房

● 41　健康行動の国際比較
［引用文献］

Holland, W. W. (Ed.) 1991 *European Community Atlas of "Avoidable Death"*. (2ed ed.) Vol. 2.

WHO 1989 *Vital Statistics*. World Health Organization. Geneva : Oxford University Press.

● 42　基本健康診査は国民の健康増進に役立っているのか？
［引用文献］

津田彰（研究代表）　1997　保健行動の変容とそれにかかわる心理学的諸要因の分析　平成8年度厚生省老人保健調査事業研究報告書

● 43　交通違反と交通事故との関係：ドライバー・ストレスの調査から明らかになったこと

[引用文献]
Furnham, A. & Saipe, J. 1993 Personality correlates of convicted drivers. *Personality and individual differences*, **14**(2), 329-336.
Matthews, G., Tsuda, A., Xin, G. & Ozeki, Y. 1999 Individual differences in drivers stress vulnerability in a Japanese sample. *Ergonomics*, **42**(3), 401-415.
Robertson, S. A. 1988 Stress Related to Driving. Final Report to Ross Jeffreys Road Fund and the Department of Transport.

● 44　頭ではわかっているのに，人はなぜ望ましい健康行動がとれないのか
[参考文献]
足達淑子　1998　心も体もきれいになる女性の禁煙プログラム　女子栄養出版部
日本健康支援学会（編）　2001　健康支援学入門：健康づくりの新たな方向と展開　北大路書房

● 45　オプティミストはなぜ健康か？
[引用文献]
Seligman, M. E. P. 1991 *Learned Optimism*. New York : A. A. Knopf.
Scheier, M. F., Carver, C. S. & Bridges, M. W. 1994 Distinguishing optimism from neuroticism (and trait anxiety, and self-esteem) : A reevaluation of the Life Orientation Test. *Journal of Personality and Social Psychology*, **67**, 1063-1078.

● 46　プリシード／プロシード・モデル
[引用文献]
Green, L. W. & Kreuter, M. W. 1991 *Health Promotion Planning : An Educational and Environmental Approach*. (2nd ed.) Mayfield Publishing Company. 神馬征峰・岩永俊博・松野朝之・鳩別洋子（訳）　1997　ヘルスプロモーション：Precede-Proceed モデルによる活動の展開　医学書院

● 47　トータル・ヘルス・プロモーションの展開
[引用文献]
粟野賢一　1998　トータル・ヘルス・プロモーション・プラン（THP）　産業医学ジャーナル，**21**，20-26.
柳田昌彦　1997　山形県内の事業所における「トータル・ヘルス・プロモーション・プラン（THP）」の実施状況　日本公衆衛生学雑誌，**44**，488-494.
[参考文献]
河野啓子　1998　労働安全衛生法とTHP　大西　守・篠木　充・河野啓子・廣　尚典・菊地章彦（編著）　産業心理相談ハンドブック　金子書房　12-15.
河野慶三　1998　THPと精神保健　加藤正明（監修）　産業精神保健ハンドブック　中山書店　216-227.

● 48　健康心理カウンセラーの仕事と目的
[引用文献]
岡堂哲雄（編）　1991　健康心理学：健康の回復・維持・増進を目指して　誠信書房
山田冨美雄（編）　1998　医療の行動科学 I　医療行動科学のためのミニマム・サイコロジー　北大路書房
[参考文献]
ギャッチェル，R. J.・バウム，A.・クランツ，D. S.　本明　寛・間宮　武（監訳）　1992　健康心理学入門　金子書房
肥野野　直・本明　寛・山本多喜司　1997　健康教育の心理学　実務教育出版
村串健祐（編）　2001　応用心理学の現在　北樹出版
日本健康心理学会（編）　1997　健康心理学辞典　実務教育出版
島井哲志（編）　1997　現代心理学シリーズ 15　健康心理学　培風館

● 53　障害児を抱える母親への音楽療法の現場での支援
[引用文献]
西村　學・小松秀茂（共編）　1996　発達障害児の病理と心理　培風館
松井紀和　1980　音楽療法の手引　牧野出版

● 59　話し上手な人のパーソナリティとは？
[引用文献]
Hirokawa, K., Dohi, I., Yamada, F. & Miyata, Y. 2000 The Effects of Sex, Self gender-type, and partner's gender-type on Interpersonal adjustment at an initial encounter. : Focusing on Androgynous and Stereotypically sex-typed couples. *Journal of Japanese Psychological Research*, **42**.
Ickes, W. & Barnes, R. D. 1978 Boys and Girls together—and alienated. : On Enating stereotyped sex roles in mixed-sex dyads. *Journal of Personality and Social Psychology*, **36**, 669-683.

● 60　ケアの心をはぐくむ看護教育
[引用文献]
Hall, E. T. 1987 *Hidden Differeces-Studies in International Communication*. Bungei Shunju.
Klein's Comprehensive Etymological Dictionary of the English Language 1971 Elsevier Scientific Publishing Company.
木村　敏　1972　人と人の間　弘文堂　14-15.
Shogakukan Random House English-Japanese Dictionary 1973 Shogakukan.
操　華子ほか　1997　日本語文献と英語文献におけるケア／ケアリング概念の比較分析　聖路加看護学会誌，**1**，(1), 17-25.
田畑邦治　1990　ケアの時代を生きる　看護の科学社　2-3.

● 62　心のケア
[引用文献]
金　吉晴　2000　人的トラウマの理解とケア　じほう

● 66　「女らしさ」と心の病
[引用文献]
斎藤　学・高木　敏（編）　1982　アルコール臨床ハンドブック　金剛出版　144-146.
渡邊惠子　1998　女性・男性の発達　柏木惠子（編）　結婚・家族の心理学　ミネルヴァ書房　233-292.

● 69　福祉労働は女性の仕事か？
[引用文献]
厚生省大臣官房統計情報部（編）　1999　社会福祉施設等調査報告　（財）厚生統計協会
佐藤典子　1999　看護職と女性：多くの看護職従事者が女性であるという現実について　日仏社会学年報，**9**，57-68.
日本看護協会（編）　1998　統計資料集

● 70　健康にこだわるのは男らしくない？
[引用文献]
Booth-Kewley, S. & Friedman, H. S. 1987 Psychological predictors of heart disease. : Aquantitative review. *Psychological Bulletin*, **101**, 343-362.
Helgeson, V. S. 1994 Relation of agency and communion to well-being. : Evidence and Potential explanations. *Psychological Bulletin*, **116**(3), 412-428.
Hirokawa, K., Yagi, A. & Miyata, Y. 2000 A study on health and professional morale of workers in human service. : Concerning to stress management for social workers, Proceeding paper of International Congress on Educational Intervention for Life-style Modification, at Waseda Univ., April, 14-16, Tokyo, Japan, 72-75.
Matthew, K. & Haynes, S. G. 1986 Type A behavior pattern coronary disease risk. : Update and critical evaluation. *American Journal of Epidemiology*, **123**, 923-960.
Meininger, J. C. 1986 Sex differences in factors associated with use of medical care and alternative illness behaviors. *Social Science and Medicine*, **22**, 285-292.
Rossiter, L. F. 1983 Prescribed medicines. : Finding from the natinal medical care expenditure survey. *American Journal of Public Health*, **73**, 1312-1315.
Waldron, I. 1976 Why do women live longer than men? *Social Science and Medicine*, **10**, 349-362.

● 71　男性性・女性性の生涯発達
[引用文献]
土肥伊都子　1995　心理学的男女両性具有性の形成に関する一考察　心理学評論，**37**，192-203.
Shimonaka, Y., Nakazato, K., Kawaai. & Sato, S. 1997 Androgyny and successful Adaptation across the life span among Japanese adults. *The Journal of Genetic Psychology*, **158**(4), 389-400.
Sinnott, J. D. 1982 Correlates of sex roles of older adults. *Journal of Gerontrogy*, **37**, 587-594.

● 72　アダルトチルドレン（AC）からの回復
[引用文献]
ウィットフィールド，G.L.　斎藤　学（監訳）　1997　内なる子どもを癒す：アダルトチルドレンの発見と回復　誠信書房
[参考文献]
斎藤　学　1996　アダルトチルドレンと家族：心のなかの子どもを癒す　学陽書房

● 73　不妊カップルのストレス
[引用文献]
森　惠美　1995　体外受精を受けるクライエントの心理　看護，**28**(1)，25-33.

● 75　アメリカ社会におけるジェンダー意識
[引用文献]
Brannon, L. 1996 *Gender Psychological Perspective*. Allyn and Bacom A Viacom Company.

● 79　人間工学からみた医療の安全
[引用文献]
芳賀　繁　2000　失敗のメカニズム：忘れ物から巨大事故まで　日本出版サービス

● 83　インシデントレポートの効用と課題
[引用文献]
浜島信之　1994　米国におけるリスクマネジメント　桜井靖久（監修）　医療の未来像とリスクマネジメント　シーエムシー　247-259.

● 85　臨床心理士をめざして
[引用文献]
大塚義孝　1995　こころの専門家：臨床心理士の条件　心の科学　増刊　日本評論社
[参考文献]
（財）日本臨床心理士認定協会（監修）　1999　臨床心理士になるために　誠信書房
Rogers, C. R. 1961 *On Becoming a Person*. 村山正治（訳編）　1967　ロージャズ全集 12　人間論　岩崎学術出版社

● 86　看護学生の喫煙
〔引用文献〕
小林友美子　1993　看護婦の喫煙問題　日本医師会雑誌，**110**(9)，1171-1174．
箕輪真澄ほか　1993　国立病院看護職員の喫煙率　日本公衆衛生雑誌，**40**(10)，353．
岡田加奈子　1992　女子短期大学生の喫煙行動の実態及び関連要因の検討　帝京平成短期大学紀要，**2**，37-44．
岡田加奈子　1993　一般学生と看護学生の喫煙行動と禁煙教育　帝京平成短期大学紀要，**3**，55-62．
岡田加奈子　1995　喫煙に関する看護婦の役割と看護学生に対する教育　千葉大学教育学部紀要，**43**(III)，75-81．
岡田加奈子　1997　看護学生を対象とした喫煙に関する教育プログラム　看護教育，**38**(6)，414-421．
Okada, K. & Kawata, C. 1995 *Correlation between smoking behavior and school life satisfaction among students of nursing in Japan : Tobacco and Health*. New York : Karen Slama. Plenum Press. 717-720.
Royce, J. M. et al. 1990 Student nurses and smoking cessation, Advances in Cancer Control. *Screening and Prevention Research*, 49-71.

● 89　臨床実習担当教員のストレス
〔引用文献〕
坂井恵子・名原嘉子　1997　第28回日本看護学会集録　看護教育，5-8．

● 91　テスト不安
〔引用文献〕
Mandler, G. & Sarason, S. B. 1952 A study of anxiety and learning. *Journal of Abnormal and Social Psychology*, **47**, 166-173.
Sarason, I. G. 1978 The test anxiety scale : Concept and research. In C. D. Spielberger & I. G. Sarason (Eds.) *Stress and Anxiety*. vol. 5. Washington, D. C. : Hemisphere. 193-216.
Sarason, I. G. 1984 Stress, Anxiety, and cognitive Interference : Reactions to Tests. *Journal of Personality and Social Psychology*, **46**, 929-938.
Sarason, S. B., Davidson, K. S., Lighthall, F. F., Waite, R. R., & Ruebush, B. K. 1960 *Anxiety in elementary school children*. New York : John Wily and Sons. 216-220.
Spielberger, C. D. 1978 *Test Anxiety Inventory. Preliminary professional manual*. : Palo Alto, California : Consulting Psychologists Press.
矢敷光世・岩永　誠　1998　テスト不安尺度構成と個人差の検討　日本心理学会第62回大会発表論文集，995．

● 92　子育てとアサーティブ・トレーニング
〔引用文献〕
牧野カツコ　1982　乳幼児をもつ母親の生活と育児不安　家庭教育研究所紀要，**3**，34-56．
牧野カツコ　1983　働く母親と育児不安　家庭教育研究所紀要，**4**，67-76．
佐々木正美　1996　育児不安の解消は，孤独・孤立の解消から　こども未来，**303**，12-14．
〔参考文献〕
無藤清子　1995　心理臨床におけるジェンダーの問題　柏木惠子・高橋惠子（編）　発達心理学とフェミニズム　ミネルヴァ書房
相川　充　1996　社会的スキルという概念　相川　充・津村俊充（編）　社会的スキルと対人関係　誠信書房

● 96　父親の崩壊
〔参考文献〕
妙木浩之　1997　父親崩壊　新書館

● 100　書いて表現する癒し
〔参考文献〕
渡辺康麿　1990　セルフカウンセリング　ミネルヴァ書房

● 102　自己開示による健康増進
〔引用文献〕
Pennebaker, J. W. 1997 Writing about emotional experiences as a therapeutic process. *Psychological Science*, **8**, 162-166.
Smyth, J. M., Stone, A. A., Hurewitz, A. & Kaell, A. 1999 Effects of writing about stressful experiences on symptom reduction in patients with asthma or rheumatoid arthritis : A randomized trial. *JAMA*, **281**, 1304-1309.
〔推薦図書〕
小口孝司　1998　自己開示と適応　安藤清志・押見輝男（編著）　自己の社会心理　誠信書房　165-190．
Pennebaker, J. W. 1997 *Opening up : The healing power of expressing emotions*. New York : Guilford. 余語真夫（監訳）　2000　オープニング・アップ：秘密の告白と心身の健康　北大路書房

● 103　笑いによる健康づくり
〔引用文献〕
Cousins, N. 1979 *Anatomy of an illness as percieved by the patient*. New York : W. W. Norton & Company. 松田　銑（訳）　1996　笑いと治癒力　岩波書店
伊丹仁朗・昇　幹夫・手嶋秀毅　1994　笑いと免疫能　心身医学，**34**，566-571．
Lefcourt, H. M., Davidson-Katz, K. & Kueneman, K. 1990 Humor and immune-system functioning. *Humor*, **3**, 305-321.
尾関友佳子・原口雅浩・津田　彰・髙下保幸　1992　ワークストレスとその緩和要因としての個人的・組織的特性　ストレス科学，**7**，78-83．
髙下保幸　1997　「求菩提わらい講」の健康づくり活動について　健康文化（明治生命厚生事業団研究助成論文集），**3**，75-84．
髙下保幸　1998　在宅高齢者のユーモアのセンスと健康度の関係　福岡大学総合研究所報 No 217. 47-63．
上野良重・髙下保幸・原口雅浩・津田　彰　1992　ストレス緩和要因としてのユーモアのセンス　人間性心理学研究，**10**，69-76．
吉野槙一・中村　洋・判治直人・黄田道信　1996　関節リウマチ患者に対する楽しい笑いの影響　心身医学，**36**，560-564．

● 104　「自力本願」・「他力本願」
〔引用文献〕
松本芳三　1975　柔道のコーチング　大修館書店　40．

● 105　音楽療法
〔引用文献〕
Podolsky, E. (Ed.) 1954 *Music Therapy*. Philosophical Library.

● 107　高齢者の恋愛はどうみられているか？
〔引用文献〕
荒木乳根子・井口数幸　1995　あとがきにかえて　老年期のセクシュアリティの実際　井上勝也（監修）　事例集　高齢者のケア6　性と愛：セクシュアリティ　240-245．
吉沢　勲　1988　老婚を妨げる要因　小室豊允（編集代表）　梶　博久・吉澤　勲（編）　介護者のための老人問題　実践シリーズ2　老人の性　117-121．

● 108　犯罪被害者支援活動における臨床心理士の役割
〔引用文献〕
古賀章子・高松　里・津田　彰　2001　被害者支援活動の中における心理士の役割：福岡犯罪被害者支援センター・アクセスライン福岡での活動を通して　第17回日本ストレス学会総会発表　（久留米　11月）

● 112　救急医療のネットワーク：被災地病院の体験から
〔引用文献〕
三宅寿美　1996　災害時の感染管理：阪神淡路大震災の経験から　*Infection Control*，**5**(2)，78-81．

● 113　大阪府における産婦人科診療相互援助システム
〔引用文献〕
大阪府医師会産科救急推進委員会（編）　1997　産科救急白書：OGCS10周年誌　大阪府医師会

● 114　ふえている産後の抑うつ
〔参考文献〕
吉田敬子・山下　洋　1999　児童精神科の広がり：周産期精神医学の立場から　精神医学，**41**(12)，1317-1323．

● 115　人間を対象とした研究の倫理網領
小川一夫（監修）　1987　社会心理学用語辞典　北大路書房

● 118　スパゲッティ症候群
〔引用文献〕
Kubler-Ross, E. 1969 *On death and dying*. 鈴木　晶（訳）　1998　死ぬ瞬間　完全新訳改訂版　読売新聞社

● 121　日本人の死生観
〔引用文献〕
河合準雄　編　1991　生と死の様式　誠信書房
柏木哲夫　1995　死を学ぶ　有斐閣
立川昭二　1998　日本人の死生観

索 引

※ページ数のあとのcは該当ページのコラムを示す。

人 名（50音順）

ア 行

アロンソン (Aaronson, N. K.) 27
アイゼン (Ajzen, I.) 57
青木和夫 161
足達淑子 58, 61
新井宏明 38, 41
荒木乳根子 145 c
アレキサンダー (Alexander, F.) 140
粟野賢一 60 c
安藤清志 113
アントノフスキー (Antonovsky, A.) 59

碇 浩一 135
井口数幸 145 c
池見酉次郎 47 c
石川到覚 40, 41
伊丹仁朗 141 c
市川宣恭 73
伊藤景一 161
稲岡文昭 89, 90, 94
稲浪正充 69
今西二郎 144
岩永 誠 123 c

ウイリアムズ (Williams, R. B.) 13 c
ウェーバー (Weber, M.) 44
ウェグシェイダー・クルーズ (Wegschider-Cruse, S.) 101
ウェストラム (Westrum, R.) 112
上野徳美 113
上野正彦 134
上野良重 25 c, 141 c
浦部雅美 134
浦 光博 113

エツィオーニ (Etzioni, A.) 96
APA 149
海老原竜二 129
エリクソン (Erickson, A. M.) 101
エリクソン (Erikson, E. H.) 34, 37

大塚義孝 117 c
大橋俊夫 92
緒方 明 101
岡田加奈子 118 c
岡堂哲雄 61, 61 c
岡 知史 41
小川一夫 158 c
奥山明良 102
尾関友佳子 141 c
小田兼三 41
落合真喜子 122
オレム (Orem, D. E.) 34

カ 行

カーバー (Carver, C. S.) 17
柏木哲夫 164 c
カズンズ (Cousins, N.) 141 c
加藤良夫 110, 111
カトナ (Katona, G.) 23
金子道子 37
カノフスキー (Kanofskiy, D.) 25
亀田敦子 56
鴨志田恵一 121
カラセック (Karasek, R. A.) 51
ガレノス (Galenos) 12
河合隼雄 164 c
川喜田二郎 52
川畑徹朗 118
鎌原雅彦 110

吉川肇子 113
木船憲幸 68
木村 敏 82 c
木村登紀子 61
キャノン (Cannon, W.) 140
キューブラー・ロス (Kubler-Ross, E.) 14, 161 c
金 吉晴 87 c, 151

久保紘章 40, 41
久保真人 88, 89, 90
グリーン (Green, L. W.) 59, 59 c, 119
グリーン (Greene, W. A.) 18
グリーンウッド (Greenwood, E.) 96
クリューター (Kreuter, M. W.) 59
クレッチマー (Kretschmer, E.) 12
黒川由紀子 134
黒木宣夫 19
黒田実郎 129

甲田茂樹 93
河野友信 19
コーン (Cohn, N.) 66
古賀章子 148 c
児島達美 18 c
小西雅子 67
コバサ (Kobasa, S.) 59
小林友美子 118 c
御領 謙 17 c

サ 行

斎藤 学 91 c
坂井恵子 121 c
坂田三允 28 c
坂野雄二 17, 61
佐々木正美 128 c
佐藤悦子 100
佐藤純一 109
佐藤泰三 128
佐藤典子 97 c
サラソン (Sarason, I. G.) 123 c
シェイアー (Scheier, M. F.) 17
ジェイコブソン (Jacobson, E.) 144 c
シェフ (Schaef, A. W.) 100
シッパー (Schipper, H.) 25
品田知美 99
シノット (Shinnott, J. D.) 99 c
シフネオス (Sifneos, P. E.) 15 c
下仲順子 99 c
シャペル (Chappelle, L. S.) 101
シュワルツ (Schwartz, J. L.) 163
ジョーンズ (Jones, W. J.) 89

末永俊郎 113
末原紀美代 153
杉本喜代栄 97
鈴木みずえ 93
ステプトー (Steptoe, A.) 162, 163

セリグマン (Seligman, M. E. P.) 16 c, 17, 58 c

園田恭一 120
ソレンティノ (Sorrentino, E. A.) 101

タ 行

ダーキー (Dalky, N. C.) 23
大坊郁夫 156
田尾雅夫 88, 89, 90, 91
高木 敏 91 c
髙下保幸 25 c, 141 c
高橋和己 44 c
滝川一廣 128
竹内登美子 158, 160
多々納秀雄 44 c
立川昭二 164 c
田中千穂子 69
田中正敏 19 c
田畑邦治 82 c
玉木敦子 123

千代豪 昭 152

津田 彰 19 c, 34, 36, 54, 55, 55 c, 56, 58, 60, 159
津田茂子 58, 60, 163
ツルジスニッカ・グリーン (Trzcieniecka-Green, A.) 162, 163

テモショック (Temoshok, L.) 14, 14 c
デュボス (Dubos, R.) 44 c
テレヘンバッハ (Tellenbach, H.) 16
デンボー (Dembo, T.) 66

戸ヶ崎泰子 17
土肥伊都子 98, 99 c
富野康日己 38

ナ 行

中川泰彬 156
中川米造 35
永田頌史 51
名原嘉子 121 c

丹羽淑子 69

ネーミア (Nemia, J. C.) 15 c

ノーマン (Norman, D. A.) 114
野口京子 56
野嶋佐由枝 34

ハ 行

バークレー (Barkley, R.) 131
パーソンズ (Parsons, T.) 44 c
パインズ (Pines, A. M.) 89, 90, 91, 94
ハヴィガースト (Havighurst, R. J.) 36
芳賀 繁 109 c
萩原俊男 35
橋本敬三 147
橋本洋子 113
蜂屋良彦 109
パディラ (Padilla, G.) 25
バトラー (Butler, R. N.) 134
塙 和明 64
浜島信之 113 c
羽山順子 54
原岡一馬 161
パワーズ (Powers, M. J.) 25
バンデューラ (Bandura, A.) 119

ピーターソン (Peterson, C.) 58
肥田野 直 58
日比野省三 39
ヒポクラテス (Hippokrates) 12
廣川空美 98 c

ファーカー (Farquhar, J. W.) 119
フィッシュバイン (Fishbein, M.) 57
フィンク (Fink, S. L.) 66
フェランズ (Ferrans, C. E.) 25
フォア (Foa, E. B.) 149
深田博巳 113
福澤弘美 164
福渡 清 163
フリードマン (Friedman, M.) 12
フリエル (Friel, J.) 101
フルフォード (Fulford, R. C.) 141
フレクスナー (Flexner, A.) 96
ブレスロー (Breslow, L.) 45, 118
フロイト (Freud, S.) 140

ベッカー (Becker, M. H.) 56, 57
ベック (Beck, A. T.) 17
ペネベーカー (Pennebaker, J. W.) 140 c
ベロック (Belloc, N. B.) 45
ベン (Benn, A. W.) 23

ホール (Hall, E. T.) 82 c
保坂 亨 110
星 旦二 45
細見 潤 87
ポドルスキー (Podolsky, E.) 143 c
本田哲三 37

マ 行

前田和子 128
牧野カツコ 128 c
牧原 浩 132
マシューズ (Matthews, G.) 56 c
舛森とも子 90
マスラック (Maslach, C.) 89
マズロー (Maslow, A. H.) 35, 44 c, 50
マタラゾー (Matarazzo, J. D.) 55
松尾太加志 109
松下 拡 38
松田久美子 91
松本英夫 128
松本芳三 142 c
丸山総一郎 44, 48

三上 洋 35
操 華子 82 c

ミシュエル（Mitichell, A.） 23
箕輪真澄 118 c
箕輪良行 109
三宅寿美 153 c
宮原伸二 38
宮本文雄 68

武藤孝司 163
宗像恒次 35, 38, 54, 60, 86, 87, 88, 121
村田豊久 128, 131

森 恵美 101 c
森田昌宏 134
森本兼曩 44, 45, 46, 47

ヤ 行

矢敷光世 123 c
矢島潤平 45 c
柳田邦男 110
柳田昌彦 60 c
山内桂子 106, 108, 109, 112, 113
山内隆久 106, 108, 109, 112, 113
山崎勝之 13
山崎久美子 98
山下 洋 155 c
山田冨美雄 25 c, 61 c

吉沢 勲 145 c
吉田敬子 129, 155 c
吉野槇一 141 c

ラ 行

ライト（Wright, B. A.） 66
ライト（Wright, K. D.） 100
ライト（Wright, P. H.） 100
ライヒ（Reich, P.） 18
ラザラス（Lazarus, A. A.） 15
ラザラス（Lazarus, R. S.） 50

リバーマン（Liberman, R. P.） 40 c
リンコウスキー（Linkowski, D. C.） 66

レーベンサール（Leventhal, H.） 21, 57

ロイ（Roy, S. C.） 36
ローゼンストック（Rosenstock, I. M.） 56
ローゼンマン（Rosenman, R. H.） 12
ロートン（Lawton, M. P.） 51
ローン（Lown, B.） 19
ロジャース（Rogers, C. R.） 117 c
ロスバウム（Rothbaum, B. O.） 149
ロバートソン（Robertson, S. A.） 56 c

ワ 行

渡邊恵子 91 c
渡辺俊之 37

事 項 （50音順）

ア 行

アーユルヴェーダ 141
アイデンティティ 85 c, 121 c
アサーティブ・トレーニング 128 c, 104
アタッチメント 68, 69, 129
アダルトチルドレン 100, 100 c, 101
アメニティー 23 c
アルコール依存 98 c, 156
アルコール依存者 101
アルコール依存症 91 c, 100, 100 c
アレキシサイミヤ（alexthymia） 15 c
アレキシソミア（alexisomia） 15 c
あんまマッサージ師 76

言い直し 5
家の概念 132
医学教育 3 c, 80 c, 106, 144
怒り 13 c, 25
育児ノイローゼ 91 c
育児不安 133
医師 76
医師と患者の関係 77 c, 120
いじめ 133
一次予防 44, 83
遺伝素因 46

いのちの電話 4 c, 136
癒し 100 c, 138, 139, 139 c
医療過誤 111 c
医療サービス 81
医療事故 106, 107, 107 c, 110, 112, 113, 116, 117
医療者（教育） 76, 122, 123
医療ソーシャル・ワーカー（MSW） 76 c
医療の質 11
医療評価 24
医療ミス 84
インシデントレポート 112 c, 113 c
インフォームド・コンセント 5 c, 121, 129, 158, 158 c, 160, 161, 161 c, 164, 166

ウーロン茶 53
ウェルネス（wellness） 22 c, 55
ウェル・ビーイング（well-being） 22 c, 23, 34, 44 c
うつ 20, 28 c, 28 c
うつ症状 156
うつ病（の病前性格） 16, 19, 131, 134, 148

栄養士 76
エゴグラム 79 c, 91, 124
エビデンス・ベースド・メディシン（EBM） 129, 145
エラー 108, 109, 109 c, 110, 111 c, 113, 114
エンパワーメント（アプローチ） 8, 9, 60, 61, 137

オープン・クエスチョン（開かれた質問） 5, 136
オステオパシー 141
オプティミスト 58 c
音楽療法 68 c, 143 c, 149 c
音楽療法士 76

カ 行

介護保険（制度） 41 c, 70, 96 c, 135, 135 c
解釈 5
解釈的態度 4
外傷後ストレス障害（PTSD） 44, 49, 87 c, 100 c, 148, 148 c, 150, 151, 156
回想法 134
カウンセラー 76
カウンセリング 68 c, 73, 79 c, 100 c, 101 c, 102 c, 136 c
科学的態度 76
核家族 132, 133
学習障害 130, 131
過剰適応 78
家族看護学 6
家族とのコミュニケーション 7
家族の概念 128
家族の定義 6 c
家族の反応 7
価値観 43, 98 c, 101 c, 116, 120, 128, 165
価値転換理論 66
学校ストレス 35 c
活性酸素 49 c
活動性ストレス 19 c
過労死 18, 19, 19 c, 44
過労自殺 19, 44
過労死110番 18
がん遺伝子 46, 159 c
がん患者 26
看護教育 80 c
看護師 76
看護者のストレス 121 c
患者−医療者 120
患者心理 8 c, 161
患者の訴え 6
患者の権利 161 c
患者の満足感 11, 23 c
患者への援助 6
患者理解 8 c, 81
感情 25
冠状動脈性心疾患 12, 13, 24 c, 58
感情の表現 3
感情の表出 15 c, 100
がん性格 14
完全無作為化統制研究 163
完全無作為化統制試験 162, 163
がん免疫力 48
緩和ケア 43, 78 c, 162 c

喫煙 47, 49, 82, 118, 121
機能不全家族 101

基本健康診査 55 c
客観的QOL 23
キュア 22
QOL尺度 24, 27
救急救命士 76
灸師 76
共依存 100, 100 c, 101
共感的理解 6, 9, 167
恐怖 142 c
禁煙 82, 119, 121
禁煙プログラム 57, 163
空間的距離 3
クライエント中心療法 61
クライエント理解 125
クリティカル・シンキング 164, 165
クリティカルパス 86 c

ケア 22, 82 c, 162 c
ケア・プログラム 40
ケア・マネージメント 71
ケア・マネージャー 41 c
原因帰属 84
健康（の定義） 34, 50, 118
健康概念 24, 44 c, 50
健康学習 38, 39
健康観 52, 55 c, 58, 63, 88 c
健康教育 36 c, 59 c, 61 c, 83, 118, 119
健康行動 21, 42, 54, 83
健康行動の変容 58, 60, 61, 119
健康行動モデル 56
健康習慣 45, 61 c
健康習慣指数 44
健康信念 54 c, 56
健康信念モデル 21, 56
健康心理カウンセラー 61 c
健康心理カウンセリング 60, 61
健康増進行動 54
健康態度 56
健康知識 54 c, 56
健康日本21 34 c, 59, 82, 118, 119
健康リスク行動 55, 58
言語化 6
言語聴覚士（言語療法士：ST） 65, 76, 76 c, 86
言語的コミュニケーション 2

合理的行為の理論 57
行動計画理論 57
行動的病原 55
行動的免疫 55
行動変化ステージ 57
幸福感 34
高齢化（社会） 51, 88 c, 96 c, 99 c, 128
高齢者虐待 150 c
コーピング 39, 58, 68 c
ゴールドプラン 134 c
呼吸性（洞性）不整脈 20, 95
心のケア 87 c
コヒアレンス感 59
コミュニケーション 2, 4, 24, 78 c, 81, 90 c, 109, 112 c, 116, 120, 120 c, 121, 122, 128, 167
コミュニケーション技法 4
コミュニケーション・スキル 36 c
コミュニケーション能力 9 c, 35
コルチゾール 48, 49
コンプライアンス 38, 54, 163

サ 行

サーカディアンリズム 92, 93
在宅ケア 68
再発防止 110, 111
作業療法士 65, 76, 86, 89 c, 91, 116
サポート（システム） 41 c, 68, 69, 78, 90 c, 101 c, 113, 121 c, 129, 137, 150 c, 155 c
産業カウンセラー 18 c
産後うつ病 155 c
三次予防 83

指圧師 76
ジェンダー 96, 98, 100, 103 c
ジェンダー・ステレオタイプ 103 c
ジェンダー・パーソナリティ 81 c, 91 c, 99 c
ジェンダー・ハラスメント 102, 103, 104
ジェンダー・フリー 97
歯科医師 76
歯科衛生士 76, 86

歯科技工士　76
自己開示　9, 140 C
自己概念　58, 61
自己決定　34, 38, 71, 166
自己効力感（セルフ・エフィカシー）　17, 42, 58, 60, 73, 119, 137, 146
自己コントロール　34, 38
自己実現　34, 43, 44 C, 50, 50 C, 129
事故調査　110
自己陳述　119 C
自己統制理論　57
事故防止　111 C, 112, 115
事故予防　107, 113
自己理解　167
自殺　16, 17, 131, 134
時差ぼけ　92, 93
支持　7
支持的対応　39
支持的態度　4
死生観　28 C, 164 C, 165 C
自尊感（情）　128 C, 137
自尊心（セルフ・エスティーム）　9, 36 C, 128
失感情症（失言語症）　15 C
シックハウス症候群　44
実習オリエンテーション　122
実習不安　122
失体感症　15 C
質的研究　28
質問　5
児童虐待　44, 151 C
自動思考　17
視能訓練士　65, 76, 86
死の判定　160 C
社会的スキル　17
社会的不利　64, 64 C
周産期医療　154
周産期のうつ病　131
集団規範　108
集団としての患者　8
柔道整復師　76
就労支援　71
主観的QOL　23
主観的幸福感　162
主観的ストレス感　48, 50
主観的な満足感　24
主観的病気罹患性　21
受容　167
障害　64, 71, 130 C
障害（者）支援　70
障害者基本法　70
障害受容　65, 66, 67
障害受容尺度　66
少子化　133
状態－特性不安検査（尺度）(STAI)　29, 73
情動焦点型コーピング　141 C
情報化社会　128
食事療法　62
職場ストレス質問票（JCQ）　51
助産師　76
自律神経活動　20
自律神経機能　95
自立（的）生活　41 C, 70 C, 71
自立生活支援センター　70
自律訓練法　20
人為災害　150
神経症　86
鍼師　76
心身医学　140
心身症　15 C, 44
心身相関　140
心身二元論　139
心身の健康度　25 C
心拍変動　20
診療放射線技師　76, 86

スーパーオキサイドジスムターゼ（SOD）　47, 49 C
スーパービジョン　116 C, 125, 136
ステージ理論　57 C
ストレス　7 C, 12 C, 13 C, 19, 20, 26, 30, 31, 45, 46, 47, 48 C, 51, 58, 62, 68 C, 69, 73, 86, 87, 87 C, 88, 89, 90, 91, 92, 93, 94, 95, 98, 98 C, 100, 101 C, 110, 112, 113, 118 C, 131 C, 135, 139 C, 140 C, 142 C, 146, 150 C
ストレス研究　45 C, 121 C, 158
ストレス・コントロール　143 C
ストレス脆弱性モデル　40 C

ストレス反応　13, 121 C
ストレス病　44
ストレス・マネジメント（プログラム）　36 C, 82, 121 C, 146, 149 C, 162, 163
ストレッサー　14, 48, 58, 67, 68 C, 78, 98 C, 121 C, 131 C, 141 C
スパゲッティ症候群　22, 161 C
スペクトル分析　20
スリップ　108, 114

生活支援　70, 71
生活習慣　54, 62
生活習慣病　24 C, 42, 44, 46, 51 C, 55, 55 C, 63, 81, 118
生活の質（QOL）　22, 22 C, 24 C, 26, 35, 36, 38, 38 C, 44, 50, 52, 59 C, 60, 68, 70, 118, 161 C, 162, 162 C, 163
生活満足度　25 C, 50
成熟社会　128
精神健康調査表　29
精神神経免疫学　48, 140
精神的健康　34, 67, 93, 141 C
精神保健福祉士　86
正当化　5
性役割　103
セクシュアル・ハラスメント　102, 102 C, 103, 104
摂食障害　133
説得　6
説明　6
説明スタイル　16 C, 17
セルフ・ガイダンス法　121
セルフ・カウンセリング　138 C
セルフケア（学習）　11, 34, 38, 54, 58
セルフケア行動　37
セルフケア・ニーズ　37, 38
セルフケア能力　35
セルフ・コントロール　13 C
セルフヘルプ・グループ　8, 10, 40, 41
セルフ・モニタリング　42
全人的医療　120
漸進的筋弛緩法　149 C
戦争神経症　148

臓器移植　160 C, 165 C
操体法　141, 147
ソーシャル・サポート（社会的サポート）　13 C, 25, 26 C, 61, 66, 67, 69 C, 112, 123, 131 C
ソーシャル・スキル・トレーニング　40 C, 119 C, 149 C
ソーシャル・ワーカー　29 C, 65, 97, 98, 101
ソーシャル・ワーク　96
尊厳死　161 C, 166

タ　行

ターミナル対処行動　54
体液病理説　12
体格と性格　12
対人関係　128, 129 C
代替医療　140, 143, 144, 145, 147
タイプA行動　20, 98 C
タイプA行動パターン　12, 12 C, 13 C, 14, 14 C, 19, 58
タイプC行動パターン（の変容）　14, 14 C, 15
タイプB行動パターン　13, 14 C
ダナ・ファーバー事件　107 C

チーム医療　80, 85, 86 C, 116, 116 C, 124
父親崩壊　132 C
注意欠陥および破壊性行動障害　130
注意欠陥/多動性障害　131
超高齢化（社会）　134, 135, 135 C
調査的態度　4
治療　138
沈黙　5

デイリー・ハッスルズ（日常の苛立ち事）　50
出来事インパクト尺度　156
適性　76
適性ある医療者　83
テクノ依存症　19
テクノストレス　19, 44
テクノ不安症　19
テスト不安　123 C
デブリーフィング　87 C, 158 C
電話相談　4 C, 136

統合医療　145
登校拒否　132 C
同調行動　108
逃避的態度　4
トータル・ヘルス・プロモーション・プラン（THP）　60 C
閉じた形式の質問　5
突然死　18, 19 C
ドライバー・ストレス　56 C

ナ　行

ナチュラルキラー（NK）細胞（活性）　14 C, 47 C, 48 C, 49 C, 141 C
二重盲検比較試験　160
二次予防　44, 83
日常生活動作（ADL）　23, 25, 41 C, 70 C
日常生活の自立　162
人間関係（のルール）　9 C, 17 C, 60, 63, 89, 100, 121 C, 122, 129 C
認知行動的技法　60
認知行動療法　62, 149 C
認知の3要素　17
認知の歪み　16, 17
認知療法　15

ネットワーク　152 C, 153 C, 154, 155

脳死　160 C
ノーマライゼーション　64 C, 70 C, 71
ノルアドレナリン　45 C

ハ　行

パーソナリティ　58, 81 C
パーソナル・コントロール　34, 58
ハーディネス　59
バーンアウト（調査）　86, 88, 89, 90, 91, 94
励まし　7
発達課題　36, 37
バリアフリー　64 C, 71 C
反映　5
犯罪被害者　148 C, 149
阪神・淡路大震災　49, 149, 152, 152 C
汎理論モデル　57 C

ピア・カウンセリング　10, 150 C
ピア・サポート　146
悲観主義　16 C
悲観的性格傾向　17
非言語的コミュニケーション　3, 7
非言語的メッセージ　3
ヒヤリ・ハット　112 C, 113 C
病院覚え書　31
評価研究　164
評価的態度　4
病気回避行動　54
病気対処行動　54
病前性格　17
費用対効果　81

不安　20, 25, 26, 28 C, 89, 100, 122, 142 C,
不安障害　148
フールプルーフ　109
不適応　78
不登校　35 C, 36 C, 129 C, 131, 133
プライバシー　8, 31, 102, 149, 158 C, 159
フラストレーション　13
プリシード/プロシード・モデル　59, 59 C, 119
プリセプタ　78
分泌型免疫グロブリンA（S-IgA）　141 C

ペシミスト　58 C
ヘルス・カウンセリング法　121
ヘルス・プロモーション　8, 63, 82, 118, 163
ヘルパー・セラピー原則　8
変容ステージ　39

ホームヘルパー　41 C, 96, 97, 150
保健行動（の変容）　54, 98 C, 121
保健室登校　129 C
歩行訓練士　65
ポジティブ健康行動　55, 56
ホスピス　162 C
ホメオスタシス　140

マ 行

マタニティブルーズ　155 c
満足感　23, 26
満足度　94

ミス（テイク）　89, 108, 109 c, 111 c, 114
民間療法　147

明確化　5
メラトニン　92
メラノーマ（悪性黒色腫）　14
メランコリー親和型性格　16
免疫機能　140 c
免疫力　140
メンタルストレステスト　45 c, 53, 159
メンタルヘルス　17 c, 60 c, 61 c, 79 c, 82, 86, 87, 128, 134, 149, 150, 155 c, 156
メンタル・モデル　109

モラール　51, 108
問題解決能力　80
問題行動　131

ヤ 行

夜勤　92, 93, 106
薬剤師　76, 116

ユーモア　49, 141 c
ユーモア感受性　25 c
ユーモアに対する価値観　25 c
ユーモアのセンス　25 c

抑うつ（度）　25, 26, 45, 86, 100, 155 c
抑うつ尺度　29
抑うつ状態　65
予防的保健行動　54

ラ 行

ライフスキル　35, 36 c, 38 c
ライフスタイル　6 c, 44, 46, 47, 48, 50, 51, 54, 54 c, 55 c, 56 c, 58, 60, 61, 116, 118
ライフステージ　37, 79
ライフタスク　34
楽観主義　16 c
楽観的性格傾向　17
ラポール　6, 17 c

理解的態度　4
理学療法士　65, 76, 86, 89 c, 91, 116
リスクマネジメント　108 c, 111 c
リハビリテーション　23, 37 c, 41 c, 64, 65, 67, 71, 73, 77, 91, 143 c, 162
リビング・ウィル　166
療養環境　31
リラクセーション　14 c, 20, 60 c, 73, 121 c, 123, 143 c, 144, 162
臨床検査技師　76, 86
臨床情報処理心理学　17 c
臨床心理士　65, 76, 86, 117
リンフォカインアクチベイティッドキラー（LAK）細胞活性　49
倫理規定　158
倫理の原則　28 c

ルール違反　108, 109
レディネス　57, 61 c

労働安全衛生法　110 c
ロールプレイ　38 c, 105, 117, 136, 167
論理的思考訓練　84

ワ 行

Y-G（矢田部-ギルフォード）性格検査　90

略　語（アルファベット順）

AIDS　14
DSM-IV　130, 149
EAP　51
EBM（エビデンス・ベースド・メディシン）　51, 78 c, 145
FDA　144
FLI-C　28
GHQ　48, 87, 156
HIV　14
ICF　64
JCQ（職場ストレス質問票）　51
KJ 法　52
KYB プログラム　36 c
LAK（リンフォカインアクチベイティッドキラー）細胞活性　49
LOT　17
LOT-R　58 c
MHPG　45 c
MSW（医療ソーシャル・ワーカー）　76 c
NGO　152
NIH　143
NK（ナチュラルキラー）細胞（活性）　14 c, 47 c, 48 c, 49, 141 c
NOVA　149
POMS　73
PTSD（外傷後ストレス障害）　44, 49, 87 c, 100 c, 148, 148 c, 150, 151, 156
QOL　22, 22 c, 24 c, 26 c, 35, 36, 38, 38 c, 44, 50, 52, 59 c, 60, 68, 70, 118, 161 c, 162, 162 c, 163, 166
QWL　92 c
SCE　46, 47
SOD（スーパーオキシドジスムターゼ）　47, 49 c
SST　40 c
STAI（状態・特性不安検査）　73
S-IgA（分泌型免疫グロブリンA）　141 c
TAT　161
THP（トータル・ヘルス・プロモーション・プラン）　60 c
Y-G 性格検査　90
free-MHPG 濃度　53

執筆者一覧（執筆順）

■田中　京子	◇大阪府立大学看護学部	1章	
■百々　尚美	◇北海道医療大学心理科学部	2章	
■当目　雅代	◇香川大学医学部看護学科	3章	
■津田　茂子	◇茨城キリスト教大学看護学部	4章，16章4節，コラム―50，実習―5・9	
■丸山総一郎	◇神戸親和女子大学発達教育学部	5章	
■森本　兼曩	◇大阪大学大学院医学系研究科社会環境医学講座	5章	
■津田　　彰	◇久留米大学文学部	6章1・3節，16章1・3節，コラム―42・88・108・115，実習―8	
■小笠原正志	◇下関市立大学	6章2節，実習―7	
■永冨　香織	◇久留米大学大学院心理学研究科	6章4節，コラム―26	
■松中久美子	◇関西福祉科学大学健康福祉学部	7章1・2・3節	
■面高　雅紀	◇元社会福祉法人日本ライトハウス職業生活訓練センター	7章4節	
■山田冨美雄	◇関西福祉科学大学心理科学部	8章	
■大芦　　治	◇千葉大学教育学部	9章，コラム―9，実習―17	
■廣川　空美	◇梅花女子大学看護学部	10章1節，コラム―59・66・69・70・71・107	
■土肥伊都子	◇神戸松蔭女子学院大学人間科学部	10章2・3・4節，実習―19・20	
■山内　桂子		11章，コラム―83，実習―21	
■山内　隆久		11章	
■杉本　吉恵		12章	
■吉田　敬子	◇九州大学病院精神科	13章1・2節	
■岩元　澄子	◇久留米大学文学部	13章3・4節	
■高柳　茂美	◇九州大学健康科学センター	14章1・2節	
■熊谷　秋三	◇九州大学健康科学センター	14章3節，コラム―33	
■前田　正治	◇福島県立医科大学災害こころの医学講座	15章1・2節	
■田中　克子	◇大阪医科大学看護学部	15章3節	
■末原紀美代	◇兵庫医療大学看護学部	15章4節，コラム―113	
■岡村　尚昌	◇久留米大学高次脳疾患研究所	16章2節，実習―10	
■武智　佳子	◇医療法人社団清和会西川病院	コラム―1	
■金関　　毅	◇佐賀大学医学部（名誉教授）	コラム―2	
■平安　留女	◇学校法人同志舎リハビリテーションカレッジ島根（非常勤）	コラム―3	
■平井　由利	◇生涯セルフカウンセリング学会	コラム―4・39・94・100	
■佐藤　珠美	◇日本赤十字九州国際看護大学	コラム―5	
■高橋　和子	◇香森の館	コラム―6・101	
■松山　敏剛	◇産婦人科まつやまクリニック	コラム―7	
■井上　範江	◇佐賀大学医学部基礎看護学講座	コラム―8	
■瀬戸　正弘	◇神奈川大学	コラム―10	
■園田　明人	◇静岡県立大学国際関係学部	コラム―11	
■松原　秀樹		コラム―12	
■中村　京子		コラム―13	
■安藤　満代	◇聖マリア学院大学看護学部	コラム―14	
■箱田　裕司	◇京都女子大学発達教育学部	コラム―14	
■大坪　かよ	◇株式会社ピレー・インターナショナル	コラム―15	
■御船　弘治	◇久留米大学医学部動物実験センター	コラム―16	
■倉富　　眞	◇医療福祉専門学校緑生館	コラム―17	
■髻谷　京子	◇安芸市民病院	コラム―18	
■足達　　寿	◇久留米大学医学部地域医療連携講座	コラム―19	
■髙下　保幸	◇福岡大学人文学部	コラム―20・103	
■大木　桃代	◇文教大学人間科学部	コラム―21	
■築山　信昭		コラム―22	
■寺門　亜子	◇国際医療福祉大学大学院医療福祉学研究科	コラム―23	
■佐藤　眞子	◇久留米大学文学部	コラム―24	
■島井　哲志	◇日本赤十字豊田看護大学	コラム―25	
■大竹　恵子	◇関西学院大学文学部	コラム―27・46	

■石田　貴和	◇元社会福祉法人恵心会介護老人保健施設夕陽ヶ丘	コラム—28，実習—13
■大坪　治彦	◇鹿児島大学教育学部	コラム—29
■田中　真紀	◇社会保険久留米第一病院外科	コラム—30
■今村　浩司	◇小倉蒲生病院医療相談室	コラム—31
■明星　智美		コラム—32
■矢島　潤平	◇別府大学文学部	コラム—34
■友田　陽輔	◇久留米市立東国分小学校	コラム—35・52
■山田　茂人	◇聖ルチア病院	コラム—36
■中田　光紀	◇産業医科大学産業保健学部	コラム—37
■田中　英高	◇大阪医科大学医学部小児科学教室	コラム—38
■宅島　　章	◇国立八代工業高等専門学校	コラム—40
■澤田　美穂	◇国立肥前療養所	コラム—41
■桑波田　卓	◇東京都神経科学総合研究所	コラム—43，実習— 4
■羽山　順子	◇星城大学リハビリテーション学部	コラム—44
■戸ヶ崎泰子	◇宮崎大学教育文化学部	コラム—45
■島津　明人	◇東京大学大学院医学系研究科公共健康医学専攻社会医学講座	コラム—47
■渡部　敦子	◇島根医科大学精神医学講座	コラム—48
■原口　健三		コラム—49
■向井　弘子	◇聖マリア病院・聖マリア保育所	コラム—51
■和田　玲子	◇聖マリア病院母子総合医療センター	コラム—53
■城戸美由紀		コラム—54
■齊場三十四	◇国際医療福祉大学福岡リハビリテーション学部	コラム—55
■日野原重明	◇聖路加国際病院	コラム—56
■江田　柳子	◇福岡赤十字病院	コラム—57
■服部　祥子	◇頌栄短期大学	コラム—58
■津波古澄子	◇天使大学看護栄養学部看護学科	コラム—60
■八重美枝子	◇医療法人社団清和会西川病院	コラム—61
■野田　哲朗	◇大阪府立精神医療センター	コラム—62
■徳若　光代	◇島根県隠岐支庁健康福祉局	コラム—63
■玉木　　彰	◇兵庫医療大学大学院医療科学研究科	コラム—64
■山勢　博彰	◇山口大学医学部保健学科	コラム—65
■吉村　　勲	◇関西大学工学部	コラム—67
■物部加奈代	◇久留米リハビリテーション病院	コラム—68
■菊池　義人	◇鳥取大学医学系研究科	コラム—72
■舞弓　京子	◇久留米大学医学部看護学科	コラム—73
■江平　麻弥	◇城島町立城島中学校心の教室相談員	コラム—74
■穴井　千鶴		コラム—75
■松野　良一	◇中央大学総合政策学部	コラム—76・77
■小島　恭子	◇北里大学病院看護部	コラム—78
■芳賀　　繁	◇立教大学現代心理学部	コラム—79
■藤代　一也	◇産業医科大学産業医実務研修センター	コラム—80
■平野　　互	◇大分県立看護科学大学	コラム—81
■垣本由紀子	◇実践女子大学生活科学部	コラム—82
■西園　　緑		コラム—84
■田中　芳幸	◇京都橘大学健康科学部心理学科	コラム—85
■岡田加奈子	◇千葉大学教育学部	コラム—86
■嶋田　洋徳	◇早稲田大学人間科学学術院	コラム—87
■佐伯　恵子	◇福井県立大学看護福祉学部	コラム—89
■東城　洋子		コラム—90，実習—23
■尾関友佳子	◇元福岡医療福祉大学	コラム—91
■吉田はるか	◇久留米市高等専門学校学生相談カウンセラー	コラム—92
■荒牧　順子	◇佐賀商業高等学校	コラム—93
■吉田　良子	◇久留米大学大学院心理学研究科	コラム—95
■妙木　浩之	◇南青山心理相談室	コラム—96

■津田　史彦	◇久留米大学大学院比較文化研究科	コラム―97
■石井由美子	◇久留米市民健康推進協議会	コラム―98
■瀬山　良子	◇佐賀県看護協会かんざき訪問看護ステーション	コラム―99
■佐藤　健二	◇徳島大学大学院ソシオ・アーツ・アンド・サイエンス研究部	コラム―102
■中原　　一	◇福岡大学スポーツ科学部	コラム―104
■岩永　　誠	◇広島大学大学院総合科学研究科	コラム―105
■夏目　　誠	◇大阪樟蔭女子大学人間科学部	コラム―106
■片柳　章子	◇国立精神・神経医療研究センター精神保健研究所	コラム―108，実習―29
■命婦　恭子	◇西南女学院大学短期大学部	コラム―109
■佐瀬美恵子	◇大阪府立大学看護学部	コラム―110
■毛受　矩子	◇四天王寺国際仏教大学	コラム―111
■三宅　寿美	◇市立芦屋病院	コラム―112
■山下　潤子	◇こうのクリニック（非常勤）	コラム―114
■嘉村　敏治	◇久留米大学医学部産婦人科学講座	コラム―116
■千代　豪昭	◇大阪府立大学看護学部	コラム―117
■杉山　敏子	◇東北福祉大学健康科学部	コラム―118
■田多　英興	◇元白鴎大学教育学部	コラム―118
■青山ヒフミ	◇大阪府立大学看護学部	コラム―119
■石橋　正次	◇横尾病院	コラム―120
■松井　正典	◇公立学校共済組合近畿中央病院	コラム―121
■友田智恵子	◇武藤クリニック	実習―1
■小山　裕子	◇東北大学大学院医学系研究科	実習―2
■榊原　雅人	◇東海学園大学人文学部	実習―3
■川口　孝泰	◇筑波大学社会医学系	実習―6
■浦田千穂子		実習―11
■田代　恭花	◇久留米市役所健康福祉部健康医療課	実習―12
■矢野　宏光	◇高知大学人文社会科学系教育学部門	実習―14
■谷口　高士	◇大阪学院大学情報学部	実習―15
■向笠　章子	◇聖マリア病院心理療法科	実習―16
■千代丸信一	◇近畿福祉大学社会福祉学部	実習―22
■浦田　英範	◇オフィスうらた	実習―24
■田口香津子	◇佐賀女子短期大学児童教育学科	実習―25
■大嶋美登子	◇別府大学文学部	実習―26
■黒崎　麻子	◇元荒尾中央学童クラブ	実習―27
■長弘　千恵	◇国際医療福祉大学福岡看護学部	実習―28
■牧田　　潔	◇愛知学院大学心身科学部心理学科	実習―30
■成田　　薫	◇成田法律事務所	実習―31
■上原ます子		実習―32

編者プロフィール

津田　彰（つだ・あきら）

出　身：茨城県水戸市　　　　　　　　　　　生誕：1951年11月11日

学　歴：1974年　上智大学文学部教育学科卒業
　　　　1979年　上智大学大学院文学研究科教育学専攻博士後期課程修了
　　　　1986年　医学博士学位授与（久留米大学）

現在の所属（役職）と
担当科目：久留米大学文学部心理学科・教授（健康心理学，ストレス科学）
　　　　　久留米大学大学院心理学研究科・研究科長（臨床心理学特論，健康心理学特別研究）

研究分野：健康心理学，ストレス科学，臨床心理学

学界活動：日本健康支援学会（常任理事），日本健康心理学会（理事），日本行動医学会（理事），日本脳科学会（理事），日本行動科学学会（運営委員），日本ストレス学会（評議員），日本心身医学会（代議員），日本心理学会（論文査読者），日本カウンセリング学会（研修会講師），International Brain-Gut Society（評議員），New York Academy of Science（会員），International Society of Behavioral Medicine（会員），International Society of Health Psychology Research（国際委員）

著書・訳書　1978：学習心理学（分担執筆），新曜社
　　　　　　1980：バイオフィードバックと瞑想（A. J. Nigl）（分担訳），誠信書房
　　　　　　1982：学習―基礎過程（分担執筆），東京大学出版会
　　　　　　1982：行動の異常（分担執筆），東京大学出版会
　　　　　　1983：現代心理学（P. Zimbardo）（分担訳），サイエンス社
　　　　　　1985：うつ病の行動学（M. E. P. Seligman）（分担訳），誠信書房
　　　　　　1986：Emotions（分担執筆），Karger
　　　　　　1987：情動とストレス（G. Mandler）（監訳），誠信書房
　　　　　　1988：向精神薬（分担執筆），医歯薬出版
　　　　　　1989：Perspectives on Research in Emotional Stress（分担執筆），Gordon & Breach Science Publisher
　　　　　　1989：新看護心理学（分担執筆），ナカニシヤ出版
　　　　　　1989：現代心理学への招待（分担執筆），ナカニシヤ出版
　　　　　　1990：Neurobiology of Stress（分担執筆），New York Academy of Sciences
　　　　　　1991：ストレス社会と心の健康（分担執筆），藤田企画出版
　　　　　　1991：ストレスと突然死（共編著），現代のエスプリ No. 280，至文堂
　　　　　　1991：ストレスと過労死（共編著），現代のエスプリ No. 281，至文堂
　　　　　　1992：動物実験心理学セッション（分担執筆），二瓶社
　　　　　　1992：心理学（分担執筆），ナカニシヤ出版
　　　　　　1993：ストレスの心理と神経内分泌（E. Endoröc3i）（共訳），二瓶社
　　　　　　1994：QOL生存の質を高める生き方（分担執筆），石風社
　　　　　　1994：Psychosocial Processes and Health（分担執筆），Cambridge University Press
　　　　　　1995：Biobehavioral-self Regulation（分担執筆），Springer
　　　　　　1995：ストレス，健康とパーソナル・コントロール（A. Steptoe & J. Wardle）（監訳），二瓶社
　　　　　　1996：小児保健実習（分担執筆），保育出版
　　　　　　1996：乳・幼児の発達心理学（分担執筆），保育出版
　　　　　　1997：健康心理学（分担執筆），培風館
　　　　　　1997：医療の行動科学Ⅰ巻（分担執筆），北大路書房
　　　　　　1998：交通安全と健康（分担執筆），杏林書房
　　　　　　1999：心理学者が語る心の健康（分担執筆），実務教育出版
　　　　　　2000：学習性無力感（C. Peterson et al.）（監訳），二瓶社
　　　　　　2001：講座臨床心理学2巻（分担執筆），東京大学出版会
　　　　　　2001：精神分裂病，感情障害，不安障害，睡眠障害（分担執筆），ライフサイエンス
　　　　　　2001：健康支援学入門（分担執筆），北大路書房
　　　　　　2001：応用心理学の現在（分担執筆），北樹出版
　　　　　　2002：心理臨床のための認知心理学（A. Wells & G. Matthews）（共監訳），培風館
　　　　　　2003：医療行動科学の発展（共編著），現代のエスプリ No. 431，至文堂

シリーズ 医療の行動科学 II
医療行動科学のためのカレント・トピックス

2002年7月20日　初版第1刷印刷	定価はカバーに表示
2016年2月20日　初版第8刷発行	してあります。

編集者　　津　田　　　彰
発行所　　㈱北大路書房
〒603-8303 京都市北区紫野十二坊町12-8
　　　　　電　話　(075) 431－0361㈹
　　　　　Ｆ Ａ Ｘ　(075) 431－9393
　　　　　振　替　01050－4－2083

ⓒ2002　印刷／製本　㈱太洋社
検印省略　落丁・乱丁本はお取り替えいたします
ISBN978-4-7628-2259-9 Printed in Japan

- JCOPY 〈㈳出版者著作権管理機構 委託出版物〉
本書の無断複写は著作権法上での例外を除き禁じられています。
複写される場合は，そのつど事前に，㈳出版者著作権管理機構
（電話 03-3513-6969,FAX 03-3513-6979,e-mail: info@jcopy.or.jp）
の許諾を得てください。